U0294692

单向式胸腔镜肺手术学

名誉主编 赫 捷 王天佑

主 编 刘伦旭

副主编 刘成武 梅建东 蒲 强 马 林 朱云柯 车国卫

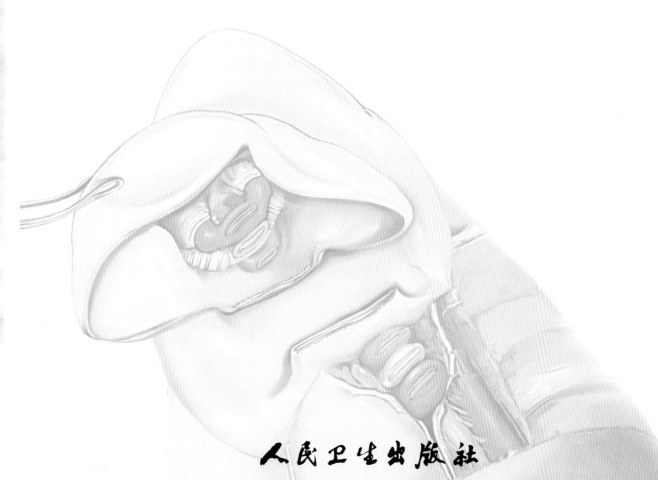

人民卫生出版社

图书在版编目（CIP）数据

单向式胸腔镜肺手术学 / 刘伦旭主编 . —北京：
人民卫生出版社，2019.12
ISBN 978-7-117-27818-8

Ⅰ.①单… Ⅱ.①刘… Ⅲ.①胸腔镜检 – 应用 – 肺疾
病 – 胸腔外科学 Ⅳ.①R655.3

中国版本图书馆 CIP 数据核字（2018）第 289320 号

| 人卫智网 | www.ipmph.com | 医学教育、学术、考试、健康，购书智慧智能综合服务平台 |
| 人卫官网 | www.pmph.com | 人卫官方资讯发布平台 |

单向式胸腔镜肺手术学

主　　编：刘伦旭
出版发行：人民卫生出版社（中继线 010-59780011）
地　　址：北京市朝阳区潘家园南里 19 号
邮　　编：100021
E - mail：pmph @ pmph.com
购书热线：010-59787592　010-59787584　010-65264830
印　　刷：北京铭成印刷有限公司
经　　销：新华书店
开　　本：889×1194　1/16　印张：30
字　　数：929 千字
版　　次：2019 年 12 月第 1 版　2022 年 2 月第 1 版第 2 次印刷
标准书号：ISBN 978-7-117-27818-8
定　　价：498.00 元

打击盗版举报电话：010-59787491　E-mail：WQ @ pmph.com
质量问题联系电话：010-59787234　E-mail：zhiliang @ pmph.com

编者（以姓氏汉语拼音为序）

车国卫　四川大学华西医院

陈　椿　福建医科大学附属协和医院

陈　亮　江苏省人民医院

郭成林　四川大学华西医院

赫　捷　中国医学科学院肿瘤医院

胡　坚　浙江大学医学院附属第一医院

黄云超　云南省肿瘤医院

姜格宁　同济大学附属上海市肺科医院

李　捷　中国人民解放军总医院第一医学中心

李凯迪　四川大学华西医院

李小飞　空军军医大学唐都医院

廖　虎　四川大学华西医院

林　锋　四川大学华西医院

林一丹　四川大学华西医院

刘成武　四川大学华西医院

刘德若　中日友好医院

刘伦旭　四川大学华西医院

刘　阳　中国人民解放军总医院第一医学中心

刘　峥　四川大学华西医院

罗清泉　上海交通大学附属胸科医院

马　林　四川大学华西医院

梅建东　四川大学华西医院

倪彭智　浙江大学医学院附属第一医院

蒲　强　四川大学华西医院

沈　诚　四川大学华西医院

王　群　复旦大学附属中山医院

王述民　中国人民解放军北部战区总医院

王天佑　首都医科大学附属北京友谊医院

王　允　四川大学华西医院

王长利　天津医科大学肿瘤医院

吴　楠　北京大学肿瘤医院

徐世东　哈尔滨医科大学附属肿瘤医院

徐昱扬　四川大学华西医院

张春芳　中南大学湘雅医院

张　逊　天津市胸科医院

张真发　天津医科大学肿瘤医院

张真榕　中日友好医院

支修益　首都医科大学宣武医院

朱云柯　四川大学华西医院

编写秘书　周小芹　陈立艳

3

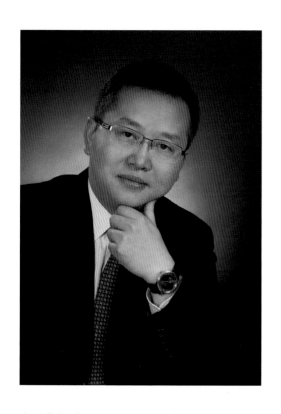

刘伦旭，教授，主任医师、博士研究生导师，四川大学华西医院副院长，英国皇家外科学院会士（Fellow of the Royal College of Surgeons of England，FRCS），美国胸外科协会会员（member of American Association for Thoracic Surgery，AATS member）及欧洲胸外科医师协会（European Society of Thoracic Surgeons，ESTS）项目委员会国际委员，中华人民共和国国家卫生健康委员会突出贡献中青年专家。

担任中华医学会胸心血管外科分会副主任委员、胸腔镜外科学组组长；中国医师协会胸外科医师分会副会长、肺外科专家委员会主任委员、整合医学分会整合胸外科专业委员会副主任委员；中国医疗保健国际交流促进会肺癌预防与控制分会副主任委员；中国抗癌协会肺癌专业委员会委员；中国卫生信息与健康医疗大数据学会互联网医院专业委员会主任委员，四川省医学会胸心外科专业委员会主任委员。担任《中国胸心血管外科临床杂志》主编，*Video-assisted Thoracic Surgery* 杂志共同主编。

在国内率先开展全胸腔镜肺癌根治术，在国际上创立了"单向式胸腔镜肺叶切除术"，并在国内国际广泛推广应用；在国际上建立了腔镜下大血管出血的有效处理方法——胸腔镜吸引侧压止血法；建立了彻底清扫肺癌淋巴结的"无抓持整块纵隔淋巴结清扫法"；困难肺门系列处理策略；在国际上第一个开展全胸腔镜下支气管肺动脉双袖式成形手术治疗中央型肺癌。在西南地区首先开展了双肺移植手术。主持国家自然科学基金研究五项，作为第一完成人获中华医学科技奖一等奖一项，四川省科技进步奖一等奖一项。

序 一

从原始的"理发外科"到现代的科学外科,外科学的发展无不伴随着医学理念和技术的进步。20世纪 90 年代,随着影像技术与设备的快速发展,形成了以电视辅助胸腔镜手术(video-assisted thoracic surgery,VATS)为代表的现代微创胸外科技术。该技术凝结了人类为减轻外科损伤的最新努力,是 20 世纪外科领域最耀眼的进展之一。胸腔镜肺手术从理念到方法的临床实践,推动了整个微创胸外科的发展,微创胸外科也成为胸外科学中的一个新兴学科。如今,VATS 技术在我国不断普及和发展,已成为胸外科临床工作中的常规技术。胸腔镜肺叶切除术的手术方法也从当初囿于开放手术的方法逐步发展出适合腔镜自身特点的理念和方法,单向式胸腔镜肺叶切除术正是这一发展过程的具体体现。单向式胸腔镜肺叶切除术使胸外科医师消除了最初对腔镜手术的恐惧心理,使高难度手术具备了可操作性和可完成性,易于学习推广,从而极大推动了胸腔镜肺叶切除术在我国的应用。

单向式肺叶切除术不但丰富了微创肺叶切除术理论,也从实践上使肺癌的外科治疗更加符合肿瘤外科原则。单向式肺手术遵从由表及里、单向推进的原则,手术流程清晰、简化,易于学习和掌握,大大缩短了学习曲线。临床上单向式胸腔镜肺手术学从三孔到单孔,从肺叶切除到肺段切除,再到淋巴结清扫、支气管肺动脉双袖式切除成形等复杂困难手术,以及各种意外情况的处理均有系统的解决方案,在机器人肺手术中也得到了很好应用。单向式肺切除手术首先离断回流肺静脉以及不对病肺进行反复翻动的技术特性,减少了手术操作中肿瘤细胞脱落进入血循环,研究显示该术式提高了肺癌患者术后的 5 年生存率。

本书利用简明易懂的技术说明、丰富的高清图片以及高质量的手术视频录像,逐一展示了各肺叶、肺段切除术的操作方法,对其解剖学基础、手术技巧和相关的解剖难点、操作中的注意事项进行了充分描述,是一部难得的腔镜肺外科学习教材,相信对从事腔镜肺手术的外科医师将大有裨益。

中国科学院院士

中国国家癌症中心主任

中国医学科学院肿瘤医院院长

中华医学会胸心血管外科学分会主任委员

中国医师协会胸外科医师分会会长

序　二

近 20 年来,以电视胸腔镜手术为代表的微创胸外科飞速发展,在很大程度上取代了传统胸外科。在传统胸外科向微创、精准转变发展的历程中,中国胸外科专家做出了许多卓越贡献,单向式胸腔镜肺切除技术体系的创建和推广即为范例之一。

四川大学华西医院刘伦旭教授从应用解剖研究、胸腔镜技术特点、器械开发等多方面入手,颠覆了胸腔镜手术发展初期肺叶切除的固定思维模式,提出并创立了"单向式肺叶切除术"的概念和方法,包括垂直 - 平行切口设计、单点单向、层次递进的操作顺序,使原来难以掌握的胸腔镜肺叶切除术变得思路清晰,简便易学。后来又陆续开发了一系列胸腔镜操作技术,如"吸引电凝游离技术""无抓持整块纵隔淋巴结清扫术""胸膜腔闭锁隧道游离法""胸腔镜下大出血的处理技术"以及"冻结肺门处理技术"等,技术更加完善,适应证进一步扩大,开展了国际首例胸腔镜双袖式成形肺叶切除术,逐步发展成为一个完整的"胸腔镜肺手术学"技术体系。该方法在国内外进行推广,得到了国际同行的认可和赞扬,举办国际国内胸腔镜学术论坛 10 余届,培训班 30 余期,招收学员 6 000 余人,应邀国内、国际学术报告百余次,被国内超过 600 家三级医院所应用,手术例数超过 20 万例。该技术体系具有中国知识产权,是中国胸外科的创新成果,大幅度提高了中国微创胸外科水平,使我国电视胸腔镜肺手术步入了国际先进行列。

刘伦旭教授主编的《单向式胸腔镜肺手术学》一书,全面系统地介绍了该技术体系的理论和实践,内容详尽,语言精练,图文并茂,完整再现手术的细节和要点,实用性强,是一本优秀的胸外科临床论著、医师参考书和培训教材。本书的出版必将对我国微创胸外科的发展起到明显的推动作用。

中国医师协会胸外科医师分会原会长
中华医学会胸心血管外科学分会原副主任委员
首都医科大学附属北京友谊医院胸外科教授

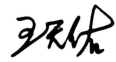

序 三

　　欣闻四川大学华西医院刘伦旭教授历经数年心血,总结数十年经验的煌煌巨著《单向式胸腔镜肺手术学》终将付梓出版,不免感慨其移山之诚,磨玉之功。有幸应邀为其作序,拜阅成稿,更赞叹伦旭教授立意高远,毕临床实践、学术推广之功于一役,弥补了国内胸腔镜肺部手术教学规范化、适用性的不足,实为学界盛事,社会幸事。

　　作为国内较早从事胸肺部外科实践,尤其是微创腔镜操作的临床工作者,伦旭教授高台畅言,既是见证历史,更是勉励众人。我国肺部外科起步于建国后,主要以治疗感染性疾病及开放性手术为主,由于手术视野狭窄、操作手法局限,极大限制了临床技术的开展和普及。随着改革开放后社会经济水平的大幅提高,一面是疾病谱从感染性疾病到肿瘤性疾病的转变,尤其是因早诊早筛而带来的病变发现早期化;一面是腔镜设备、技术的引进及社会各界对微创治疗的迫切需求,更加促使伦旭教授为代表的先驱者们成为国内第一批从事该领域研究、探讨、实践和推广的一线专家。从起初的筚路摸索,到后来的日臻完善,从开始的邀请国际知名学者来华讲学示范,到如今的面向世界,技术业界领先,伦旭教授等人参与了历史,也更加愿意总结过往,将历史形成范本,交付给年轻一代的胸外科医师。《单向式胸腔镜肺手术学》便是这样一本书,清晰明确的入路设计,通用顺畅的手术流程,以及对于术中即时情况的控制处理,无异于年轻医师的堪舆图志,循序引导,渐入佳境;对于经验丰富的临床专家,在其流程优化、操作改良方面也大有裨益,更上层楼。

　　感谢伦旭教授在这一点上的无私付出、倾囊相授,感谢学界同仁对于此书的勠力协助、斧修雅正。落墨仓促,略表同辈敬意;纸短言浅,惟望后辈续力。

同济大学附属上海市肺科医院胸外科主任

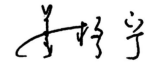

序 四

胸腔镜肺手术(尤其是肺叶切除术及淋巴结清扫)代表着胸部微创外科领域的高技术水平。大家知道国际上于1992年完成了首例全胸腔镜下肺叶切除术,直到2013年美国仍然仅有30%的解剖性肺切除术(肺叶切除或肺段切除)采用全胸腔镜完成。我国直到2006年仍仅有少数胸外科医师可以开展该类手术。导致其长期发展缓慢的关键问题是:腔镜下肺叶切除技术不成熟、风险高;淋巴结清扫不易彻底;意外大出血、冻结肺门等危急困难情况不能在腔镜下处理;没有一套适宜学习掌握的方法。

本书主编四川大学华西医院刘伦旭教授改变以往胸腔镜肺叶切除手术的固定思维和模式,分别从胸腔镜切口布局、切肺方法、组织游离技术、淋巴结清扫方法等关键环节进行创新,提出并创立了"单向式肺叶切除术"技术:包括"垂直-平行"的胸腔镜切口设计新理念、单点单向、层次递进的"单向式胸腔镜肺叶切除术""吸引-电凝游离技术""无抓持整块纵隔淋巴结清扫术"等。从胸腔镜肺手术尤其是肺叶切除手术的多个关键环节进行创新设计,改变了胸腔镜肺叶切除手术难学、难掌握的现状,其以思路清晰、简便易学的特点,短期内便在全国范围内广泛推广,推动了我国胸腔镜肺手术的发展和普及。随后,刘伦旭教授团队还进一步完善了"单向式胸腔镜肺手术"的理论和技术:首次提出胸腔镜下处理胸膜腔闭锁"隧道"指征;创新了胸腔镜下大出血处理系列技术,胸腔镜下处理了许多难以控制的大血管出血;建立了胸腔镜冻结肺门综合处理方法,拓展胸腔镜手术适应证;开展国际首个系列胸腔镜支气管肺动脉双袖式成形肺叶切除术治疗复杂中央型肺癌,形成了"单向式胸腔镜肺手术学"。以上这些技术在本书中做了详尽描述,这些无疑会对读者有所启发。

以前刘伦旭教授的单向式胸腔镜肺手术通过大量的学术会议、培训班、手术演示、学术论文等方式在国际国内进行交流推广,应用到全国几百家三级医院;本书更全面系统地介绍了单向式胸腔镜肺手术,有清晰的理论讲述,结合应用实例,配有大量的高清图片,注重临床实用性,相信将惠及广大读者。同时,本书还邀请了国内多位著名胸外科专家撰写了他们的胸腔镜肺外科手术经验。所以,本书既可作为住院医师、主治医师学习胸腔镜肺手术的教材,对于有胸腔镜肺手术经验的高年资医师也将大有裨益。

如果我们墨守成规,就会创新不足;如果我们不继承历史,就会脱离实际。在阅读本书时,相信大家会体会到本书既不脱离实际又勇于创新的特点,这也是本书的最大特点。

中日友好医院大外科主任

前　言

自 20 世纪 80 年代以来,随着科学技术的发展,外科手术进入了微创时代,各个专业纷纷开始尝试采用腔镜技术这种微创手段来完成手术。直到 1992 年,Roviaro 等人报道了世界上首例完全腔镜下解剖性肺叶切除手术,这一里程碑事件开启了胸外科手术微创时代新纪元。此后,国际上,尤其是欧美等发达国家和地区的医学中心,均陆续开展并报道了自己在胸腔镜外科领域的进展和探索成果。彼时,国内胸腔镜手术也进入了起步阶段,但仅限于肺大疱切除、肺楔形切除等简单手术,偶尔会邀请国际知名专家进行手术演示。作为一名中国胸外科医师,我真切地感受到一股微创的浪潮正在席卷而来,未来的胸外科必将朝着微创的方向发展。

2000 年初,在时任四川大学华西医院院长的石应康老师以及周清华老师的指引与鼓励下,我怀着对先进外科技术的渴求,踏上了胸腔镜外科的探索之路。前进的道路总是荆棘载途,尽管当时我们科室开胸手术已经达到国际先进水平,但通过几年地摸索与尝试之后,仍然觉得胸腔镜肺手术十分困难,不免感叹关山难越、落落难合。于是在 2004 年,我前往海外研修学习,以期所学能够有所突破。通过学习,我们的腔镜下操作技术有了进步,开始尝试全胸腔镜肺叶切除,但那时缺乏清晰的手术思路和明确的手术方法,每台手术的过程都很艰辛,因此每次计划要做胸腔镜肺叶切除手术时,都需要鼓足勇气,都会担心是否能够在腔镜下完成手术。经过不断地摸索,我们逐渐体会到操作技术的熟练程度并不是限制胸腔镜肺手术开展的主要障碍,缺乏一套行之有效的手术方法才是最大的瓶颈。通过将腔镜外科操作特点与肺外科解剖特点相结合,发现从肺门根部入路单向推进、递进切除的切肺方法可以很容易地完成每个肺叶切除手术。通过反复地实践与总结,我们最终创立了以"单点、单向、层次推进"为核心思路的"单向式胸腔镜肺叶切除术"。"单向式"的变革使胸腔镜肺叶切除手术变得流程清晰,易于学习和掌握,使得该术式很快在全国范围内得以推广,并助力了胸腔镜肺叶切除手术在我国的普及,同时还被国际胸外科同行所借鉴。但是胸腔镜肺癌切除手术除肺叶切除外,还有一系列的难点需要解决,如淋巴结清扫的问题、腔镜下大出血的处理问题、困难肺门的处理问题等,针对这些问题,我们也逐步探索并形成了一系列的解决方案。

从 2007 年开始,我们以举办国际国内学术会议、学习班以及参加国际国内会议的形式推广单向式胸腔镜肺叶切除术及其系列技术,至今已 10 余年,本应早些成书,然而体系的建立需要不断地丰富和实践验证,时至今日方才付梓,将我们的理念和经验总结为《单向式胸腔镜肺手术学》一书。本书含基础篇、手术篇、进阶篇三个主要部分,从应用解剖、手术理念、手术流程、关键技术点剖析,以及困难意外情况处理和复杂手术等方面,系统介绍了胸腔镜肺外科手术学。我们同时邀请了国内十余位本领域知名专家分享了他们的经验构成专家经验篇。本书不仅是四川大学华西医院胸外科团队的技术与学术思想的结晶,也是同行们践行反馈的升华,更是我国胸外科前辈们精心呵护与栽培的成果。回望 10 余年栉风沐雨的历程,不禁感慨万千,惟愿此书对同道有所裨益,为我国胸外科事业发展尽绵薄之力。本人力微任重,仓促之际幸有团队合力撰写,仍难免有疏略错漏之处,敬请同行批评斧正。

2018 年 11 月

目 录

手　术　篇

进　阶　篇

专家经验篇

视频目录

基础篇

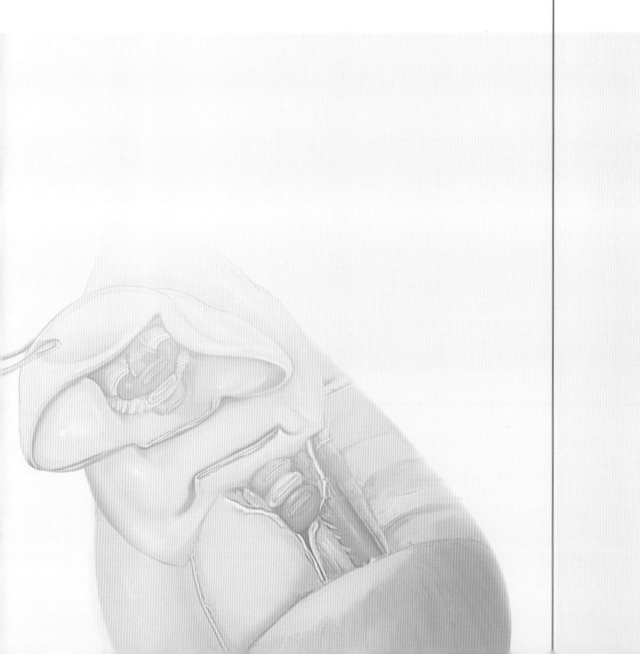

第一章

概　述

第一节　胸腔镜肺手术的发展

微创是近 30 年来外科发展的主旋律,也将继续成为未来外科发展的重要方向。在胸外科,相较于传统开胸手术,微创胸外科手术极大地减少了传统开胸手术的创伤:术后总体并发症发生率及死亡率更低,术后疼痛程度更轻而且缓解更快,对患者肩关节功能影响更小,肺功能受损更小且恢复更快,同时还减少了术后各类创伤因子的产生,更好地保护了免疫功能,明显加快了患者术后康复,改善了患者术后的生活质量。对于恶性肿瘤患者而言,微创手术治疗在远期生存方面不差于传统开胸手术,甚至更优。胸腔镜肺手术是微创胸外科的主要代表,从最初的仅能完成操作相对简单的肺大泡切除、楔形切除,到解剖性肺叶切除、肺段切除及系统纵隔淋巴结清扫,再到中央型肺癌的支气管肺动脉双袖式切除成形手术等极高难手术,其发展经历了漫长而艰辛的过程。经过几代胸外科人的努力,目前,胸腔镜肺手术已极具广度(覆盖绝大部分肺外科手术)和深度(从简单手术到极高难手术),并且围术期康复效果和远期疗效不断得到证实,其已成为肺外科的主流。

一、胸腔镜手术的发展简史

早在 1910 年,瑞典的 Jacobeus 借助硬质膀胱镜通过裸眼观察进行胸腔内活检手术,这可以视为胸腔镜手术的起源。但这并非是真正意义上的胸腔镜手术,到 20 世纪 50 年代就被逐渐弃用。其后的很多年,胸腔镜手术基本处于停滞状态,受限于内镜成像系统和各种腔镜手术器械的缺乏,很长时间内胸腔镜手术仅局限于胸膜疾病的诊断和结核性胸膜炎的胸膜黏连松解等。直到 20 世纪 90 年代,随着内镜摄像系统的发展,以及内镜用切割缝合器及其他内镜下器械(电凝钩、腔镜用环钳、剪刀及分离钳等)的出现,促成了电视辅助胸腔镜手术(video-assisted thoracic surgery,VATS)的诞生,胸腔镜手术进入现代胸腔镜时代。1992 年,Roviaro 等首次报道了胸腔镜解剖性肺叶切除,同年胸腔镜手术被引入国内,也就此开启了我国胸外科的新纪元。

二、胸腔镜肺手术入路的演变

对于外科手术而言,切口入路的不同决定了操作方法的差异。胸腔镜肺手术与传统开胸手术的区别首先便是手术切口和入路的区别。胸腔镜手术的发展史其实也是一部切口演变的历史。胸腔镜手术时,手术入路通常由三至四个 1~4cm 的切口组成，不撑开肋骨，腔镜是观察胸腔的唯一通道，操作完全通过观看电视屏幕完成。术者的双手无法进入胸腔，只能通过加长的器械来进行操作，操作由直视转到屏视并伴随着从三维到二维的转换过程。由此而来，相关操作技术也发生了巨大改变。在这个过程中，大多数学者在开展之初都经历了胸腔镜辅助小切口手术这一过程，这可以视为从开放手术到完全腔镜手术的一种过渡。胸腔镜辅助小切口手术即在腋中线第 7 或第 8 肋间做腔镜孔，在腋下的胸大肌和背阔肌之间第 4 或第 5 肋间做 7~15cm 的切口，用撑开器撑开肋骨，大部分操作可采用常规器械，直视下手术，腔镜主要是作为腔内的光源在使用。

随着腔镜下手术经验的不断累积，完全胸腔镜下肺手术逐渐得到发展。国际上，众多学者也摸索了全腔镜手术不同的切口设计模式，最为多见的便是遵循"棒球场"原则或"三角形"原则设计的靶区针对性极强的切口。这类切口设计的操作孔集中在侧胸壁，正对操作靶区。我们也在实践中不断摸索，结合自身操作技术特点，提出了"垂直-平行"的胸腔镜切口设计理念。这样的切口设计使切割缝合器等主要器械进出时与心脏平行，与需切割的肺门结构相对垂直，器械进出胸腔更流畅，更容易放置到位。而且切口布局覆盖了上下及前后整个胸腔，操作面更广、角度更多，可进行全胸腔的操作。

伴随着腔镜操作熟练度的不断提高，操作技术的不断成熟完善和精进，以及对"微创"的极致追求，不断有学者探索以更少而小的切口完成胸腔镜肺手术，进一步减少胸壁损伤，使患者术后疼痛更轻，恢复更快，同时更加美观。有学者尝试了只通过一个操作孔完成手术，即单操作孔（两孔法），并获得不错的效果。2004 年，Rocco 等首次报道了单孔胸腔镜手术在肺楔形切除等简单手术中的应用。单孔胸腔镜手术只需一个切口完成手术，与传统多孔胸腔镜手术相比，能最大限度地减轻胸壁损伤，在减轻术后切口疼痛和胸壁感觉异常方面有优势。但单孔胸腔镜手术中，腔镜和所有操作器械均经一个切口进入胸腔，使得器械拥挤，相互干扰较大，操作角度更加有限，这些因素使单孔胸腔镜手术开展难度增大。在开展之初，更多用于一些较为简单的手术，比如气胸、肺楔形切除等。直到 2011 年，才由 Gonzalez 首次报道了单孔胸腔镜肺叶切除术，自此拉开了单孔胸腔镜复杂肺手术的序幕。目前，单孔胸腔镜肺手术正如火如荼地在世界各地开展。此外，为了尽量减少对患者肋间神经的损伤，减轻患者术后疼痛，有些中心还尝试了经剑突下切口完成胸腔镜肺叶切除。

胸腔镜手术切口呈现多元化的态势，但均需满足以下几个基本要求：①方便器械进出，并顺利到达靶区进行操作；②方便探查、处理整个胸腔内的情况；③避免镜像及箭头效应；④不影响中转开胸；⑤减少器械相互干扰。

三、胸腔镜解剖性肺切除手术流程探索

解剖性肺切除术（包括肺叶切除术和肺段切除术）是胸腔镜肺手术最主要也是最难的一部分。在胸腔镜肺手术开展之初，阻碍胸腔镜解剖性肺切除发展的重要原因就是缺乏适宜的切除方法和流程。在胸腔镜肺叶切除开展早期，曾出现过一种将一叶肺的肺根部（包含支气管、动脉、静脉）一并钉合切割的方法，但该方法不是解剖性肺叶切除，始终未等到业界认可和推广。解剖性肺叶切除才是肺叶切除的公认标准。由于各中心切口设计不一，术者习惯不同，手术方法也各有特点，在切除细节上较难统一，但归纳总结各种手术操作的理念精髓，大致可以将胸腔镜肺叶切除的手术操作模式分为两大类：一类是传承于传统开胸手术的"经肺裂操作模式"，即首先打开肺裂，在肺实质内显露出肺血管，最后离断支气管，完成解剖性肺叶切除，该方法也可被定义为"多点解剖式"肺叶切除；另一类方法是"避开肺裂操作模式"，即避免在发育不全的肺实质中解剖肺血管，先行处理肺门结构，将肺裂放在最后处理。经肺裂操作模式技术要求高，操作难度及出血风险大，且术后肺漏气发生率高，如遇肺裂未发育，则寸步难行，甚至需要中转开胸。在避开肺裂操作模式方面，Walker 和 D'Amico 等分别提出过针对右肺上叶切除的经后路途径和经前路途径手术。

我们结合"避开肺裂操作模式"等国外经验，并根据胸腔镜操作特点和肺叶的解剖特点，对切口、操作流程进行了重新设计，提出并创立了"单向式胸腔镜肺叶切除术"，该方法始终在肺根部解剖，不需要

事先处理肺裂,不进入肺实质,规避了在肺实质内解剖肺血管、支气管的难度;始终在一个方向上推进,由表及里,层次推进,在处理完上一个解剖结构后,下一个处理目标自然显露,始终解剖最表浅的结构,术中翻动少;上叶切除和中叶切除采用由前向后推进,下叶切除采用由下向上推进。其核心思路为:单点、单向、层次推进。该方法适合每个肺叶切除,操作步骤流程化、清晰有序,比较易于学习和掌握,明显减小手术难度及缩短学习曲线。自2007年开始在全国范围内推广,短期内即在全国各级医院得到广泛应用,极大地推动了胸腔镜肺叶切除在我国的普及。此后,在单孔胸腔镜肺叶切除实践中,我们发现单向式的方法同样适合单孔手术。

随着民众健康意识的不断增强,肺癌筛查的不断普及,早期肺癌越来越常见,大家对早期肺癌手术适应证也进行了不断探索,胸腔镜肺段切除也开始较多地应用于早期肺癌的治疗。肺段的支气管、血管离肺门更远,位置更深,解剖变异多,解剖难度高,且段间交界处界限往往不明确、肺组织厚,处理难度亦很大。因此,胸腔镜解剖性肺段切除的难度往往比肺叶切除更大。通过分析肺段切除术的特点,我们发现肺段切除其实可以看作是肺裂完全未发育的肺叶切除,采用单向式切除的方法更加适合肺段切除。

当然,随着胸腔镜肺切除手术经验的不断累积,胸外科医生间不断交流,各种不同手术方法相互碰撞、相互融合,外科医生往往已经可以融会贯通,根据不同患者的具体情况及自己的操作习惯选择不同的操作方法。无论是多孔胸腔镜手术还是单孔胸腔镜手术,对于肺裂发育良好的患者,选择经肺裂模式或单向式均可,而对于肺裂发育不佳的患者,则以选择单向式更佳。

四、胸腔镜纵隔淋巴结清扫方法的进步

标准的肺癌切除手术包括肺切除和系统淋巴结清扫,而纵隔淋巴结清扫是胸腔镜肺癌切除另一难点所在,也是阻碍其广泛推广的主要原因之一,此前对胸腔镜手术最大的质疑也是其能否完整切除纵隔淋巴结。

肺癌的纵隔淋巴结深埋于心脏大血管、气管、支气管及食管等重要器官结构之间,位置深,不易暴露,切除时损伤重要器官的风险高,在开胸手术中亦很难。在胸腔镜肺癌切除手术开展之初,多沿袭开胸手术的切除方法,但由于胸腔镜手术中角度有限,用于牵拉暴露的器械需求较多,如:用腔镜环钳牵拉肺,吸引器或其他器械协助局部的暴露,抓持钳抓持淋巴结,再用能量器械(电凝钩或超声刀等)进行切除。多种器械同时进入胸腔,器械之间相互干扰多,淋巴结本身易碎,对其抓持、牵拉容易造成包膜损坏及淋巴结破碎,导致出血污染视野,增加损伤风险,不利术后淋巴结计数评估,甚至可能造成肿瘤种植播散。如何减少操作过程中所需的器械,以最少的器械完成淋巴结的清扫成为困扰全世界胸外科医生的一大难题。我们在开展胸腔镜肺癌切除手术之初也面临同样的困惑。在不断地实践中我们发现,如果直接切除淋巴结,往往就会造成淋巴结的破损出血,术野一旦被出血污染,接下来就更难清楚辨认局部解剖结构,更不敢大胆解剖了;每站淋巴结周围的小血管分布都存在一定的规律;每站淋巴结周围还有许多淋巴管、脂肪结缔组织等,这些组织中也可能存在微转移灶,术中应该一并切除;再者,每站淋巴结其实均有其各自的解剖特点,解剖暴露的策略也应当有所区别。通过重新解析每站淋巴结切除,我们发现:纵隔淋巴结的清扫应当沿着各站淋巴结组织团块的边缘开始;预先处理掉该区域走行的支气管动脉或淋巴结滋养血管可以减少出血的发生;按特定的顺序离断组织团块与解剖标志结构间的联系,切除过程中组织团块与剩余解剖标志结构间的连接还可以成为我们暴露的重要帮手。由此,我们探索出一种更为方便、安全的腔镜下纵隔淋巴结切除方法,并根据其操作特点将之命名为"无抓持整块纵隔淋巴结清扫"。其核心要点包括:以吸引器做"无抓持"暴露,能量器械与之配合的无血化解剖/游离;以每站淋巴结的解剖边界为界限,进行包括周围软组织、淋巴管的整块切除;根据每站空间特点实现三维空间顺序游离,实现程序化、模块化。该方法使胸腔镜下纵隔淋巴结清扫变得容易,众多专家借鉴使用。

五、胸腔镜复杂肺切除手术的探索

胸腔镜肺切除手术的适应证也随着技术的进步和经验的积累在不断拓展，众多专家逐步探索了许多即使开胸都存在相当难度的手术在胸腔镜下完成的可能性。2002 年，首例胸腔镜支气管袖式肺叶切除术见诸报道，随后全世界多个中心报道了胸腔镜支气管袖式肺叶切除术的初步经验。胸腔镜支气管袖式肺叶切除术的难点主要在于镜下支气管的吻合。我们于 2011 年率先在国内报道了胸腔镜支气管袖式切除成形肺叶切除手术，并提出了连续吻合的方法，该方法较传统的间断吻合更加方便、快捷、简单。随后，我们又于 2012 年报道了国际首例胸腔镜支气管袖式成形左肺上叶切除术，至此所有肺叶的支气管袖式成形切除术均见诸报道。我们所倡导的在肺叶切除前先行肺门"镂空"及单线连续吻合的方法得到众多专家的借鉴使用。此后，更多中心报道了胸腔镜支气管袖式肺叶切除术，并在手术方式及操作流程方面形成不同的经验，在切口布局、吻合方式等方面各具特色，丰富了胸腔镜下支气管袖式成形肺叶切除术的经验。

在支气管袖式成形的技术储备基础上，我们将大血管阻断、切除吻合的技术从开胸手术移植到腔镜手术中，于 2012 年 7 月完成了国际首例全胸腔镜支气管肺动脉双袖式切除成形肺叶切除术，进一步突破了胸腔镜手术的"禁区"。该技术随后被国内外专家借鉴，并在单孔胸腔镜下完成了双袖式肺叶切除术。除此之外，国内外专家还对其他一些复杂肺癌切除进行探索，分别报道了胸腔镜下肺上沟瘤切除手术、伴部分上腔静脉切除成形的肺癌切除手术、半隆突成形 + 支气管袖式成形肺癌切除手术及伴肋骨受侵的肺癌切除手术等。这些探索丰富了胸腔镜下复杂肺癌切除手术的经验，又反过来很好地促进了常规胸腔镜肺手术的发展。

六、胸腔镜肺手术中大出血及困难情况的处理

大血管意外损伤所致的大出血是胸腔镜肺癌手术最为棘手、危险的情况，是中转开胸的主要原因之一，也是造成外科医生开展胸腔镜手术心理障碍的最关键因素。胸腔镜下一旦发生血管损伤出血，往往很快淹没术野，无法有效控制出血，更无法清晰显露出血部位，要想腔镜下成功处理就更无从谈起。因此，胸腔镜术中一旦发生大血管损伤出血，过去往往只能选择中转开胸，即使中转开胸，风险也很高。这也成为一道世界性的难题。胸腔镜下大出血一旦发生，首要目标便是控制出血，为进一步处理赢得时间和空间；其次是要能清晰显露出血部位，准确评估破口及思考如何止血。为此，我们建立了"胸腔镜吸引 - 侧压止血技术"，使得绝大部分大血管损伤出血可以在腔镜下成功止血。利用吸引器侧压及时准确地控制出血并显露出血部位、保持清晰的术野，然后根据不同破口类型、位置，采取直接滚动缝合、破口钳夹缝合或者血管主干阻断缝合等方式实现镜下大血管出血的有效处理。

胸腔镜手术过程中常会遇到一些较为困难的情况，如胸膜腔黏连闭锁、肺裂发育不全、困难肺门（致密黏连、淋巴结嵌顿或肿瘤侵犯等）。我们提出了在闭锁的胸膜腔中建立起始"隧道"的方法，使胸膜腔黏连闭锁的问题迎刃而解，同时还提出胸腔镜下处理胸膜腔闭锁的"隧道指征"。而肺裂发育不全亦由于单向式方法的出现而不再是手术的障碍。困难肺门的解剖难度大、风险高，常易导致术中大出血，是绝大多数胸腔镜外科医生对手术望而却步的最主要原因。Watanabe、Nakanishi、Zhang 等相继报道了通过丝线套扎，或加开一个切口放入无损伤血管钳进行肺动脉预阻断的方法来预防术中可能发生的大出血。但困难肺门的具体情形复杂多变，常需要用到多种策略来防范损伤。为此，我们设计了采用可释放的腔镜血管阻断夹进行肺动脉阻断，然后根据不同情形采用结扎、缝扎、切割缝合器成形及血管部分切除成形等多种不同的对应处理办法，还提出了针对某些特别的困难肺门采取的支气管预切断策略以及支气管肺动脉同切策略。这些策略的灵活运用有效降低了由于困难肺门而导致的大出血以及中转开胸率。这些策略也被部分专家用在了单孔胸腔镜下困难肺门的处理。

胸腔镜肺手术过程中困难意外情况常见，但只要做好风险的"防"和"控"，胸腔镜肺手术会更加安全。

七、胸腔镜肺手术更加微创化、精准化

肺外科手术经历传统开胸到胸腔镜手术,实现了微创的巨大跨越,并向着更加微创化发展。手术技术层面,方法越来越成熟,操作越来越熟练,手术切口越来越小且越来越少。在肺癌治疗层面,如何实现对肺癌的精准治疗,也成为肺癌微创外科治疗的重要内容。早期肺癌的精准切除便是目前探讨最多的热门话题之一,并且已取得较多进展。随着对早期肺癌生物学特征的进一步认识,以磨玻璃样病变(ground glass opacity,GGO)为主要表现的早期肺癌,具有特殊的病理生理特征,其在影像、病理、临床特征方面存在高度一致性。在高度选择的患者中,以最小的切除范围达到同等的远期疗效,最大可能减小手术创伤,最大限度保留患者正常肺组织,是肺癌微创、精准外科切除的最好实践。基于分子分型的术后精准辅助治疗也开启了肺癌外科切除后辅助治疗的新篇章。基于液体活检的肺癌术后精准随访亦处于如火如荼的研究中。此外,在微创手术的基础上,通过对围术期心理管理、营养支持、呼吸系统管理、疼痛管理、麻醉管理、管道管理等方面的优化,逐渐形成了多学科综合诊疗模式下的肺癌手术加速康复外科体系,帮助患者早日康复。

近年来多个大样本研究,包括中国多中心、欧洲胸外科医师协会(European society of thoracic surgeons,ESTS)数据库、美国 SEER 数据库、美国胸外科医师协会(society of thoracic surgeons,STS)数据库、美国国立癌症数据库(national cancer database,NCDB)等,结果再次证实,与开胸手术相比,胸腔镜肺切除手术后总体并发症发生率更低,远期预后相当甚至更优。总之,胸腔镜肺手术经过 20 余年的发展,已经非常成熟:常规手术规范化、简易化;复杂手术已不再是禁区;术中风险防控有策略;更加微创、精准是趋势。

(刘成武 梅建东 刘伦旭)

第二节 单向式胸腔镜肺手术的术式理念及优势

一、单向式胸腔镜肺手术的术式理念

尽管早在 1992 年即已出现胸腔镜肺叶切除的报道,但长期以来,胸腔镜在肺外科的应用主要以肺楔形切除、活检等简单手术为主,至 2004 年,美国全国的肺叶切除手术中采用胸腔镜完成的比例不足 5%。我国在 20 世纪 90 年代初期引进胸腔镜并用于临床,较长时间内也主要用于肺大疱切除、肺活检等简单手术,至 2005 年,仅个别单位可开展胸腔镜肺叶切除术,且以胸腔镜辅助小切口手术为主,全腔镜肺叶切除手术比例极低。

我们从 2000 年左右开始探索胸腔镜肺叶切除术,起初由开胸手术过渡为胸腔镜辅助小切口肺叶切除术,通过不断探索,总结出限制全胸腔镜肺叶切除手术的一些关键问题,包括:①由开胸手术转变为胸腔镜手术,术者难以适应其操作入路及视野的转换;②胸腔镜肺叶切除术沿袭开胸手术思路,由肺裂解剖,但由于腔镜入路的限制,操作性差,尤其在肺裂发育不全或未发育时更难以完成手术;③胸腔镜对手术操作的限制,能否完成彻底的淋巴结清扫,达到与开胸手术切除相同的效果;④胸腔镜手术中如遇到肺门严重粘连甚至冻结、血管损伤出血等意外情况,腔镜下如何处理?针对这一系列限制胸腔镜肺手术开展的瓶颈问题,我们围绕胸腔镜手术入路、切肺流程、淋巴结清扫、复杂困难情况处理等关键点进行了创新,形成了单向式胸腔镜肺手术的整套理论体系,这其中最为核心的内容是对胸腔镜下切肺理念的革新,以及复杂困难情况的处理。

(一) 手术切口设计

从传统开胸手术转变为胸腔镜手术,最直观的变化是手术切口及入路的改变。目前对全胸腔镜手术

较为公认的界定为:通过胸腔镜观察胸腔,术者观看显示屏、经胸壁一至数个小孔进行手术操作,胸壁切口最长不应超过5cm,且不撑开肋骨。由于胸腔镜入路仅有一至数个小孔,手术操作的角度、可用器械、助手配合等多方面均受到限制,因而如何布局手术切口,使之更适应腔镜下操作,是决定胸腔镜手术能否顺利进行的重要因素之一。以经典的三孔胸腔镜手术为例,国内外较为通行的做法是依据"棒球场"原则进行手术切口设计,切口集中于侧胸壁,两个操作孔围绕观察孔形成一个等腰三角形,聚焦于肺门,该切口布局可使术者能够在接近开胸手术的角度及视野进行操作,较易由开胸向腔镜过渡。但其也存在明显的不足:操作点过于集中,胸腔内操作覆盖面受到限制,对于操作范围更广的纵隔淋巴结清扫和胸膜腔闭锁等情况,部分区域不易良好显露;其次,该切口使手术器械在近乎垂直的位置对肺门结构进行显露和游离,但由此导致的问题是在放置切割缝合器时,其与纵隔面成角较大,形成同向性夹角,头端指向纵隔及心脏大血管,使得切割缝合器不易放置到位,且存在一定误伤心脏大血管的风险。

为尽量减少胸腔镜入路对手术器械及操作角度的限制,尤其是需要兼顾处理肺门结构及跨度较大的纵隔淋巴结清扫,有必要对手术切口分布进行重新设计。在切口设计时应满足两个基本条件:①要便于手术器械及切割缝合器的放置,从而较为安全地处理肺门结构,尤其是对肺门大血管的解剖和离断;②手术切口还需全面覆盖肺门、上下纵隔、侧胸壁等手术操作区域。对此,我们提出了"垂直-平行"的胸腔镜切口设计新理念,在术中进行组织解剖游离时,使吸引器与肺门垂直、与纵隔平行,能够较好地协助暴露和清洁术野,能量器械与肺门垂直,利于进行组织游离,同时也尽量使切割缝合器与肺门待切结构垂直,与心脏及纵隔面平行(图1-2-1),使器械放置更为容易,为实现这一目的,我们将主操作孔设置在前上胸壁平对肺门处,副操作孔下移至后下胸壁,镜孔向前下胸壁调整,形成了"不对称"的切口布局,使器械进入胸腔时与纵隔面的夹角尽量缩小;此外,操作孔之间跨度的增大还使切口覆盖范围明显增大,从而兼顾了肺叶切除及淋巴结清扫对不同部位操作的需要,以及胸膜黏连时对侧胸壁的游离。

(二)单向式切肺理念

传统的开胸肺叶切除手术由于是从侧胸壁开胸切口直视操作,通常从正对切口的叶间裂进行解剖,需从肺实质中游离出肺动脉及其分支,再分别结扎并离断,其后从肺门解剖出肺静脉并予以离断,最后处

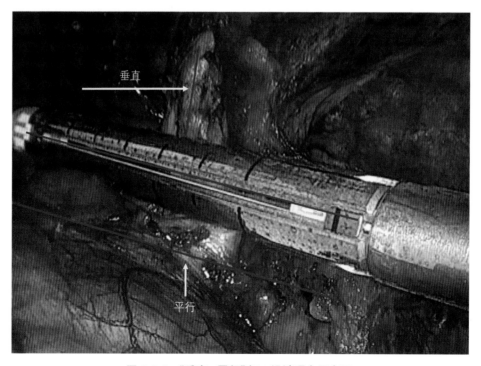

图 1-2-1 "垂直 - 平行"切口设计理念示意图

理支气管。这一操作路径在开胸手术中并不妨碍操作,但对于胸腔镜手术而言,由于是通过器械进行间接操作,以及操作角度的特殊性,经肺裂在肺实质中解剖和显露肺血管很困难,若遇肺裂发育不良,手术难度更大。基于这个原因,以前肺裂发育不全被列为胸腔镜肺叶切除术的禁忌证之一。

　　我们经过探索,针对胸腔镜沿袭开胸肺叶切除流程存在的不足,结合腔镜手术的自身特点,对手术流程进行创新,避开在肺裂及肺实质内操作,直接从肺根部着手解剖,创立了胸腔镜肺叶切除术的单向式概念,并命名为"单向式胸腔镜肺叶切除术"(single-direction thoracoscopic lobectomy),这一理念指导的各个肺叶切除手术均不需要进入肺实质操作,手术从肺根部最表浅的结构开始解剖,由浅及深依次处理,单向推进,当表浅结构处理后,深部结构即又变为最表浅状态;待病变肺叶主要的血管、支气管被依次处理后,仅剩的肺裂就可较容易地使用切割缝合器离断。

　　根据单向式的理念及肺门结构毗邻关系,双肺上叶及右肺中叶均由前向后,沿一个方向依次进行解剖,依次分别离断肺静脉、支气管或肺动脉,最后离断肺裂(图 1-2-2),而双侧下叶采用由下向上进行解剖,依次离断肺静脉、支气管及肺动脉,最后处理肺裂(图 1-2-3)。单向式理念指导的切肺流程不需要进

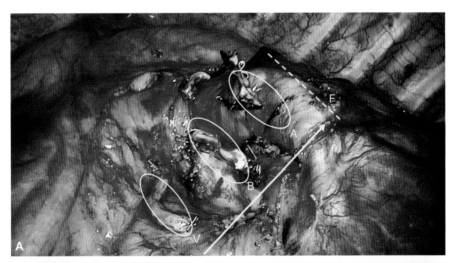

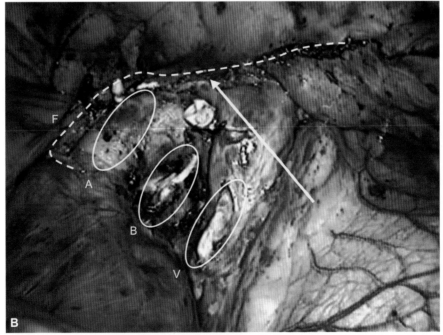

图 1-2-2　中上叶切除的单向式理念示意图
A. 左肺上叶单向式理念示意图;B. 右肺中叶单向式理念示意图
V:静脉;B:支气管;A:动脉;F:肺裂

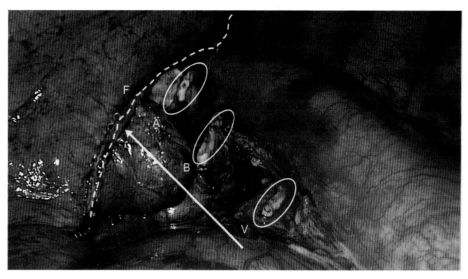

图 1-2-3 左肺下叶单向式理念示意图
V:静脉;B:支气管;A:动脉;F:肺裂

入肺实质内解剖,只在肺根部解剖,"单点单向、层次递进",且不需来回翻动肺叶,从而找到了一条既适合腔镜操作特点,又能简便完成肺叶切除的切肺路径,降低了手术操作的复杂程度,也使手术操作不受肺裂发育情况的限制,使原本复杂的胸腔镜肺叶切除手术流程清晰、操作简便、可重复性强,易于学习和掌握。

近年来,人民健康意识的提高及低剂量螺旋 CT 体检的普及,以磨玻璃结节为主要表现的早期肺癌比例明显增高,为更为精准的肺段切除提供了广阔的用武之地。但相对于肺叶切除而言,肺段血管及支气管深埋于肺实质内,肺段切除对手术操作的技术要求更高。如果我们将肺段看作一个肺裂没有发育的肺叶,采用单向式的理念开展肺段切除,那么肺段切除也容易实施。单向式肺段切除由段门开始解剖,沿一个方向推进,依次处理血管、支气管,最后处理段间平面;所有的肺段切除,如尖段、前段、后段、背段、下叶各基底段等,采用这一理念完成手术,均容易实施。以左肺上叶前段切除为例,首先从肺门前方开始游离,在显露肺静脉各分支后,由前向后,由浅及深依次离断静脉、动脉及支气管,最后处理段间平面(图 1-2-4),从而完成该肺段的切除。

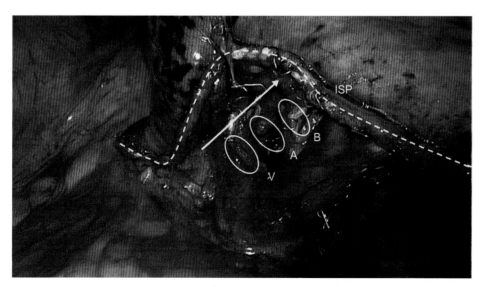

图 1-2-4 左肺上叶前段切除单向式理念示意图
V:静脉;A:动脉;B:支气管;ISP:段间平面

随着腔镜技术的日趋成熟以及对更为微创手术入路的追求,在原有多孔胸腔镜手术的基础上,近年来出现了单孔胸腔镜手术,但该入路的手术操作较多孔胸腔镜手术而言更为受限,单向式的理念依然适用于单孔胸腔镜的手术操作,只是将多孔腔镜的"正单向"变为单孔胸腔镜的"切线位单向"。例如上叶切除,多孔胸腔镜手术是由前向后单向推进,单孔胸腔镜手术是由肺门的前上向后下单向推进,称之为切线位单向;先游离肺门前上方,处理肺动脉尖前支,继而处理肺静脉及支气管,然后其他动脉分支,最后离断肺裂,完成肺叶切除。中叶切除时由斜裂前下方向后上方推进,依次处理静脉、动脉、斜裂、支气管及水平裂。对于双侧下叶切除,则由肺门下方的肺下韧带开始解剖,由下向上依次游离和离断肺下静脉、支气管及肺动脉,最后离断叶间裂。对于肺段切除,遵循单向式理念,由段门结构逐步深入进行解剖,最后离断段间平面,完成肺段切除。总之,单向式理念的肺切除方法在单孔下也能顺利实施,并与之融合,成为单孔单向式胸腔镜肺切除术。

二、单向式胸腔镜肺手术的优势

(一)简化操作、可重复性强,易于学习和掌握

单向式胸腔镜肺手术理念的提出,使胸腔镜肺叶切除这一原本复杂、历经 10 余年仍未能很好应用的微创技术,在短时间内得到很好地推广和普及。其手术思路清晰,操作简便、流程化,降低了手术难度,大大增加了手术的可操作性和可重复性,使手术变得易于学习和掌握。单向式胸腔镜肺叶切除术的出现也被同行认为"标志着我国 VATS 肺癌切除术的成熟"。

我们于 2007 年举办首届胸腔镜微创手术学习班,此后又连续主办 10 届华西微创胸外科手术论坛、数十期手术培训班,华西医院胸外科团队先后百余次应邀在国内外学术会议上进行发言交流及手术演示,推广该术式及相关技术理念。目前,以单向式胸腔镜肺叶切除术为核心的系列微创肺外科技术已在全国所有省、自治区、直辖市得到应用。伴随着单向式胸腔镜肺叶切除术在全国的推广,近 10 余年中我国能独立开展全胸腔镜肺叶切除手术的三级医院比例显著增加,由 2005 年之前的不足 10% 增长至 2015 年的 86.6%。2016 年,由中华医学会胸心血管外科学分会及中国医师协会胸外科医师分会共同组织的网络调查,全国共 636 家开展胸外科业务的医院参加调查,能独立开展微创肺叶切除手术的 551 家医院中有 513 家(93.1%)开展了单向式胸腔镜肺叶切除术,截至 2015 年底累计完成单向式胸腔镜肺叶切除术16 万多例。在单向式胸腔镜肺叶切除手术推广的这 10 余年中,先后有数十家医院在国内外学术期刊上发表单向式胸腔镜肺叶切除术应用体会及结果的论文 100 余篇,部分单位还将该理念用于机器人肺叶切除术,普遍反映该技术理念"使腔镜下肺叶切除流程化,易理解、易操作"。

(二)手术时间短、出血少

单向式胸腔镜肺叶切除术避开解剖相对复杂的肺裂,配合吸引 - 电凝无血化游离技术,由肺根部着手,由浅入深进行解剖,最后处理肺裂,减少了手术出血,缩短了手术时间。2013 年,我们总结了 1 040 例单向式胸腔镜肺叶切除术的病例,平均手术时间 169 分钟,术中平均失血 93ml,近期我们对 2006 年 5 月至 2013 年 6 月期间接受胸腔镜肺叶切除术的 737 例 Ⅰ~Ⅱ 期肺癌患者进行回顾性分析,发现平均手术时间为 164 分钟,手术中位失血量仅 60ml;Yan 等所做的胸腔镜肺叶切除对比开胸肺叶切除系统评价中,胸腔镜肺叶切除的中位手术时间为 3.7 小时,失血量为 146ml,将这些数据与结果进行对比,显示单向式胸腔镜肺叶切除术明显缩短了手术时间,减少了手术失血量。

(三)术后持续漏气发生率低

单向式胸腔镜肺叶切除术由于不需要解剖叶间裂,肺创面较小,术后漏气发生率较低,我们的患者术后漏气超过 5 天的发生率为 4.1%,明显低于 Cao 等所做的系统评价中 8.1% 的发生率。

(四)延长肺癌患者生存时间

胸腔镜肺手术能否代替开胸手术,一方面需考虑患者围术期的相关指标能否达到或优于开胸手术,更为重要的是要考虑能否达到同等甚至更好的远期治疗效果。近期,我们对比了 2006 年 5 月至 2013 年6 月期间接受胸腔镜及开胸肺叶切除手术的 Ⅰ~Ⅱ 期肺癌患者,根据分期对患者进行分层分析,行胸腔镜

肺叶切除的Ⅰ期及Ⅱ期肺癌患者的 5 年生存率明显优于开胸手术（Ⅰ期：79.4% *vs.* 73.4%；Ⅱ期：57.1% *vs.* 48.4%）；进一步通过配对分析消除两组患者间影响预后的潜在偏倚因素，发现配对后的两组患者，胸腔镜手术组患者 5 年生存率均较开胸手术有显著优势。鉴于单向式胸腔镜肺叶切除术较开胸手术显示出明显的预后优势，分析其原因可能如下：

1. 胸腔镜手术对患者免疫功能抑制轻　2008 年 7 月至 2009 年 7 月，我们对接受单向式胸腔镜肺叶切除术（共 51 例）或后外侧开胸肺叶切除术（共 52 例）的非小细胞肺癌患者进行前瞻性研究，分别检测患者术前、术后 24 小时及术后 72 小时血清中 C 反应蛋白（C-reactive protein，CRP）、血清淀粉样蛋白 A（serum amyloid A protein，SAA）、白介素 -6（interleukin 6，IL-6）及白介素 -2 受体（interleukin 2 receptor，IL-2R）浓度，同时对比患者术前、术后 3 天及术后 7 天外周血淋巴细胞计数及淋巴细胞中 $CD4^+$ T 淋巴细胞、$CD8^+$ T 淋巴细胞、自然杀伤细胞比例。结果显示，开胸组患者术后 12 小时血清 SAA 浓度高于腔镜组；开胸组患者术后外周血 $CD8^+$ T 淋巴细胞比例较术前明显降低，而胸腔镜组患者术后外周血 $CD8^+$ T 淋巴细胞比例较术前无显著差异；至术后 7 天，开胸组患者术后外周血 $CD8^+$ T 淋巴细胞比例仍显著低于腔镜组。由此可见，单向式胸腔镜肺叶切除术较开胸手术显著减轻了术后急性炎症反应，且减轻了手术对患者免疫功能的打击。

2. 胸腔镜手术能彻底清扫淋巴结　胸腔镜手术能否达到开胸手术同样的淋巴结清扫效果，在开展胸腔镜手术的早期曾经是术者和患者均较为担心的问题。我们通过回顾性分析发现，胸腔镜肺叶切除较开胸肺叶切除清扫的淋巴结站数更多（4.9 ± 1.5 *vs.* 4.2 ± 1.8），在清扫淋巴结的总数方面与开胸手术相当（12.2 ± 6.7 *vs.* 11.6 ± 7.0）；另一方面，我们在腔镜手术中开发了无抓持整块纵隔淋巴结清扫技术，实现了淋巴结及其所在区域淋巴结缔组织的整块切除，对病变的切除更为彻底，分期也更为准确，这可能是胸腔镜手术后预后更好的原因之一。

3. 优先处理静脉，显著减少肿瘤细胞入血　与开胸肺叶切除及经肺裂解剖的胸腔镜肺叶切除相比，单向式胸腔镜肺叶切除术中均先游离并离断肺静脉，从而减少了手术操作导致的肿瘤细胞脱落入血。我们采用前瞻性随机对照研究的方法检测分析了 78 例肺癌手术患者，对比了单向式胸腔镜肺叶切除（先断静脉）及经叶间裂解剖的胸腔镜肺叶切除手术（先断动脉），发现先离断肺静脉的单向式胸腔镜肺叶切除术后外周血液循环肿瘤细胞数量的增幅显著低于先离断动脉组。回顾性分析不同处理策略的患者远期生存情况，借助配对分析，我们证实，对血管处理顺序的不同也影响了患者的远期预后，单向式胸腔镜肺叶切除手术患者术后 5 年生存率及无病生存率均优于经肺裂解剖组患者。

（五）患者术后疼痛轻、康复快

胸腔镜手术较开胸手术最直观的改变是切口，与开胸手术相比，手术入路的微创化避免了胸壁肌肉的大量切断，且不需要切断并撑开肋骨。我们对比了胸腔镜手术及开胸手术患者术后疼痛的情况，发现接受胸腔镜手术的患者术后疼痛视觉模拟评分（visual analogue scale/score，VAS）显著低于开胸手术，尤其在术后 7 天、30 天及 90 天，患者胸壁疼痛明显较开胸手术轻，且接受胸腔镜手术的患者术后住院期间止痛药的用量较开胸手术明显减少，疼痛缓解更快。

除减轻患者术后疼痛外，胸腔镜手术还通过保持胸壁的完整性，减轻了手术对患者肺功能及肩关节功能的损伤。相较于开胸手术，胸腔镜手术后 1 个月及 3 个月时患者的肺功能 [包括 1 秒用力呼气容积（forced expiratory volume in one second，FEV1）及用力肺活量（forced vital capacity，FVC）] 恢复均有明显优势；借助日常活动能力评分（activities of daily living，ADL）评价患者肩关节功能，我们发现行胸腔镜肺叶切除手术的患者，其术后 7 天、30 天及 90 天评分均优于开胸手术。近期，我们回顾性分析了 2006—2013 年行胸腔镜及开胸肺叶切除手术的Ⅰ~Ⅱ期肺癌患者资料，腔镜组患者（n=737）比开胸组患者（n=748）的术后住院时间更短 [（7.7 ± 4.0）天 *vs.*（8.6 ± 4.7）天]。综上所述，单向式胸腔镜肺叶切除术显著减轻了患者术后疼痛，加速了患者术后康复。

三、总结

单向式的切肺理念促进了胸腔镜手术的推广应用，加速了患者的术后康复，提高了患者的远期预后，为患者带来了更大的获益。

（梅建东　刘成武　刘伦旭）

参考文献

1. JACOBAEUS H C. The cauterization of adhesions in artificial pneumothorax treatment of pulmonary tuberculosis under thoracoscopic control［J］. Proc R Soc Med, 1923, 16（Electro Ther Sect）:45-62.

2. ROVIARO G, REBUFFAT C, VAROLI F, et al. Videoendoscopic pulmonary lobectomy for cancer［J］. Surg Laparosc Endosc, 1992, 2（3）:244-247.

3. THOMAS PA JR. A thoracoscopic peek: what did Jacobaeus see?［J］. Ann Thorac Surg, 1994, 57（3）:770-771.

4. SANTAMBROGIO L, CIOFFI U, DE SIMONE M, et al. Video-assisted sleeve lobectomy for mucoepidermoid carcinoma of the left lower lobar bronchus: a case report［J］. Chest, 2002, 121（2）:635-636.

5. WATANABE A, KOYANAGI T, NAKASHIMA S, et al. How to clamp the main pulmonary artery during video-assisted thoracoscopic surgery lobectomy［J］. Eur J Cardiothorac Surg, 2007, 31（1）:129-131.

6. SWANSON SJ, HERNDON JE 2nd, D'AMICO TA, et al. Video-assisted thoracic surgery lobectomy: report of CALGB 39802—a prospective, multi-institution feasibility study［J］. J Clin Oncol, 2007, 25（31）:4993-4997.

7. GOMEZ-CARO A, CALVO M J, LANZAS J T, et al. The approach of fused fissures with fissureless technique decreases the incidence of persistent air leak after lobectomy［J］. Eur J Cardiothorac Surg, 2007, 31（2）:203-208.

8. 刘伦旭, 车国卫, 蒲强, 等. 单向式全胸腔镜肺叶切除术[J]. 中华胸心血管外科杂志, 2008, 24（3）:156-158.

9. NAKANISHI R, YAMASHITA T, OKA S. Initial experience of video-assisted thoracic surgery lobectomy with partial removal of the pulmonary artery［J］. Interact Cardiovasc Thorac Surg, 2008, 7（6）:996-1000.

10. NAKANISHI R, OKA S, ODATE S. Video-assisted thoracic surgery major pulmonary resection requiring control of the main pulmonary artery［J］. Interact Cardiovasc Thorac Surg, 2009, 9（4）:618-622.

11. YAN T D, BLACK D, BANNON P G, et al. Systematic review and meta-analysis of randomized and nonrandomized trials on safety and efficacy of video-assisted thoracic surgery lobectomy for early-stage non-small-cell lung cancer［J］. J Clin Oncol, 2009, 27（15）:2553-2562.

12. LIU L, CHE G, PU Q, et al. A new concept of endoscopic lung cancer resection: Single-direction thoracoscopic lobectomy［J］. Surg Oncol, 2010, 19（2）:e71-77.

13. DEMMY T L, NWOGU C E, YENDAMURI S. Thoracoscopic chest wall resection: what is its role?［J］. Ann Thorac Surg, 2010, 89（6）:S2142-2145.

14. 支修益, 陈东红. 肺癌不同外科手术方式的评价[J]. 中国医学前沿杂志（电子版）, 2010, 2（2）:25-30.

15. 卢恒孝, 胡德宏, 李伟, 等. 单向式全胸腔镜肺叶切除术治疗肺癌的体会[J]. 中国胸心血管外科临床杂志, 2010, 17（2）:170.

16. GONZALEZ D, PARADELA M, GARCIA J, et al. Single-port video-assisted thoracoscopic lobectomy［J］. Interact Cardiovasc Thorac Surg, 2011, 12（3）:514-515.

17. SUZUKI K, KOIKE T, ASAKAWA T, et al. A prospective radiological study of thin-section computed tomography to predict pathological noninvasiveness in peripheral clinical IA lung cancer（Japan Clinical Oncology Group 0201）［J］. J Thorac Oncol, 2011, 6（4）:751-756.

18. 刘伦旭. 胸腔镜肺癌切除: 多样化的手术切口和流程[J]. 医学与哲学, 2011, 32（18）:11-13.

19. GODOY M C, SABLOFF B, NAIDICH D P. Subsolid pulmonary nodules: imaging evaluation and strategic management［J］. Curr Opin Pulm Med, 2012, 18（4）:304-312.

20. ZHANG Z, HUANG J, YIN R, et al. A new technique for partial removal of the pulmonary artery in video-assisted thoracic surgical lobectomy［J］. J Thorac Cardiovasc Surg, 2012, 144（2）:512-514.

21. MEI J, PU Q, LIAO H, et al. Initial experience of video-assisted thoracic surgery left upper sleeve lobectomy for lung cancer: Case report and literature review［J］. Thoracic Cancer, 2012, 3（4）:348-352.

22. MEI J, PU Q, LIAO H, et al. A novel method for troubleshooting vascular injury during anatomic thoracoscopic pulmonary resection without conversion to thoracotomy［J］. Surg Endosc, 2013, 27（2）:530-537.

23. PU Q, MA L, MEI J, et al. Video-assisted thoracoscopic surgery versus posterolateral thoracotomy lobectomy: A more patient-friendly

approach on postoperative pain,pulmonary function and shoulder function［J］. Thorac Cancer,2013,4(1):84-89.

24. CAO C,MANGANAS C,ANG SC,et al. Video-assisted thoracic surgery versus open thoracotomy for non-small cell lung cancer:a meta-analysis of propensity score-matched patients［J］. Interact Cardiovasc Thorac Surg,2013,16(3):244-249.

25. TRAVIS W D,BRAMBILLA E,RIELY G J. New pathologic classification of lung cancer:relevance for clinical practice and clinical trials［J］. J Clin Oncol,2013,31(8):992-1001.

26. LIN X M,YANG Y,CHI C,et al. Video-assisted thoracoscopic lobectomy:single-direction thoracoscopic lobectomy［J］. J Thorac Dis,2013,5(5):716-720.

27. 蒲强,马林,梅建东,等. 全胸腔镜与后外侧开胸对肺癌患者免疫功能影响的对比研究[J]. 四川大学学报(医学版),2013,44(1):122-125.

28. 朱云柯,蒲强,车国卫,等. 单向式胸腔镜肺叶切除术的手术时间[J]. 四川大学学报(医学版),2013,44(1):119-121.

29. 许世广,童向东,刘博,等. 机器人辅助胸腔镜下肺叶切除术16例报告[J]. 中国微创外科杂志,2013,13(9):806-809.

30. LIU L,MEI J,PU Q,et al. Thoracoscopic bronchovascular double sleeve lobectomy for non-small-cell lung cancer［J］. Eur J Cardiothorac Surg,2014,46(3):493-495.

31. SALATI M,ROCCO G. The uni-portal video-assisted thoracic surgery:achievements and potentials［J］. J Thorac Dis,2014,6(Suppl 6):S618-622.

32. PAUL S,ISAACS A J,TREASURE T,et al. Long term survival with thoracoscopic versus open lobectomy:propensity matched comparative analysis using SEER-Medicare database［J］. BMJ,2014,349:g5575.

33. REICHERT M,KERBER S,AMATI A L,et al. Total video-assisted thoracoscopic(VATS)resection of a left-sided sulcus superior tumor after induction radiochemotherapy:video and review［J］. Surg Endosc,2014,29(8):2407-2409.

34. XU X,CHEN H,YIN W,et al. Thoracoscopic half carina resection and bronchial sleeve resection for central lung cancer［J］. Surg Innov,2014,21(5):481-486.

35. LIU C C,WANG B Y,SHIH C S,et al. Subxiphoid single-incision thoracoscopic left upper lobectomy［J］. J Thorac Cardiovasc Surg,2014,148(6):3250-3251.

36. XU X,CHEN H,YIN W,et al. Initial experience of thoracoscopic lobectomy with partial removal of the superior vena cava for lung cancers［J］. Eur J Cardiothorac Surg,2014,47(1):e8-12.

37. YAN T D. Surgical atlas of thoracoscopic lobectomy and segmentectomy［J］. Ann Cardiothorac Surg,2014,3(2):183-191.

38. NAKADA T,AKIBA T,INAGAKI T,et al. Thoracoscopic anatomical subsegmentectomy of the right S2b + S3 using a 3D printing model with rapid prototyping［J］. Interact Cardiovasc Thorac Surg,2014,19(4):696-698.

39. 刘成武,刘伦旭. 单孔胸腔镜:微创肺癌切除的再次升华[J]. 中国肺癌杂志,2014,17(7):527-530.

40. LIU C,PU Q,GUO C,et al. Non-grasping en bloc mediastinal lymph node dissection for video-assisted thoracoscopic lung cancer surgery［J］. BMC Surg,2015,15(1):38.

41. HUANG J,LI J,QIU Y,et al. Thoracoscopic double sleeve lobectomy in 13 patients:a series report from multi-centers［J］. J Thorac Dis,2015,7(5):834-842.

42. YE X,XIE L,CHEN G,et al. Robotic thoracic surgery versus video-assisted thoracic surgery for lung cancer:a meta-analysis［J］. Interact Cardiovasc Thorac Surg,2015,21(4):409-414.

43. PAN X,CHEN Y,SHI J,et al. Robotic assisted extended sleeve lobectomy after neoadjuvant chemotherapy［J］. Ann Thorac Surg,2015,100(6):e129-131.

44. FALCOZ P E,PUYRAVEAU M,THOMAS P A,et al. Video-assisted thoracoscopic surgery versus open lobectomy for primary non-small-cell lung cancer:a propensity-matched analysis of outcome from the European Society of Thoracic Surgeon database［J］. Eur J Cardiothorac Surg,2016,49(2):602-609.

45. 宋尚岐,刘成武,郭成林,等. 左肺癌左4组淋巴结转移状况及危险因素分析[J]. 中国胸心血管外科临床杂志,2015,22(12):1100-1103.

46. 刘成武,郭成林,林锋,等. 单向式胸腔镜肺叶或肺段切除术治疗Ⅰ期肺癌的远期疗效[J]. 中华外科杂志,2015,53(10):742-746.

47. YANG C F,SUN Z,SPEICHER P J,et al. Use and outcomes of minimally invasive lobectomy for stage I non-small cell lung cancer in the national cancer data base［J］. Ann Thorac Surg,2016,101(3):1037-1042.

48. PAGES P B,DELPY J P,ORSINI B,et al. Propensity score analysis comparing videothoracoscopic lobectomy with thoracotomy:a french nationwide study［J］. Ann Thorac Surg,2016,101(4):1370-1378.

49. STAMENOVIC D,BOSTANCI K,MESSERSCHMIDT A,et al. Fissureless fissure-last video-assisted thoracoscopic lobectomy for all lung lobes:a better alternative to decrease the incidence of prolonged air leak?［J］. Eur J Cardiothorac Surg,2016,50(1):118-123.

50. YAMASHITA S,YOSHIDA Y,IWASAKI A. Robotic surgery for thoracic disease［J］. Ann Thorac Cardiovasc Surg,2016,22(1):1-5.

51. GONZALEZ-RIVAS D,BONOME C,FIEIRA E,et al. Non-intubated video-assisted thoracoscopic lung resections:the future of thoracic surgery?［J］. Eur J Cardiothorac Surg,2016,49(3):721-731.

52. LIU S,WANG R,ZHANG Y,et al. Precise diagnosis of intraoperative frozen section is an effective method to guide resection strategy for peripheral small-sized lung adenocarcinoma［J］. J Clin Oncol,2016,34(4):307-313.

53. 刘成武,蒲强,马林,等 . 单孔与单向式胸腔镜肺癌切除术的结合—单孔单向式胸腔镜肺癌切除术［J］. 中国胸心血管外科临床杂志,2017,24(12):907-910.

54. 宋楠,赵德平,蒋雷,等 . 经剑突下单孔胸腔镜肺切除术 93 例［J］. 中华胸心血管外科杂志,2016,32(3):129-131.

55. 廖虎,梅建东,刘成武,等 . 中国三级医院胸外科学科临床发展现状的调查研究［J］. 中华外科杂志,2018,56(12):888-891.

第二章

手 术 基 础

第一节 单向式胸腔镜肺手术的应用解剖

详细了解肺组织解剖的复杂性和变异性是肺部手术的基础。相对于传统开放手术和其他腔镜手术方法中对于肺解剖结构认识的要求,单向式胸腔镜肺手术需要术者从一个新的角度对肺的解剖结构进行再认知。本章将在传统肺大体解剖的基础上,结合单向式胸腔镜手术时的视角,带大家从另一个角度重新认识肺部的解剖结构。

一、肺的大体解剖

肺是人类进行气体交换的器官,位于纵隔两侧的胸腔内。随着空气中吸入的尘埃、炭末的沉着,肺的外观由婴幼儿时的粉红色逐渐变为暗红色、深灰色或杂色斑点样。右肺分为上、中、下三叶,体积比左肺大。右肺有斜裂和水平裂两处主要肺裂。右肺斜裂沿肺的侧面自后上向前下走行,将右肺下叶与中、上叶分开。水平裂往往发育较差,水平走行,是右肺上叶与中叶的分界。右肺共有 10 个肺段(图 2-1-1)。右肺上叶分为尖、后、前 3 个肺段;右肺中叶分为外侧段和内侧段 2 个肺段;右肺下叶有 5 个肺段,分别是背段、内基底段、前基底段、外基底段和后基底段。左肺分为上、下两叶。左肺舌段,在解剖学上等同于右肺中叶,但属于左肺上叶的一部分。左肺也有自后上向前下走行的斜裂,将左肺分为上、下两叶。左肺共有 8 个肺段(图 2-1-2)。左肺上叶分为尖后、前、上舌和下舌 4 个肺段。左肺下叶有 4 个肺段,分别是背段、前内基底段、外基底段和后基底段。左肺由于部分段支气管融合共享,故少于右侧肺段。左肺上叶的尖段和后段共享一个段支气管,融合为尖后段;左肺下叶的前、内基底段也是共享一个段支气管而融合成一个肺段。分叶的异常通常是由于肺裂增多或减少造成的。水平裂或斜裂的缺失或发育不全会导致相邻肺叶的融合。副裂的发育会出现副叶。比如由于段间裂的发育,下叶内基底段、下叶背段及左肺上叶舌段均可能单独构成副叶。

二、肺门

肺门是指经纵隔发出进入到肺的组织结构,主要包括支气管、肺动脉和肺上、下静脉。肺也是被肺门结构和下肺韧带所固定的。下肺韧带是由下纵隔壁层胸膜返折形成,并包绕肺下静脉。双侧的肺门均被血管弓划定在内,右侧是奇静脉弓,左侧是主动脉弓。肺门的前后边界都是神经和血管,膈神经和其伴行

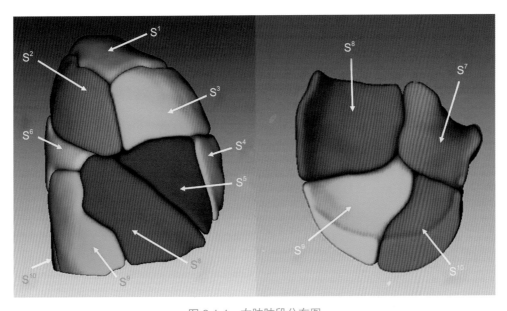

图 2-1-1 右肺肺段分布图

S¹:尖段;S²:后段;S³:前段;S⁴:外侧段;S⁵:内侧段;S⁶:背段;S⁷:内基底段;S⁸:前基底段;S⁹:外基底段;S¹⁰:后基底段

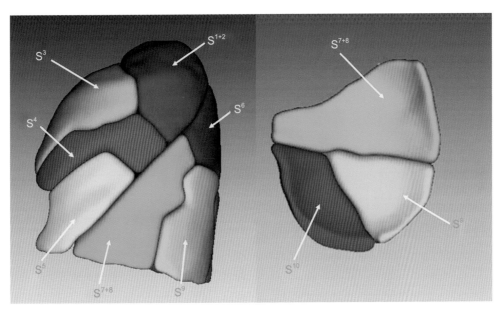

图 2-1-2 左肺肺段分布图

S¹⁺²:尖后段;S³:前段;S⁴:上舌段;S⁵:下舌段;S⁶:背段;S⁷⁺⁸:前内基底段;S⁹:外基底段;S¹⁰:后基底段

的血管在前,迷走神经和支气管血管在后。

从右肺门前方看,右主支气管从奇静脉弓下方穿出纵隔进入肺内,是右侧肺门最靠后上方的结构。右肺动脉在上腔静脉后方自心包发出进入肺门。在右肺门内,肺动脉走行于支气管前下方,部分遮挡右主支气管。肺动脉前干是肺动脉进入肺组织之前发出的第一分支。右肺上静脉引流上叶及中叶,其在肺动脉前方进入肺组织,位置低于肺动脉前干,从前方遮挡了肺动脉在肺内延续的部分。右肺下静脉位于肺上静脉的后下方,由引流背段和基底段的静脉汇聚而成。在肺门前方,心包和上腔静脉表面走行的是膈神经。

从右肺门后方看,奇静脉弓位于右肺门后上方,右侧主支气管从其下方穿出并很快分出右肺上叶支气管和中间支气管。肺下静脉位于中间支气管下方,其引流右肺下叶背段血液的背段静脉,从肺门后方最易识别。食管和迷走神经沿肺门后方纵向走行,而更靠后的结构是奇静脉。对于胸导管而言,其最确定的位置是在右肺门下方,并位于奇静脉、主动脉、食管和脊柱之间(图 2-1-3)。

左主支气管长约 4~6cm,在主动脉弓下方穿出,走行于左肺门后方。与右侧支气管始终走行于右肺门最后方所不同的是,左侧支气管在进入肺内之后,走行于肺上静脉与肺动脉之间。左肺动脉干位于左侧肺门最上方穿出心包,在其上方还有肺动脉韧带。而在肺动脉韧带的外侧缘,则有绕主动脉弓向上走行的左侧喉返神经。左肺动脉干穿出心包后先向后走行,在其绕行到左肺上叶支气管后方进入肺内之前,会先发出供应左肺上叶前段的第一分支,也就是尖前支。左侧的肺上静脉位于左肺动脉干前下方,主要由尖后段静脉、前段静脉和舌段静脉这三支血管汇聚而成。左侧肺下静脉也位于左侧肺门的后下方,左侧下肺韧带的顶部。左侧肺门的后方,从上至下我们依次可以看到左肺动脉、左主支气管和肺下静脉。食管、左侧迷走神经和降主动脉均纵向走行于这些结构后方(图 2-1-4)。

三、肺叶

(一) 右肺上叶

右侧肺上静脉走行于右侧肺门的最前方,同时引流右肺上叶和中叶的血液(图 2-1-5)。所以在做右肺上叶切除时,辨认和保护右肺中叶静脉非常重要。右肺上叶静脉的分支较多,但主要可以归纳为 3 支,位置最高的是引流尖段及部分前段的静脉;位置较低的是引流部分前段的静脉;从后侧的肺组织深处来源的静脉主要引流后段及部分前段,也称为中央静脉(central vein)。

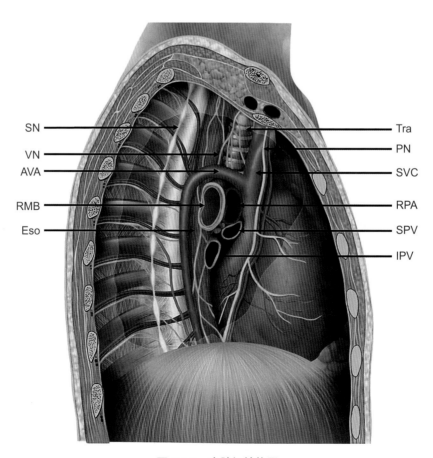

图 2-1-3　右肺门结构图

SN:交感神经;VN:迷走神经;AVA:奇静脉弓;RMB:右主支气管;Eso:食管;Tra:气管;PN:膈神经;SVC:上腔静脉;RPA:右肺动脉;SPV:肺上静脉;IPV:肺下静脉

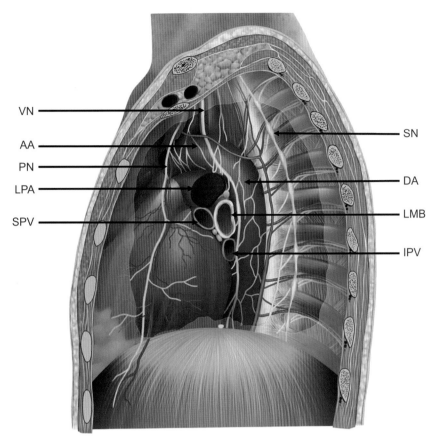

图 2-1-4　左肺门结构图

VN:迷走神经;AA:主动脉弓;PN:膈神经;LPA:左肺动脉;SPV:肺上静脉;SN:交感神经;DA:降主动脉;LMB:左主支气管;IPV:肺下静脉

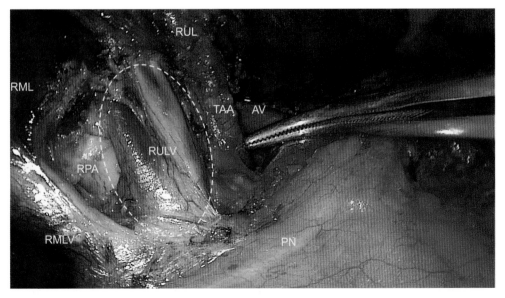

图 2-1-5　右肺上叶静脉术中解剖图

RML:右肺中叶;RUL:右肺上叶;TAA:前干动脉;AV:奇静脉;RPA:右肺动脉;RULV:右肺上叶静脉;RMLV:右肺中叶静脉;PN:膈神经

　　从右肺动脉发出的供应右肺上叶的动脉主要有两个分支,分别是右肺动脉干于肺门起始部发出的前干(图 2-1-6)和走行于叶间发出的后升支动脉(图 2-1-7)。前干是右肺动脉的第一分支,也是最大的一个分支,而且在少数患者中,前干可能是其右肺上叶的唯一血供。其通常在走行约 1cm 之后才会进一步分支。也有少数前干动脉从一开始就分为 2 支。前干分为 3 支的情况比较罕见。90% 的患者都会有后升支动脉,其中多数是 1 支,少数情况会有 2~3 支。后升支从叶间动脉的侧后壁发出,走行于右肺上叶支气管和中间支气管连接部的前方。少数情况下,后升支动脉发自叶间动脉偏前的位置,供应右肺上叶前段。

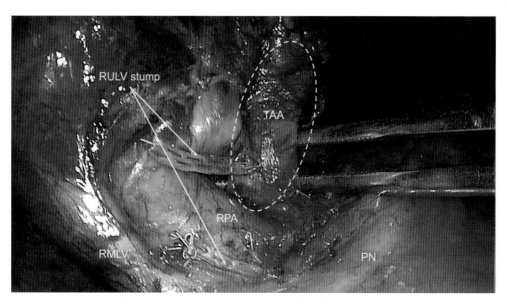

图 2-1-6　右肺动脉干及前干动脉分支
RULV stump:右肺上叶静脉残端;TAA:前干动脉;RPA:右肺动脉;RMLV:右肺中叶静脉;PN:膈神经

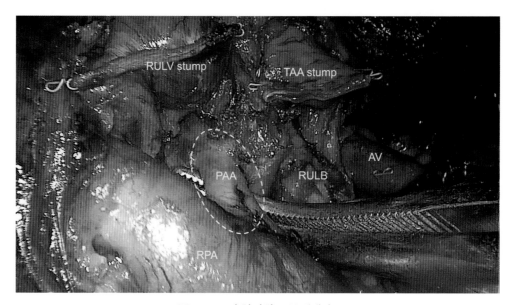

图 2-1-7　右肺动脉干及后升支
RULV stump:右肺上叶静脉残端;TAA stump:前干动脉残端;PAA:后升支动脉;RULB:右肺上叶支气管;AV:奇静脉;RPA:右肺动脉

　　右肺上叶支气管发自右主支气管起始部侧壁,与右主支气管和中间支气管成直角的方向进入右肺上叶,位于右肺门的后上方(图 2-1-8)。右肺上叶支气管也可能存在变异,其中最常见的情况是右肺上叶尖段支气管单独从气管或右主支气管发出。其次是右肺上叶支气管缺失,上叶各肺段支气管直接从右主支气管发出。

　　胸腔镜下采用单向式切除右肺上叶时,术者始终保持从前向后的视角。右肺上叶从前向后的解剖结构(图 2-1-9),最前方也是最表浅的是右肺上叶静脉,然后是其后方的肺动脉走行于肺内的部分以及供应右肺上叶的前干和后升支,后上方是右肺上叶支气管。动静脉和支气管在患者侧卧和右肺上叶向后牵拉时,均与纵隔平面呈垂直关系。

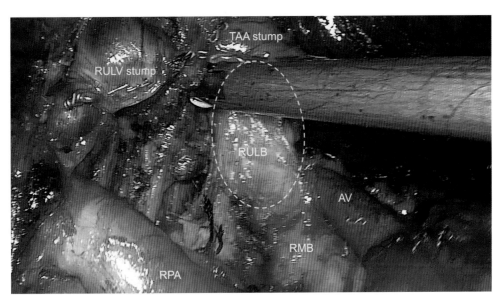

图 2-1-8　右肺上叶支气管

RULV stump:右肺上叶静脉残端;TAA stump:前干动脉残端;RULB:右肺上叶支气管;AV:奇静脉;RPA:右肺动脉;RMB:右主支气管

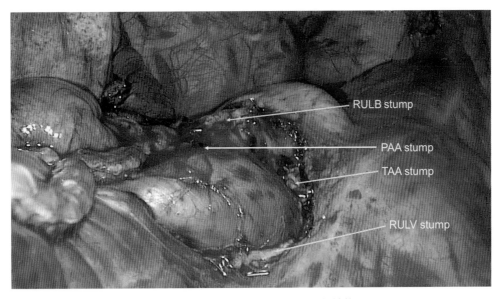

图 2-1-9　右肺上叶从前向后的解剖结构

RULV stump:右肺上叶静脉残端;TAA stump:前干动脉残端;PAA stump:后升支动脉残端;RULB stump:右肺上叶支气管残端

（二）右肺中叶

中叶静脉与右肺上叶静脉共同汇合成为右侧肺上静脉（图2-1-10）。中叶静脉通常由来自中叶两个肺段的静脉汇聚而成，然后再汇入右肺上静脉。两支中叶肺段的静脉也可能分别汇入右肺上静脉。

右侧支气管在右肺上叶支气管发出后继续向下走行成为中间干支气管。中间干支气管一般在走行2~4cm后分叉，发出右肺中叶支气管和右肺下叶支气管（图2-1-11）。右肺中叶支气管发自中间干支气管前壁，向前走行约1.8cm后分叉走向右肺中叶的两个肺段。

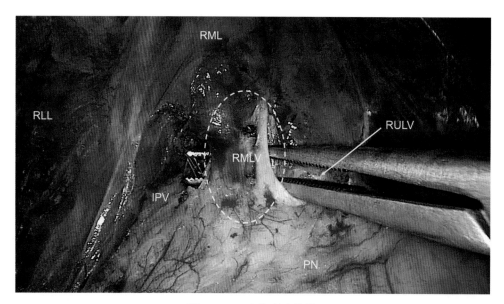

图2-1-10　右肺中叶静脉

RML：右肺中叶；RLL：右肺下叶；RULV：右肺上叶静脉；RMLV：右肺中叶静脉；IPV：肺下静脉；PN：膈神经

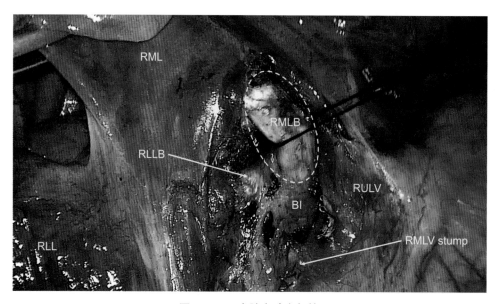

图2-1-11　右肺中叶支气管

RML：右肺中叶；RMLB：右肺中叶支气管；RLLB：右肺下叶支气管；BI：中间支气管；RULV：右肺上叶静脉；RLL：右肺下叶；RMLV stump：右肺中叶静脉残端

多数情况下,右肺中叶动脉有 2 支。其中一支是右肺动脉走行于肺内以后发出的最早的分支(图 2-1-12)。它发自右肺动脉前壁,与右肺上叶后升支几乎在同一水平。第二支动脉发自右肺动脉外侧壁,与右肺下叶背段动脉在同一水平(图 2-1-13)。右肺中叶动脉变异的情况主要有:3 支右肺中叶动脉;右肺中叶动脉发自右肺上叶后升支或右肺下叶基底段动脉。

单向式手术时,右肺中叶被向后牵拉,使得本来向前方走行的支气管、动静脉均与纵隔平面呈垂直关系。自前向后依次为中叶静脉、中叶支气管和中叶动脉(图 2-1-14)。

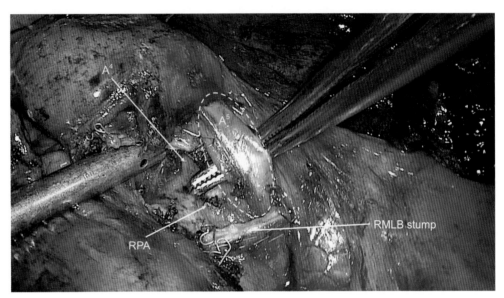

图 2-1-12 右肺中叶动脉(1)

A^4:外侧段动脉;A^5:内侧段动脉;RPA:右肺动脉;RMLB stump:右肺中叶支气管残端

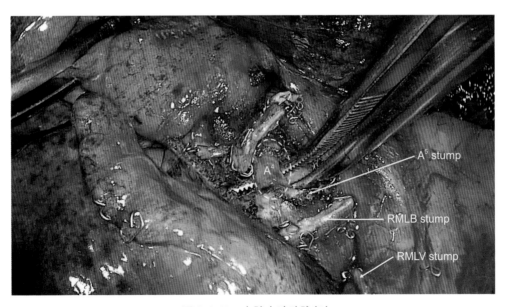

图 2-1-13 右肺中叶动脉(2)

A^4 stump:外侧段动脉残端;A^5:内侧段动脉;RMLB stump:右肺中叶支气管残端;RMLV stump:右肺中叶静脉残端

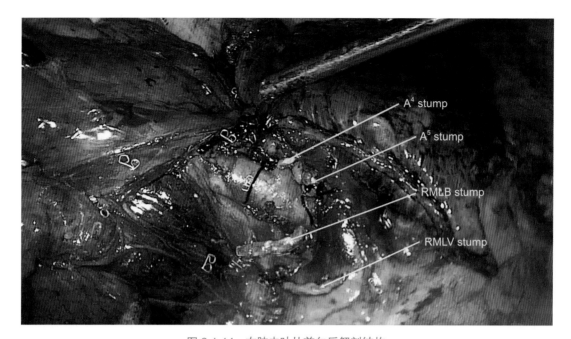

图 2-1-14　右肺中叶从前向后解剖结构

A⁴ stump:外侧段动脉残端;A⁵ stump:内侧段动脉残端;RMLB stump:右肺中叶支气管残端;RMLV stump:右肺中叶静脉残端

(三) 右肺下叶

右侧肺下静脉位于右肺门的后下方(图 2-1-15),主要由引流右肺下叶背段和基底段的两组静脉汇聚而成。其中引流基底段的静脉由上、下两组构成,上组静脉主要引流内、前和外基底段的血液,而下组静脉主要引流外、后两个基底段的血液。肺下静脉在少数情况还可能包含来自右肺上叶后段或右肺中叶的静脉。

右中间支气管在发出右肺中叶支气管后继续向下走行,成为右肺下叶支气管,并很快分为右肺下叶背段支气管和基底干支气管(图 2-1-16)。右肺下叶背段支气管从右中间支气管的侧后壁发出向后方走行,往往与右肺中叶支气管同一水平并且方向相反。背段支气管的下方,是通往右肺下叶四个基底段的支气管。通常,最早发出的是内基底段支气管,其次是前基底段支气管,最后剩下通往外后基底段的支气管。因为右肺中叶支气管与右肺下叶背段和基底干支气管分叉均位于右中间支气管的末端,故在行右肺下叶切除时对右肺中叶支气管的辨认和保护尤为重要。

右肺下叶动脉由背段动脉和基底干构成(图 2-1-17)。供应右肺下叶背段的动脉通常只有一支,同时有两支或三支背段动脉的情况比较罕见。背段动脉多数情况下单独发自肺动脉干侧后壁,极少数情况下可能发自上叶后升支或下叶基底段动脉。各基底段的动脉分布相对多变,但多数情况下基底段动脉走行于支气管前上方,并先向前内侧发出两支供应前基底段和内基底段的动脉,然后继续向远端走行并分为外基底段动脉和后基底段动脉。

行单向式右肺下叶切除时,肺叶被从膈面自下向上翻起并向上牵引,本来与纵隔平面几乎平行走行的右肺下叶支气管和动静脉走行方向发生变化,变为与纵隔平面相垂直。此时,下叶肺门结构自下向上依次是肺下静脉、支气管和动脉(图 2-1-18)。

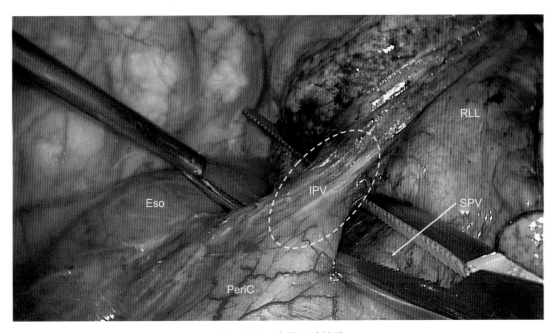

图 2-1-15 右肺下叶静脉

Eso:食管;IPV:肺下静脉;RLL:右肺下叶;SPV:肺上静脉;PeriC:心包

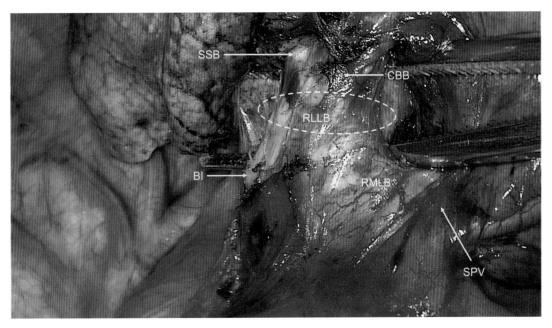

图 2-1-16 右肺下叶支气管

SSB:背段支气管;CBB:基底干支气管;RLLB:右肺下叶支气管;BI:中间支气管;RMLB:右肺中叶支气管;
SPV:肺上静脉

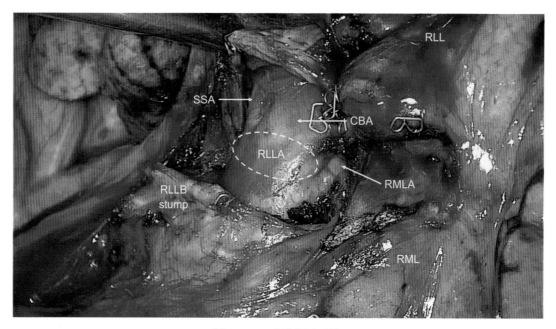

图 2-1-17　右肺下叶动脉

SSA:背段动脉;RLL:右肺下叶;CBA:基底干动脉;RLLA:右肺下叶动脉;RMLA:右肺中叶动脉;RLLB stump:右肺下叶支气管残端;RML:右肺中叶

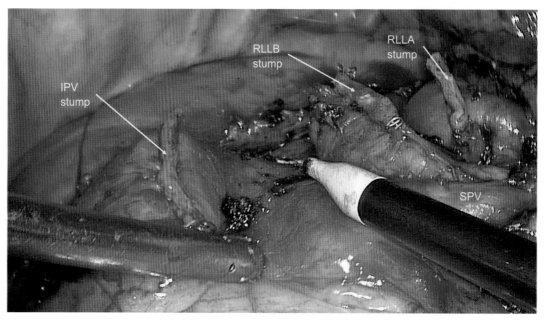

图 2-1-18　右肺下叶从下向上解剖结构

IPV stump:肺下静脉残端;RLLB stump:右肺下叶支气管残端;RLLA stump:右肺下叶动脉残端;SPV:肺上静脉

（四）左肺上叶

左侧肺上静脉位于左侧肺门最前方（图 2-1-19），通常由前段静脉、尖后段静脉和舌段静脉汇聚而成。但左肺上静脉仍有很多变异的情况，其主要分支数量为 2~3 支，同时也可能是数支较细的静脉。

左主支气管自主动脉弓下斜向下穿出，走行约 4~6cm 后再进一步分为左肺上叶和下叶支气管。因此，左肺上叶支气管位置低于右肺上叶支气管。其在左主支气管侧壁发出后继续分为固有段（上支）和舌段（下支）支气管（图 2-1-20）。

左肺上叶的动脉是所有肺叶中变异最多的，其分支可有 2~7 支不等，其中 3 支和 4 支的情况最为多见。左肺上叶动脉通常分为两组，一组是尖前支动脉，另一组则是由走行于斜裂处的肺动脉前壁发出的供应后段和舌段的各个动脉分支。尖前支动脉位于左肺门最上方（图 2-1-21），短而粗，部分被肺上静脉从前方遮挡，同时也是左肺上叶肿瘤容易侵犯的血管。所以在手术时，尖前支损伤的风险极高。尖前支分为 2 支的情况约占 70%，1 支和 3 支的情况各占 15%。尖前支主要供应左肺上叶尖后段和前段，也有少数尖前支供应前段和舌段的情况，可见所谓的纵隔型舌段动脉。左肺上叶剩余的血供来自于从后方进入左肺上叶的动脉分支（图 2-1-22），最多可有 5 支，其中 2 支和 3 支的情况最为多见，主要供应左肺上叶尖后段和舌段。

当我们行单向式左肺上叶切除时，术者始终保持从肺门前方观察。将左肺上叶向后牵拉，显露左侧肺门结构，从前向后依次应该是左肺上叶静脉，其后方是左肺上叶支气管，且均与纵隔平面呈垂直关系。左肺上叶动脉较为复杂，左肺动脉干起始位于左肺门最上方，其第一分支尖前支也在肺门最上方，但左肺上静脉和左肺上叶支气管均从前方将其部分遮挡。有时需完全切断左肺上静脉和左肺上叶支气管才能从前方显露完整的尖前支动脉。左肺动脉干后续均走行于支气管后方，然后绕行至肺裂内，其发出的动脉分支部分位于左肺上叶支气管后方，而供应舌段的动脉分支多位于上叶支气管后下方。从肺门前方观察时，由于左肺上叶支气管的遮挡，其后方的动脉分支情况往往不明确，故在游离支气管时需特别注意，以免损伤血管（图 2-1-23）。

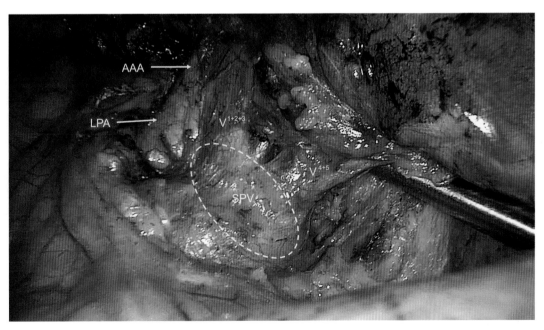

图 2-1-19 左肺上叶静脉

AAA：尖前支动脉；LPA：左肺动脉；V^{1+2+3}：固有段静脉；V^{4+5}：舌段静脉；SPV：肺上静脉

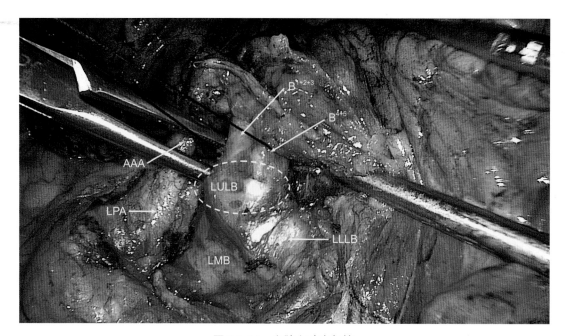

图 2-1-20 左肺上叶支气管

AAA:尖前支动脉;LPA:左肺动脉;B^{1+2+3}:固有段支气管;B^{4+5}:舌段支气管;LULB:左肺上叶支气管;LMB:左主支气管;LLLB:左肺下叶支气管

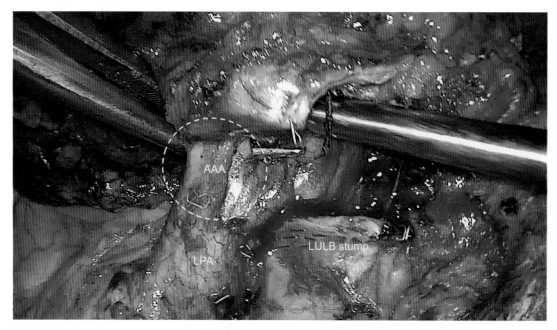

图 2-1-21 左肺上叶动脉尖前支

AAA:尖前支动脉;LPA:左肺动脉;LULB stump:左肺上叶支气管残端

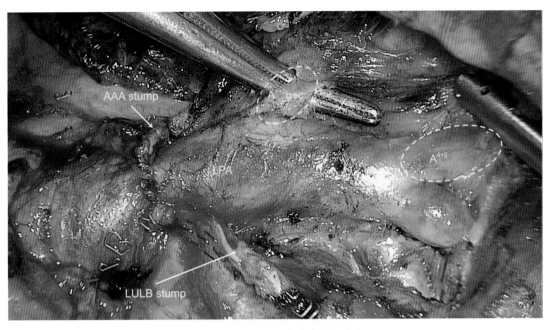

图 2-1-22　左肺上叶动脉其余分支

AAA stump:尖前支动脉残端;LPA:左肺动脉;A^{1+2}b+c:后亚段和外亚段动脉;LULB stump:左肺上叶支气管残端;A^{4+5}:舌段动脉

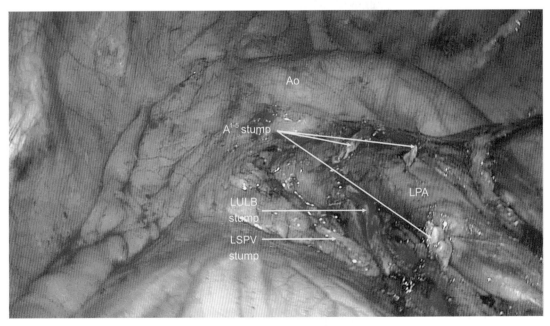

图 2-1-23　左肺上叶从前向后解剖结构

Ao:主动脉;A$^{1-5}$ stump:左肺上叶动脉各分支残端;LULB stump:左肺上叶支气管残端;LSPV stump:左肺上静脉残端;LPA:左肺动脉

(五) 左肺下叶

左侧肺下静脉的解剖与右侧基本相同,位于左侧肺门的最下方,下肺韧带的顶端。主要由来自背段和基底段的两组静脉汇聚而成(图 2-1-24)。

左主支气管在发出左肺上叶支气管后继续向下走行成为左肺下叶支气管(图 2-1-25)。其首先向侧后方发出的背段支气管以后,继续向下方走行,形成基底干支气管。多数情况下,基底干支气管在走行约 1~2cm 后很快分叉,形成 3 支分别走向前内、外和后基底段的段支气管。

左肺下叶的动脉血供均来自于走行与斜裂中的叶间肺动脉干(图 2-1-26)。供应左肺下叶背段的动脉来自于肺动脉干的侧后壁,多为 1 支,也有 2 支和 3 支的情况。下叶背段动脉早于左肺上叶舌段动脉发出,故其位置往往略高于左肺上叶舌段动脉。此后叶间肺动脉继续移行为基底干动脉。基底干动脉一半情况下分为 2 支,即前内基底支和后外基底支,后外基底支再进一步分叉为 2 支供应后、外两个基底段;另一半情况下,基底干动脉直接分为 3~4 个分支供应不同的基底段。

与右肺下叶相同,单向式手术切除左肺下叶时,肺叶被自膈面向头侧牵引,原本与纵隔面相平行的肺门结构变为与纵隔面垂直。术者从前下方向后上方观察,左肺下叶肺门结构从下至上依次是肺下静脉、支气管和肺动脉(图 2-1-27)。值得注意的是,由于左肺上叶舌段的位置低于背段动脉,手术时容易将其作为下叶的血管误断,故需仔细辨认和保护。

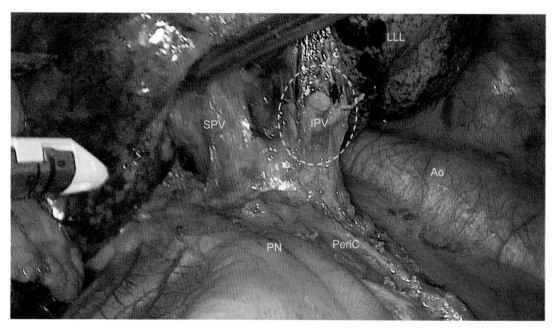

图 2-1-24 左肺下静脉

LLL:左肺下叶;IPV:肺下静脉;SPV:肺上静脉;Ao:主动脉;PN:膈神经;PeriC:心包

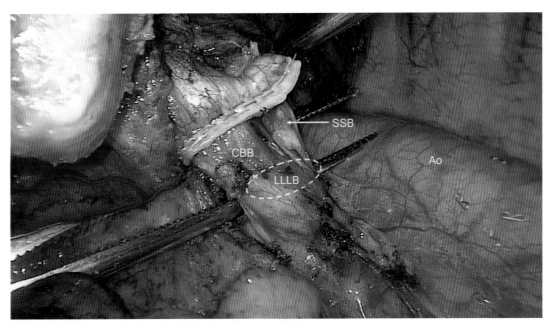

图 2-1-25 左肺下叶支气管
SSB:背段支气管;CBB:基底干支气管;LLLB:左肺下叶支气管;Ao:主动脉

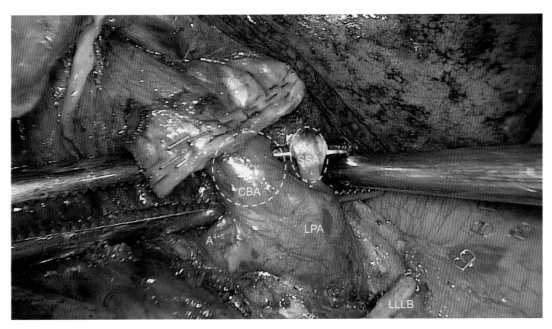

图 2-1-26 左肺下叶动脉
CBA:基底干动脉;SSA:背段动脉;A⁴⁺⁵:舌段动脉;LPA:左肺动脉;LLLB:左肺下叶支气管

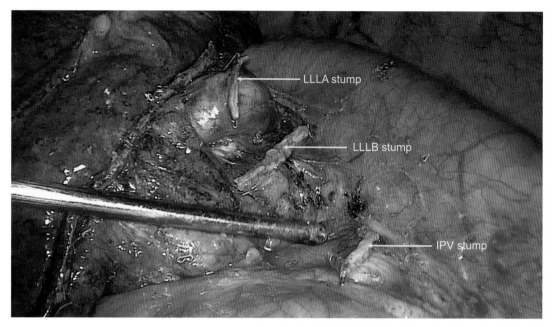

图 2-1-27 左肺下叶从下向上解剖结构

LLLA stump:左肺下叶动脉残端;LLLB stump:左肺下叶支气管残端;IPV stump:肺下静脉残端

四、肺的淋巴结

肺的区域淋巴结被划分为 14 组,其中 1 组为锁骨上淋巴结,2~9 组是纵隔淋巴结。在肺癌的 TNM 分期中,纵隔淋巴结转移为 N2 或者 N3,取决于转移是同侧(N2)还是对侧(N3),锁骨上淋巴结转移则是 N3。肺门的淋巴结为 10 组,而 11~14 组淋巴结是肺内淋巴结。肺门和肺内淋巴结转移为 N1。如果没有淋巴结转移则为 N0。

气管旁淋巴结以左无名静脉下缘为界分为上气管旁淋巴结(2 组)和下气管旁淋巴结(4 组),2、4 组淋巴结又分为左右两侧(2R、2L 及 4R、4L);3 组淋巴结分为血管前淋巴结(3a 组)和气管后淋巴结(3p 组)。5 组淋巴结位于主动脉弓下(主肺动脉窗),而 6 组淋巴结位于主动脉旁。第 7 组淋巴结为隆突下淋巴结。食管周围的淋巴结为 8 组,肺下韧带内的淋巴结为 9 组。肺门淋巴结为 10 组,位于肺门的根部。11 组是叶间淋巴结,位于叶间裂的肺动脉或支气管分叉周围。12、13 和 14 组淋巴结分别是指叶淋巴结、段淋巴结和亚段淋巴结。如图 2-1-28 所示。

通常 10 组、11 组和 12 组淋巴结会随肺叶或肺段一并切除,13 组和 14 组淋巴结可在切除的肺叶和肺段内找到,而纵隔淋巴结需要另外单独清扫。右肺手术时需要清扫的纵隔淋巴结主要有 2R 组、4R 组、7 组、8 组和 9 组淋巴结,左肺手术时需要清扫的纵隔淋巴结有 4R 组、5 组、6 组、7 组、8 组和 9 组淋巴结。下面我们逐一介绍上述这些纵隔淋巴结在实际手术时的解剖位置。

1. 2R 组和 4R 组淋巴结 右肺手术时,右侧 2 组和 4 组淋巴结因其解剖位置相邻,往往一同被切除。其同时位于右侧肺门的上方,沿气管右前方自上向下分布。患者左侧卧时,术者从肺门前方观察,可见右侧 2、4 组淋巴结前方为上腔静脉;后方为气管;其浅面(右侧)被奇静脉弓和纵隔胸膜覆盖;深面(左侧)毗邻升主动脉外的心包;下方(尾侧)至奇静脉弓下缘;上方(头侧)至右侧头臂干。另外,气管表面的迷走神经、上腔静脉表面的膈神经和右侧锁骨下动脉表面的右侧喉返神经也是右侧 2、4 组淋巴结的重要毗邻结构,在手术清扫时需要注意识别与保护(图 2-1-29)。

2. 7 组淋巴结 7 组淋巴结位于隆突下,虽然不分左右,但是从左胸切除和从右胸切除时解剖位置和毗邻关系略有不同。经右胸手术时,患者左侧卧,右肺被向前下方牵引,术者从患者腹侧观察,可见右侧后纵隔因为没有主动脉的遮挡,较为平坦开阔,7 组淋巴结在胸膜下往往隐约可见。其右前方为右主

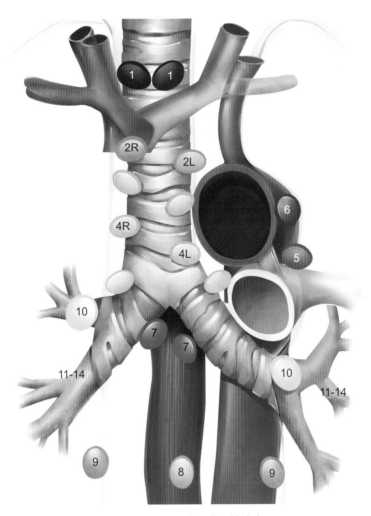

图 2-1-28　肺门纵隔淋巴结分布图

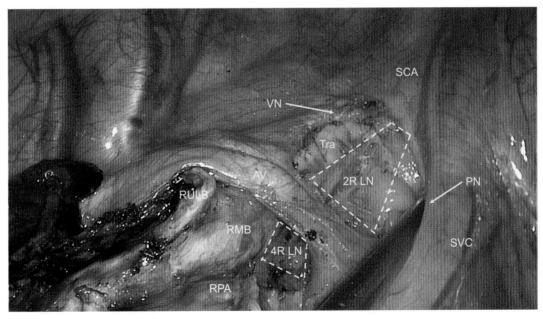

图 2-1-29　2R 组和 4R 组淋巴结边界图

SCA:锁骨下动脉;VN:迷走神经;Tra:气管;2R LN:2R 组淋巴结;PN:膈神经;SVC:上腔静脉;AV:奇静脉;
RULB:右肺上叶支气管;RMB:右主支气管;4R LN:4R 组淋巴结;RPA:右肺动脉

支气管;上方(头侧)为隆突和奇静脉弓;后方为食管;左后方可见左主支气管;其浅面(右侧)被纵隔胸膜和迷走神经覆盖;下方和深面均为心包(图 2-1-30)。经左胸手术时,患者右侧卧位,左肺被向前下方牵引,术者同样从患者腹侧观察,可见左侧后纵隔由于有降主动脉的遮挡,更深而窄。从左侧所观察的 7 组淋巴结与周围解剖结构的毗邻关系与右侧基本相同,但为左右镜像(图 2-1-31)。需要注意的是,来自体循环的支气管动脉和食管滋养动脉在切除第 7 组淋巴结时往往需要被切断。这些血管压力较高,常常是术后出血再次手术的原因,故建议手术时务必仔细辨认并牢固结扎。另外,两侧主支气管膜部也需要被注意和保护,避免器械锐性或热力损伤。

3. 5 组和 6 组淋巴结 5 组和 6 组淋巴结是左肺手术时需清扫的淋巴结。两者解剖位置相邻,故一并介绍。通常我们认为的以左侧膈神经为界,将其前方的淋巴结作为 6 组淋巴结,后方作为 5 组淋巴结。患者右侧卧位,左肺被向后下方牵引,术者从患者腹侧观察,可见 5 组淋巴结位于左侧膈神经后方的主肺动脉窗内。其前方为膈神经;后方为迷走神经;上方(头侧)为主动脉弓;下方(尾侧)为左侧肺动脉干;浅面(左侧)被纵隔胸膜覆盖;深面(右侧)为动脉韧带所在的主肺动脉窗。因其后上方的主动脉弓表面有迷走神经和左侧喉返神经的走行,需注意辨认和保护。6 组淋巴结有时会缺如。其后方为左侧膈神经;前方为胸腺及左侧头臂静脉;上方(头侧)为左锁骨下静脉;浅面(左侧)被纵隔胸膜覆盖;深面(右侧)为升主动脉(图 2-1-32)。

4. 4L 组淋巴结 左侧主支气管在纵隔内走行距离较长,左侧 4 组淋巴结位置深,故是切除难度较大的一组淋巴结。当患者右侧卧位,左肺被向前下方牵引,术者从患者腹侧观察,在左侧肺门的后上方可见左主支气管从主动脉弓下方穿出,其表面往往可见 10 组淋巴结。从该淋巴结开始,沿左主支气管向纵隔深面探寻,可探及左侧 4 组淋巴结。其上方(头侧)为主动脉弓和左侧喉返神经,前方为动脉韧带,后方为降主动脉和食管,下方(尾侧)为左主支气管(图 2-1-33)。该组淋巴结紧邻左侧喉返神经,切除时需对其进行辨认和保护,避免损伤。另外,淋巴结的后上方可能有支气管动脉的穿行,游离切断时需注意结扎止血,以免出血遮挡视野。

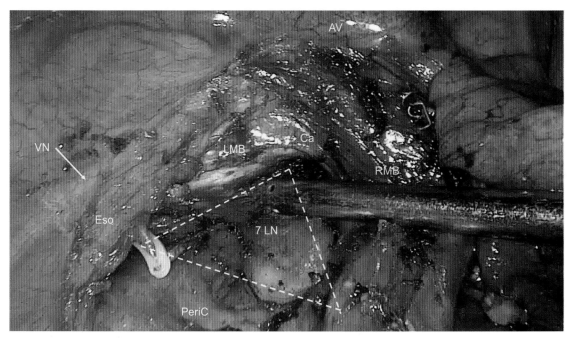

图 2-1-30 7 组淋巴结边界右侧观

AV:奇静脉;VN:迷走神经;LMB:左主支气管;Ca:隆突;Eso:食管;7 LN:7 组淋巴结;RMB:右主支气管;PeriC:心包

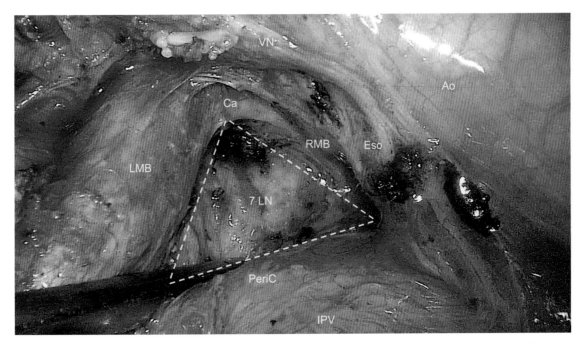

图 2-1-31 第 7 组淋巴结边界左侧观

VN:迷走神经;Ao:主动脉;Ca:隆突;RMB:右主支气管;Eso:食管;LMB:左主支气管;7 LN:7 组淋巴结;PeriC:心
包;IPV:肺下静脉

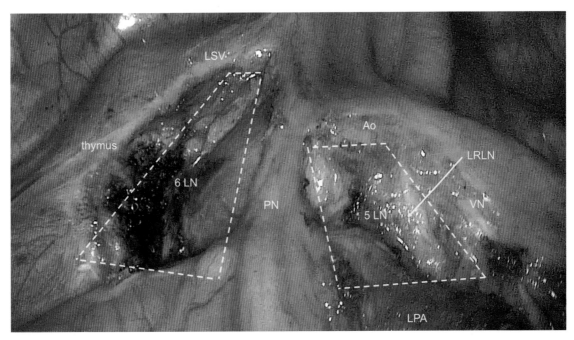

图 2-1-32 5 组和 6 组淋巴结边界图

LSV:左锁骨下静脉;thymus:胸腺;5 LN:5 组淋巴结;6 LN:6 组淋巴结;PN:膈神经;Ao:主动脉;LRLN:左喉返神
经;VN:迷走神经;LPA:左肺动脉

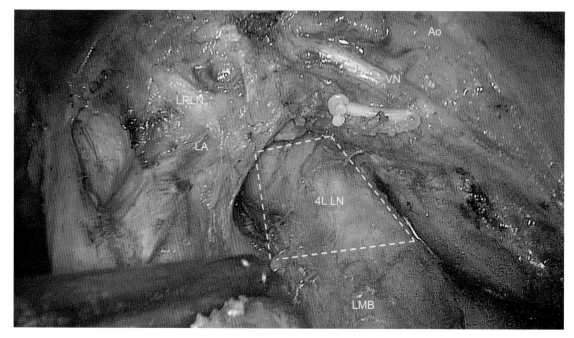

图 2-1-33　4L 组淋巴结边界图

Ao:主动脉;VN:迷走神经;4L LN:4L 组淋巴结;LA:动脉韧带;LRLN:左喉返神经;LMB:左主支气管

5. 3 组、8 组和 9 组淋巴结　3 组淋巴结可能缺如,故不作为我们肺手术时常规清扫的淋巴结。通常我们在右肺手术时发现上腔静脉前方或气管后方的胸膜下有淋巴结存在时,才行切除。其解剖位置较为表浅,毗邻结构相对简单,后续淋巴结清扫的章节会进一步作详尽介绍。

8 组淋巴结位于食管周围,也不作为肺手术时常规清扫的淋巴结。当我们清扫 7 组淋巴结时会游离部分中段食管,此时如有 8 组淋巴结出现,便顺带切除送检。

9 组淋巴结位于肺下韧带内,肺下静脉的下方。当我们游离肺下韧带时便一并切除。如手术不需要游离肺下韧带,则不需要专门切除 9 组淋巴结。

(朱云柯　林一丹　王允)

第二节　单向式胸腔镜肺手术主要器械及其使用

胸腔镜肺叶切除通过小孔完成手术,必须使用胸腔镜特殊器械。胸腔镜特殊器械的种类较多,主要包括腔镜设备、能量器械和操作器械三类。腔镜设备主要是指目前所使用的高清内镜成像系统;能量器械主要包括电凝钩、超声刀和 Ligasure;操作器械主要有吸引器、环钳以及切割缝合器等。为适应手术方式的变化,手术器械的外形与功能也一直在改变。本节我们主要介绍单向式胸腔镜肺手术时常用的外科手术器械。

一、高清内镜集成系统

高清内镜集成系统是完成胸腔镜肺外科手术的保障。尽管生产厂家不同,但内镜集成系统的基本构成是一致的,包括:①胸腔镜;②冷光源;③光纤;④图像处理中心;⑤高清监视器。

胸腔镜由硬质管鞘、透镜组、光纤、对焦器组成。按目镜的观察角度分成 0°镜、30°镜和 45°镜。按硬质管鞘的直径可分为 10mm 镜、5mm 镜和 2.0~2.7mm 镜。我们通常使用硬质 30° 镜。通常以腋中线第 7 肋间作观察孔进行观察,持镜助手与主刀站于同侧,握持方式采用"持手枪式"握持(图 2-2-1),将光纤与腔镜手柄同时握于掌中。光纤的作用类似于人的脖子,左右摆动光纤就可以在不动镜身的情况下实现向左或右的观察。而腔镜手柄类似于人身体的纵轴,转动时可以实现整个画面的旋转。熟练的助手可以单手持镜,即行右侧胸腔手术时助手以左手握持镜,行左侧胸腔手术时助手以右手持镜,这样可以为主刀操作让出更多的操作空间。术中需要转动镜头方向时,熟练的助手可以示指完成转动光纤的操作(图 2-2-2),也可以用另一只手完成转动光纤操作,然后继续以单手持镜。为保证术中视野能随时调整,通常更建议助手双手持镜,即一手持镜柄,一手持光纤(图 2-2-3)。

　　LED 光源是经典的冷光源,常用的热光源有卤素灯、氙气灯和弧光灯等。光源经过光纤传导至胸腔镜的前端起照明作用。冷光源也会产生热量,因此切忌用布类长时间遮挡胸腔镜前端,避免因热量不能散发而引燃布类。光纤线与腔镜电缆线一起用手术铺巾包绕(图 2-2-4A)或以纱布缠绕(图 2-2-4B)后固定于手术台上,布类或纱布缠绕不宜过紧,保证能轻松调整线缆长度,以免在使用时折断线缆。

　　持镜助手在手术过程中是主刀医生的眼睛,角色至关重要。熟练且配合默契的持镜助手能完全领会主刀的意图,而不需要主刀医生暂停手中的操作来调整腔镜视角。单向式肺手术时,不同解剖部位需要不同的视角,助手需要时时调整光纤方向或者旋转镜身角度。但多数情况下,我们均采用从胸腔前下方向后上方观察的角度。根据我们的实际经验,认为将纵隔水平线置于显示器的对角线时,是主刀医生最舒服的视线角度(图 2-2-5)。另外,持镜助手还需要根据观察距离的远近及时调整焦距,以期获得最清晰的画面。简言之,持镜助手需要充分熟悉胸腔镜各部件的特点,在术中将光纤、腔镜手柄和焦距三者巧妙地结合起来,满足主刀医生不同的观察意图。

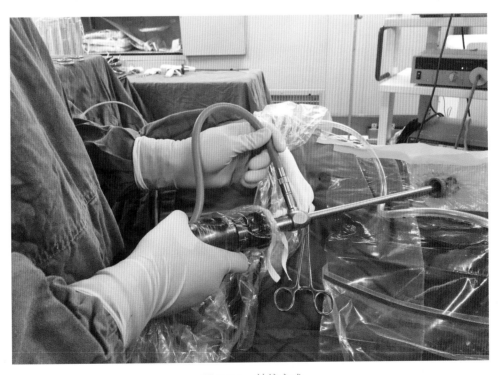

图 2-2-1　持镜方式

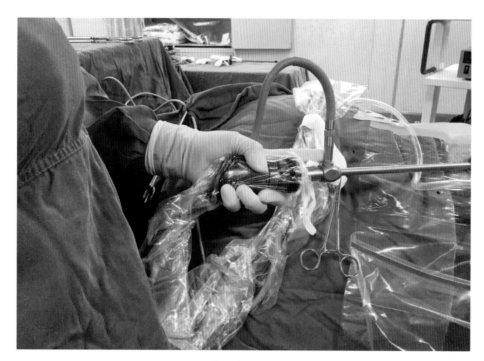

图 2-2-2　单手持镜，示指转动光纤

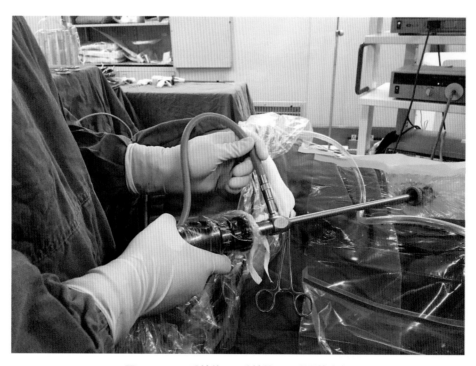

图 2-2-3　双手持镜，一手持镜，一手调整光纤

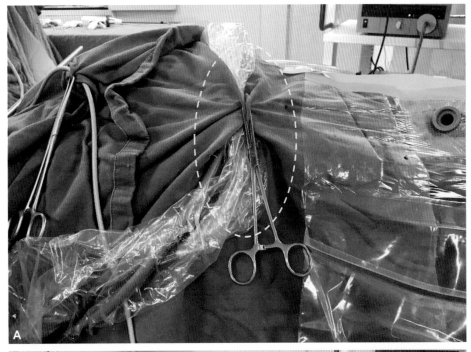

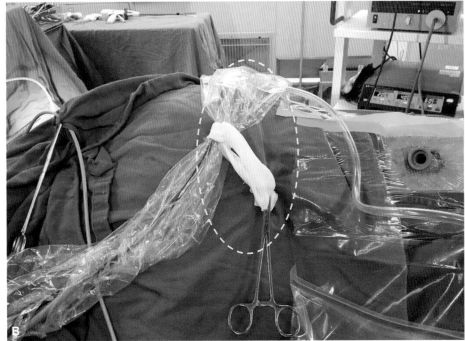

图 2-2-4　光纤线与腔镜电缆线固定方式

A.手术铺巾包绕固定;B.纱布缠绕固定

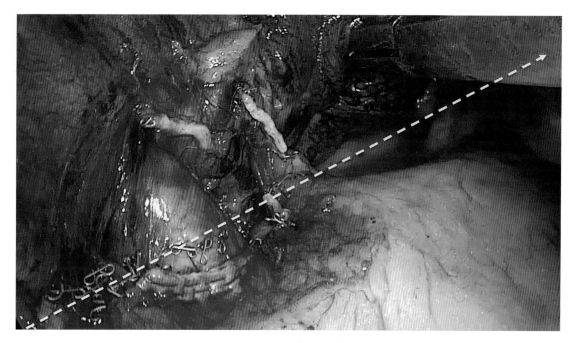

图 2-2-5 "对角线"视角

二、能量设备

(一) 电凝钩

电凝钩是单向式肺手术时主要使用的能量设备。其主要用于术中组织的切割分离和电凝止血,其外形如图 2-2-6。在行单向式肺手术时,我们主要使用电凝钩的电凝功能游离肺门结构,同时切断并封闭细小的血管。我们使用的电凝钩分为钩头、操作杆、电凝线、能量设备和脚控激发装置。

使用电凝钩时,建议以执笔式握持电凝钩操作杆的后 1/3 处,并以切口作为操作的支点进行解剖游离 (图 2-2-7)。当钩头钩持住需要切开的组织时,需将被钩持的组织牵引一段距离后再激发切断。钩持的张力要适中,既要避免力量不足,激发时的热量和电弧损伤周围邻近组织,尤其是重要的血管和神经 (如喉返神经),也要避免力量过大导致直接钩断或电凝切断后电凝钩由于惯性作用损伤视野以外的其他

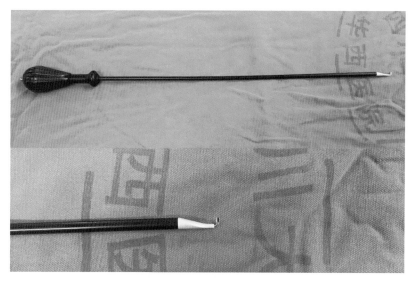

图 2-2-6 电凝钩外形图

组织。钩持的组织量不宜过多,以能隐约透过组织显露钩头为宜。全程均建议使用电凝而非电切,可有效减少创面出血,保持术野清晰。电凝的激发装置也建议使用脚控,并用脚后跟进行踩踏激发。这要求术者注意训练手、脚、眼三者的协同配合能力。之所以不选用手控激发是考虑到单手持电凝钩操作时,钩持的动作对稳定性要求较高,若同时要腾出手指进行激发操作,势必会影响钩持的稳定性,风险较大。

（二）超声刀

超声刀是通过刀头的工作面高频振动(频率23~55kHz,振幅50~100μm)导致组织中蛋白质氢键断裂从而产生切割作用的。高频振动同时产生热量,使血管组织或管腔内的蛋白质凝固结痂,封闭血管断端,起到止血作用。超声刀切割温度低于170℃,凝固温度低于100℃,在空气流动性好的情况下侧向热传递的距离约5mm,但在深部工作时,例如清扫隆突下淋巴结,如果空气流动性差,由于热量的积累效应局部温度将明显升高,侧向热传递的距离也明显延长,是造成超声刀侧向热损伤的重要原因。最新一代的超声刀运用了组织感应技术(adaptive tissue technology,ATT),可以

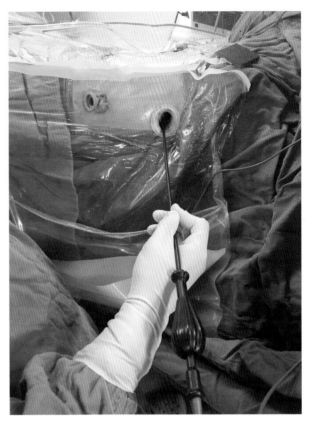

图 2-2-7　电凝钩握持方式

较为精准地控制刀头的热量,降低刀头附近的侧向热损伤。术中运用超声刀可以有效地凝闭直径 3mm 左右的血管,但要注意的是,血管断端要适当留长,并且避免凝断血管后反复摩擦血管断端,这样可能会使结痂脱落而发生活动性出血。超声刀头具有工作面和垫片面两个功能面(图 2-2-8),使用时依据解剖的角度和要保护器官的位置综合进行选择。超声刀的垫片面由乳白色塑料垫片和金属托两部分组成,为工作面提供支撑作用。由于超声刀工作时垫片面并不产生能量,温度较低,因此应尽量将垫片面靠近要保护的器官而同时避免超声刀的工作面与要保护的器官距离过近。超声刀还具有快慢两档,以适应对不同组织的切割以及实现止血功能。对于直径 2mm 以下的小血管,可以选快速档,直接切割止血。对于直径 2~3mm 的动静脉血管,宜选用慢速档,并在预计切断位置的两端预凝血管而不切断,以形成阶梯式的止血效果。对于直径 3mm 以上的血管,应先将其游离,结扎近端,再于远端用慢速档切凝。为避免远端出血,有时还需要在远端放置钛夹。正确使用超声刀可以达到满意的止血效果,如果没有将血管凝固完全切断可以引起出血,简单的补救措施是用刀头再夹住出血处使用慢速档补充凝固。超声刀胸腔内操作时应避免与其他金属器械,如吸引器、血管钳、吻合器金属钉等的直接接触,以免引起周围组织结构的副损伤和能量器械的损坏。

（三）Ligasure

Ligasure 俗称结扎速血管闭合系统,是一种带切割刀片的双极电刀系统,也叫电脑反馈控制双极电刀系统。虽然在我们的临床工作中没有常规使用 Ligasure,但其也是目前能量外科的主要器械之一。

Ligasure 是应用实时反馈和智能主机技术,输出高频电能,结合电刀片之间的压力,使要切割的血管胶原蛋白和纤维蛋白熔解变性,血管壁熔合形成一透明带,产生永久性管腔闭合。主机可以通过反馈控制系统感受到刀片之间靶组织的电阻抗,当组织凝固到最佳程度时,系统自动断电并有提示音提示凝固完毕。区别于普通双极的地方还在于它有一个刀片开关,按压此开关可以推出自带的刀片切断凝固的组织。Ligasure 相较于超声刀等其他能量设备而言最大的优点在于能安全有效地闭合直径 3mm 以上的血管,同时每次夹持切割的组织量较多,一定程度上提升了止血效果和手术速度。研究表明,Ligasure 可达到与缝线结扎相似的强度,能安全闭合人体直径 7mm 以内的任何动、静脉,并且 Ligasure 无电流通过人

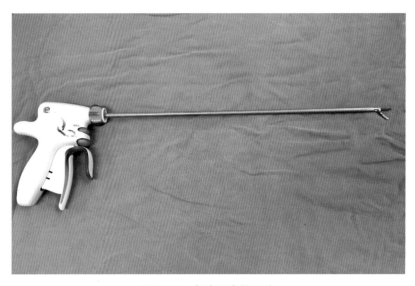

图 2-2-8　超声刀实物图片

体,使手术更安全,减少了并发症的发生。Ligasure 工作时基本不产生烟雾,不影响腔镜手术视野,局部温度不高,热扩散少,热传导距离仅 2mm,对周围组织损伤小。但由于其器械体积通常较大,操作相对繁琐,因此较少应用于胸腔镜肺外科手术。目前主要应用于消化系统和妇科系统的外科手术中。

三、操作器械

(一) 腔镜吸引器

腔镜吸引器是单向式肺切除时实现无血化游离的关键器械,其作用不仅是吸除创面的血液及胸腔内烟雾,保持术野清晰,更是进行精细暴露的主要工具。我们使用的吸引器外形如图 2-2-9 所示。其后方有可控制的吸引开关,尖端有避免堵塞的侧孔。行上叶和中叶手术时,多数时间经位于肩胛下线和腋后线之间第 9 肋间的副操作孔伸入胸腔(图 2-2-10);行下叶手术时则多经位于腋前线第 4 肋间的主操作孔伸入胸腔。术者握持吸引器,可以拇指控制吸引开关,使用时多利用吸引器前端侧壁推挤来进行精细的牵拉暴露(图 2-2-11),而避免直接使用吸引器尖端进行戳刺。如遇腔镜下血管大出血,这种带有侧孔的吸引器也是第一时间最有效的压迫止血工具。压迫时亦是使用吸引器前端侧壁对出血点进行侧向压迫,尖端需略微跨过出血部位,避免尖端直接压迫出血部位使破口增大。在侧压止血缝合时主要以拇指、示指、中指的配合来捻动旋转吸引。

(二) 腔镜环钳

我们使用的腔镜环钳长 42cm,通常从位于肩胛下线和腋后线之间的第 9 肋间的副操作孔伸入胸腔,用于牵拉肺叶,是腔镜肺手术时用于大体暴露的主要器械,其外形如图 2-2-12 所示。夹持肺组织的操作可由主刀医生或有经验的助手来完成。多数情况下,夹持肺组织时,环钳的弧面应向上,才能保证最大的牵引空间(图 2-2-13)。夹持并牵引到位后,则由助手继续握持环钳的尾部进行后续的暴露。助手握持环钳的基本要点是:①手掌位于钳柄的上方(而非下方,以免限制环钳手柄下压移动和撬动上提的空间);②以任意一个手指扣入手柄环,便于持续施加夹持压力。由于第 9 肋间的辅助操作孔常有 2 个以上的器械同时进入,因此还需要掌握一些避免"操作打架"的技巧,如图 2-2-14 所示,为避免影响主刀操作,常以反握的方式控制环钳。有时还需"平行移动"环钳位置,给另一器械(通常是切割缝合器)在切口的一侧留出进出的空间。"平行移动"的概念是指以切口为分界点和支点,移动环钳时需使其腔内和腔外的部分同时向切口的一侧移动,避免腔外部分单独摆动,使腔内部分在杠杆的作用下反向大幅度移动,造成肺叶牵引位置的改变。

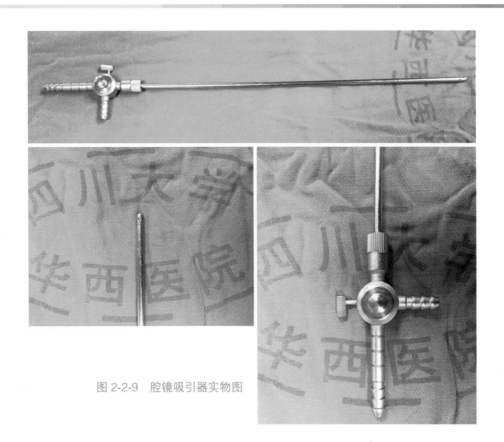

图 2-2-9　腔镜吸引器实物图

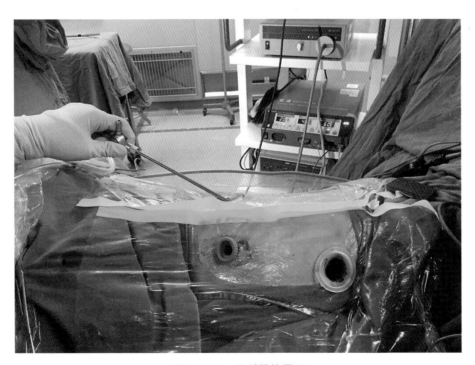

图 2-2-10　吸引器使用图

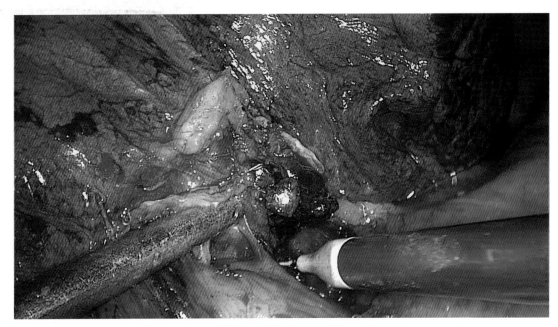

图 2-2-11　吸引器侧壁推挤牵拉暴露

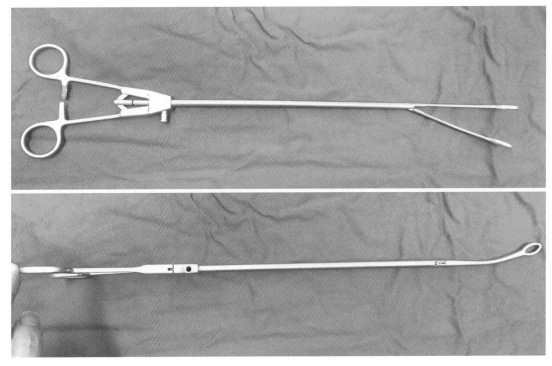

图 2-2-12　腔镜环钳实物

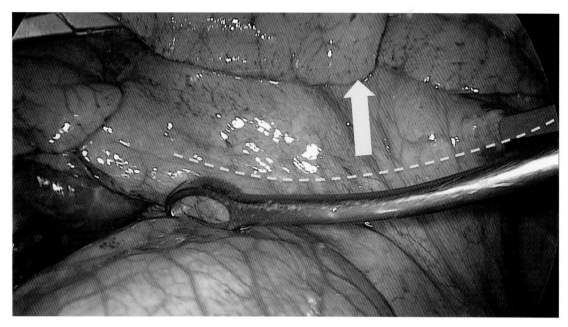

图 2-2-13 环钳使用时的弧面方向

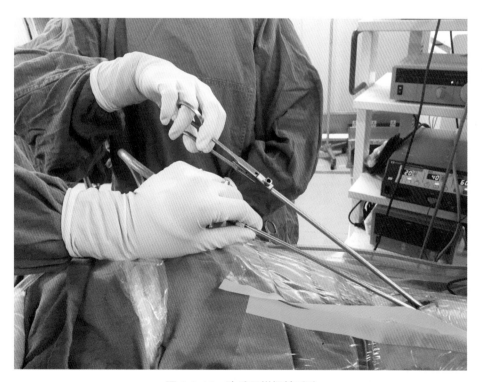

图 2-2-14 助手环钳握持手法

（三）切割缝合器

腔镜切割缝合器是完成胸腔镜肺手术的必备器械,我们以常用的爱惜龙 GST 电动切割缝合器和 Endo GIA IDrive 电动切割缝合器为例进行介绍。其主要组成部分如图 2-2-15 所示。前端工作部由钉仓与钉仓卡槽、钉砧、关节头组成,经杆身与后端的操控部连接。操控部由旋转钮、手柄、关闭杆、保险钮和击发钮组成。钉仓表面布满凹凸不平的齿状突起,可以实现对组织更稳定的无损伤抓持,同时可以支撑钛合金缝钉,减少钛合金缝钉被抬起时的摆动,使其准确进入成钉凹槽,确保组织保持在原位,同时减少组织溢出,准确切割。电动设计也有利于击发时钳口的稳定,降低对组织的牵拉损伤。

单向式上叶和中叶切除时,最常用的切缝器置入切口为第 9 肋间的副操作孔,下叶切除时,切缝器通常由位于第 4 肋间的主操作孔置入。在关节头部位涂擦石蜡油润滑,并将手柄方向旋转向上方或侧方可减少对切口周围组织的挤压与摩擦,同时便于主刀感受来自于切缝器前端的阻力。按压关闭杆闭合工作部后,对组织产生平行关闭的压力,在激发前等待、维持压力约 15 秒,有利于压榨排除组织中的水分,改善成钉的效果。

为达到满意的成钉效果,还需要考虑组织厚度与钉腿高度,表 2-2-1 和表 2-2-2 列出了不同颜色的钉仓所对应的钉腿高度与合适处理的肺组织部位。引导切割缝合器的钉砧穿过支气管或血管是完成肺叶 / 段切除术的关键步骤,也是容易造成意外损伤的步骤之一。切缝器的钉砧穿过已游离的血管或支气管时,建议在吸引器或直角钳的引导下完成(图 2-2-16)。使钉砧平面适当倾斜,以 20° 左右的角度通过组织间隙会更加容易(图 2-2-17)。有时也需要助手握住切缝器手柄,维持其稳定,并配合主刀共同将切缝器推送到位。对于一些切缝器放置困难,出血风险较大的情况,使用 16F 尿管包套钉砧前端并施以引导是钉砧顺利安全通过支气管、血管结构的有效方法之一。

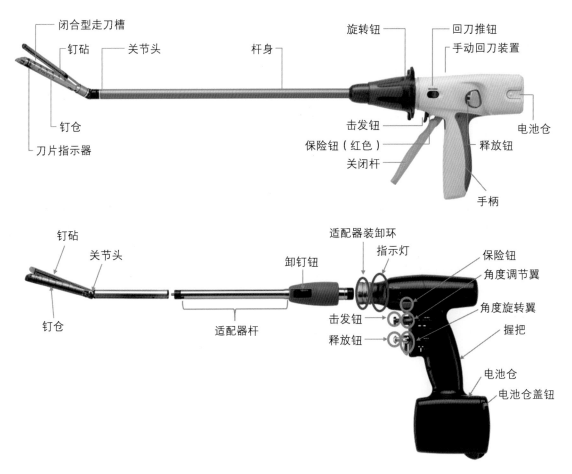

图 2-2-15　常用切割缝合器实物图

表 2-2-1　爱惜龙 60mm 钉仓参数信息

产品型号	颜色	钉腿高度	成钉高度
GST60W	白色	2.6mm	1.0mm
GST60B	蓝色	3.6mm	1.5mm
GST60D	金色	3.8mm	1.8mm
GST60G	绿色	4.1mm	2.0mm
GST60T	黑色	4.2mm	2.3mm

表 2-2-2　Endo GIA IDrive 60mm 钉仓参数信息

产品型号	颜色	钉腿高度	成钉高度
EGIA60AVM	棕色	2mm,2.5mm,3mm	0.75mm,1.00mm,1.25mm
EGIA60AMT	紫色	3mm,3.5mm,4mm	1.25mm,1.50mm,1.75mm
EGIA60AXT	黑色	4mm,4.5mm,5mm	1.75mm,2.00mm,2.25mm

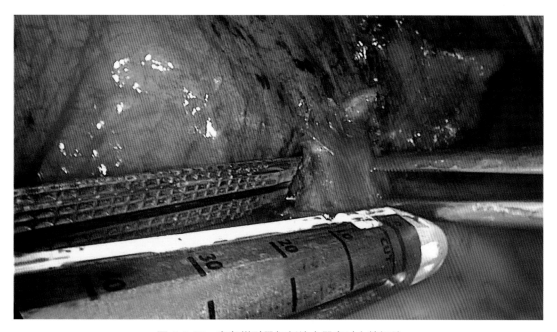

图 2-2-16　直角钳引导切割缝合器穿过血管间隙

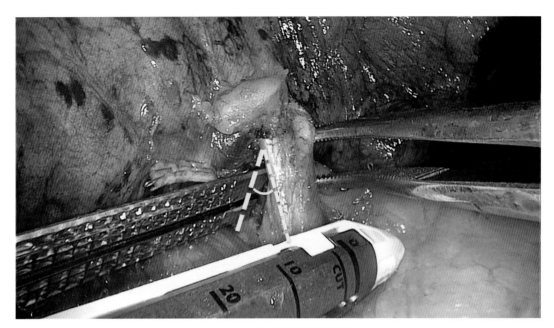

图 2-2-17　钉砧与靶结构成角

（四）直角钳、大号血管钳及腔镜分离钳

单向式肺手术时常使用开放手术中的直角钳和大号血管钳对肺门的血管或支气管进行后壁最终的钝性游离（前提是血管支气管已经使用能量器械进行了充分游离）。中叶和上叶手术时常用直角钳经第 3 或第 4 肋间的主操作孔进入胸腔进行血管或支气管最终的分离穿透（图 2-2-18）；下叶手术时则常常使用大号血管钳（图 2-2-19）。钝性分离时切忌暴力，尽量在直视器械尖端的情况下进行钝性分离。

腔镜分离钳虽名为分离钳，但极少用于组织游离。其主要用来与前述两种器械配合，完成对血管的游离与结扎。腔镜分离钳主要用于递线，即在胸腔内传递缝线绕过血管后壁以结扎血管，分离钳"钳线"通常由器械护士制作及交接。制作及交接的要点如下：①缝线位于分离钳钳嘴弧度的下方，务必使用钳尖夹线，留线头长约 5mm，过长不易调整后续递线的方向，过短不易将线传递到直角钳中（图 2-2-20）。②交接给主刀医生时器械护士与主刀的交接手法如图 2-2-21 所示：将分离钳的锁扣闭紧后，护士手持手柄的外侧，手柄朝向上方，递给主刀医生，主刀医生可以很方便地将拇指与中指穿入手柄环，完成整个交接过程。③带线分离钳通常经副操作孔送入胸腔，直角钳或大号血管钳则经主操作孔送入胸腔，待缝线绕过血管或支气管后壁后准备接应钳线，适当转动左弯钳嘴的角度，使钳线末端与直角钳或大号血管钳的钳尖成 90° 夹角，便于其完成夹线（图 2-2-22）。

（五）腔镜持针器

胸腔镜手术在镜下缝合时需选用加长的腔镜或三关节持针器，其外形如图 2-2-23 所示。腔镜持针器外形与传统持针器差别较大，而三关节持针器外形与普通长柄持针器相似。其共同的特点在于操作部均位于器械尾端，中间连接部细而长，使用时不会在跨越切口的部分发生形变，既保证稳固持针，也便于在胸腔内操作。有关使用腔镜持针器在镜下完成支气管袖式成形和血管修补、成形的操作见本书第七章。

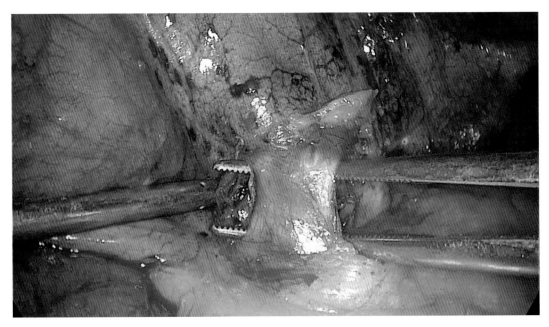

图 2-2-18　直角钳游离右肺上叶静脉

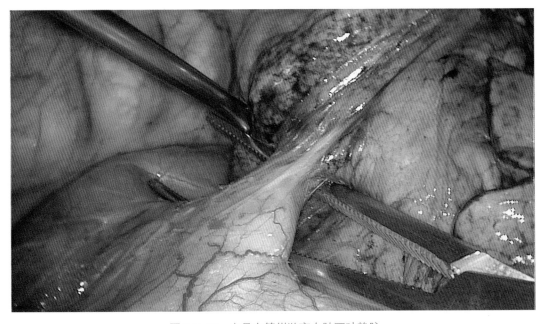

图 2-2-19　大号血管钳游离右肺下叶静脉

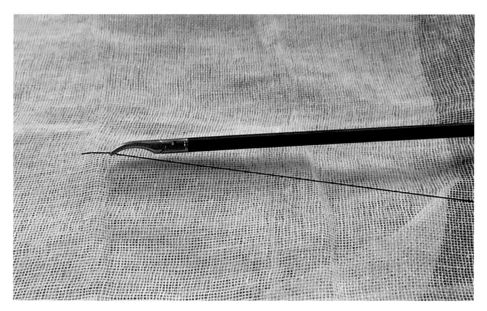

图 2-2-20　分离钳带线

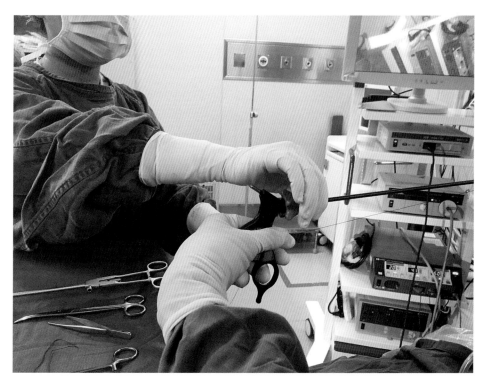

图 2-2-21　带线后传递分离钳

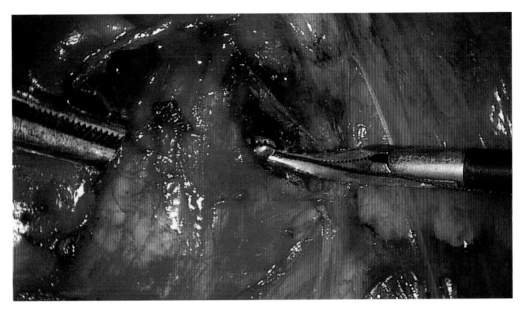

图 2-2-22 分离钳递线

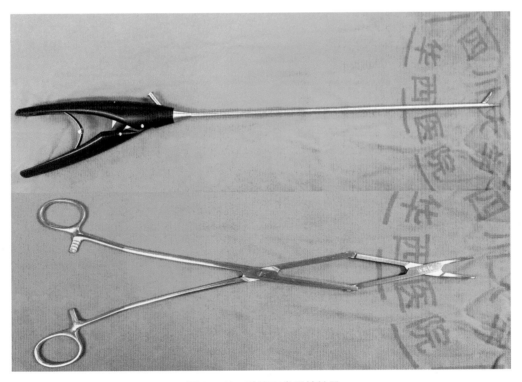

图 2-2-23 腔镜下常用持针器

（六）Trocar 及一次性切口保护套

单向式胸腔镜肺手术时常规只需要一个 10mm Trocar 置于观察孔，以及一个内径 35mm 一次性定高切口保护套置于主操作孔，即可完成全部手术（图 2-2-24）。Trocar 不需要气密，可反复使用。因主操作孔器械进出频繁，而且主要是能量器械，为避免损伤切口周围组织，需使用切口保护套。同时，切口保护套也能避免肿瘤污染切口。辅助操作孔的器械更换进出较少，且此处的器械往往需要做大幅度牵拉暴露动作，有时还会有多个器械同时进入使用，为避免限制器械角度，辅助操作孔一般不使用切口保护套。胸腔粘连时，为便于以不同角度观察、分离粘连，可根据需要增加切口保护套。此时，腔镜可以方便的以任意切口伸入胸腔进行观察，便于粘连的分离。如果行单孔手术，则仅需要一个切口保护套即可，具体使用方法在第五章进行介绍。

（七）推结器

推结器是胸腔镜手术时打结的辅助工具，其可使术者避免难度较大的镜下器械打结，而可以在胸腔外打结后用推结器将线结推入胸腔内。我们使用的推结器外形如图 2-2-25 所示，材质分为金属和塑料两种。使用推结器打结时主要有两个关键步骤——推线和收线。推结器在线结后方沿其中一根线将线结推到胸腔内。推线时需要注意无张力，必要时可使用水或石蜡油润滑。线结推送到位后推结器需维持在需要结扎的结构（如血管）一侧，与线结保持 1cm 左右的距离，且需要选择不遮挡术者观察线结的一侧。然后在胸腔外收线，收线时产生的张力需完全作用于推结器的前端，而非需结扎的组织结构上。我们更加推荐使用有一定弹性的塑料材质推结器，当推结遇到意外的阻力时，其具有的弹性所产生的韧性可以在一定程度上避免张力直接全部作用于血管或其他需要结扎的结构，更加安全。

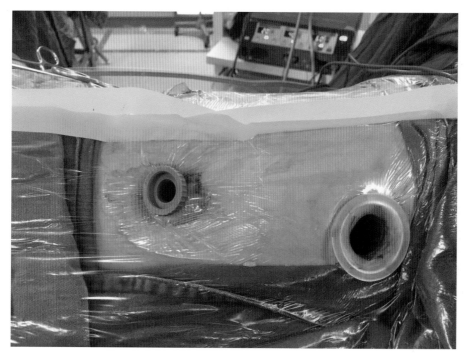

图 2-2-24　Trocar 和切口保护套的使用

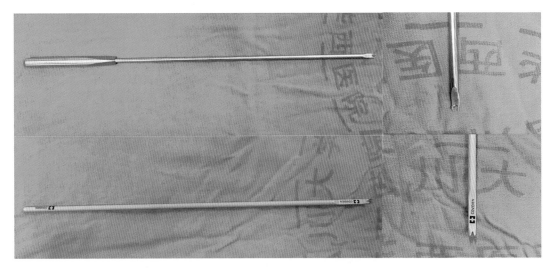

图 2-2-25　常用金属和塑料推节器

（朱云柯　林一丹　王允）

第三节　手术室布置、体位与切口设计

一、手术室布置

单向式胸腔镜肺叶切除术需配备以下人员：手术主刀医生、一助、二助（扶镜）、麻醉师、洗手护士、巡回护士。手术医生的站位往往和手术的切口设计及手术方式密切相关。在三孔胸腔镜肺叶切除手术中，主刀医生与扶镜手均站于患者腹侧，其中主刀医生站于头侧，负责完成手术操作；扶镜手一般位于尾侧，负责调整胸腔镜，为主刀医生提供良好的手术视野。而站于患者背侧的助手，协助牵拉肺叶、暴露手术区域。在单孔胸腔镜肺叶切除过程中，手术助手的分工有所调整。为了尽量减少扶镜手对主刀医生的干扰，胸腔镜改为站在主刀医生对面的助手扶持，同侧助手的主要职责改为牵拉肺叶，协助暴露手术区域。洗手护士站手术床右侧。主副监视器分别位于麻醉架的两边，对于仅有一台监视器的单位可将监视器置于患者头侧，方便手术人员观察术野情况（图 2-3-1）。

单向式胸腔镜肺叶切除术的常用器械已在前面专门介绍过。其中最常使用的器械包括：腔镜电凝钩、腔镜吸引器、超声刀、腔镜环钳。由于上述器械的使用频率很高，为保证主刀医生能顺利取用，我们对器械的摆放位置也做了要求。

由于主刀医生与扶镜手均站在患者的腹侧，器械台需尽量靠向患者尾侧，保证主刀与扶镜手均有充足的空间，这在进行左肺手术时尤为重要，因为此时主刀、扶镜手及洗手护士均处于同一侧。胸腔镜的光纤及电缆线一起固定在手术台面的中下部，固定点距术野应有足够的空间，以免干扰手术操作。电刀主要在做切口时使用，一般固定在麻醉架处的无菌巾上。超声刀线固定在手术台面中下部。电凝钩及腔镜吸引器的位置需根据手术部位进行调整。行上叶或中叶切除时，主要通过主操作孔使用电凝钩进行肺门解剖，通过副操作孔使用腔镜吸引器进行配合。因此，我们将电凝钩线固定在患者头侧的无菌巾上，将吸引器的管道固定在尾侧的无菌巾上。行下叶切除时，主要通过副操作孔使用电凝钩进行肺门解剖，通过主操作孔使用腔镜吸引器进行配合。因此，我们将吸引器管道固定在患者头侧的无菌巾上，将电凝钩线固定到尾侧的无菌巾上。

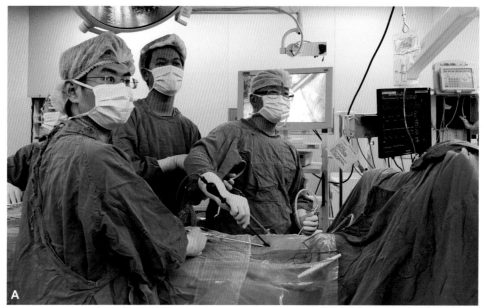

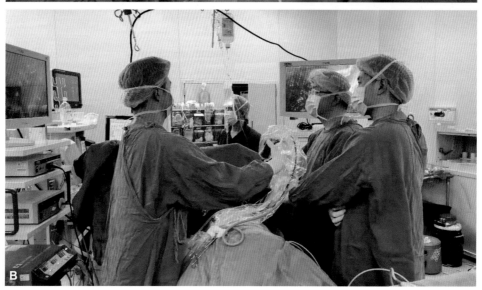

图 2-3-1　手术人员布局
A.三孔胸腔镜手术人员布局;B.单孔胸腔镜手术人员布局

以上所有器械的固定均需预留充足空间,以方便操作。因为有时固定在头侧的电凝钩可能需要在副操作孔使用,这就需要无菌区内的电凝线有足够的长度。同时建议不要将上述器械的导线部分打结或绕圈固定,这样不方便调整。仅将其裹于无菌布中固定即可达到目的。

二、体位及切口

患者体位摆放及切口的定位均对胸腔镜手术操作有着重要的影响,甚至决定手术能否顺利实施。例如:患者腰桥未放置到位,可能会出现髂骨阻碍胸腔镜镜头调整的情况,将影响观察范围及角度,从而增加手术难度;患者患侧上肢固定位置不佳,就会影响经主操作孔的胸腔器械操作活动范围,出现某些操作死角;切口位置选择不当,即使手术器械能到达目标位置,也可能出现操作角度别扭的问题,增加了手术难度及风险。因此,患者体位的正确摆放及切口位置的准确定位是顺利实施胸腔镜肺手术的前提,影响着手术的进程及成败。本部分内容将详细介绍单向式胸腔镜肺叶切除术的体位摆放及切口设计细节。

（一）体位

单向式胸腔镜肺叶切除术患者均采用健侧卧位、向前倾斜10°~15°，头侧及尾侧均向下，腰部凸起的"折刀位"，双上肢置于托手板上或患者头枕前方，通过固定双上肢及骨盆维持患者手术体位。

摆放体位时患者腰部（约脐水平）正对手术床的腰桥关节处，其下垫一软枕，调整手术床使患者形成"折刀位"（图2-3-2），这样一方面可使患侧肋间隙增大，方便器械进出；另一方面增加了肋弓与髂嵴间的距离，避免出现髂嵴阻挡腔镜尾部，限制腔镜调整角度的情况。这对骨盆偏大的患者（女性多见）及矮胖型患者（即肋弓与髂嵴之间的距离较短）尤为重要。

另外，由于副操作孔位于患侧腋后线偏背侧处，主刀医生位于患者腹侧持器械经副操作孔操作时，术者上肢跨越距离较长，容易疲劳。通过将患者向前倾斜10°~15°，可缩短这一距离，改善医生的手术体验，节省体力，增加操作稳定性。

患者双上肢的位置可有多种摆放方式，可视具体情况与麻醉医生协商决定。健侧上肢可前伸置于托手架上（A），也可屈肘伸向患者前上方置于患者头枕与手术床之间（a），并用包布包裹固定；患侧上肢可伸向患者前上方置于托手架上（B），也可以屈肘伸向患者前上方并置于患者头枕表面（b），并用包布包裹固定。上述方法可两两组合，形成四种不同的放置方式（AB、Ab、aB、ab）。总体而言，选择ab方式时，上肢对手术操作的影响最小。但有时可能因患者肩关节活动范围受限，或者术中输液留置针位于肘关节曲侧，上肢无法置于ab位。此时，应在保证患者上肢安全的情况下尽量使患侧上肢向头侧上举并靠向患者中线方向，以避免上臂对主操作孔器械尾部的阻挡。无论选择何种方式，应避免患者上肢关节处于无支撑的悬吊状态（多为肘关节），长时间的无支撑悬吊状态可使患者在术后出现上肢不自主颤动，虽大部分可自行康复，但影响患者的就医体验。

患者在手术床上的固定主要通过固定骨盆来实现。可通过支架、束缚带等固定。因术中可能通过旋转手术床调节体位，故应重视固定的可靠性、有效性，保证患者的安全。

（二）切口

在胸腔镜手术中，因切口数量和长度（1~5cm）的限制，器械的活动度使腔镜操作的范围和角度受限。因此，将切口放置在准确合理的位置上，通过各切口间器械的相互配合，才能无盲区、安全有效地完成各项操作。如果切口位置选择不佳，在操作过程中可能出现操作角度不方便或操作盲区，增加手术的难度和风险。

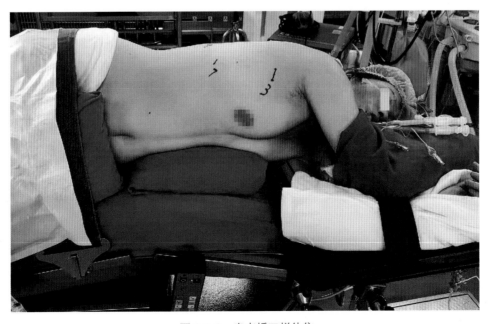

图2-3-2 患者折刀样体位

经典的单向式胸腔镜肺叶切除术通常采用三孔的方法,切口位置相对固定(图 2-3-3、图 2-3-4)。在单孔的单向式胸腔镜肺叶切除术中,手术切口选择在第 4 肋间(图 2-3-5)。

1. 胸腔镜镜孔 位于术侧第 7 肋间,切口长约 1cm。右侧手术时,切口选择在腋中线与腋前线之间,可尽量靠腋前。这样有利于从肺门前方进行观察(上叶、中叶切除,上纵隔淋巴结清扫);同时也可增加与副操作孔间的距离,避免与副操作孔中的器械"打架",方便观察后下纵隔(肺下韧带区域)。但也应注意不能太靠前,避免将切口置于膈肌附着点以下,导致 Trocar 进入腹腔,损伤肝脏。左侧手术时,由于心脏的位置关系,若切口靠前,心脏会阻挡视线,同时跳动的心脏出现在视野内,容易产生视觉疲劳,因此左侧胸腔镜镜孔通常选在腋中线位置。

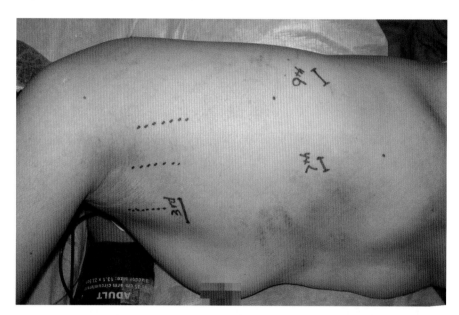

图 2-3-3　上叶手术切口

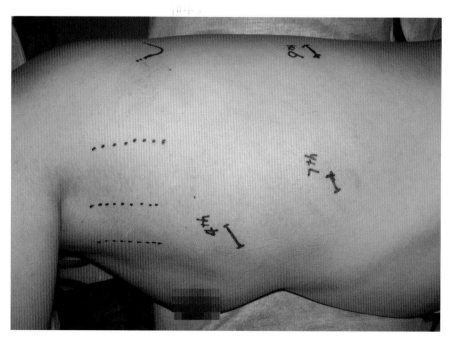

图 2-3-4　下叶手术切口

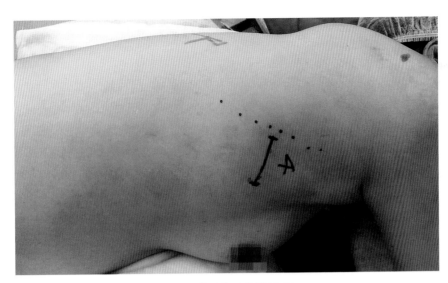

图 2-3-5 单孔胸腔镜肺手术切口

2. 主操作孔 位于腋前线第 3 肋间(上叶或中叶切除)或腋前线第 4 肋间(下叶切除),切口长约 3cm。需全层切开胸壁,方便器械进出。肋间肌切开需沿下一肋上缘,避免肋间神经及血管损伤。主操作孔通常会放入切口保护套,将切口周围肌肉组织撑开,保持切口通道通畅,便于器械进出,同时切除的肺组织也通常经此孔取出。该切口正对肺门前方,相当于肺上静脉水平。因此,行上叶或中叶切除时,通过该切口进行肺门解剖是非常直接且距离最短的。短距离的操作使得术者更容易掌控器械,动作更为稳定、安全;行下叶切除时,该切口主要用于吸引器的使用以及切割缝合器的置入,通过血管后方间隙的角度较好,且容易调整残端长度。

3. 副操作孔 位于术侧腋后线与肩胛下角线之间的第 9 肋间,切口长约 2.5cm。也需全层切开胸壁,方便器械进出。肋间肌切开需沿下一肋上缘,避免损伤肋间神经及血管。该切口大致位于肺下韧带在侧胸壁体表投影处。通过该切口便于由下向上解剖肺下韧带、下叶血管和支气管,完成下肺叶切除。行上叶或中叶切除时,该切口主要用于吸引器和切割缝合器的置入。由于该切口位置低,且在腋后线偏后位置,置入切割缝合器的轴线与纵隔面夹角小,而与上叶或中叶的血管、支气管基本垂直,方便钉砧通过血管后方的间隙及对残端的调整。

通过以上介绍,与切口集中在侧胸壁的设计相比,单向式胸腔镜肺叶切除术的切口更为分散,主操作孔和副操作孔可分别兼顾上下胸腔的操作,保证胸腔镜下没有操作的盲区。

此外在单孔胸腔镜中,我们将切口相对固定于背阔肌前缘的第 4 肋间,长度约 4cm,根据病变的具体位置可以向前或向后适当调整。

(林锋 徐昱扬 刘峥)

第四节 胸腔镜基本操作技术

胸腔镜肺手术涉及一系列基本的镜下操作技术,包括持镜技术、暴露、游离、缝合和打结等。由于胸腔镜手术与常规开放手术在手术视角、操作习惯等方面存在较大差异,要成为合格的微创胸外科医生,必须熟练掌握胸腔镜下的基本操作技能。不同主刀医生的视角习惯、操作步骤及方法,均有一定的差别,但总的原则相同。在单向式胸腔镜肺切除手术中,操作基本技术有着自身的特点,下面将分别详细介绍。

一、持镜技术

持镜助手在手术过程中是主刀医生的眼睛,角色至关重要。熟练且配合默契的持镜助手能完全领会主刀的意图,而不需要主刀医生暂停手中的操作来调整腔镜视角。单向式肺手术时,通常选择腋中线第7肋间作观察孔,通常三孔胸腔镜手术中持镜助手与主刀站于同侧,单孔手术时也可由主刀对侧助手担任扶镜工作。握持方式采用双手扶镜,双手分别把持光纤与腔镜手柄;熟练时也可采用单手"持手枪式"握持,将光纤与腔镜手柄同时握于掌中。光纤的作用类似于人的脖子,左右摆动光纤就可以在不动镜身的情况下实现向左或右的观察。而腔镜手柄类似于人的肩膀,转动时可以实现整个画面水平的旋转。不同解剖部位需要不同的视角,助手需要时时调整光纤的方向或者旋转镜身的角度。但多数情况下,我们均采用从胸腔前下方向后上方观察的角度。根据我们的实际经验,认为将纵隔水平线置于显示器的对角线时,对于主刀医生是最舒服的视线角度。另外,持镜助手还需要根据观察距离的远近及时调整焦距,以期获得最清晰的画面。简言之,持镜助手需要充分熟悉胸腔镜各部件的特点,在术中将光纤、腔镜手柄和焦距三者巧妙地结合起来,满足主刀医生不同的观察意图。

二、暴露

清楚地暴露是顺利、安全完成胸腔镜手术最基本的要求。手术暴露的效果由很多因素决定,包括患者体位、切口设计、气管插管方式、腔镜角度、肺叶牵拉方向、手术器械操作等。关于单向式胸腔镜肺叶切除的体位、切口设计已在本章第三节进行了专门介绍。常规胸腔镜肺叶切除一般要求麻醉双腔插管,术中单肺通气,保证手术一侧肺组织完全萎陷,为术者提供充分的操作空间。单向式肺叶切除有相对固定的规范流程,其手术过程中暴露的重点主要在于肺门区域血管、支气管暴露以及淋巴结清扫过程中的暴露。

对于肺门区域的暴露,我们一般使用环钳切线位夹住肺上叶前段边缘,向后牵拉,保证一定的张力,以肺门表面的脏层胸膜绷紧为最佳状态。为充分暴露肺门,需要同时调整腔镜镜头。以 30° 腔镜为例,我们需要将腔镜顶端的斜面正对肺门,这样可以清楚显示肺门部。在下肺切除过程中,通常使用长柄环钳夹持下肺向头侧牵拉,暴露下肺韧带,由下向上依次解剖血管及支气管。

如果将肺叶的牵拉作为一级暴露,游离组织过程中局部暴露则属于二级暴露。在单向式肺叶切除过程中吸引器在组织局部解剖游离过程中发挥重要作用。我们使用的吸引器前端带有 2~3 个侧孔。一方面,吸引器在游离血管或淋巴结的时候,可以挑、拨、推开周围的组织,发挥局部暴露的作用;其次由于侧孔的负压吸引可以及时吸走分离过程中创面的渗血,以及能量器械工作时产生的烟雾,真正做到无血化、无烟化的游离,为主刀医生提供良好的手术视野。以清扫右侧 2、4 组淋巴结为例(图 2-4-1),我们通常使用吸引器上挑奇静脉弓,暴露奇静脉弓深面的淋巴结,予能量器械分离淋巴结与气管、上腔静脉之间组织间隙。继而切开奇静脉上方、上腔静脉后方的纵隔胸膜,利用吸引器上挑淋巴结及周围的脂肪结缔组织,予以完整切除。

三、游离

常规的游离技术是指应用各种器械将组织分离,便于切割。腔镜下总体采用钝性和锐性两类方式进行组织的游离,其中钝性游离是指使用分离钳或手指等将原来完整或粘连的软组织分离的一种手术操作;而锐性游离是指用电凝钩、超声刀或手术剪等器械作细致的切割与剪开。腔镜下常用的分离器械包括抓钳、长弯钳、直角钳、电钩、超声刀等,游离过程根据不同手术部位及组织,需要协同运用不同手术器械和操作方式,组织游离顺序需由浅及深,逐层分离。

胸腔镜肺手术中的游离对象主要涉及血管、支气管和淋巴结,此过程基本贯穿整个胸腔镜肺叶切除

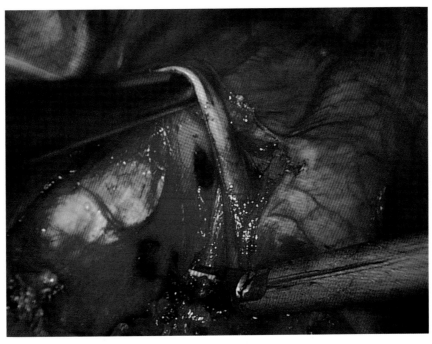

图 2-4-1 右侧 2、4 组淋巴结暴露

手术。术中的精确组织游离与手术安全性紧密相关,因此手术医生需要非常熟悉解剖,清楚肺血管和支气管的走行及分布。

1. 血管游离 常规的血管游离方法是:首先使用电凝钩挑起并切开血管表面鞘膜,充分显露血管前壁,然后继续使用电凝钩尽可能钩取并切断血管壁两侧及深面的筋膜或脂肪组织,此过程中需要仔细辨认勾起的组织,避免误伤血管壁,导致意外出血。最后可使用直角钳钝性分离血管后方的间隙,由于视角的限制,血管深面我们无法直视,故在钝性分离血管后方间隙时,需要非常小心,特别是后方存在淋巴结钙化、粘连的情况下,切勿强行分离导致血管破裂出血。

2. 支气管游离 以右上叶支气管为例,在切断其前方的肺上静脉及肺动脉分支后,即可显露上叶支气管。由于支气管周围多分布有淋巴结,通常可予超声刀或电凝钩分离支气管前方及两侧淋巴结,注意识别支气管动脉,可用生物夹或超声刀在其近端预处理,避免出血影响手术视野。待前壁及两侧游离完成,可用直角钳钝性分离其后方,直至完全游离上叶支气管。对于支气管周围存在淋巴结致密粘连的情况,有时候需要使用组织剪进行锐性分离,但一定要非常小心,注意分寸,避免意外损伤血管导致大出血。

3. 淋巴结游离 淋巴结的游离与血管、支气管的游离有着较大的区别。在肺癌手术中,由于淋巴结可能存在肿瘤的转移,故在游离的过程中,手术医生应尽可能避免直接对淋巴结的抓持。在纵隔淋巴结的清扫过程中,我们往往选择切开淋巴结表面的胸膜,充分暴露淋巴结后,通过吸引器的吸引牵拉、挑拨作用,配合电凝钩或超声刀,沿淋巴结边缘、连同周边的脂肪结缔组织一并切除,尽量避免因器械抓破淋巴结,导致肿瘤种植转移的潜在可能。

常规器械及操作方式在游离过程中难免因组织渗血或出血影响术野导致操作困难,特别是粘连较重时,致使手术难以完成,因此腔镜下的组织游离也是胸腔镜手术的一个难点。吸引-电凝无血化游离技术是单向式胸腔镜肺叶切除的一项重要技术(图 2-4-2),原理是游离组织过程中发挥吸引器与电凝钩的各自特点,吸引器一方面可清除出血,另一方面具有一定吸附力及“棍”形特性,采用挑、拨、压、吸、旋等手法进行组织暴露与游离;电凝钩工作头细小,对操作空间要求小,可实施精细解剖切割,同时完成止血。吸引器与电凝钩配合运用,一压一勾、边切边吸,实现组织暴露、切开与止血同步化,从而使得操作进展快,创面渗血少,术野清晰。另外,在组织游离过程中,保持组织一定张力,分清组织层次,减少误伤深部结构,特别是深部的血管。

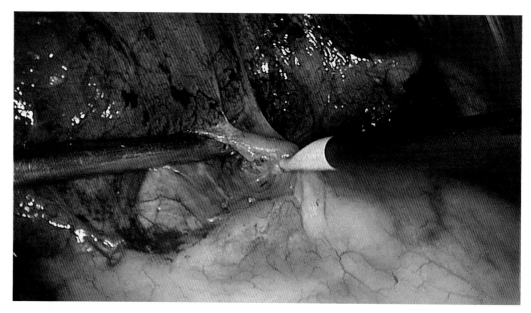

图 2-4-2 吸引 - 电凝无血化游离技术

四、缝合

受手术切口、操作空间、缝合角度的限制,腔镜下的缝合相对开放手术更复杂。特别是腔镜下的血管及支气管的吻合,对于手术医生腔镜下操作的基本功要求更高。胸腔镜下缝合主要涉及破损肺组织的缝合修补,血管、支气管意外损伤后的修补,支气管、血管残端的加固,以及支气管、血管成形、袖式吻合等。其缝合的方式主要可以分为间断缝合、褥式缝合、连续缝合等。临床外科医生根据不同的情况,选择不同的缝线和缝合方法。一般来说,间断缝合多用于肺部创面的修补以及较小的血管、支气管破口的修补,缝合相对简单。褥式缝合可用于:支气管、血管残端、肺创面切割缝合后的加强缝合;血管及支气管破口的修补;较大创面的肺组织的修补,褥式缝合可减少肺组织的皱缩和漏气。连续缝合则主要用于血管、支气管断端的袖式吻合。

腔镜下的缝合通常使用长柄双关节持针器,也可以通过主操作孔使用普通持针器进行缝合,通过副操作孔放入抓钳或其他器械协助拔针或接针,将线尾回头线从操作孔拉出体外后,用手或推结器完成打结。腔镜下的间断或褥式缝合相对简单,容易掌握,但在某些特殊情况下,如肺动脉损伤出血,腔镜下的缝合就要更加复杂一些,需要在控制出血、保证手术视野清晰的情况下,清楚判断破损血管并进行有效缝合止血。针对不同大小的血管破口,我们也设计出不同的缝合处理方法,这些方法将在第八章重点介绍。但无论采用何种方法,在缝合过程中切记避免因牵拉过度导致血管破口增大,同时保持针距及进针深度,避免缝合后的漏血或血管狭窄。

五、打结

胸腔镜手术缝合后的打结,大多数在体外完成后由推结器推送至体内加固,少数情况可直接在胸腔内进行。总体的原则要保证结的可靠性、牢固性,不要因为线结的脱落造成严重的后果。腔镜下打结和常规手术打结一样,以外科结为主,应避免滑结。胸腔镜下的打结技术主要涉及肺组织修补缝合后的打结,血管、支气管吻合成形后的打结,以及较细的肺动脉、肺静脉结扎后的打结。常规丝线的打结数量,一般 3 个为宜。但在使用滑线缝合血管或支气管时,打结数量至少达到 6 个,以避免线结的松脱。此外根据不同的组织、不同粗细的缝线,推结的力度应不同,避免因为推结力度过大,导致缝合组织的损伤加重。

(林锋 郭成林 刘峥)

参考文献

1. PATTERON G A,COOPER J D,DESLAURIERS J,et al. Pearson's Thoracic & Esophageal Surgery. 3rd ed［M］. Philadelphia：Churchill Livingstone,2008：401-414.

2. 刘伦旭,车国卫,蒲强,等 . 单向式全胸腔镜肺叶切除术［J］. 中华胸心血管外科杂志,2008,24(3)：156-158.

3. LIU L,CHE G,PU Q,et al. A new concept of endoscopic lung cancer resection：Single-direction thoracoscopic lobectomy［J］. Surg oncol,2010,19(2)：e71-77.

4. LIAO H,LIU C,MEI J,et al. Single-direction thoracoscopic lobectomy：right side［J］. J Thorac Dis,2018,10(10)：5935-5938.

5. LIAO H,MEI J,LIN F,et al. Single-direction thoracoscopic lobectomy：left side［J］. J Thorac Dis,2018,10(10)：5932-5934.

6. UICC International Union Against Cancer. TNM Classification of Malignant Tumours［M］. 7th ed. New York：Wiley-Blackwell,2009：138-146.

7. American Joint Committee on Cancer. AJCC Cancer Staging Manual［M］. 8th ed. New York：Springer,2017：431-468.

8. NARUKE T,SUEMASU K,ISHIKAWA S. Lymph node mapping and curability at various levels of metastasis in resected lung cancer［J］. J Thorac Cardiovasc Surg,1978,76(6)：832-839.

9. LIU C,PU Q,GUO C,et al. Non-grasping en bloc mediastinal lymph node dissection for video-assisted thoracoscopic lung cancer surgery ［J］. BMC Surg,2015,15：38.

10. 刘伦旭,刘成武,朱云柯,等 . 胸腔镜无抓持整块纵隔淋巴结切除［J］. 中国胸心血管外科临床杂志,2015,22(1)：1-3.

11. MA L,LIU C,MEI J,et al. Video-assisted thoracoscopic surgery non-grasping en bloc mediastinal lymph node dissection for the right side［J］. J Thorac Dis,2018,10(7)：4502-4504.

12. MA L,LIU C,MEI J,et al. Video-assisted thoracic surgery(VATS)non-grasping en bloc mediastinal lymph node dissection for the left side［J］. J Thorac Dis,2018,10(11)：6271-6273.

13. MEI J,PU Q,LIAO H,et al. A novel method for troubleshooting vascular injury during anatomic thoracoscopic pulmonary resection without conversion to thoracotomy［J］. Surg Endosc,2013,27(2)：530-537.

14. 刘伦旭,李印,胡坚,等 . 胸腔镜手术超声刀规范使用专家共识(2017版)［J］. 中国胸心血管外科临床杂志,2017,24(6)：407-412.

15. YAMADA S,YOSHINO K,INOUE H. New-model ultrasonically activated shears for hemostatic sectioning during video-assisted thoracic surgery［J］. Gen Thorac Cardiovasc Surg,2007,55(12)：518-520.

16. BROUGHTON D,WELLING A L,MONROE E H,et al. Tissue effects in vessel sealing and transaction from an ultrasonic device with more intelligent control of energy delivery［J］. Med Devices,2013,6(1)：151-154.

17. ZHOU H,YI W,ZHANG J,et al. Short and long term outcomes of Ligasure versus conventional surgery for curative gastric cancer resection：a matched pair analysis［J］. Gastric Cancer,2015,18(4)：843-849.

18. 苏华,王永来 . 超声刀和结扎速血管闭合系统闭合血管的可靠性及组织损伤程度研究［J］. 中国内镜杂志,2007,13(5)：489-491.

手术篇

第三章

单向式胸腔镜肺叶、全肺切除术

第一节　右肺上叶切除术

一、手术步骤

按前述切口设计原则完成切口后进胸,探查病变部位、范围,再次确认手术方式。

1. 由副操作孔置入腔镜环钳,夹持右上肺前段,由第一助手牵向背侧,暴露右肺门前方(图 3-1-1)。

2. 主刀由副操作孔置入金属吸引器,由主操作孔置入电凝钩,沿膈神经后缘切开纵隔胸膜,解剖右肺上叶静脉,注意区分上叶静脉与中叶静脉(图 3-1-2)。

3. 由副操作孔置入切割缝合器,闭合并切断右肺上叶静脉(图 3-1-3)。

4. 解剖上叶静脉背后的结缔组织,暴露肺动脉,并解剖出右肺动脉前干(图 3-1-4)。

5. 由副操作孔置入切割缝合器,闭合并切断右肺动脉前干(图 3-1-5)。

6. 沿肺动脉干向后下方解剖,显露并游离后升支动脉(图 3-1-6)。

7. 近心端以 4# 丝线结扎,远心端以超声刀离断(图 3-1-7)。

8. 解剖上叶支气管(图 3-1-8)。

9. 由副操作孔置入切割缝合器,夹闭右上叶支气管,通气,观察右肺中叶及下叶有无通气。确定夹闭的支气管为上叶支气管后激发切割缝合器,闭合并切断上叶支气管(图 3-1-9)。

10. 由副操作孔置入切割缝合器沿水平裂切开,完成右上肺切除(图 3-1-10)。

11. 右上肺切除后的右肺门(图 3-1-11)。

12. 单向式胸腔镜右肺上叶切除术展示(视频 1)。

二、操作关键点剖析

(一) 肺静脉的处理

1. 沿膈神经后方切开纵隔胸膜,应注意保护膈神经及其血管,不能紧贴膈神经切开,以免损伤膈神经的血管。切开范围上至奇静脉弓下缘,下至肺下静脉上缘。这样既探查了肺下静脉,避免因解剖变异出现误判,又能松解肺门前方并很好地暴露所有结构。

2. 肺上静脉紧贴其后方的肺动脉主干,因此在解剖肺静脉时电凝钩不宜勾取太厚的组织,可分层进行解剖,打开血管鞘,直到裸化肺静脉及其后方的肺动脉。

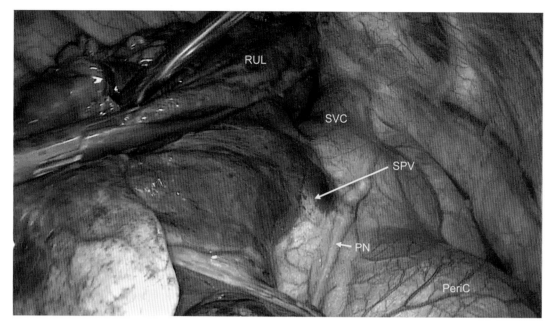

图 3-1-1　夹持右上肺前段,暴露肺门前方

RUL:右肺上叶;SVC:上腔静脉;SPV:肺上静脉;PN:膈神经;PeriC:心包

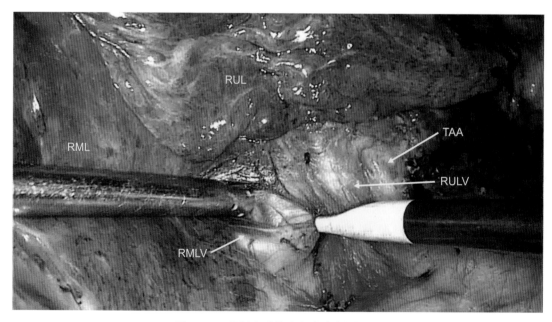

图 3-1-2　解剖上叶静脉和肺动脉间间隙

RUL:右肺上叶;RML:右肺中叶;RMLV:右肺中叶静脉;TAA:前干动脉;RULV:右肺上叶静脉

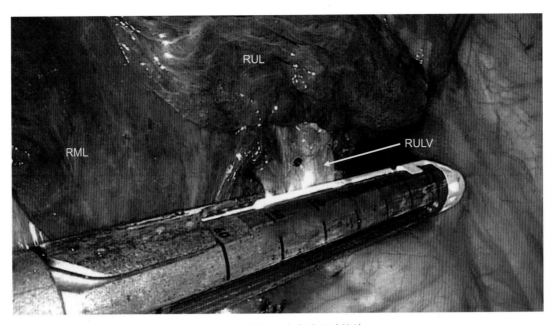

图 3-1-3　切割闭合右肺上叶静脉
RUL:右肺上叶;RML:右肺中叶;RULV:右肺上叶静脉

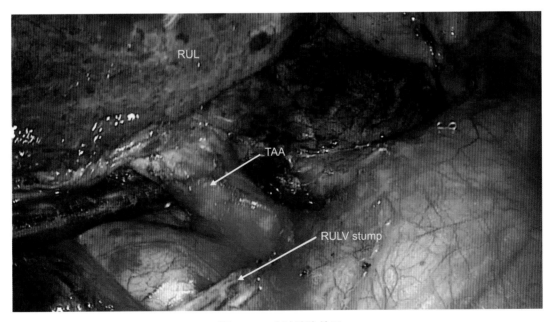

图 3-1-4　右肺动脉前干
RUL:右肺上叶;TAA:前干动脉;RULV stump:右肺上叶静脉残端

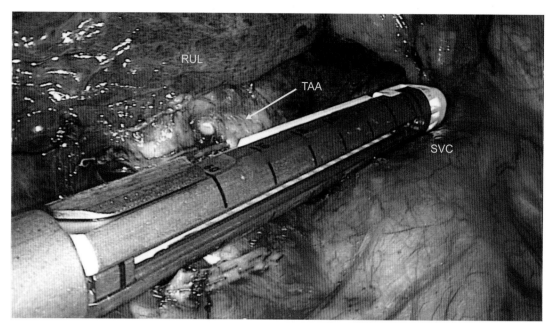

图 3-1-5　切割闭合右肺动脉前干
RUL：右肺上叶；TAA：前干动脉；SVC：上腔静脉

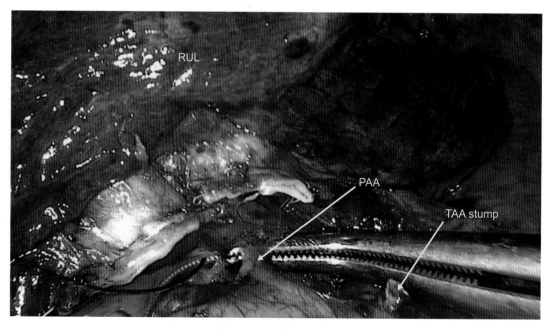

图 3-1-6　后升支套线
RUL：右肺上叶；PAA：后升支动脉；TAA stump：前干动脉残端

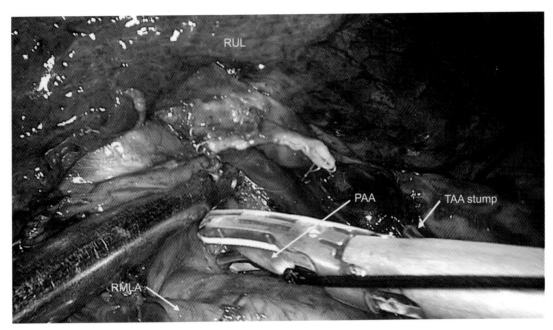

图 3-1-7 切断后升支动脉

RUL:右肺上叶;PAA:后升支动脉;RMLA:右肺中叶动脉;TAA stump:前干动脉残端

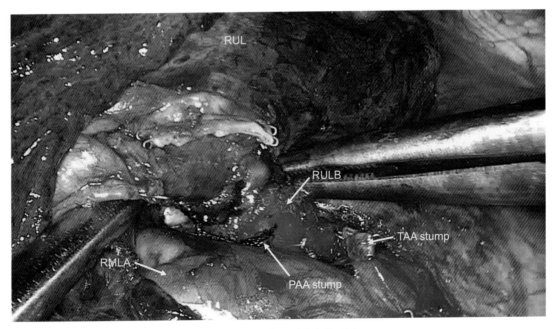

图 3-1-8 游离上叶支气管后壁

RUL:右肺上叶;RULB:右肺上叶支气管;RMLA:右肺中叶动脉;PAA stump:后升支动脉残端;TAA stump:前干动脉残端

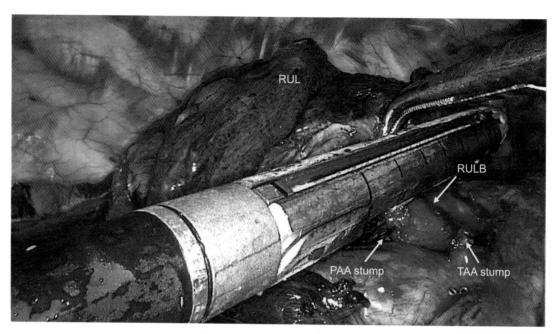

图 3-1-9　闭合切断上叶支气管

RUL:右肺上叶;RULB:右肺上叶支气管;PAA stump:后升支动脉残端;TAA stump:前干动脉残端

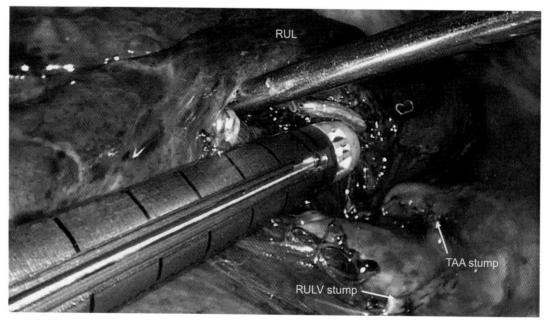

图 3-1-10　切开肺裂

RUL:右肺上叶;RULV stump:右肺上叶静脉残端;TAA stump:前干动脉残端

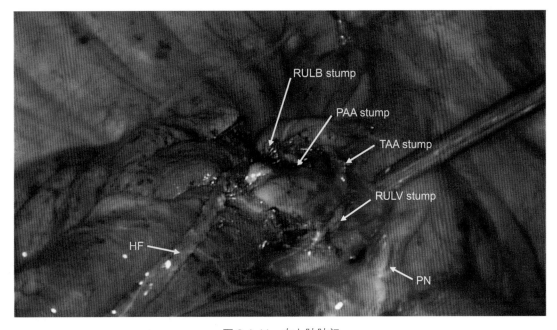

图 3-1-11 右上肺肺门

RULB stump：右肺上叶支气管残端；PAA stump：后升支动脉残端；TAA stump：前干动脉残端；RULV stump：右肺上叶静脉残端；PN：膈神经；HF：水平裂

视频 1 单向式胸腔镜右肺上叶切除术

3. 对于上叶静脉的下缘应仔细辨认，避免将中叶静脉误伤。有时中叶静脉和上叶静脉汇合较晚，比较容易辨认两者的关系。有时两者汇合较早，同时水平裂发育不全，会增加辨别两者关系的难度。此时可通过观察水平裂与两者的关系来判断，水平裂应该处于两者之间。

4. 由副操作孔置入切割缝合器，使用钉砧侧通过上叶静脉后方的空间。如果上叶静脉解剖范围充分，可直接通过。若觉得通过困难，可以使用丝线将肺静脉套住，经主操作孔适当提起，增加后方空间；也可使用直角钳通过静脉后方，夹住钉砧尖端，引导钉砧越过静脉后方，辅助置入钉砧。钉砧置入后，可通过调整钉砧的位置及通过腔镜环钳向不同方向牵拉肺来实现调整静脉切割位置及其残端的目的，需注意避免静脉残端过长导致血栓的风险。确定位置后即可夹闭切割缝合器并激发。激发时应尽可能保持稳定，避免切割缝合器摆动弧度过大，导致血管撕裂引起出血。

（二）肺动脉的处理

1. 为更好地显露肺动脉及其上叶的分支，可沿肺动脉主干进行解剖、裸化，尤其是在定位和处理后升支动脉的时候。

2. 多数情况下，前干由肺动脉干发出后再分为尖支和前支。有时也会遇到尖支和前支分别由肺动脉干发出的情况。将动脉解剖出足够长度后，由副操作孔置入切割缝合器，按前述通过静脉的方法通过动脉并切断。对于前支和尖支分别发出的情况，可根据两支动脉的位置关系决定处理方式。若根部比较靠近，且其走行方向比较一致，可使用切割缝合器一起处理，在通过时可通过套线牵拉的方式辅助一次性通过或者在直角钳的帮助下分别通过。若同时处理有困难，也可选择分别处理，使用切割缝合器或者丝线结扎。

3. 后升支动脉一般较细小，可单独发自肺动脉主干，或者从右下肺背段动脉发出。由于其供应右上肺后段，其发出后的走行方向是朝向肺门后方的。这使得在定位和解剖后升支时存在一定难度。在处理完尖前支动脉后，继续沿肺动脉干向远心端解剖，直到确认中叶动脉和下叶背段动脉。此后，可在已骨骼化的肺动脉的偏背侧方向寻找后升支动脉。应注意避免撕裂动脉引起出血。后升支动脉细小，且其所处位置不宜使用切割缝合器，一般使用丝线结扎后超声刀离断的方法，也可以在近端丝线结扎后，远端使用钛夹夹闭后离断。

（三）支气管的处理

1. 右肺上叶支气管下缘与中间支气管形成第二隆突，该处通常都存在一定数量的淋巴结（11 组），有时可能存在不同程度的粘连。前方为肺动脉，后方为胸膜覆盖。在支气管上下缘均可有支气管动脉走行。解剖时应注意尽可能避免引起出血，污染手术野。

2. 由于肺动脉经中间支气管逐渐由支气管的前方绕行到其外后方，故肺动脉对第二隆突处的淋巴结有所遮挡。解剖时可使用吸引器侧面适当压迫肺动脉帮助显露淋巴结的边界。若淋巴结方便切除，可先行切除；若不方便切除，可将其推向右肺上叶方向，在切断支气管以后与肺组织一起取出。

（四）肺裂的处理

1. 离断支气管后，向背侧及尾侧牵拉右上肺，暴露中间支气管。若此时中间支气管处仍有淋巴结残余，可将其切除，或推向右上肺侧。沿中间支气管表面向远心端解剖至斜裂。注意不能沿支气管解剖得过长，以免损伤下叶肺实质，引起术后漏气。

2. 若患者肺裂发育好，肺叶间仅为胸膜组织相连，可使用电凝钩或者超声刀切开。若肺裂发育不全，可使用切割缝合器切开。切割缝合器由副操作孔置入胸腔，主操作孔置入腔镜环钳协助。肺肋面沿水平裂和斜裂的位置放置切割缝合器。在肺门部，切割缝合器需贴肺动脉表面放置到贴近中叶或下叶的部位。

（五）肺叶的取出

1. 标本袋的制作　8 号无菌橡胶手套，沿手套掌根部水平以丝线结扎，并将远端手指部分剪掉。

2. 标本袋的使用及肺叶的取出　①将标本袋放入胸腔，袋底置于胸顶。由副操作孔置入一腔镜环钳夹持袋口边缘，另由主操作孔置入长血管钳两把，分别夹持袋口边缘。调整三个夹持点的位置及牵拉方向，使袋口呈三角形展开。②由副操作孔置入另一腔镜环钳，夹持切下的右上肺，将其送入标本袋后由主操作孔的血管钳将袋口夹闭后由主操作孔牵出。③助手将标本袋袋口牵开，呈喇叭状，保持不动，形成一个通道，避免标本袋内的污染物外溢污染切口。不需要用力向外牵拉标本袋。④主刀通过该通道，使用血管钳等翻动肺叶，寻找肺叶较细小的边缘（前段水平裂处），然后牵拉此处由通道内将肺拉出。⑤若肿瘤较大，不易取出时，可在牵拉出细小部分后，通过通道将肿瘤剪开成数部分，然后取出。取出标本后可轻松将标本袋取出。⑥取出标本后主刀医生和助手均应更换手套，避免污染和肿瘤播散。

第二节　右肺中叶切除术

一、手术步骤

按前述切口设计原则完成切口后进胸，探查病变部位、范围，再次确认手术方式。

1. 由副操作孔置入腔镜环钳，夹持右肺中叶内侧段，由第一助手牵向背侧，暴露右肺门前方。（图 3-2-1）

2. 主刀由副操作孔置入金属吸引器，由主操作孔置入电凝钩，沿膈神经后缘切开纵隔胸膜。（图 3-2-2）

3. 解剖右肺上静脉，注意区分上叶支与中叶支。（图 3-2-3）

4. 游离中叶静脉。（图 3-2-4）

5. 由副操作孔置入切割缝合器，闭合并切断中叶静脉。（图 3-2-5）

6. 解剖中叶静脉背后的结缔组织，暴露中叶支气管，套线，经主操作孔牵拉。（图 3-2-6）

7. 由副操作孔置入切割缝合器，闭合右肺中叶支气管，通气，观察右肺各叶通气情况。（图 3-2-7）

8. 解剖中叶支气管后方的肺动脉（可有 1 支或 2 支），分别予双重结扎。（图 3-2-8）

9. 根据需要由操作孔置入切割缝合器，分别切开斜裂及水平裂，完成右肺中叶切除。（图 3-2-9）

10. 切除右肺中叶后的右肺中叶肺门。（图 3-2-10）

11. 单向式胸腔镜右肺中叶切除术视频展示（视频 2）。

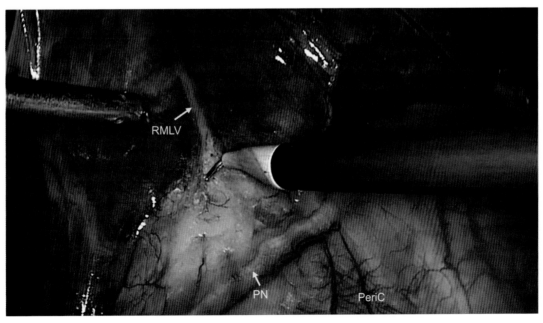

图 3-2-1　暴露右肺门前方
RMLV：右肺中叶静脉；PN：膈神经；PeriC：心包

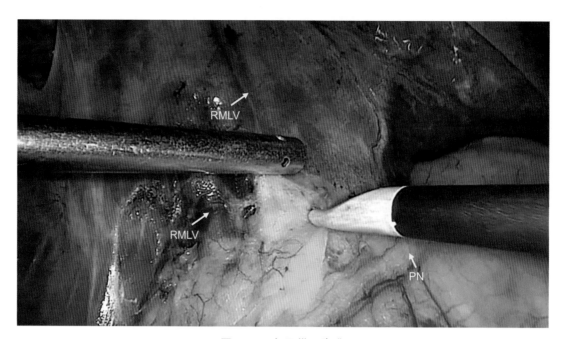

图 3-2-2　切开纵隔胸膜
RMLV:右肺中叶静脉;PN:膈神经

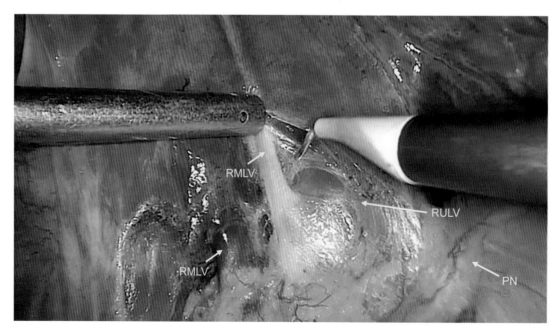

图 3-2-3　解剖右肺上静脉
RMLV:右肺中叶静脉;RULV:右肺上叶静脉;PN:膈神经

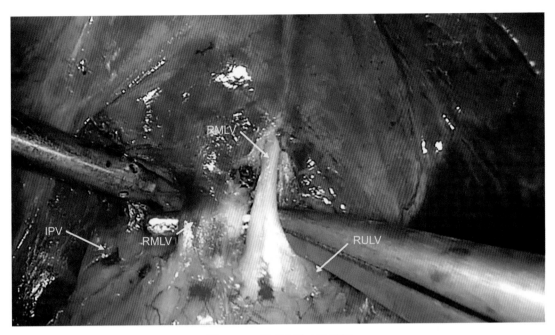

图 3-2-4　游离右肺中叶静脉
RMLV:右肺中叶静脉;RULV:右肺上叶静脉;IPV:肺下静脉

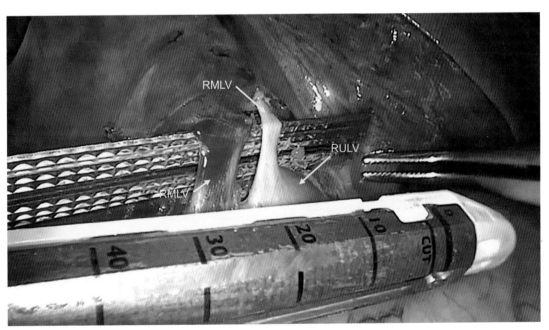

图 3-2-5　处理中叶静脉
RMLV:右肺中叶静脉;RULV:右肺上叶静脉

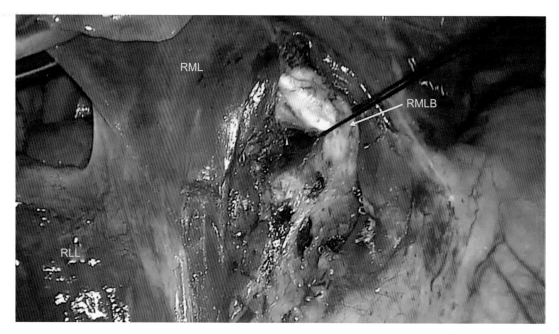

图 3-2-6　中叶支气管套线
RMLB:右肺中叶支气管;RML:右肺中叶;RLL:右肺下叶

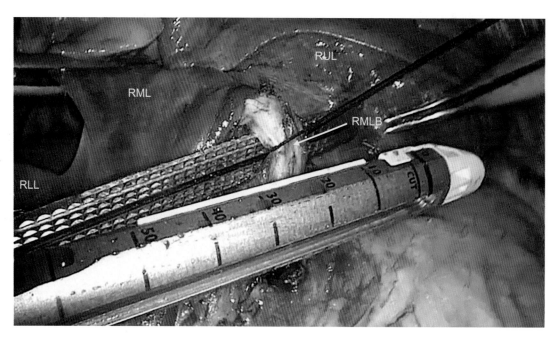

图 3-2-7　处理中叶支气管
RMLB:右肺中叶支气管;RML:右肺中叶;RLL:右肺下叶;RUL:右肺上叶

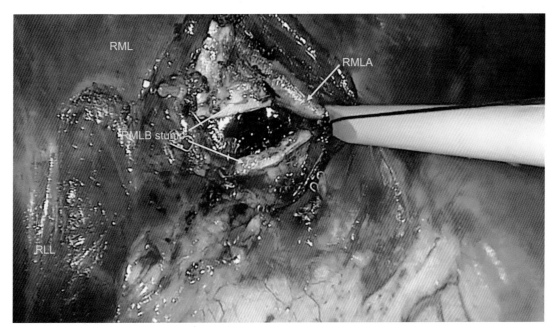

图 3-2-8 结扎中叶动脉

RMLB stump:右肺中叶支气管残端;RML:右肺中叶;RLL:右肺下叶;RMLA:右肺中叶动脉

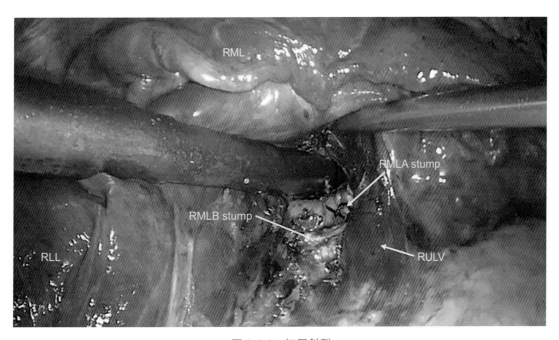

图 3-2-9 切开斜裂

RMLB stump:右肺中叶支气管残端;RML:右肺中叶;RLL:右肺下叶;RMLA stump:右肺中叶动脉残端;
RULV:右肺上叶静脉

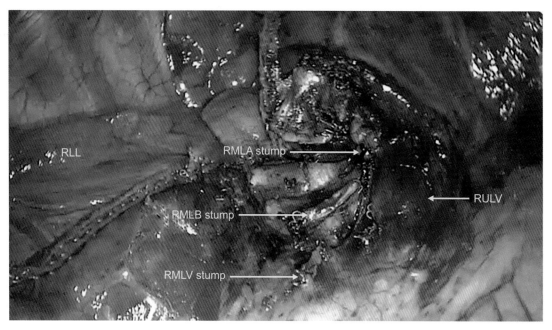

图 3-2-10　右肺中叶肺门

RMLB stump:右肺中叶支气管残端;RLL:右肺下叶;RMLA stump:右肺中叶动脉残端;RULV:右肺上叶静脉;
RMLV stump:右肺中叶静脉残端

视频 2　单向式胸腔镜右肺中叶切除术

二、操作关键点剖析

(一)肺静脉的处理

　　右肺中叶静脉较细,通常在中叶表面可以看见。有时,因上叶静脉与中叶静脉汇合的位置不一致及水平裂发育程度不同,部分患者的上叶静脉与中叶静脉不易区分。解剖时应充分切开纵隔胸膜并沿肺上静脉解剖,寻找交汇点。若仍有困难应通过观察水平裂的位置加以区分。充分游离中叶静脉后可以使用切割缝合器处理,也可使用丝线结扎或合成夹闭合的方法处理。

（二）支气管的处理

1. 中叶支气管位于切断的中叶静脉的深面，下缘与基底干支气管相邻，两者之间通常有淋巴结存在。上缘浅面可被上叶静脉的下缘所遮挡，深面和中叶动脉相邻。解剖中叶支气管时要注意避免损伤上叶静脉和中叶动脉。

2. 解剖中叶支气管时不宜向纵隔方向深入，深入解剖后会出现从头侧向尾侧纵行的支气管结构——中间支气管和下叶的基底干支气管，再深入解剖可出现一些淋巴结，为隆突下淋巴结。

（三）肺动脉的处理

1. 中叶肺动脉位于中叶支气管的背侧，可为 1 支或直接由叶间动脉发出 2 支，分别为内侧段和外侧段动脉。中叶动脉或其内侧段支多被上叶静脉所遮挡，在解剖该支血管时应避免损伤上叶静脉。

2. 中叶动脉多较细小或位置较深，切割缝合器通常无法放置到合适的位置，因此在处理时多采用丝线结扎或合成夹夹闭的方法处理。

（四）肺裂的处理

1. 中叶切除时涉及水平裂与斜裂。很多时候斜裂发育较好，而水平裂的前分通常发育较差。处理完肺动脉后宜将动脉周围适当游离，方便切割缝合器的放置，但应避免损伤肺实质而导致术后漏气。

2. 切开肺裂时多从副操作孔置入切割缝合器切开斜裂，放置切割缝合器时肺肋面放置在斜裂，纵隔面沿肺动脉表面深入至最深处。斜裂切开应至斜裂与水平裂交界的位置，这样在切开水平裂时才能将整个中叶提起来。

第三节　右肺下叶切除术

一、手术步骤

按前述切口设计原则完成切口后进胸，探查病变部位、范围，再次确认手术方式。

1. 由副操作孔置入腔镜环钳，夹持右肺下叶内基底段，由第一助手向患者头侧牵引，暴露肺下韧带。若遇膈肌高时可再置入环钳将膈肌压向患者尾侧。（图 3-3-1）

2. 主刀由副操作孔置入电凝钩，由主操作孔置入金属吸引器，切开肺下韧带，一并切除第 9 组淋巴结。（图 3-3-2）

3. 解剖并游离右肺下静脉。（图 3-3-3）

4. 由主操作孔置入切割缝合器，闭合并切断肺下静脉。（图 3-3-4）

5. 解剖肺下静脉后的结缔组织，暴露右下肺支气管，注意辨别下叶支气管及中叶支气管，同时避免损伤肺上静脉。（图 3-3-5）

6. 解剖、游离下叶支气管后，经主操作孔置入切割缝合器切断下叶支气管。（图 3-3-6）

7. 解剖下叶动脉，注意保护中叶动脉，同时应解剖出下叶背段动脉。（图 3-3-7）

8. 下叶动脉解剖、游离完成后，经主操作孔置入切割缝合器闭合、切断下叶动脉。（图 3-3-8）

9. 由主操作孔置入切割缝合器沿斜裂切开，完成右肺下叶切除。（图 3-3-9）

10. 切除右肺下叶后的右肺下叶肺门。（图 3-3-10）

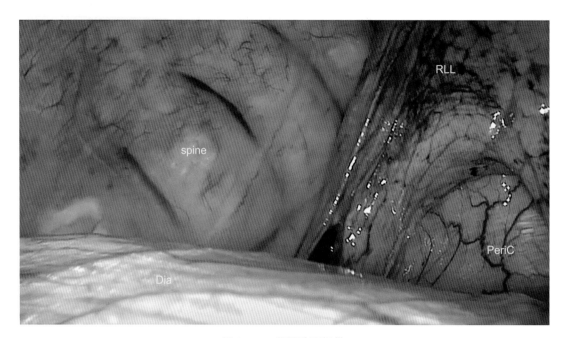

图 3-3-1 暴露肺下韧带
spine:脊柱;RLL:右肺下叶;PeriC:心包;Dia:膈肌

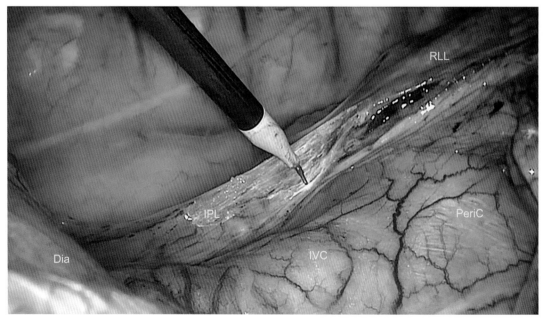

图 3-3-2 切开肺下韧带
RLL:右肺下叶;PeriC:心包;Dia:膈肌;IPL:下肺韧带;IVC:下腔静脉

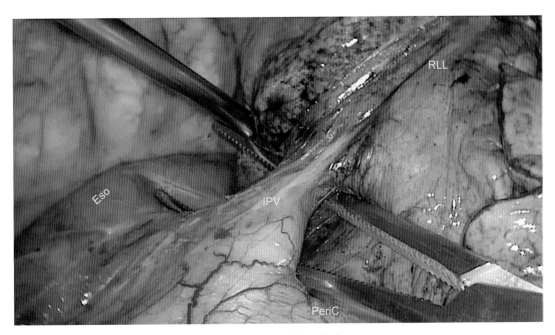

图 3-3-3 游离肺下静脉
RLL:右肺下叶;PeriC:心包;Eso:食管;IPV:肺下静脉

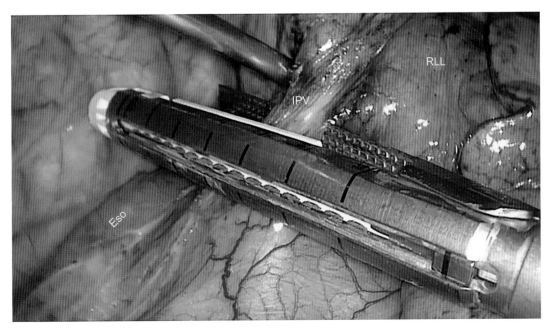

图 3-3-4 处理肺下静脉
RLL:右肺下叶;Eso:食管;IPV:肺下静脉

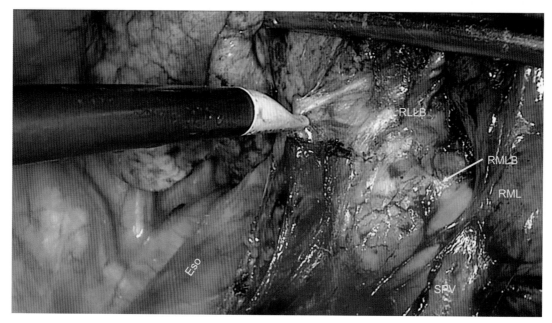

图 3-3-5　解剖下叶支气管
Eso:食管;SPV:肺上静脉;RLLB:右肺下叶支气管;RMLB:右肺中叶支气管;RML:右肺中叶

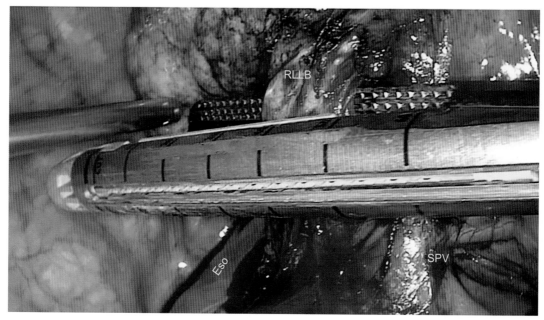

图 3-3-6　处理下叶支气管
SPV:肺上静脉;RLLB:右肺下叶支气管;Eso:食管

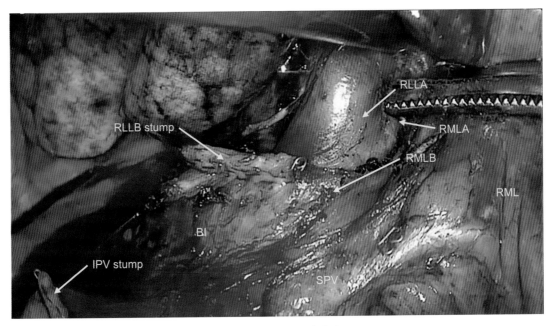

图 3-3-7　解剖下叶动脉

SPV:肺上静脉;RLLB stump:右肺下叶支气管残端;IPV stump:肺下静脉残端;RMLB:右肺中叶支气管;
RML:右肺中叶;RLLA:右肺下叶动脉;RMLA:右肺中叶动脉;BI:中间支气管

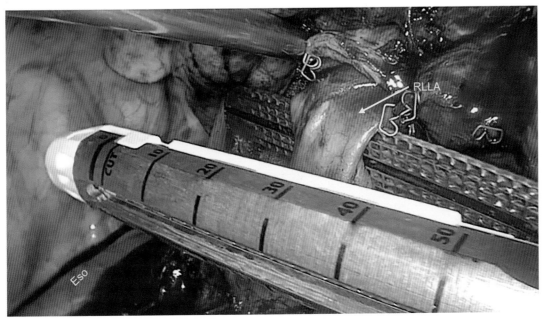

图 3-3-8　处理下叶动脉

Eso:食管;RLLA:右肺下叶动脉

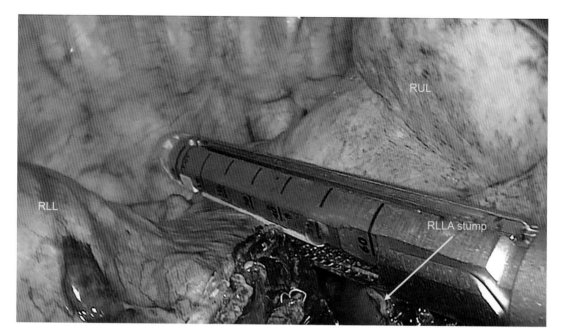

图 3-3-9　切开肺裂
RLL:右肺下叶;RLLA stump:右肺下叶动脉残端;RUL:右肺上叶

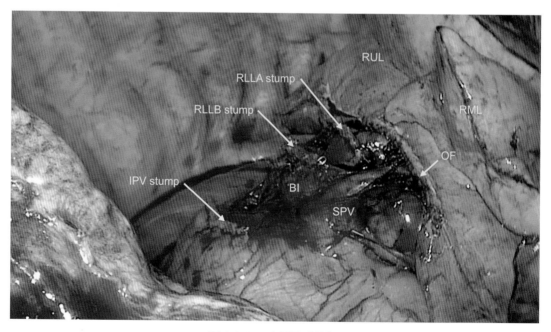

图 3-3-10　右肺下叶肺门
IPV stump:肺下静脉残端;RLLB stump:右肺下叶支气管残端;RLLA stump:右肺下叶动脉残端;RUL:右肺上叶;RML:右肺中叶;OF:斜裂;SPV:肺上静脉;BI:中间支气管

二、操作关键点剖析

（一）肺下静脉的处理

解剖右肺下静脉时应注意其与中叶静脉之间的关系。部分患者可能出现中叶静脉汇入肺下静脉的情况。另外，中叶与下叶间也可能出现变异的肺静脉，这些静脉通常在肺下静脉与中叶静脉之间的斜裂区域，解剖时应注意。如果这些交通静脉比较粗大，应单独处理，避免引起出血。

（二）支气管的处理

1. 下叶支气管的解剖宜在肺静脉的远心残端附近进行，如果过分向纵隔面解剖，暴露的往往是中间支气管，甚至是右主支气管。

2. 下叶支气管前缘与中叶支气管间夹角区域通常有淋巴结存在，可以作为辨认的标志。在解剖淋巴结的时候应注意深面的基底干动脉和中叶动脉。解剖下叶支气管后缘时宜将下肺适当向前方牵拉，充分暴露后缘，应确认背段支气管的位置，以免离断支气管时仅将基底干支气管离断，而将背段支气管遗留。

3. 切断下叶支气管时应注意调整闭合的位置，避免中叶支气管开口狭窄。此外也不能切割得过于倾斜而将中间支气管的后壁切掉一部分。

4. 在软骨部和膜部交界附近有支气管动脉从中间支气管向下延续至下叶支气管，有时会引起出血，需要作适当处理。

（三）肺动脉的处理

和支气管的处理类似，需要注意背段动脉的位置，避免背段动脉的遗留。中叶动脉一般和中叶支气管伴行，在离断支气管后将该区域的淋巴结清理干净或推向下叶一侧，可清晰暴露中叶动脉。

第四节　右肺中下叶联合切除术

一、手术步骤

按前述切口设计原则完成切口后进胸，探查病变部位、范围，再次确认手术方式。

1. 由副操作孔置入腔镜环钳，夹持右肺下叶内基底段，由第一助手向患者头侧牵引，暴露肺下韧带。若遇膈肌高时可再置入环钳将膈肌压向患者尾侧。（图 3-4-1）

2. 主刀由副操作孔置入电凝钩，由主操作孔置入金属吸引器，切开肺下韧带，一并切除 9 组淋巴结。（图 3-4-2）

3. 解剖右肺下静脉。（图 3-4-3）

4. 解剖右肺中叶静脉。（图 3-4-4）

5. 由主操作孔置入切割缝合器，闭合并切断肺下静脉及中叶静脉。（图 3-4-5）

6. 解剖下叶动脉及中叶动脉，注意保护上叶后升支。（图 3-4-6）

7. 动脉解剖完成后套线，经副操作孔牵引。经主操作孔置入切割缝合器闭合、切断中下叶动脉。（图 3-4-7）

8. 解剖中间支气管，注意辨认上叶支气管。（图 3-4-8）

9. 经主操作孔置入切割缝合器闭合、切断中间支气管。（图 3-4-9）

10. 由主操作孔置入切割缝合器沿水平裂切开，完成右肺中下叶切除。（图 3-4-10）

11. 切除右肺中下叶后的肺门。（图 3-4-11）

12. 单向式胸腔镜右肺中下叶切除术视频展示。（视频 3）

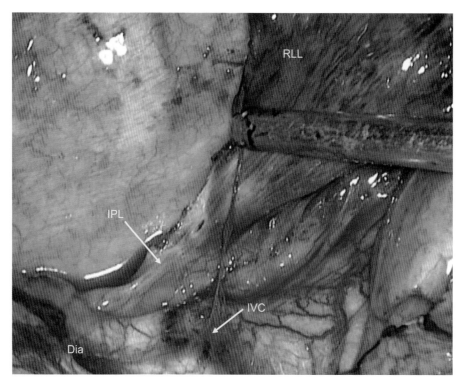

图 3-4-1　暴露肺下韧带
RLL:右肺下叶;IPL:下肺韧带;IVC:下腔静脉;Dia:膈肌

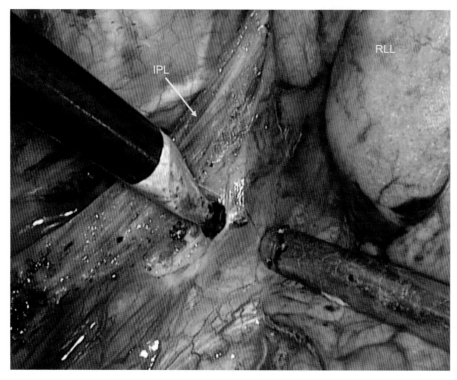

图 3-4-2　切开肺下韧带
RLL:右肺下叶;IPL:下肺韧带

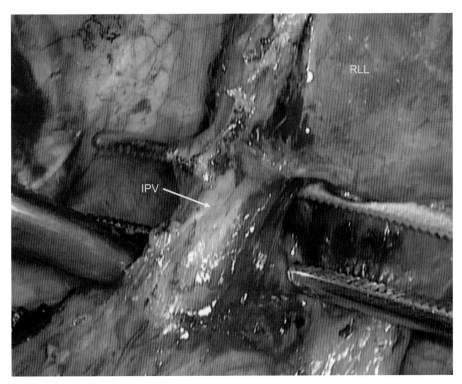

图 3-4-3　解剖肺下静脉
RLL：右肺下叶；IPV：肺下静脉

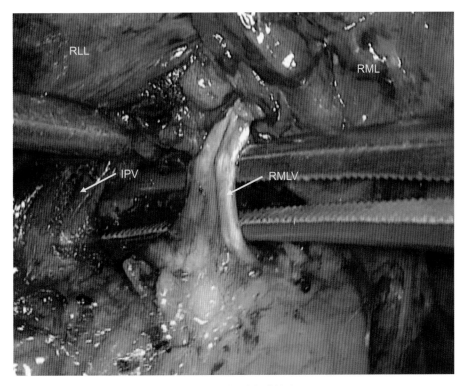

图 3-4-4　解剖中叶静脉
RLL：右肺下叶；IPV：肺下静脉；RML：右肺中叶；RMLV：右肺中叶静脉

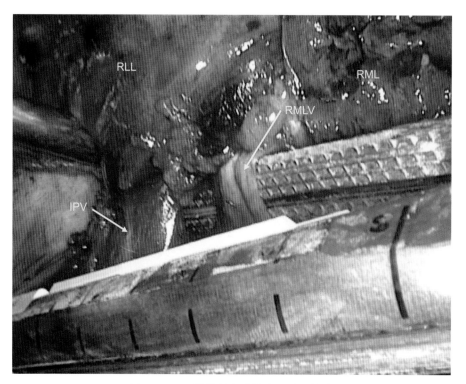

图 3-4-5　一并处理中叶静脉和肺下静脉
RLL:右肺下叶;IPV:肺下静脉;RML:右肺中叶;RMLV:右肺中叶静脉

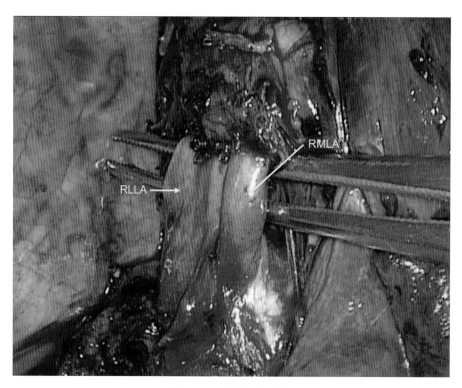

图 3-4-6　解剖叶间动脉
RLLA:右肺下叶动脉;RMLA:右肺中叶动脉

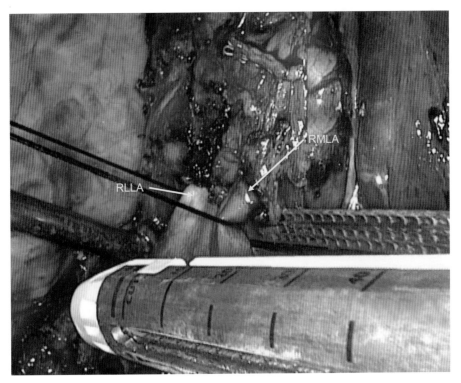

图 3-4-7　处理叶间动脉
RLLA：右肺下叶动脉；RMLA：右肺中叶动脉

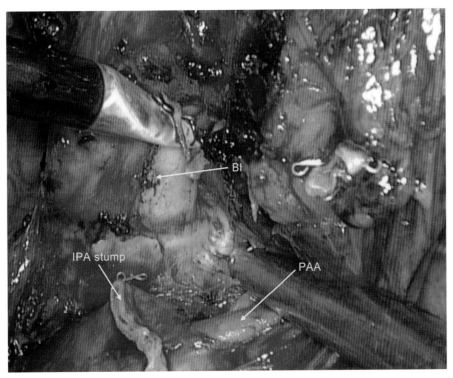

图 3-4-8　解剖中间支气管
IPA stump：叶间动脉残端；PAA：后升支动脉；BI：中间支气管

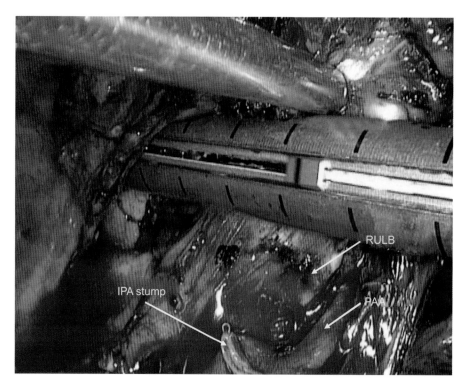

图 3-4-9　处理中间支气管
IPA stump:叶间动脉残端;PAA:后升支动脉;RULB:右肺上叶支气管

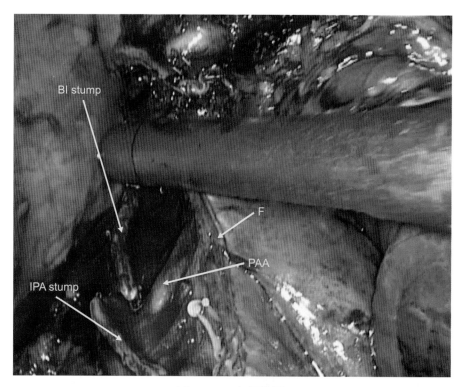

图 3-4-10　切开肺裂
IPA stump:叶间动脉残端;PAA:后升支动脉;BI stump:中间支气管残端;F:肺裂

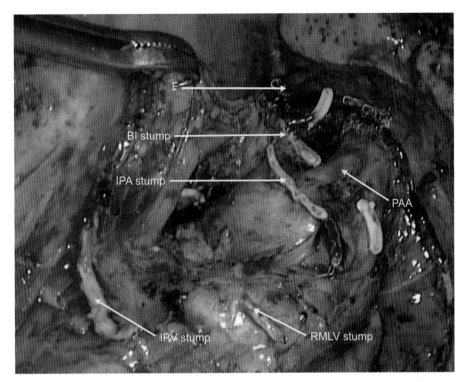

图 3-4-11 切除后肺门创面

IPA stump:叶间动脉残端;PAA:后升支动脉;BI stump:中间支气管残端;IPV stump:肺下静脉残端;RMLV stump:右肺中叶静脉残端

视频 3 单向式胸腔镜右肺中下叶切除术

二、操作关键点剖析

(一)肺静脉的处理

因需要处理肺下静脉和中叶静脉,可根据具体情况决定是一起处理还是分开处理。处理中叶静脉时的注意事项同中叶切除。

(二)支气管的处理

中下叶切除时需要在中间支气管起始部位离断,位置高,肺动脉和上叶静脉对中间支气管的前缘会有一定遮挡。当从尾侧向头侧解剖中间支气管时,上叶支气管被中间支气管所遮挡,在判断中间支气管起始位置时可能存在一定困难。此外,由于需要切除的中下叶体积较大而胸顶区域空间有限,在向头侧牵拉中下叶肺暴露肺门结构时,会影响手术野的暴露。一方面在麻醉双腔气管插管时应调整好插管的位置,使右肺充分萎陷;另一方面,如果向头侧牵拉中下叶无法暴露手术野时,可将中下叶牵拉向前肋膈角方向,显露肺门的后方,打开纵隔胸膜,找到中间支气管起始部并解剖其后缘。该部位是 11 组淋巴结所在的位置。

(三)肺动脉的处理

与解剖中间支气管类似,因中下叶肺组织体积大,手术野的暴露可能存在困难。中叶动脉的起始部多在上叶肺静脉后方,解剖时需注意避免损伤上叶肺静脉。右肺上叶后升支动脉发出的位置有时较低,需要注意保护,避免误切。若确实无法清楚辨认上叶后升支动脉,可单独处理中叶动脉后再解剖下叶动脉。

第五节 左肺上叶切除术

一、手术步骤

按前述切口设计原则完成切口后进胸,探查病变部位、范围,再次确认手术方式。

1. 由副操作孔置入腔镜环钳,夹持左上肺前段,由第一助手牵向背侧,暴露左肺门前方。(图 3-5-1)
2. 主刀由副操作孔置入金属吸引器,由主操作孔置入电凝钩,沿膈神经后缘切开纵隔胸膜。(图 3-5-2)
3. 解剖并游离左肺上叶静脉。(图 3-5-3)
4. 由副操作孔置入切割缝合器,闭合并切断上叶静脉。(图 3-5-4)
5. 解剖并游离左肺上叶动脉第一支(尖前支)。(图 3-5-5)
6. 由副操作孔置入切割缝合器,闭合并切断尖前支。(图 3-5-6)
7. 解剖并游离左肺上叶支气管。(图 3-5-7)

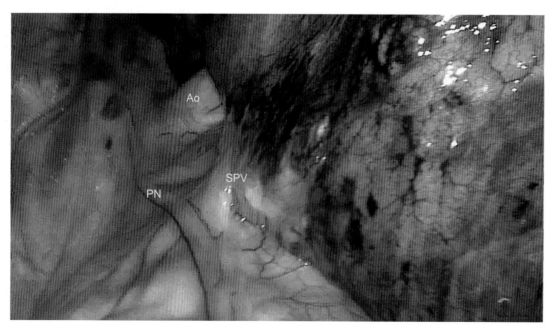

图 3-5-1 暴露肺门前方

Ao:主动脉;PN:膈神经;SPV:肺上静脉

8. 由副操作孔置入切割缝合器,闭合并切断左上叶支气管。(图 3-5-8)

9. 沿左肺动脉干解剖,游离并结扎左上叶肺动脉的其余各分支。(图 3-5-9)

10. 由副操作孔置入切割缝合器,闭合并切断肺裂。(图 3-5-10)

11. 切除左肺上叶后的肺门结构。(图 3-5-11)

12. 单向式胸腔镜左肺上叶切除术视频展示(视频 4)。

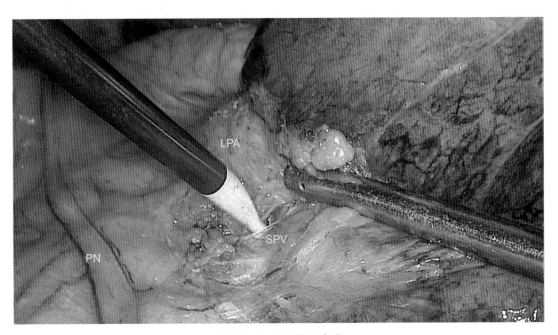

图 3-5-2　切开纵隔胸膜

LPA:左肺动脉;PN:膈神经;SPV:肺上静脉

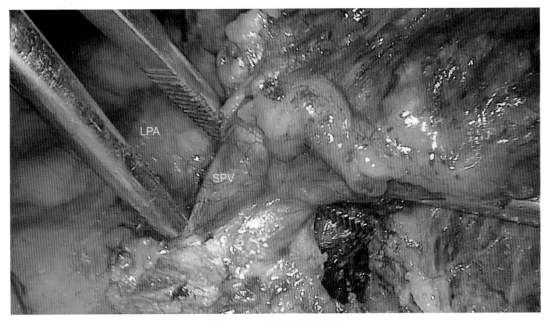

图 3-5-3　解剖左肺上静脉

LPA:左肺动脉;SPV:肺上静脉

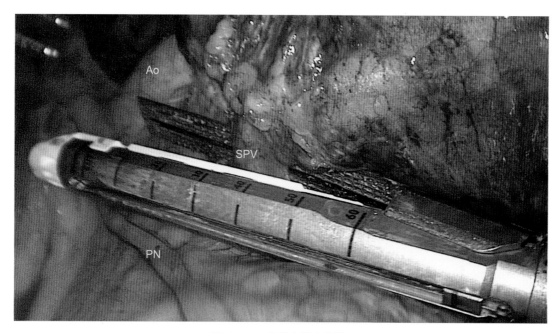

图 3-5-4　处理左肺上静脉
Ao:主动脉;PN:膈神经;SPV:肺上静脉

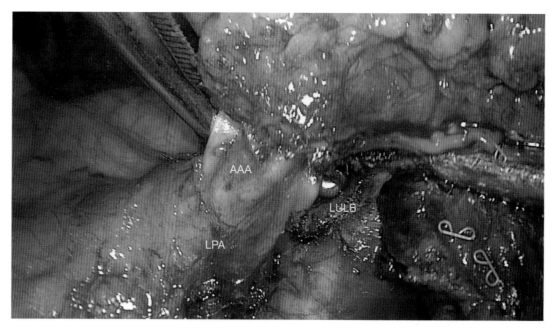

图 3-5-5　解剖尖前支动脉
LPA:左肺动脉;AAA:尖前支动脉;LULB:左肺上叶支气管

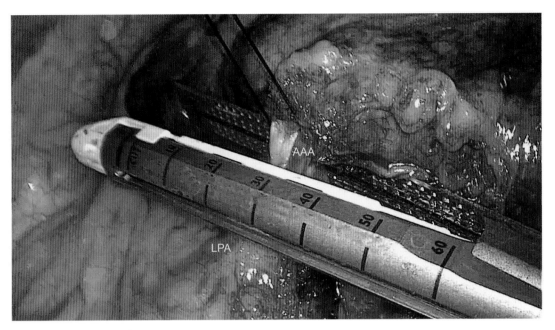

图 3-5-6　处理尖前支动脉
LPA:左肺动脉;AAA:尖前支动脉

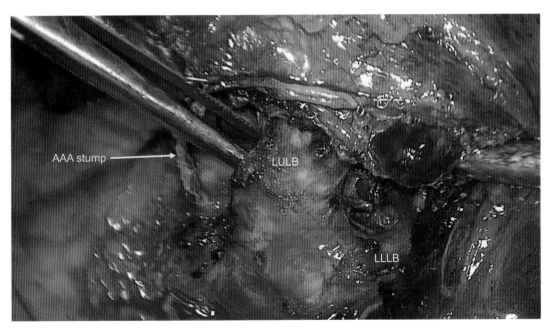

图 3-5-7　解剖上叶支气管
AAA stump:尖前支动脉残端;LULB:左肺上叶支气管;LLLB:左肺下叶支气管

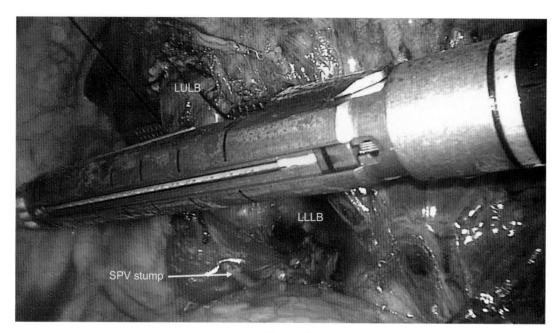

图 3-5-8　处理上叶支气管

LULB:左肺上叶支气管;LLLB:左肺下叶支气管;SPV stump:肺上静脉残端

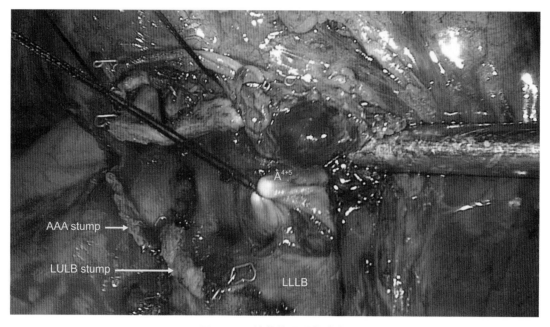

图 3-5-9　结扎处理舌段动脉

AAA stump:尖前支动脉残端;LULB stump:左肺上叶支气管残端;LLLB:左肺下叶支气管;A^{4+5}:舌段动脉

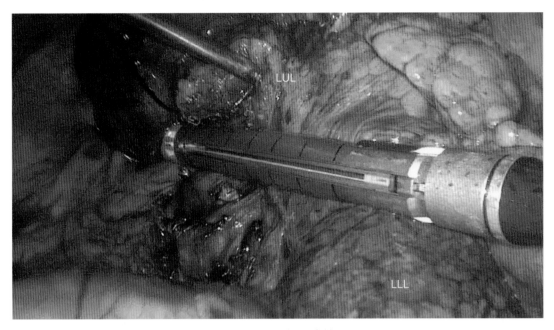

图 3-5-10　切开肺裂
LUL:左肺上叶;LLL:左肺下叶

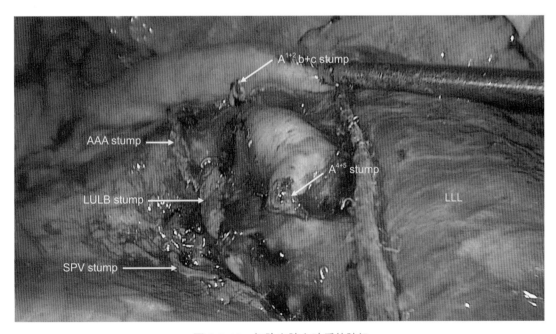

图 3-5-11　切除左肺上叶后的肺门
AAA stump:尖前支动脉残端;LULB stump:左肺上叶支气管残端;SPV stump:肺上静脉残端;A^{1+2}b+c stump:后亚段和外亚段动脉残端;A^{4+5} stump:舌段动脉残端;LLL:左肺下叶

视频 4　单向式胸腔镜左肺上叶切除术

二、操作关键点剖析

（一）肺静脉的处理

1. 左肺上静脉通常比较宽大，上缘与左肺动脉部分重叠，下缘在下叶支气管起始水平。解剖时应充分游离肺上静脉的上下缘，同时应游离足够的长度，这样在使用直角钳钝性游离血管后壁时才较为容易。

2. 有时可能存在肺上静脉和肺下静脉共干的情况，故在游离肺上静脉下缘时可继续向肺下韧带方向切开纵隔胸膜，探查肺下静脉的位置。避免将共干的肺静脉切断。

（二）支气管的处理

1. 由于左肺动脉跨过左主支气管，绕左上叶支气管后方向下进入左下肺，左上叶支气管的上缘和背侧均与左肺动脉相邻。解剖时应动作轻柔，避免损伤血管。

2. 支气管上缘与肺动脉之间有一纵行的支气管动脉，在解剖上叶支气管上缘时应注意，最好能单独处理该血管，避免出血。

3. 有时肺动脉的第一分支发出较早，在经副操作孔使用切割缝合器时，该血管分支往往阻挡支气管上缘的暴露，使切割缝合器无法通过。此时，应先解剖并处理第一支肺动脉，然后再处理上叶支气管。

（三）肺动脉的处理

1. 如前所述，左上肺动脉的第一分支可能影响左上肺支气管的处理，因此有时需在处理上叶支气管之前处理该动脉。

2. 左上肺动脉变异较多，可以有很多分支。在离断上叶支气管后，向背侧牵拉左上肺时，肺动脉第一分支的张力最大，若用力过猛，可能导致该支血管撕裂引起大出血。因此，离断支气管后牵拉肺一定要轻柔，同时应尽快处理尖前支动脉。

3. 离断肺动脉第一分支后，可沿肺动脉干解剖各分支，根据分支的分布、直径等情况决定采用何种方式进行处理，可以使用切割缝合器闭合切断、合成夹夹闭、丝线结扎等方法。

第六节　左肺下叶切除术

一、手术步骤

按前述切口设计原则完成切口后进胸，探查病变部位、范围，再次确认手术方式。

1. 由副操作孔置入腔镜环钳，夹持左肺下叶内基底段，由第一助手向患者头侧牵引，暴露肺下韧带。若遇膈肌高时可再置入环钳将膈肌压向患者尾侧。（图 3-6-1）

2. 主刀由副操作孔置入电凝钩，由主操作孔置入金属吸引器，切开肺下韧带，一并切除 9 组淋巴结。（图 3-6-2）

3. 解剖并游离左肺下静脉。（图 3-6-3）

4. 由主操作孔置入切割缝合器,闭合并切断肺下静脉。(图 3-6-4)

5. 解剖肺下静脉深面的结缔组织,暴露左下肺支气管,注意辨别下叶支气管及上叶支气管,同时避免损伤肺上静脉。(图 3-6-5)

6. 解剖、游离下叶支气管。(图 3-6-6)

7. 夹闭下叶支气管后,通气,观察上叶通气正常后闭合并切断下叶支气管。(图 3-6-7)

8. 解剖下叶动脉,注意保护舌段动脉,同时应解剖出下叶背段动脉。(图 3-6-8)

9. 下叶动脉解剖游离完成后,经主操作孔置入切割缝合器闭合、切断下叶动脉。(图 3-6-9)

10. 由副操作孔置入切割缝合器沿斜裂切开,完成左肺下叶切除。(图 3-6-10)

11. 切除左肺下叶后的左肺下叶肺门。(图 3-6-11)

12. 单向式胸腔镜左肺下叶切除术视频展示(视频 5)。

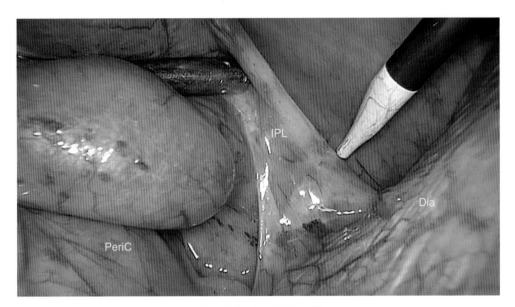

图 3-6-1　暴露肺下韧带
IPL:下肺韧带;PeriC:心包;Dia:膈肌

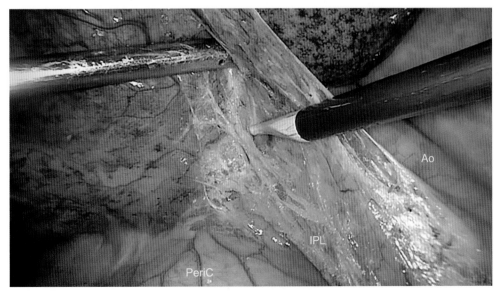

图 3-6-2　切开肺下韧带
IPL:下肺韧带;PeriC:心包;Ao:主动脉

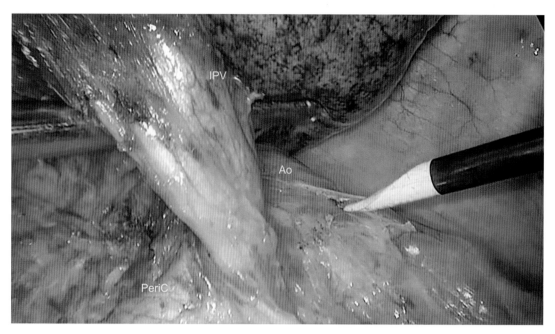

图 3-6-3　解剖肺下静脉
IPV：肺下静脉；PeriC：心包；Ao：主动脉

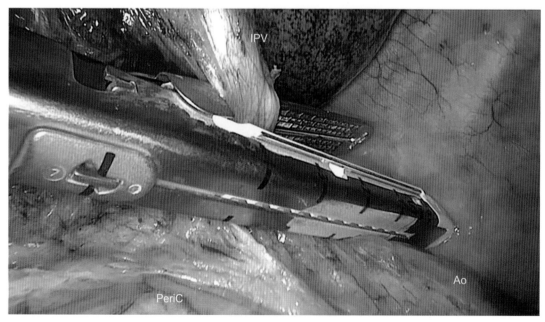

图 3-6-4　处理肺下静脉
IPV：肺下静脉；PeriC：心包；Ao：主动脉

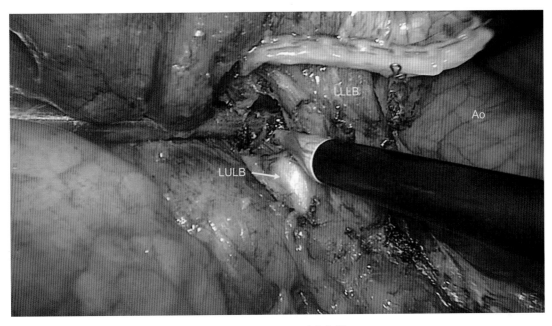

图 3-6-5　解剖下叶支气管
LLLB:左肺下叶支气管;LULB:左肺上叶支气管;Ao:主动脉

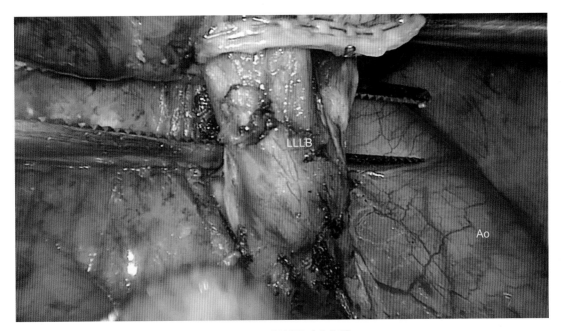

图 3-6-6　解剖下叶支气管
LLLB:左肺下叶支气管;Ao:主动脉

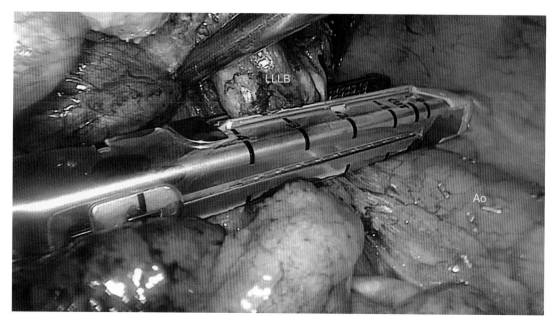

图 3-6-7　处理下叶支气管
LLLB:左肺下叶支气管;Ao:主动脉

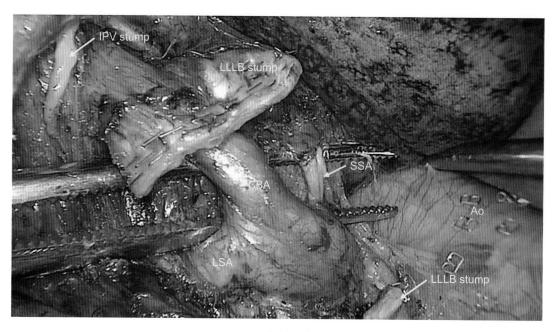

图 3-6-8　解剖下叶动脉
IPV stump:肺下静脉残端;CBA:基底干动脉;LSA:舌段动脉;SSA:背段动脉;LLLB stump:左肺下叶支气管残端;Ao:主动脉

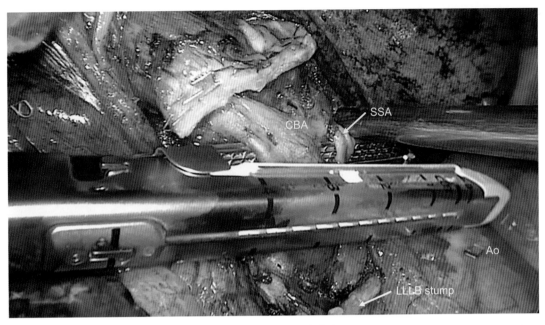

图 3-6-9　处理下肺动脉

CBA:基底干动脉;SSA:背段动脉;LLLB stump:左肺下叶支气管残端;Ao:主动脉

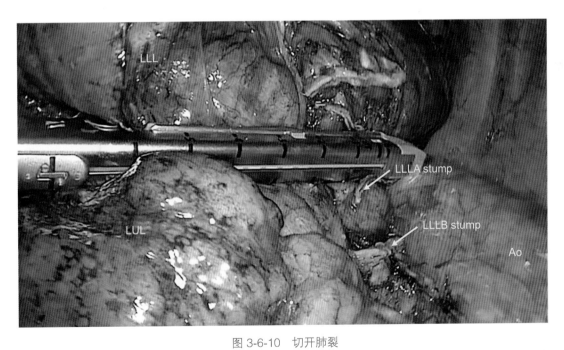

图 3-6-10　切开肺裂

LLL:左肺下叶;LUL:左肺上叶;LLLA stump:左肺下叶动脉残端;LLLB stump:左肺下叶支气管残端;Ao:主动脉

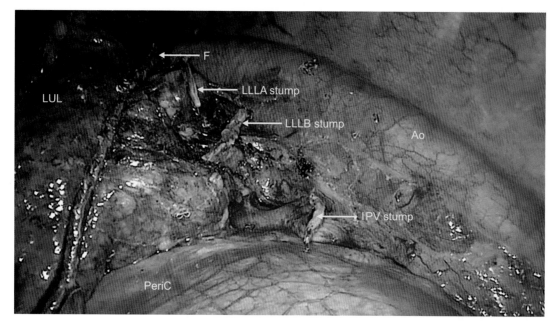

图 3-6-11　切除左肺下叶后的肺门

LUL:左肺上叶;F:肺裂;LLLA stump:左肺下叶动脉残端;LLLB stump:左肺下叶支气管残端;IPV stump:肺下静脉残端;Ao:主动脉;PeriC:心包

视频 5　单向式胸腔镜左肺下叶切除术

二、操作关键点剖析

（一）肺下静脉的处理

在解剖和离断肺下静脉之前应确认其是否与肺上静脉共干,避免误切。

（二）支气管的处理

1. 下叶支气管的解剖宜在肺静脉的远心残端附近进行,如果过分向纵隔面解剖,暴露的往往是左主支气管。

2. 下叶支气管和上叶支气管间通常都有淋巴结存在,可以作为解剖的标志。此外,肺上静脉,尤其是其中的舌段静脉对上下叶支气管交界区的前缘有所遮挡,解剖时应小心避免损伤肺上静脉。

3. 支气管的后缘解剖时应注意由纵隔面过来的支气管动脉,可在解剖后纵隔时将其闭合离断,减少出血。

（三）肺动脉的处理

1. 11 组淋巴结通常会对舌段动脉和基底干动脉的分支区域造成遮挡,因此最好将该处的淋巴结切除后再确定各动脉分支的走行情况。

2. 舌段动脉发出的位置较低(在背段动脉发出以后再由基底干动脉上发出),因此在离断下叶动脉时需要确认背段动脉和舌段动脉的位置,然后再选择合适的位置进行处理。若背段动脉无法和基底干动脉一起离断,可分开进行处理。

3. 有时会遇到 11 组淋巴结与肺动脉血管致密粘连,无法解剖血管各分支的情况。若确实无法解剖出舌段动脉,可考虑在其近心端将肺动脉离断。

第七节　左全肺切除术

一、手术步骤

按前述切口设计原则完成切口后进胸,探查病变部位、范围,再次确认手术方式。

1. 由副操作孔置入腔镜环钳,夹持左上肺,由第一助手向患者背侧牵引,暴露肺门前方。(图 3-7-1)

2. 主刀由主操作孔置入电凝钩,由副操作孔置入金属吸引器,切开心包。(图 3-7-2)

3. 解剖左肺上静脉心包内段。(图 3-7-3)

4. 切割缝合器闭合切断左肺上静脉。(图 3-7-4)

5. 解剖左肺动脉主干。(图 3-7-5)

6. 切割缝合器闭合切断左肺动脉。(图 3-7-6)

7. 打开心包,解剖左肺下静脉。(图 3-7-7)

8. 切割缝合器闭合切断左肺下静脉。(图 3-7-8)

9. 清扫隆突下淋巴结,游离左主支气管后壁。(图 3-7-9)

10. 清扫 4L 组淋巴结,游离左主支气管上壁,注意保护喉返神经。(图 3-7-10)

11. 支气管残端闭合器闭合左主支气管。(图 3-7-11)

12. 于远心端剪断左主支气管。(图 3-7-12)

13. 缝合加固左主支气管残端。(图 3-7-13)

14. 单向式胸腔镜左全肺切除术视频展示(视频 6)。

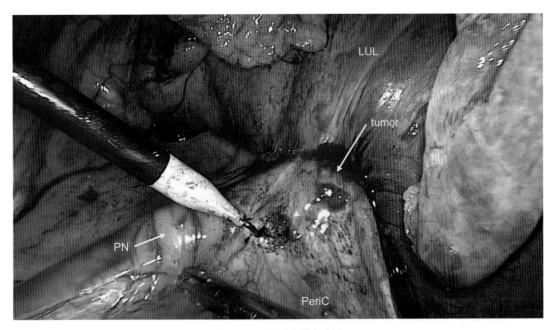

图 3-7-1　暴露左肺门前方

LUL:左肺上叶;tumor:肿瘤;PeriC:心包;PN:膈神经

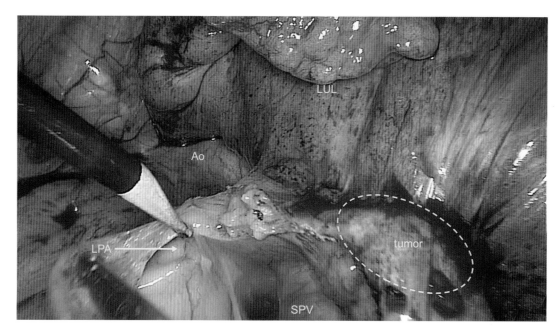

图 3-7-2　切开心包

LUL:左肺上叶;tumor:肿瘤;Ao:主动脉;LPA:左肺动脉;SPV:肺上静脉

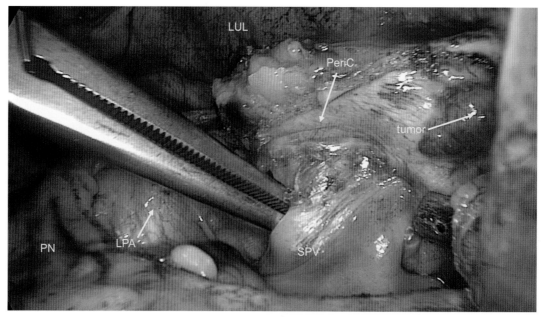

图 3-7-3　解剖肺上静脉

LUL:左肺上叶;tumor:肿瘤;PeriC:心包;PN:膈神经;SPV:肺上静脉;LPA:左肺动脉

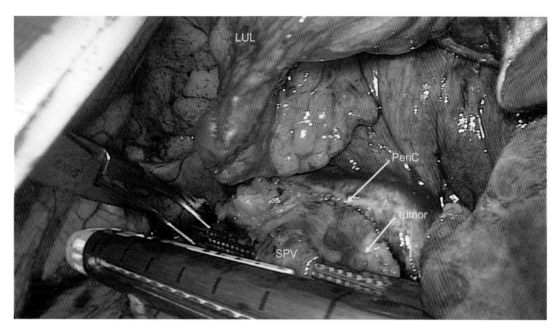

图 3-7-4 处理肺上静脉
LUL:左肺上叶;tumor:肿瘤;PeriC:心包;SPV:肺上静脉

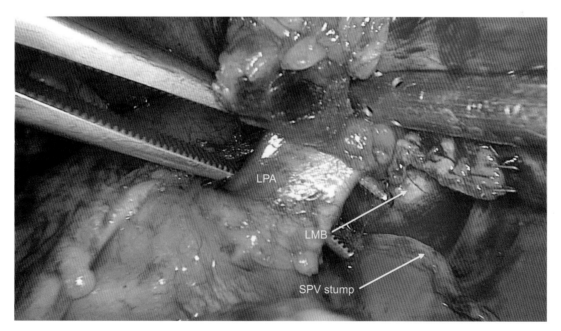

图 3-7-5 解剖左肺动脉主干
LMB:左主支气管;LPA:左肺动脉;SPV stump:肺上静脉残端

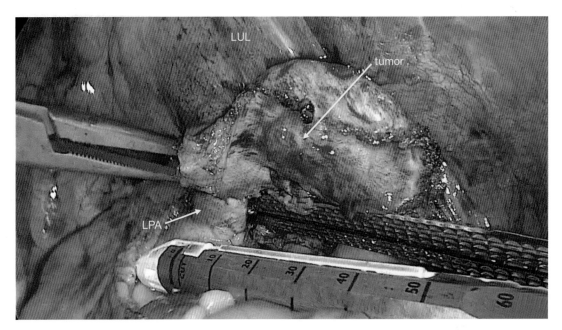

图 3-7-6 处理左肺动脉主干
LUL:左肺上叶;tumor:肿瘤;LPA:左肺动脉

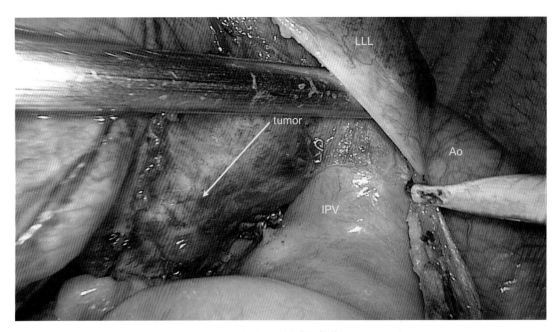

图 3-7-7 解剖肺下静脉
LLL:左肺下叶;IPV:肺下静脉;Ao:主动脉;tumor:肿瘤

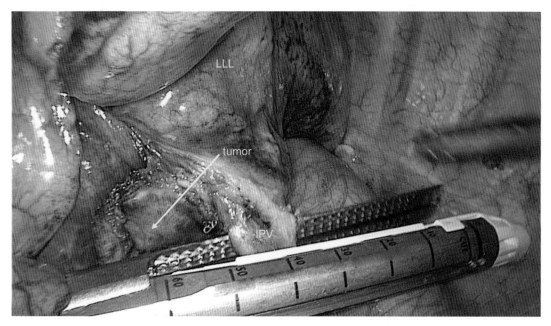

图 3-7-8 处理肺下静脉
LLL:左肺下叶；IPV:肺下静脉；tumor:肿瘤

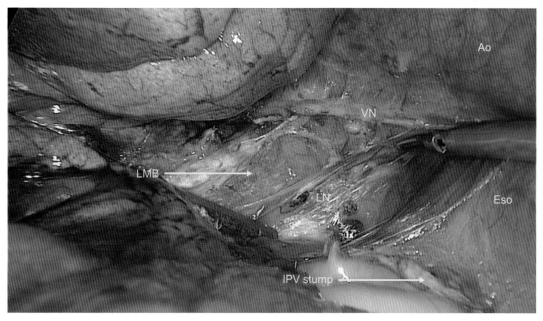

图 3-7-9 清扫隆突下淋巴结
Ao:主动脉；VN:迷走神经；LN:淋巴结；Eso:食管；IPV stump:肺下静脉残端；LMB:左主支气管

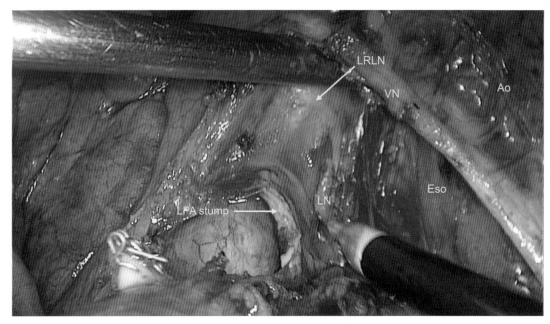

图 3-7-10　清扫 4L 组淋巴结
Ao：主动脉；VN：迷走神经；LN：淋巴结；Eso：食管；LPA stump：左肺动脉残端；LRLN：左喉返神经

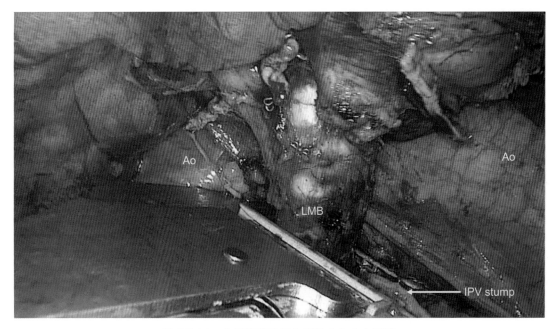

图 3-7-11　支气管残端闭合器闭合左主支气管
Ao：主动脉；LMB：左主支气管；IPV stump：肺下静脉残端

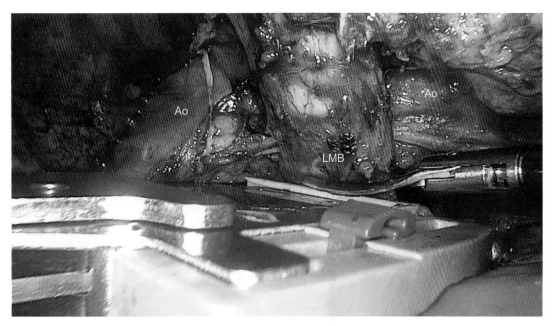

图 3-7-12 切断左主支气管
Ao:主动脉;LMB:左主支气管

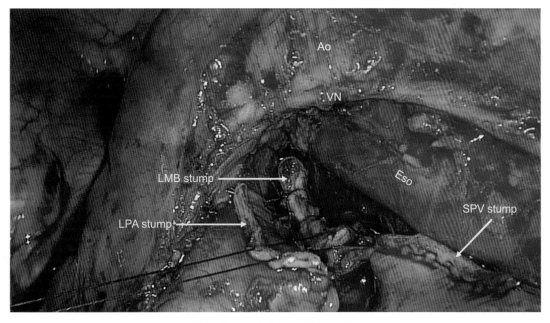

图 3-7-13 左全肺切除后的肺门
Ao:主动脉;VN:迷走神经;Eso:食管;LMB stump:左主支气管残端;LPA stump:左肺动脉残端;SPV stump:肺上静脉残端

视频 6　单向式胸腔镜左全肺切除术

二、操作关键点剖析

(一) 肺动脉的处理

1. 全肺切除时肺动脉需要尽量在靠近其根部处结扎,因此在游离肺动脉的时候需尽量向根部游离。其下缘被肺上静脉遮挡,在游离前应离断肺上静脉。

2. 全肺切除的患者多为中央型肺癌,应注意支气管与肺动脉间的关系,避免游离时损伤肺动脉出现大出血。

3. 肺动脉干较粗大,闭合后近心端压力较大,为使闭合过程更安全并减少残端渗血,可使用丝线结扎肺动脉一次后再使用切割缝合器闭合离断。

(二) 肺静脉的处理

肺上静脉遮挡肺动脉下缘,通常在手术开始即将其闭合离断,方便解剖肺动脉。但肺下静脉通常在肺动脉离断后再进行处理。因为肺动脉的解剖可能比较耗时,同时离断肺上、下静脉后再解剖肺动脉会造成左肺过度充血,增加隐性失血量,同时肺组织会因充血而实变,不易牵拉暴露,破损后容易渗血,干扰手术。

(三) 支气管的处理

1. 支气管需从隆突处离断,因此四周的游离必须充分。通常可先清扫纵隔淋巴结(4、5、7 组淋巴结),使得左主支气管周围得以充分显露。期间应注意支气管动脉的处理,避免引起出血。

2. 左主支气管起始部位置深,周围有血管、食管、主动脉弓等,使用切割缝合器闭合残端时不易调整残端的长度和切割的角度,因此我们使用支气管残端闭合器经主操作孔置入,闭合左主支气管。

(四) 左肺的取出

左全肺切除后整块组织取出可能存在一定困难。我们仍使用无菌手套将肺组织包裹,然后从主操作孔拉出。在拉出一叶肺后,如果继续取出存在困难,可以沿肺裂将上下叶分开,然后再取剩下的肺叶。

(蒲强　廖虎　林锋　郭成林　徐昱扬　刘峥　李川　李凯迪)

参考文献

1. 刘伦旭,车国卫,蒲强,等. 单向式全胸腔镜肺叶切除术[J]. 中华胸心血管外科杂志,2008,24(3):156-158.
2. 蒲强,刘伦旭,车国卫,等. 单向式全胸腔镜肺癌切除术的学习曲线分析[J]. 中华外科杂志,2010,48(15):1161-1165.
3. 蒲强,刘伦旭,车国卫,等. 单向式全胸腔镜肺叶切除手术治疗肺良性疾病的临床研究[J]. 四川大学学报(医学版),2010,41(3):548-550.
4. LIU L, CHE G, PU Q, et al. A new concept of endoscopic lung cancer resection:Single-direction thoracoscopic lobectomy [J]. Surg Oncol,2010,19(2):e71-77.
5. 刘伦旭. 胸腔镜肺癌切除:多样化的手术切口和流程[J]. 医学与哲学,2011,32(18):11-13.
6. 蒲强,马林,车国卫,等. 单向式胸腔镜肺叶切除安全性及技术可行性研究——附 1 040 例报告[J]. 四川大学学报(医学版),2013,44(1):114-118.
7. 朱云柯,蒲强,车国卫,等. 单向式胸腔镜肺叶切除术的手术时间[J]. 四川大学学报(医学版),2013,44(1):119-21.
8. 刘成武,郭成林,林锋,等. 单向式胸腔镜肺叶或肺段切除术治疗 I 期肺癌的远期疗效[J]. 中华外科杂志,2015,53(10):742-746.
9. LIAO H, MEI J, LIN F, et al. Single-direction thoracoscopic lobectomy:left side [J]. J Thorac Dis,2018,10(10):5932-5934.
10. LIAO H, LIU C, MEI J, et al. Single-direction thoracoscopic lobectomy:right side [J]. J Thorac Dis,2018,10(10):5935-5938.

第四章

单向式胸腔镜肺段切除术

第一节　右肺上叶尖段（RS¹）切除术

一、手术步骤

1. 按单向式右肺上叶切除切口设计原则完成切口后进胸,探查病变部位、范围,再次确认手术方式。（图 4-1-1）
2. 由副操作孔置入腔镜环钳,夹持右上肺前段,由第一助手牵向背侧,暴露右肺门前方。（图 4-1-2）
3. 主刀医生由副操作孔置入金属吸引器,由主操作孔置入电凝钩,沿膈神经后方适当距离切开纵隔胸膜。（图 4-1-3）
4. 解剖右肺上叶静脉和前干动脉,显露尖段静脉的属支 V¹a。（图 4-1-4）
5. Hem-o-lok 夹闭并切断 V¹a,显露前干动脉所有分支：A¹a、A¹b 和 A³。（图 4-1-5）
6. Hem-o-lok 夹闭并切断 A¹a 和 A¹b,切除 13 组淋巴结,显露尖段支气管（B¹）。（图 4-1-6）
7. 主操作孔置入直角钳分离尖段支气管（图 4-1-7）,并从副操作孔置入切割缝合器切断（图 4-1-8）。
8. 将支气管和血管残端向远心端做钝性分离后（图 4-1-9）,低潮气量缓慢通气,显露段间平面（图 4-1-10）。
9. 分别以段门平面的支气管、血管残端和缓慢通气形成的段间平面作为切开段间的标志,从副操作孔置入切割缝合器切开段间平面。（图 4-1-11）
10. 使用标本袋将右肺上叶尖段肺组织从主操作孔取出。
11. 单向式胸腔镜右肺上叶尖段切除术视频展示（视频 7）。

二、操作关键点剖析

（一）肺静脉的处理

通常情况下,尖段静脉多从肺动脉前方汇入右肺上叶静脉。共两个属支,靠头侧一支为段内静脉,其下方一支为尖段和前段间静脉。但也存在一些变异情况,静脉可在肺动脉后方行走,或者部分属支从后方汇入中央静脉。在离断肺静脉前一定要辨认清楚。

尖段静脉多较细小,解剖应加倍小心,避免损伤。肺静脉的结扎可采用丝线也可使用 Hem-o-lok。远心端建议使用 Hem-o-lok,可作为远心端残端的标记,便于术中观察。离断血管时应保证近心端结扎处有足够距离,防止结扎线或者 Hem-o-lok 滑脱。

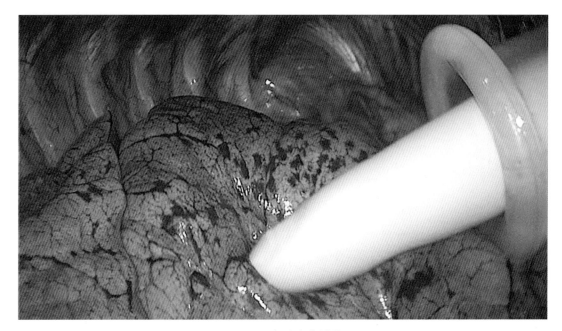

图 4-1-1　探查定位结节

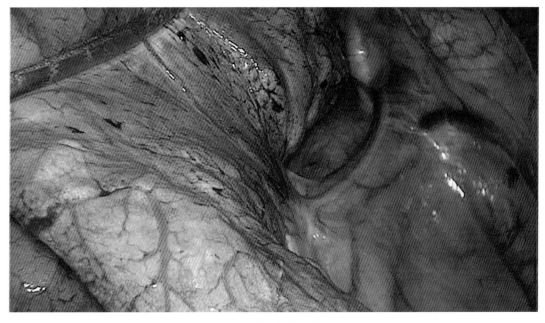

图 4-1-2　暴露肺门

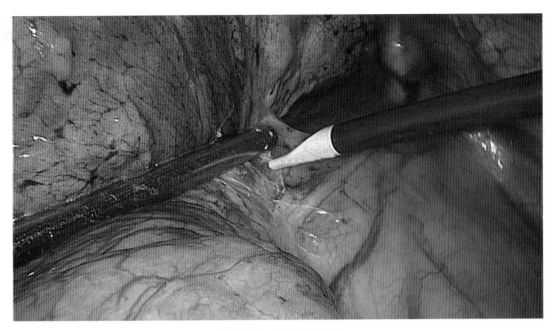

图 4-1-3　打开纵隔胸膜

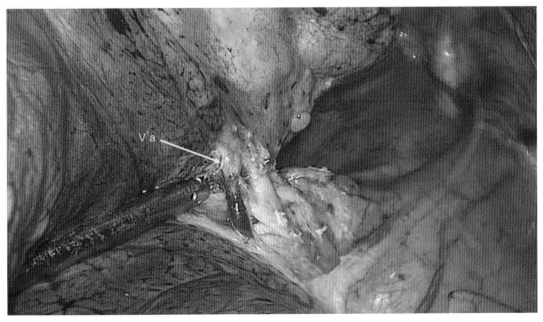

图 4-1-4　解剖尖段肺静脉
V¹a:尖段静脉属支 a

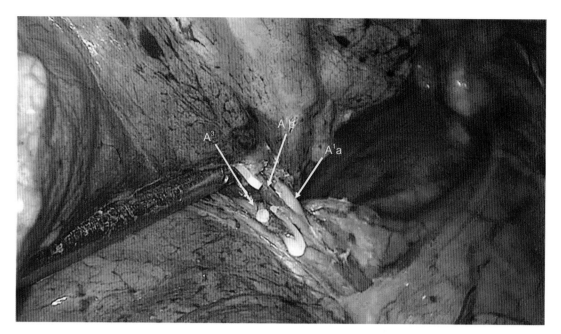

图 4-1-5　解剖尖段动脉
A¹a:尖亚段动脉；A¹b:前亚段动脉；A³:前段动脉

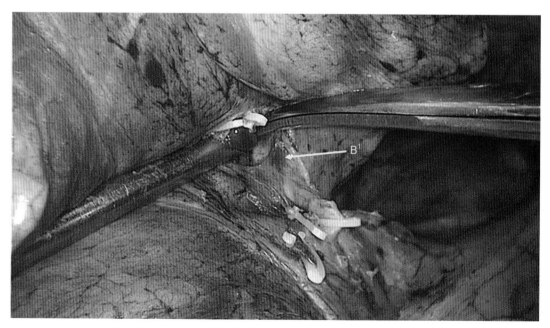

图 4-1-6　解剖尖段支气管
B¹:尖段支气管

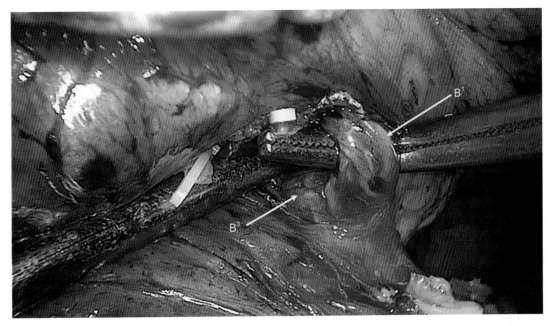

图 4-1-7　分离尖段支气管
B^1:尖段支气管;B^3:前段支气管

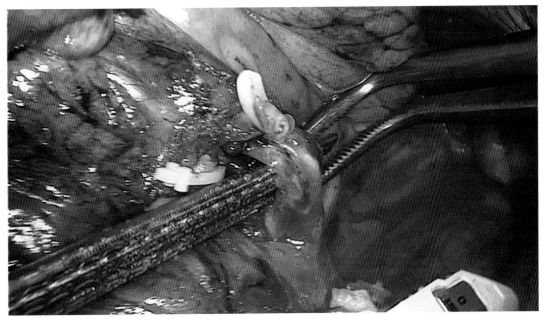

图 4-1-8　切断尖段支气管

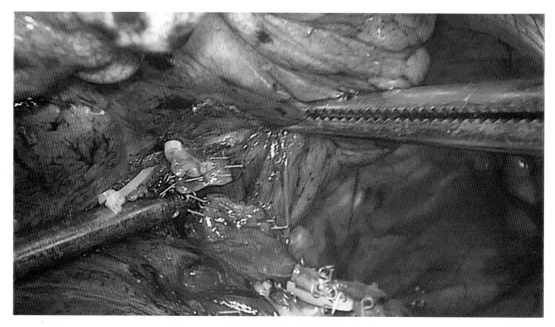

图 4-1-9　向远端钝性分离支气管血管残端

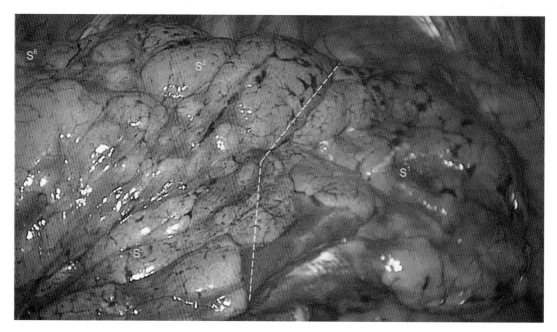

图 4-1-10　确认段间平面
S^1:尖段;S^2:后段;S^3:前段;S^6:背段

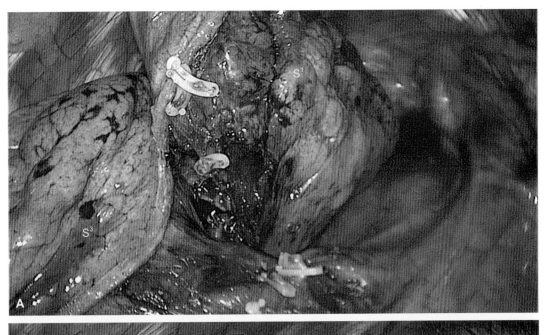

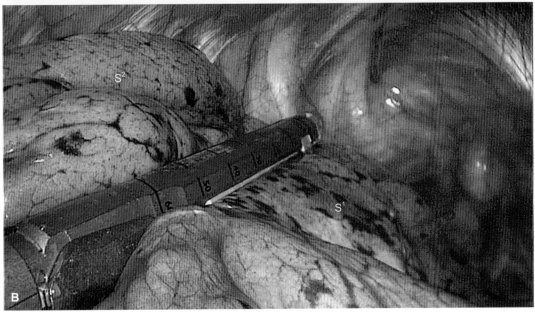

图 4-1-11　切开段间平面

A. 从肺门前方沿 S^1 与 S^3 之间切开段间平面；B. 继续使用切割缝合器沿 S^1 与 S^2 之间切开段间平面

S^1：尖段；S^2：后段；S^3：前段

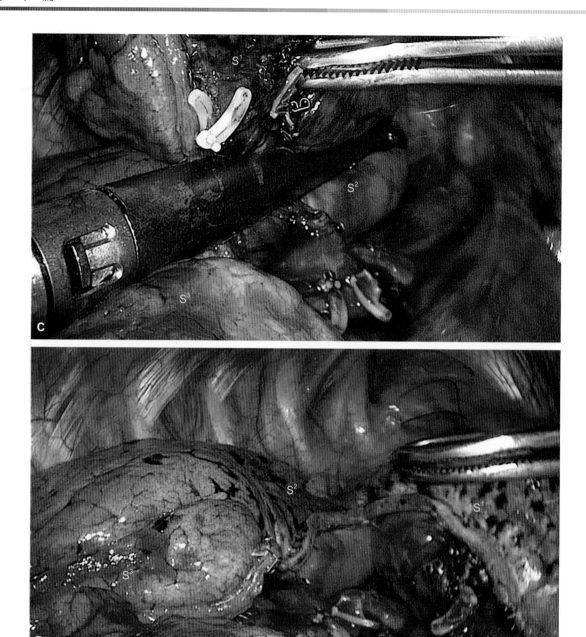

图 4-1-11(续)
C. 处理段间平面时注意辨认段门结构残端与切割缝合器之间的相对位置；D. 显示切开后的段间平面
S¹:尖段；S²:后段；S³:前段

视频 7 单向式胸腔镜右肺上叶尖段切除术

(二) 肺动脉的处理

尖段动脉可由右上肺前干动脉发出,也可单独由肺动脉干发出。因此在解剖时要适当扩大范围,以利于辨认动脉分支情况。此外,后段返支动脉可由尖段动脉发出,在处理尖段动脉前应沿尖段动脉向远心端解剖,了解有无返支动脉,若有,应予以保留。

(三) 支气管的处理

尖段支气管通常为右上叶支气管品字形分支中最靠上方的一支。尖段支气管也存在多种变异,如与前段支气管或后段支气管共干,或者尖段的两个亚段支气管分别从前段支气管和后段支气管发出。支气管能否正确识别的关键在于术前对于胸部高分辨薄层 CT 的阅读(若有三维重建亦可)。术前应反复阅读胸部高分辨薄层 CT,了解支气管的分支及走行方向,术中解剖时可在叶支气管和段支气管交界区适当扩大解剖范围,将分支情况与阅读 CT 的结果相比较、印证,从而确定靶段支气管。

(四) 段间平面的处理

段间平面的确认通常采用膨胀 - 萎陷法。在处理完段门结构后,麻醉医生吸痰后适当膨肺,压力不宜过高,在靶段边缘有适当膨胀时停止膨肺。确定边界后,以切割缝合器沿边界的一侧开始切开,一般从前段和尖段间开始。处理段间平面前应将段门充分游离,这样才能在切开时将靶段段门充分提起,保证靶段肺组织彻底切除,避免靶段肺组织残留、术后出现不张的肺组织和明显的瘢痕。在切开段间平面的时候若仍有血管出入靶段,或妨碍切割缝合器的放置,说明该血管需要离断,此时可再离断这些血管。

第二节　右肺上叶后段(RS^2)切除术

一、手术步骤

1. 按单向式右肺上叶切除切口设计原则完成切口后进胸,探查病变部位、范围,再次确认手术方式(图 4-2-1)。

2. 由副操作孔置入腔镜环钳,夹持右上肺后段,由第一助手牵向头侧,暴露右侧斜裂,沿叶间动脉干表面游离隧道,切割缝合器由主操作孔置入后切开斜裂后份(图 4-2-2)。

3. 主刀医生由副操作孔置入金属吸引器,由主操作孔置入能量器械,切除 11 组淋巴结(图 4-2-3),显露后段动脉 A^2(图 4-2-4)。

4. 解剖并显露中央静脉及其属支 V^{2}t、V^{2}a+b+c、V^{3}a(图 4-2-5)。

5. Hem-o-lok 夹闭并切断后段静脉属支(图 4-2-6)及 A^2(图 4-2-7),切除 12 组淋巴结(图 4-2-8)。

6. 解剖并显露 B^2 及 B^3 支气管(图 4-2-9),夹闭 B^2 支气管后缓慢低潮气量通气确认靶段支气管及段间平面(图 4-2-10)。

7. 主操作孔置入切割缝合器切断 B^2 支气管(图 4-2-11),游离并显露后段动脉返支 Rec. A^2(图 4-2-12),Hem-o-lok 夹闭并切断(图 4-2-13)。

8. 将支气管和血管残端向远端做钝性分离后,低潮气量缓慢通气,显露段间平面。

9. 分别以段门平面的支气管、血管残端和缓慢通气形成的段间平面作为切开段间的标志,从主操作孔置入切割缝合器切开段间肺组织(图 4-2-14)。

10. 使用标本袋将右肺上叶后段肺组织从主操作孔取出。

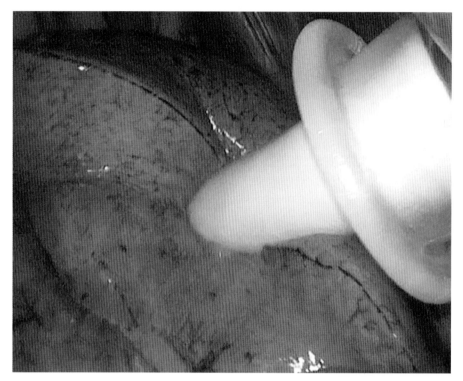

图 4-2-1　探查定位结节

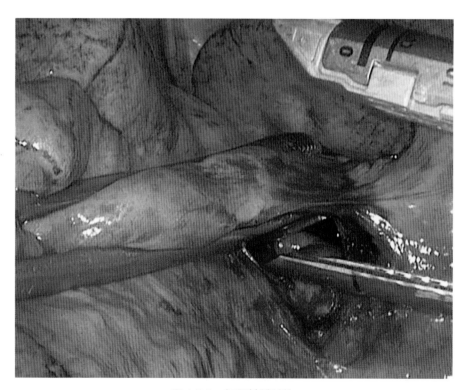

图 4-2-2　切开斜裂后份

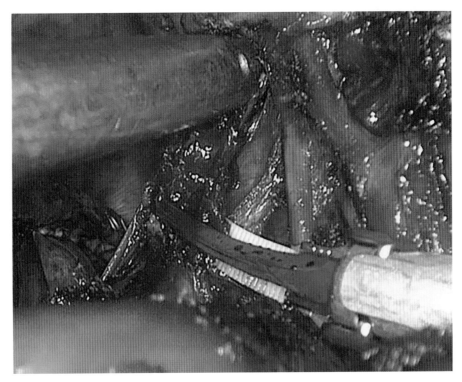

图 4-2-3 切除 11 组淋巴结

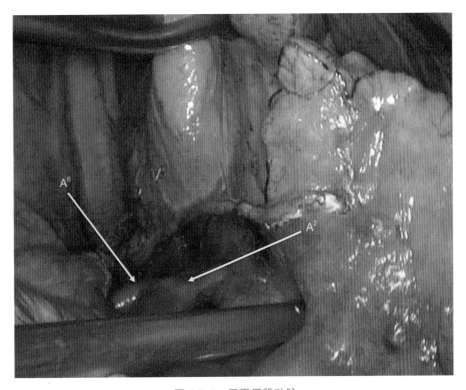

图 4-2-4 显露后段动脉
A^2:后段动脉；A^6:背段动脉

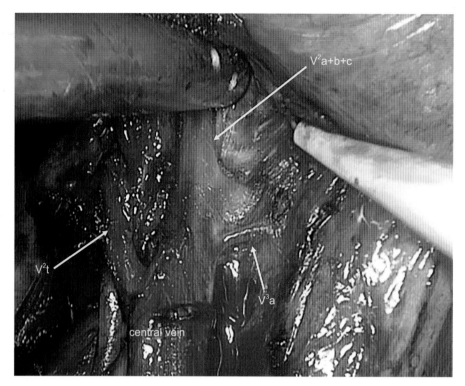

图 4-2-5　显露中央静脉及其属支

V^2t:后段静脉属支 t;V^2a+b+c:后段静脉属支 a-c;V^3a:前段静脉属支 a;central vein:中央静脉

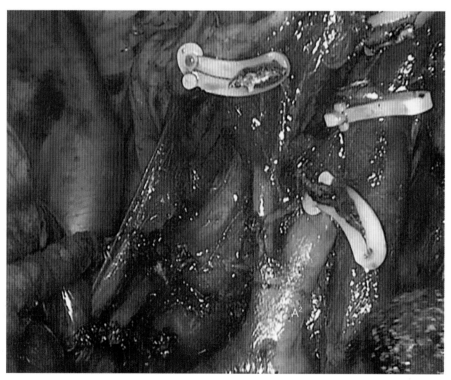

图 4-2-6　离断静脉属支后显露 A^2

A^2:后段动脉

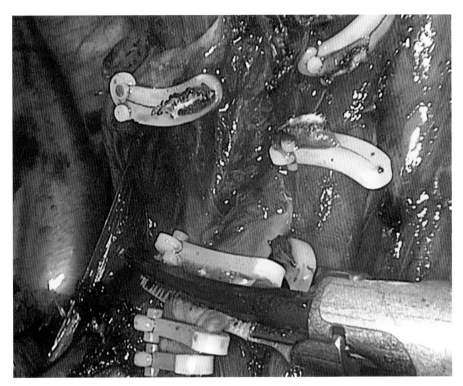

图 4-2-7 夹闭并切断 A²

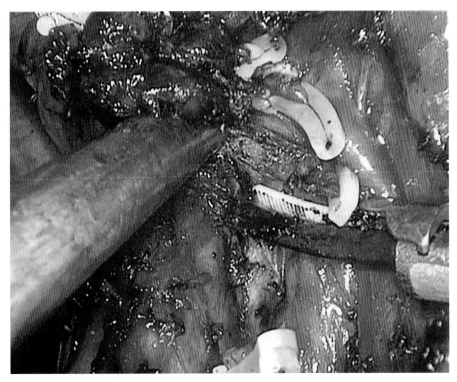

图 4-2-8 切除 12 组淋巴结

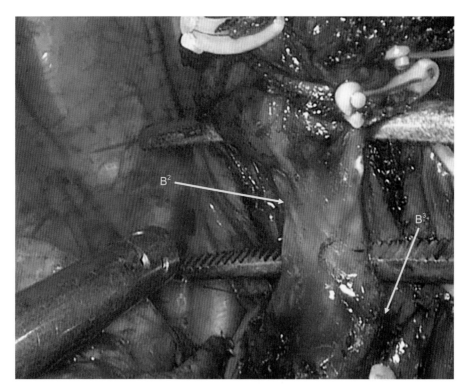

图 4-2-9 显露后段支气管
B²:后段支气管;B³:前段支气管

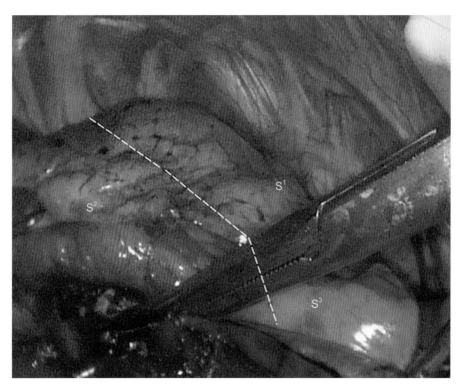

图 4-2-10 确认靶段支气管及段间平面
S¹:尖段;S²:后段;S³:前段

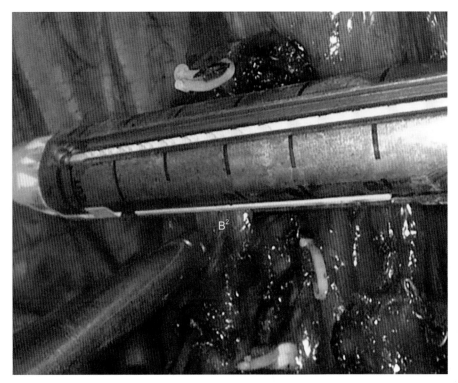

图 4-2-11　切断后段支气管
B²:后段支气管

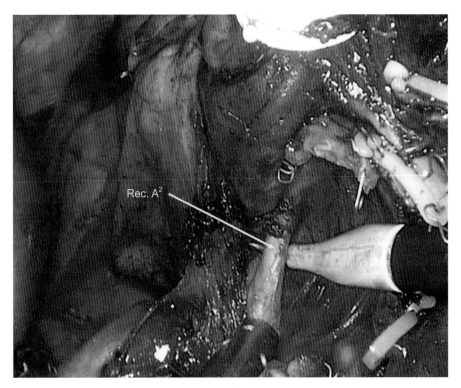

图 4-2-12　游离后段返支动脉
Rec. A²:后段动脉返支

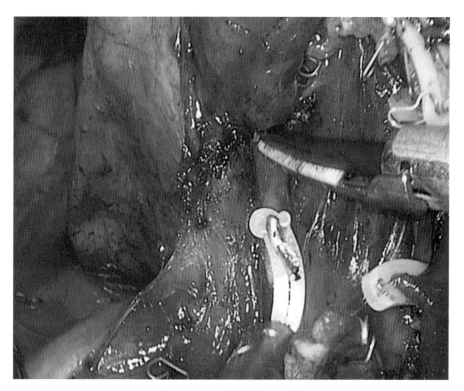

图 4-2-13 切断后段返支动脉

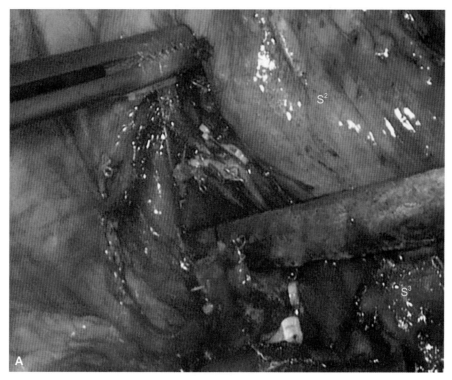

图 4-2-14 切开段间平面
A. 使用切割缝合器沿 S^2 和 S^3 之间开始切割段间平面
S^2:后段;S^3:前段

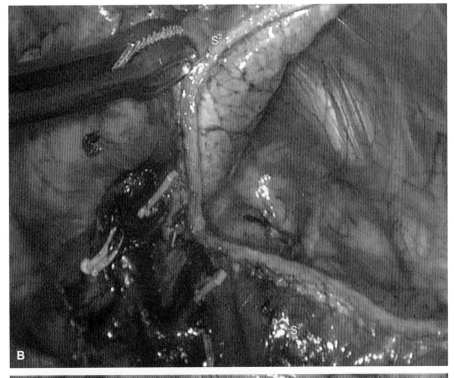

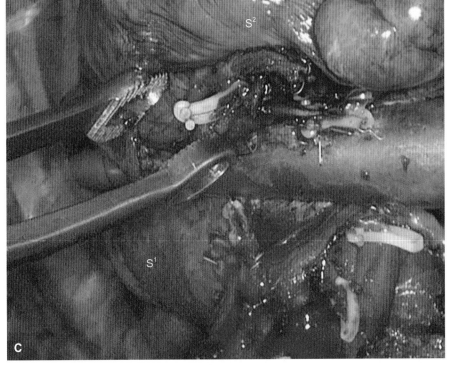

图 4-2-14（续）

B. 段间平面部分切开后；C. 继续使用切割缝合器沿 S^2 和 S^1 之间切割段间平面

S^1：尖段；S^2：后段；S^3：前段

二、操作关键点剖析

(一) 肺静脉的处理

通常情况下,后段静脉及部分前段静脉属支汇合形成中央静脉,穿水平裂汇入右肺上静脉。后段静脉属支多,有多支段间静脉,因此在处理时可沿主干由近心端向远心端解剖,根据各属支走行方向决定是否离断。原则上应尽量少断,最好在处理动脉和支气管之后再根据静脉属支的走行决定是否离断及离断的位置。

血管的处理技巧同第四章第一节。

(二) 肺动脉的处理

通常情况下,后升支动脉即为后段动脉。经水平裂与斜裂交界区解剖很容易找到该动脉。此外,常有由尖段动脉发出的返支动脉进入后段的 a 亚段,因此在解剖时应沿支气管后方向头侧多解剖,一方面可以探查是否有返支动脉,同时也可以松解段门,利于切开段间平面时提起后段肺组织。偶有后段动脉由前干动脉发出的情况,术中需仔细解剖和辨认。

(三) 支气管的处理

后段支气管通常为右上叶支气管品字形分支中后下那一支。术前阅读胸部高分辨薄层 CT 时应注意是否有支气管变异存在,尤其是尖段的 a 亚段支气管由后段支气管发出的情况。

(四) 段间平面的处理

段间平面的处理技巧同第四章第一节。

第三节　右肺上叶前段(RS^3)切除术

一、手术步骤

1. 按单向式右肺上叶切除切口设计原则完成切口后进胸,探查病变部位、范围,再次确认手术方式(图 4-3-1)。

2. 由副操作孔置入腔镜环钳,夹持右上肺前段,由第一助手牵向背侧,暴露右侧肺门前方,电凝钩于膈神经后方切开纵隔胸膜(图 4-3-2)。

3. 主刀医生由副操作孔置入金属吸引器,由主操作孔置入能量器械,游离右肺上叶静脉各属支,确认上叶静脉后,显露前段静脉各属支 V^3a、V^3b、V^3c(图 4-3-3),Hem-o-lok 夹闭并切断(图 4-3-4)。

4. 沿中央静脉表面游离水平裂(图 4-3-5),主操作孔置入切割缝合器切开(图 4-3-6)。

5. 沿前干动脉游离前段动脉 A^3(图 4-3-7),Hem-o-lok 夹闭并切断。

6. 切除 12 组淋巴结(图 4-3-8),显露 B^2 及 B^3 支气管(图 4-3-9),夹闭 B^3 支气管后缓慢低潮气量通气确认段间平面及支气管分支(图 4-3-10)。

7. 副操作孔置入切割缝合器切断 B^3 支气管(图 4-3-11)。

8. 将支气管和血管残端向远心端做钝性分离后再次低潮气量缓慢通气,显露段间平面。

9. 分别以段门平面的支气管、血管残端和缓慢通气形成的段间平面作为切开段间的标志,从副操作孔置入切割缝合器切开段间肺组织(图 4-3-12)。

10. 使用标本袋将右肺上叶前段肺组织从主操作孔取出。

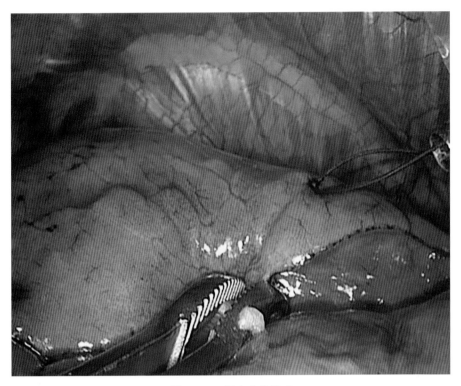

图 4-3-1　探查定位结节

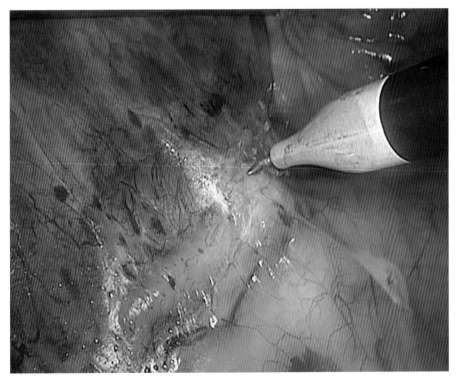

图 4-3-2　切开前纵隔胸膜

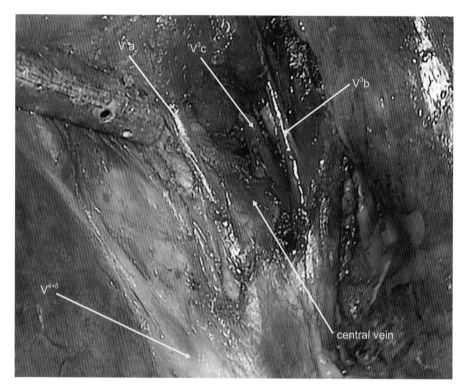

图 4-3-3　显露前段静脉属支

V^3a:前段静脉属支 a;V^3b:前段静脉属支 b;V^3c:前段静脉属支 c;V^{4+5}:中叶静脉;central vein:中央静脉

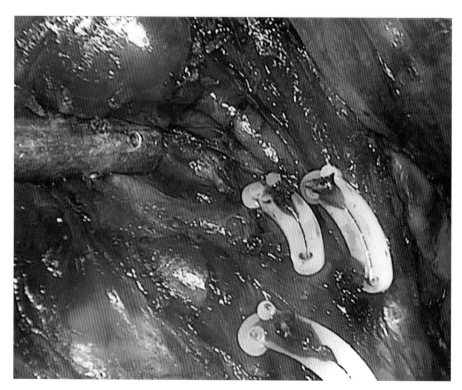

图 4-3-4　切断前段静脉属支

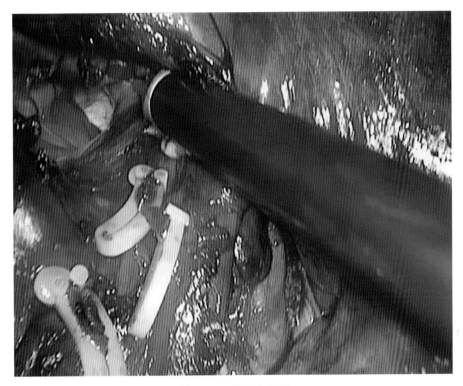

图 4-3-5 游离水平裂

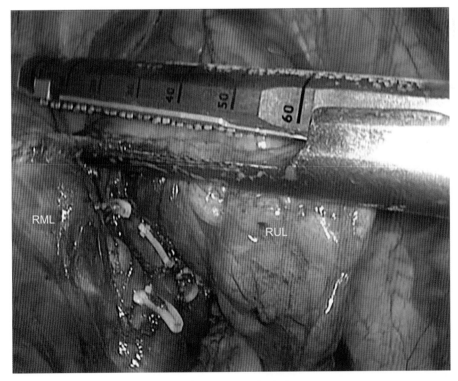

图 4-3-6 切开水平裂
RML:右肺中叶;RUL:右肺上叶

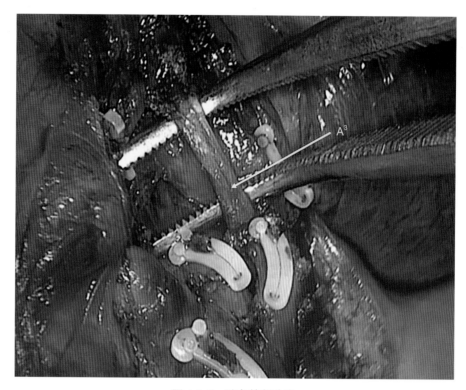

图 4-3-7　游离前段动脉
A^3:前段动脉

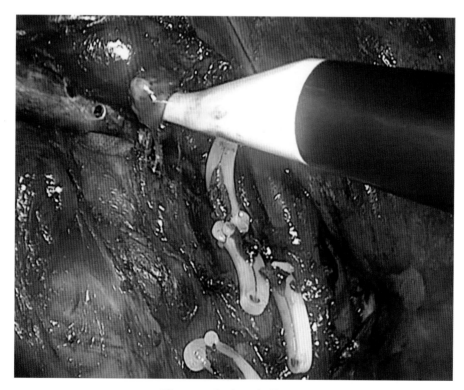

图 4-3-8　切除 12 组淋巴结

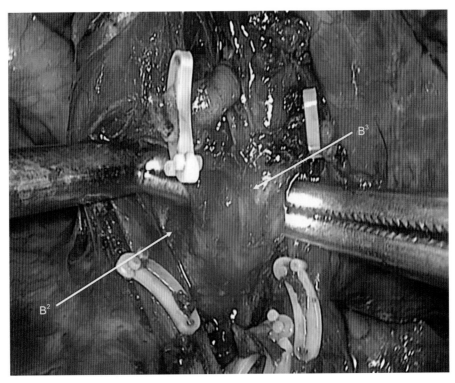

图 4-3-9 显露前段及后段支气管
B²:后段支气管;B³:前段支气管

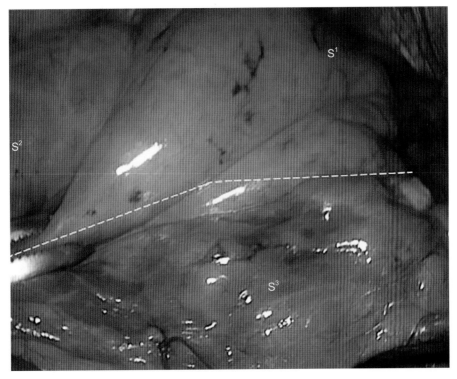

图 4-3-10 确认段间平面
S¹:尖段;S²:后段;S³:前段

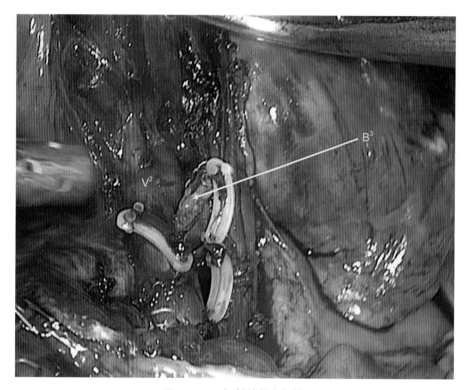

图 4-3-11　切断前段支气管
V^2:后段静脉;B^3:前段支气管

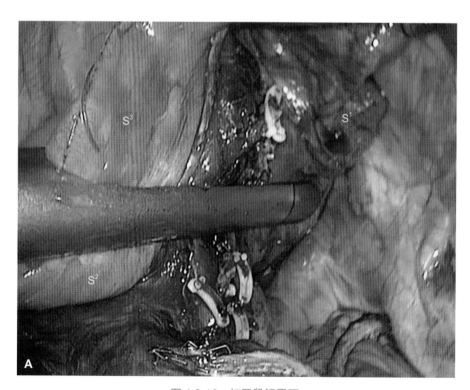

图 4-3-12　切开段间平面
A.从叶间裂方向使用切割缝合器沿 S^3 和 S^2 之间开始切割段间平面
S^1:尖段;S^2:后段;S^3:前段

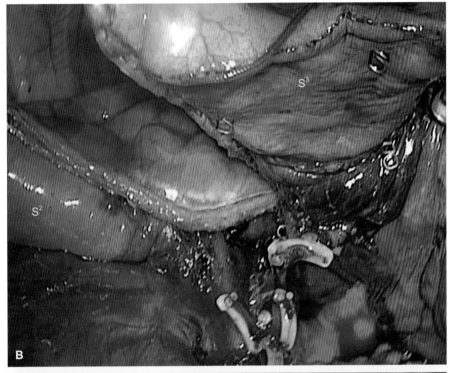

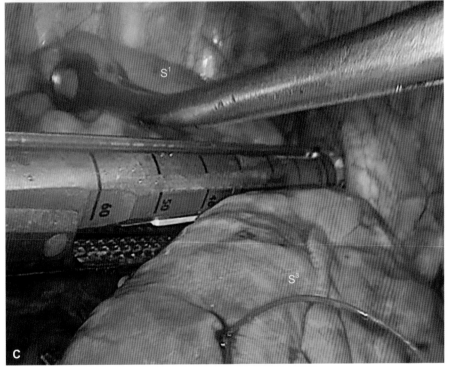

图 4-3-12（续）

B. 显示已部分切开的段间平面；C. 继续使用切割缝合器沿 S^1 和 S^3 之间切割段间平面

S^1：尖段；S^2：后段；S^3：前段

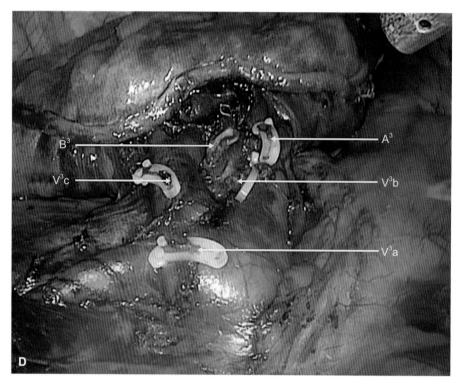

图 4-3-12(续)

D. 显示切除前段后的段门结构

A³:前段动脉;B³:前段支气管;V³a:前段静脉属支 a;V³b:前段静脉属支 b;V³c:前段静脉
属支 c

二、操作关键点剖析

(一) 肺静脉的处理

前段静脉通常有 2 支,可均汇入中央静脉,或者靠前一支直接汇入右肺上叶静脉主干、靠后一支汇入中央静脉。为准确辨认前段静脉,尤其是靠后的属支,建议可先切开水平裂,沿中央静脉解剖,这样可清晰显示各属支的走行方向。

血管的处理技巧同第四章第一节。

(二) 肺动脉的处理

前段动脉通常从右肺上叶前干动脉发出,也可从右肺动脉干直接发出。通常动脉在尖段静脉的后方,因此解剖时应注意保护尖段静脉。在解剖前段动脉根部和背侧时,通常有 11 组淋巴结相邻,有时粘连较为紧密,需注意避免损伤动脉引起出血。

(三) 支气管的处理

前段支气管通常为右上叶支气管品字形分支中前下那一支。术前阅读胸部高分辨薄层 CT 时应注意是否有支气管变异存在,尤其是尖段的前亚段支气管由前段支气管发出的情况。解剖前段支气管时为暴露起始部位,需要游离或切除相邻的 11 组淋巴结,此外前段动脉的残端也在其前方,可能干扰暴露。

(四) 段间平面的处理

段间平面的处理技巧同第四章第一节。

第四节　右肺下叶背段(RS⁶)切除术

一、手术步骤

1. 按单向式右肺下叶切除切口设计原则完成切口后进胸,探查病变部位、范围,再次确认手术方式。

2. 由副操作孔置入腔镜环钳,夹持右下肺背段,由第一助手牵向尾侧,暴露右侧斜裂,沿叶间动脉干表面游离隧道后切割缝合器由主操作孔置入后切开斜裂后份(图 4-4-1)。

3. 主刀医生由副操作孔置入金属吸引器,由主操作孔置入能量器械,解剖并显露右肺下叶动脉各分支(图 4-4-2)。

4. 由主操作孔置入切割缝合器切断右肺下叶背段动脉(图 4-4-3)。

5. 切除 13 组淋巴结(图 4-4-4),游离出背段支气管(图 4-4-5),由主操作孔置入切割缝合器切断(图 4-4-6)。

6. 游离背段静脉属支 V⁶a+b(图 4-4-7),Hem-o-lok 夹闭并切断(图 4-4-8)。

7. 将支气管和血管残端向远心端做钝性分离后低潮气量缓慢通气,显露段间平面(图 4-4-9)。

8. 分别以段门平面的支气管、血管残端和缓慢通气形成的段间平面作为切开段间的标志,从副操作孔置入切割缝合器切开段间肺组织(图 4-4-10)。

9. 使用标本袋将右肺下叶背段肺组织从主操作孔取出。

10. 单向式胸腔镜右肺下叶背段切除术视频展示(视频 8)。

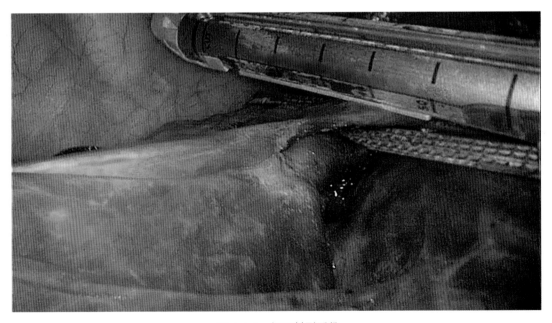

图 4-4-1　切开斜裂后份

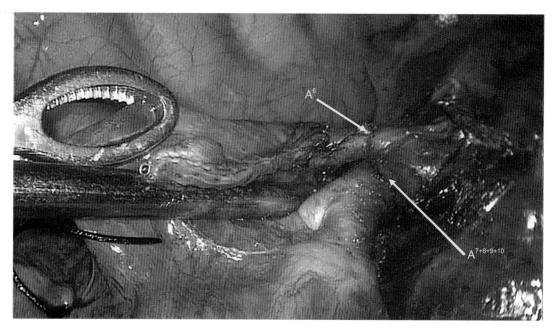

图 4-4-2　显露右下肺动脉分支
A^6:背段动脉;$A^{7+8+9+10}$:基底段动脉

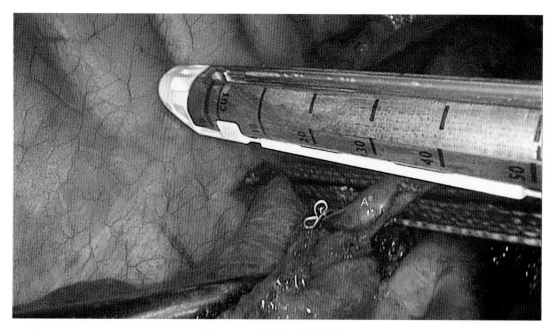

图 4-4-3　切断下叶背段动脉
A^6:背段动脉

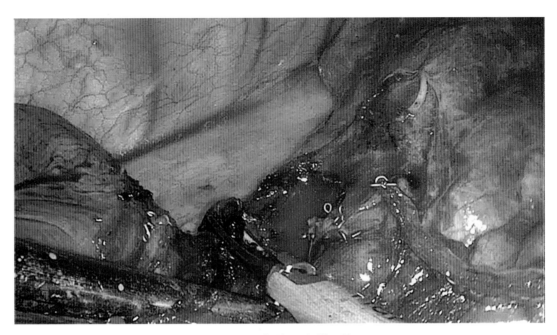

图 4-4-4　切除 13 组淋巴结

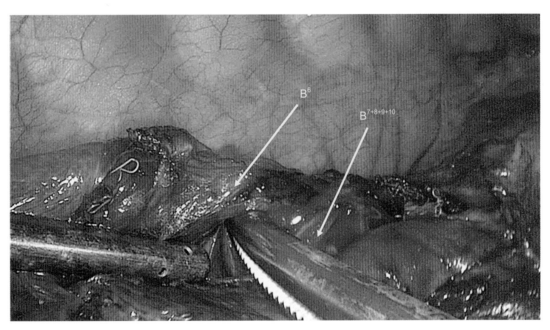

图 4-4-5　游离背段支气管
B^6:背段支气管;$B^{7+8+9+10}$:基底段支气管

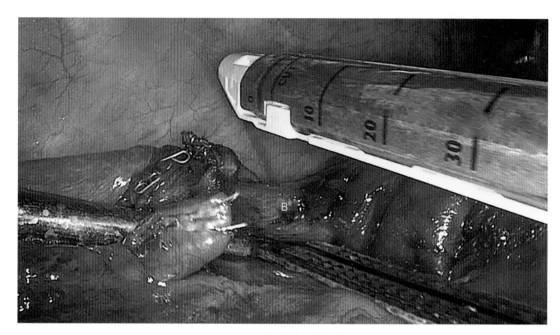

图 4-4-6　切断背段支气管
B^6:背段支气管

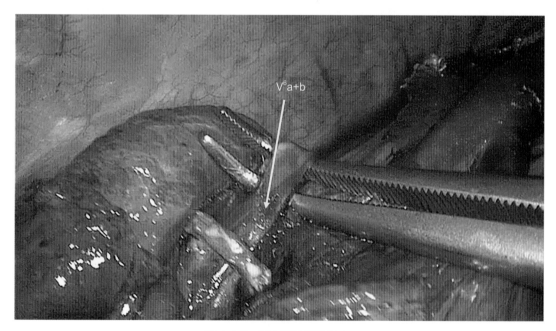

图 4-4-7　游离背段静脉属支
V^{6}a+b:背段静脉属支 a+b

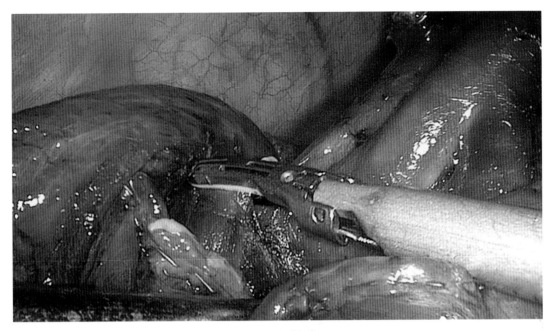

图 4-4-8　切断 V⁶a+b

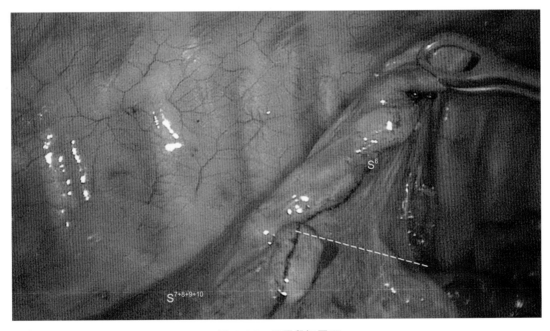

图 4-4-9　显露段间平面
S⁶:背段;S⁷⁺⁸⁺⁹⁺¹⁰:基底段

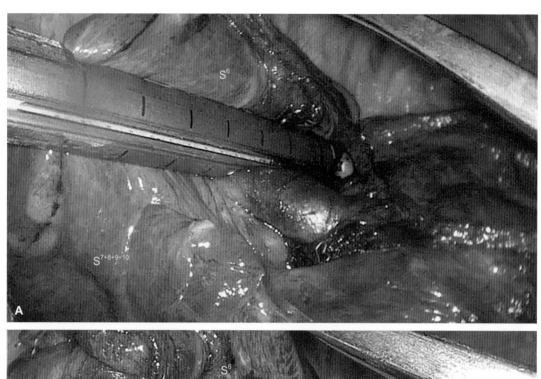

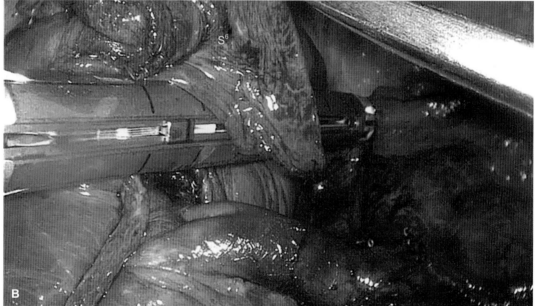

图 4-4-10　切开段间平面

A. 使用切割缝合器沿 S^6 和 $S^{7+8+9+10}$ 之间开始切割段间平面;B. 处理段间平面时注意辨认段门结构残端与切割缝合器之间的相对位置

S^6:背段;$S^{7+8+9+10}$:基底段

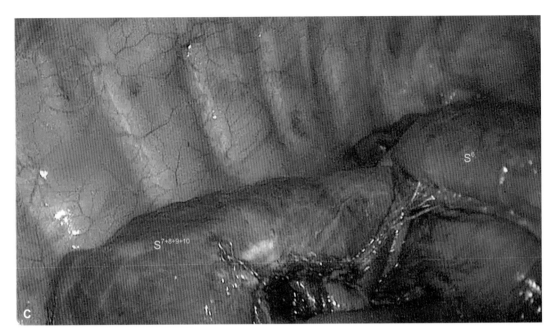

图 4-4-10（续）
C. 部分段间平面切开后
S^6：背段；$S^{7+8+9+10}$：基底段

视频 8　单向式胸腔镜右肺下叶背段切除术

二、操作关键点剖析

（一）肺静脉的处理

背段静脉有多个属支，处理时不必全部离断，可根据其走行方向，离断靠头侧的一支。

（二）肺动脉的处理

背段动脉通常为一支发自于叶间肺动脉，也可以分为数支发自叶间肺动脉。一般可使用 Hem-o-lok 夹闭，也可使用切割缝合器离断。

（三）支气管的处理

背段支气管通常为 1 支，但也可各亚段支气管通过不同的组合方式发出。术前仔细阅读 CT 图像，有助于术中辨认。若经肺裂入路行背段切除，在解剖支气管时应注意，其深面往往有肺静脉伴行，应注意避免损伤肺静脉引起出血。

（四）段间平面的处理

段间平面的处理技巧同第四章第一节。

第五节　右肺下叶前基底段（RS^8）切除术

一、手术步骤

1. 按单向式右肺下叶切除切口设计原则完成切口后进胸，探查病变部位、范围，再次确认手术方式（图 4-5-1）。

2. 由副操作孔置入腔镜环钳，夹持右下肺前基底段，由第一助手牵向尾侧，暴露右侧斜裂，主刀医生由副操作孔置入金属吸引器，由主操作孔置入能量器械，切开斜裂前份，打开右下肺动脉鞘，显露右肺下叶基底段动脉分支 A^7、A^8、A^{9+10}（图 4-5-2）。

3. Hem-o-lok 夹闭并切断 A^8，显露 A^8 后方的右肺下叶前基底段支气管 B^8（图 4-5-3）。

4. 解剖并游离右肺下叶 B^8 支气管（图 4-5-4），预夹闭后缓慢低潮气量通气确认段间平面，主操作孔置入切割缝合器切断 B^8 支气管（图 4-5-5）。

5. 钝性分离 B^8 支气管后方的段间静脉属支，显露 V^{8}a、V^{8}b（图 4-5-6），Hem-o-lok 夹闭并切断 V^{8}b（图 4-5-7），保留 V^{8}a。

6. 将支气管和血管残端向远心端做钝性分离后低潮气量缓慢通气，显露段间平面（图 4-5-8）。

7. 分别以段门平面的支气管、血管残端和缓慢通气形成的段间平面作为切开段间的标志，从副操作孔置入切割缝合器切开段间肺组织（图 4-5-9）。

8. 使用标本袋将右肺下叶前基底段肺组织从主操作孔取出。

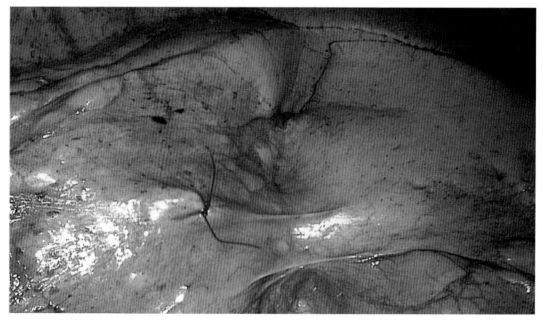

图 4-5-1　探查标记结节

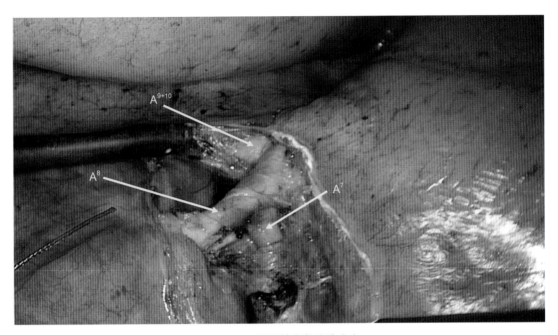

图 4-5-2　显露基底段动脉分支
A^7:内基底段动脉;A^8:前基底段动脉;A^{9+10}:外后基底段动脉

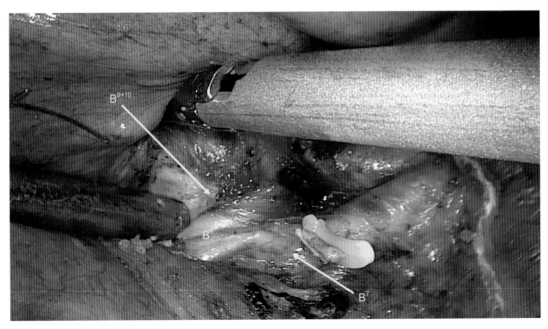

图 4-5-3　切断前基底段动脉
B^7:内基底段支气管;B^8:前基底段支气管;B^{9+10}:外后基底段支气管

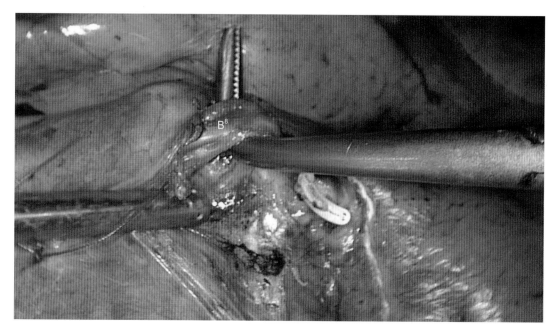

图 4-5-4　游离 B^8

B^8:前基底段支气管

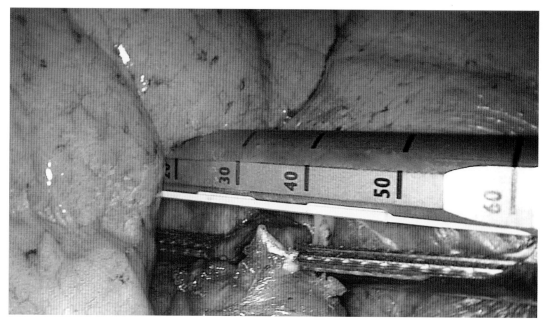

图 4-5-5　切断 B^8

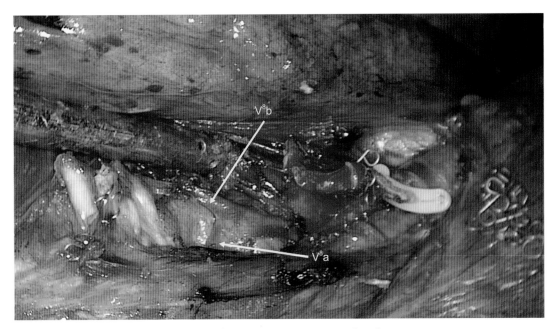

图 4-5-6　显露前基底段静脉属支 V^{8}a、V^{8}b

V^{8}a:前基底段静脉属支 a;V^{8}b:前基底段静脉属支 b

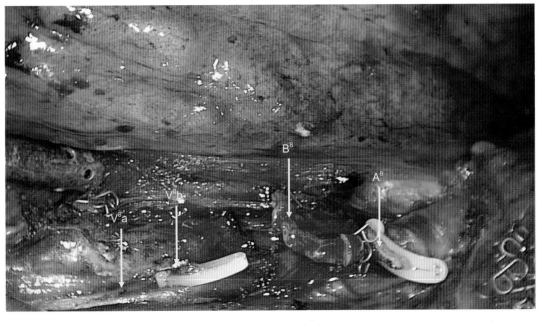

图 4-5-7　切断 V^{8}b

V^{8}b:前基底段静脉属支 b;V^{8}a:前基底段静脉属支 a;A^8:前基底段动脉;B^8:前基底段支气管

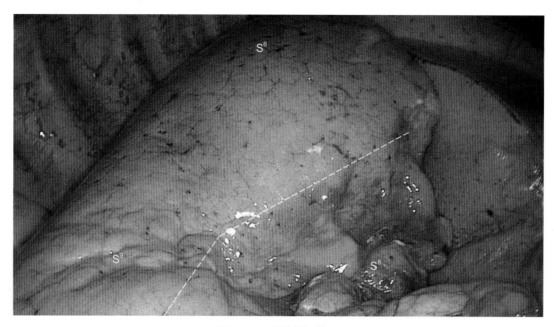

图 4-5-8　显露段间平面
S^6:背段;S^8:前基底段;S^9:外基底段

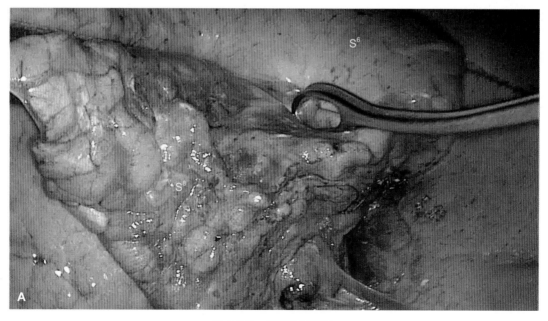

图 4-5-9　切开段间平面
A. 观察 S^8 相对位置,设计段间平面切开路线
S^6:背段;S^8:前基底段

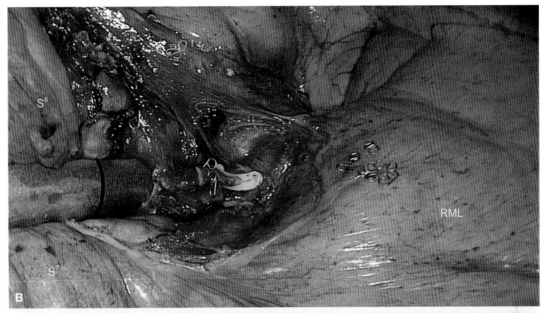

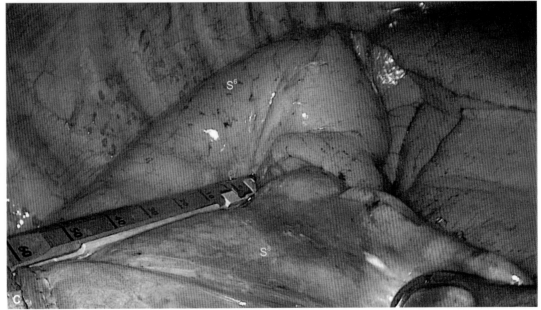

图 4-5-9（续）

B. 使用切割缝合器从基底面向上切开 S^7 和 S^8 之间的段间平面；C. 使用切割缝合器从基底面向上切开 S^8 和 S^9 之间的段间平面

S^6：背段；S^7：内基底段；S^8：前基底段；S^9：外基底段；RML：右肺中叶

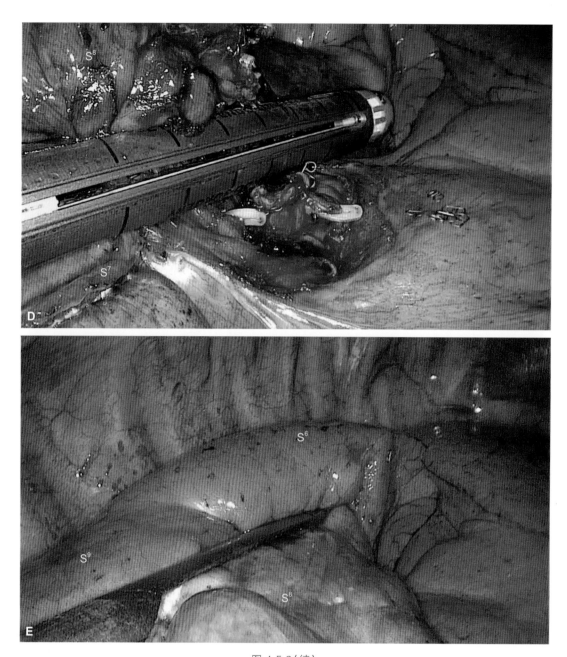

图 4-5-9(续)
D. 切开段间平面至段门时应注意观察段门结构与切割缝合器的相对位置;E. 继续切割段间平面
S⁶:背段;S⁷:内基底段;S⁸:前基底段;S⁹:外基底段

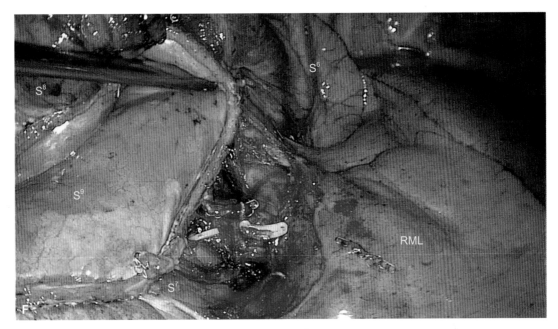

图 4-5-9（续）

F. 显示部分切开后的段间平面

S^6:背段;S^7:内基底段;S^8:前基底段;S^9:外基底段;RML:右肺中叶

二、操作关键点剖析

（一）肺静脉的处理

基底段静脉属支复杂,变异情况多见且分支深埋肺实质内,解剖、辨认和处理均具有一定难度。建议静脉处理时谨慎对待,在不能确认的情况下尽量少离断静脉。

（二）肺动脉的处理

经斜裂处理动脉时应将叶间动脉及其分支均骨骼化、全程暴露,这样方便辨认动脉,各支之间可互作参照。由于解剖范围较大,应注意避免损伤。

（三）支气管的处理

术前仔细阅读 CT 图像,有助于术中辨认。基底段支气管的分支可能存在较多变异,通常如果肺动脉能准确确认,可在肺动脉残端附近解剖,因为支气管和肺动脉是伴行关系。在离断前最好能夹闭支气管后膨肺,以验证支气管辨认是否正确。

（四）段间平面的处理

段间平面的处理技巧同第四章第一节。

第六节　经肺下韧带入路右肺下叶外后基底段（RS^{9+10}）切除术

一、手术步骤

1. 按单向式右肺下叶切除切口设计原则完成切口后进胸，探查病变部位、范围，再次确认手术方式（图 4-6-1）。

2. 由副操作孔置入腔镜环钳，夹持右肺下叶外后基底段，由第一助手牵向头侧，暴露右侧肺下韧带，主刀医生由副操作孔置入金属吸引器，由主操作孔置入能量器械，切断肺下韧带（图 4-6-2）。

3. 切开后纵隔胸膜，显露右侧肺下静脉主干，并钝性分离其属支 V^6 与 V$^{7+8+9+10}$ 的分叉（图 4-6-3），确认背段静脉后钝性分离 V^{7+8} 与 V^{9+10}（图 4-6-4）。

4. 主操作孔置入切割缝合器切断 V^{9+10}（图 4-6-5），于肺下静脉属支 V^6 与 V^{7+8} 之间解剖右肺下叶支气管，切除第 13 组淋巴结后首先确认下叶背段支气管 B^6 与基底段支气管 B$^{7+8+9+10}$ 的分叉，然后游离出 B^{9+10} 支气管（图 4-6-6），预夹闭后缓慢低潮气量通气确认段间平面（图 4-6-7）。

5. 主操作孔置入切割缝合器切断 B^{9+10}（图 4-6-8），提起支气管残端远心端，游离后方的肺动脉分支，确认背段动脉 A^6 及基底段动脉分支 A^{7+8} 和 A^{9+10}（图 4-6-9）。

6. 由主操作孔置入切割缝合器切断 A^{9+10}（图 4-6-10）后，将支气管和血管残端向远心端做钝性分离（图 4-6-11）并低潮气量缓慢通气，再次显露段间平面（图 4-6-12）。

7. 分别以段门平面的支气管、血管残端和缓慢通气形成的段间平面作为切开段间的标志，从主操作孔置入切割缝合器切开段间肺组织（图 4-6-13）。

8. 使用标本袋将右肺下叶外后基底段肺组织从主操作孔取出。

9. 单向式胸腔镜经肺下韧带入路右肺下叶外后基底段切除术视频展示（视频 9）。

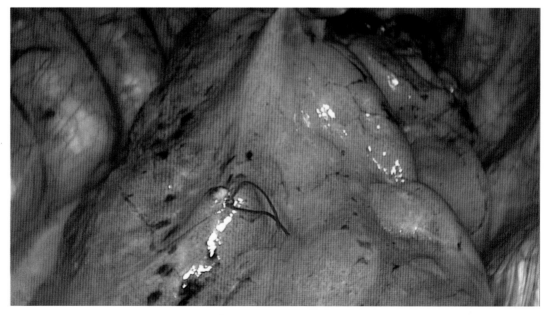

图 4-6-1　探查定位结节

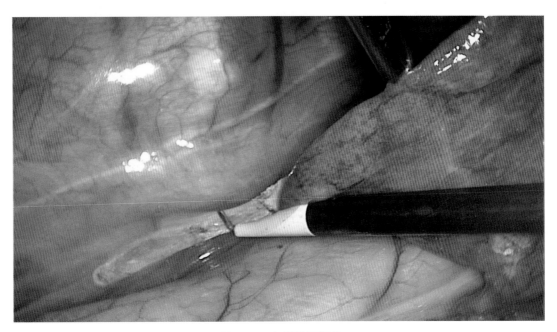

图 4-6-2　切断肺下韧带

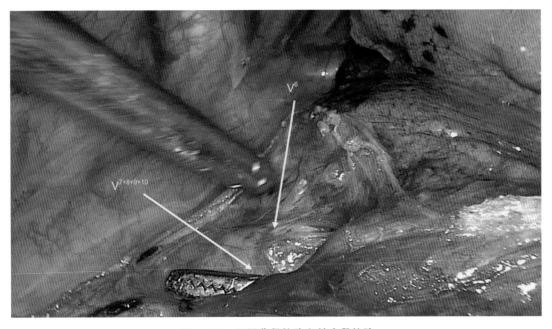

图 4-6-3　显露背段静脉和基底段静脉
V^6:背段静脉;$V^{7+8+9+10}$:基底段静脉

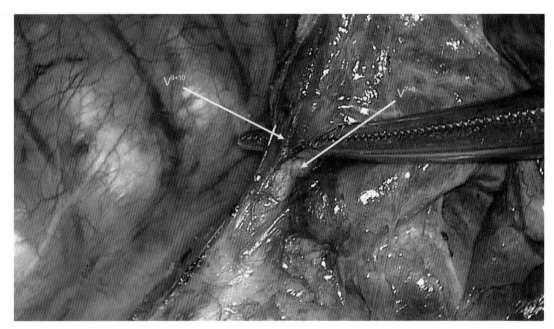

图 4-6-4　显露前内基底段静脉和外后基底段静脉
V^{7+8}:前内基底段静脉;V^{9+10}:外后基底段静脉

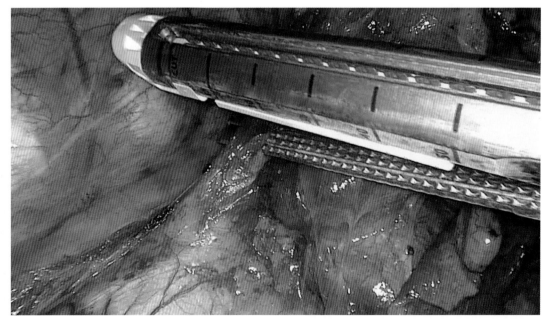

图 4-6-5　切断外后基底段静脉

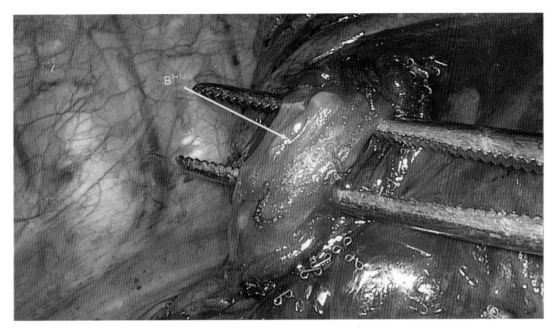

图 4-6-6 游离外后基底段支气管
B^{9+10}:外后基底段支气管

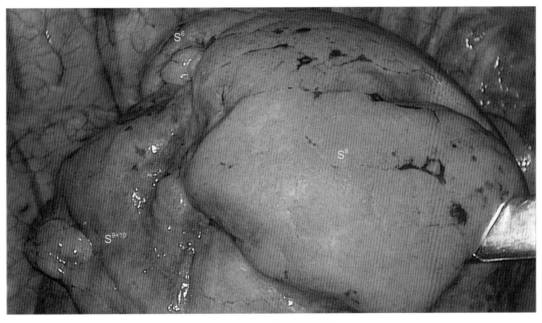

图 4-6-7 确认段间平面
S^6:背段;S^8:前基底段;S^{9+10}:外后基底段

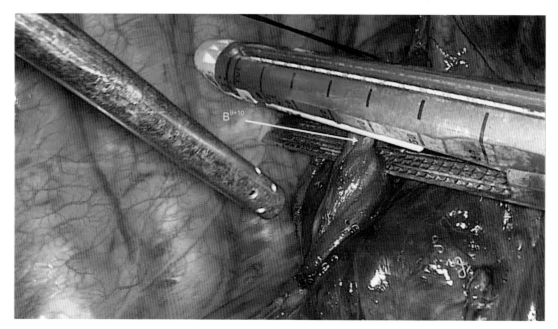

图 4-6-8　切断外后基底段支气管
B^{9+10}:外后基底段支气管

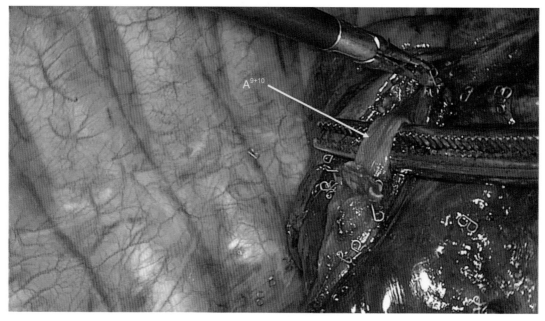

图 4-6-9　游离外后基底段动脉
A^{9+10}:外后基底段动脉

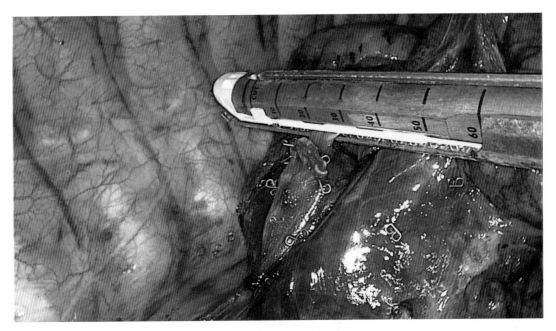

图 4-6-10　切断外后基底段动脉

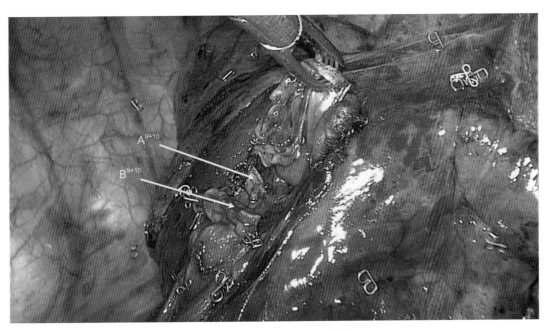

图 4-6-11　分离血管支气管残端
A^{9+10}:外后基底段动脉;B^{9+10}:外后基底段支气管

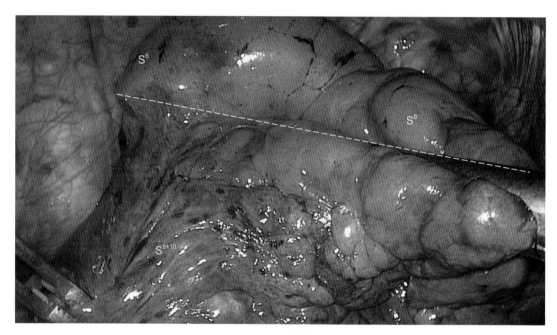

图 4-6-12 显露段间平面
S^6:背段;S^8:前基底段;S^{9+10}:外后基底段

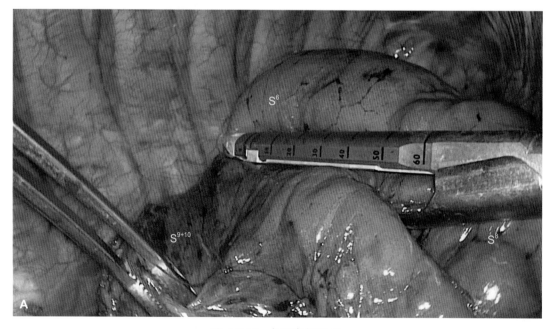

图 4-6-13 切开段间平面
A. 使用切割缝合器沿 S^{9+10} 和 S^8 之间开始切割段间平面(侧面观)
S^6:背段;S^8:前基底段;S^{9+10}:外后基底段

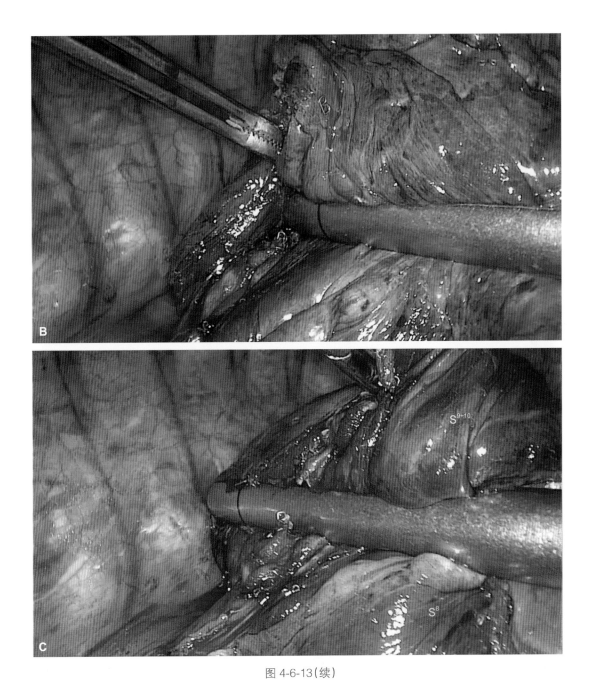

图 4-6-13（续）

B. 使用切割缝合器沿 S^{9+10} 和 S^8 之间开始切割段间平面（基底面观）；C. 切开段间平面至段门时应注意观察段门结构与切割缝合器的相对位置

S^8:前基底段;S^{9+10}:外后基底段

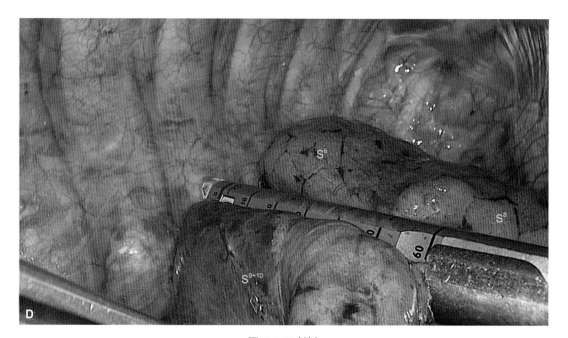

图 4-6-13(续)

D.使用切割缝合器沿 S^{9+10} 和 S^6 之间继续切割段间平面

S^6:背段;S^8:前基底段;S^{9+10}:外后基底段

视频 9　单向式胸腔镜经肺下韧带入路右肺下叶外后基底段切除术

二、操作关键点剖析

(一)肺静脉的处理

基底段静脉属支复杂,变异情况多见且分支深埋肺实质内,解剖、辨认和处理均具有一定难度。建议静脉处理时谨慎对待,在不能确认的情况下尽量少离断静脉。由于 RS^{9+10} 位于右下肺的最后方,在辨认血管时可先确认背段静脉的位置,以背段静脉为参照,确认外后基底段的静脉。

(二)肺动脉的处理

从肺下韧带入路切除基底段时,肺动脉位置深,位于支气管深面。因此通常在处理完支气管后才处理肺动脉。由于肺动脉与支气管伴行,在处理完支气管后提起残端,其深面与其伴行的血管即为靶段肺动脉。

(三)支气管的处理

术前仔细阅读 CT 图像,有助于术中辨认。基底段支气管的分支可能存在较多变异,术中可以背段支气管为参照,根据 CT 显示的基底段分支情况判断靶段支气管。在离断前最好能夹闭支气管后膨肺,以验证支气管辨认是否正确。

（四）段间平面的处理

段间平面的处理技巧同第四章第一节。但基底段毗邻复杂，在切开段间平面时需要精心设计切开顺序。通常先切开靶段与一侧毗邻肺段间的界线，直至段门，此后即可将靶段提起，切开另一侧的界线。

第七节　右肺下叶基底段（$RS^{7+8+9+10}$）切除术

一、手术步骤

1. 按单向式右肺下叶切除切口设计原则完成切口后进胸，探查病变部位、范围，再次确认手术方式（图 4-7-1）。

2. 由副操作孔置入腔镜环钳，夹持右肺下叶前基底段，由第一助手牵向尾侧，暴露右侧斜裂，主刀医生由副操作孔置入金属吸引器，由主操作孔置入能量器械，切开斜裂前份，切除 11 组淋巴结（图 4-7-2）。

3. 切除 13 组淋巴结，显露右肺下叶动脉分支 A^6 和 $A^{7+8+9+10}$（图 4-7-3）。

4. 游离出基底动脉干后主操作孔置入切割缝合器切断基底段动脉 $A^{7+8+9+10}$。（图 4-7-4）

5. 切断肺下韧带，游离肺下静脉，显露其属支 V^6 和 $V^{7+8+9+10}$（图 4-7-5）并切断基底段静脉（图 4-7-6）。

6. 切除 13 组淋巴结，解剖并显露右肺下叶支气管分支 B^6 和 $B^{7+8+9+10}$，游离基底段支气管 $B^{7+8+9+10}$（图 4-7-7），主操作孔置入切割缝合器切断 $B^{7+8+9+10}$（图 4-7-8）。

7. 将基底段支气管和血管残端向远心端分离后（图 4-7-9），低潮气量缓慢通气，显露段间平面（图 4-7-10）。

8. 分别以段门平面的支气管、血管残端和缓慢通气形成的段间平面作为切开段间的标志，从主操作孔置入切割缝合器切开段间肺组织（图 4-7-11）。

9. 使用标本袋将右肺下叶基底段肺组织从主操作孔取出。

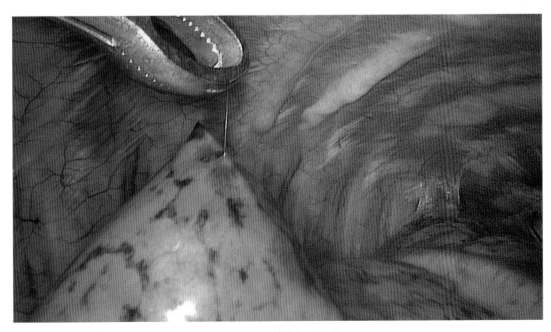

图 4-7-1　探查标记结节

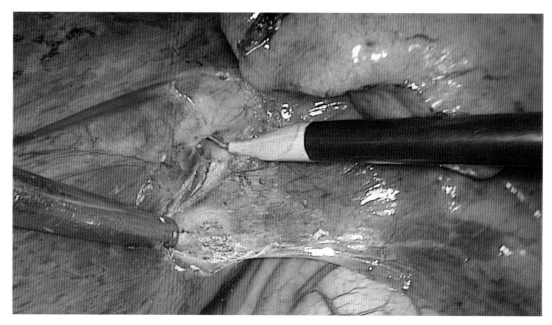

图 4-7-2　切开斜裂前份并切除 11 组淋巴结

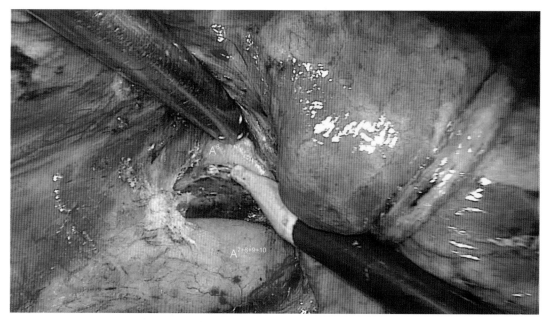

图 4-7-3　显露右肺下叶动脉各分支
A^6:背段动脉;$A^{7+8+9+10}$:基底段动脉

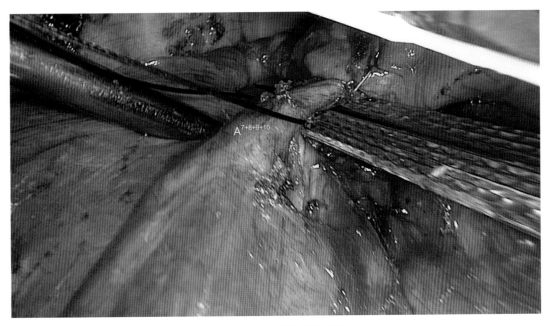

图 4-7-4　切断基底段动脉
A$^{7+8+9+10}$:基底段动脉

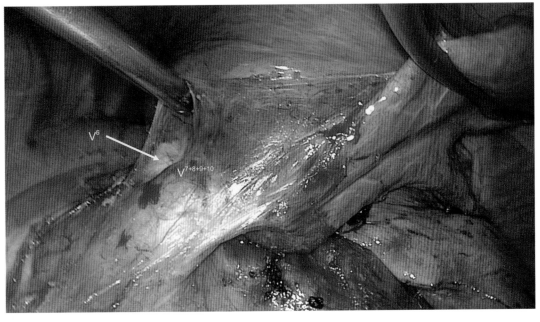

图 4-7-5　显露肺下静脉属支
V^6:背段静脉;V$^{7+8+9+10}$:基底段静脉

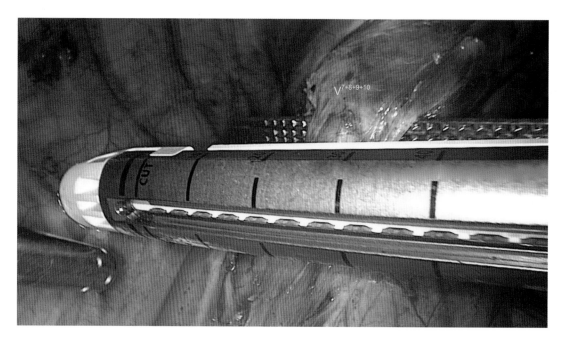

图 4-7-6　切断基底段静脉
$V^{7+8+9+10}$:基底段静脉

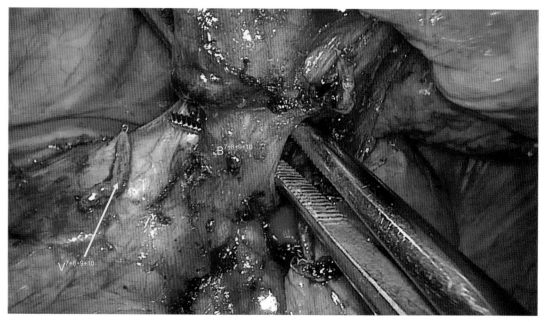

图 4-7-7　游离基底段支气管
$B^{7+8+9+10}$:基底段支气管;$V^{7+8+9+10}$:基底段静脉

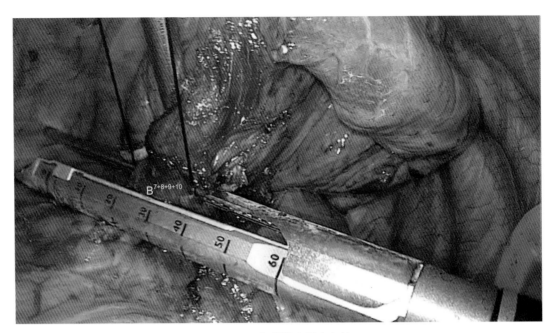

图 4-7-8　切断基底段支气管
$B^{7+8+9+10}$：基底段支气管

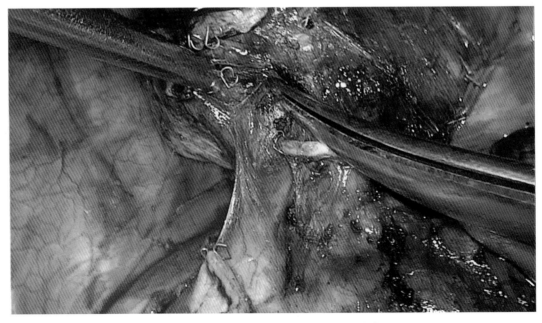

图 4-7-9　向远心端分离基底段支气管血管残端

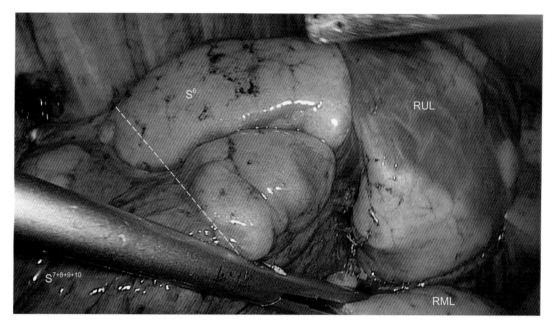

图 4-7-10　显露段间平面
S^6:背段;S$^{7+8+9+10}$:基底段;RUL:右肺上叶;RML:右肺中叶

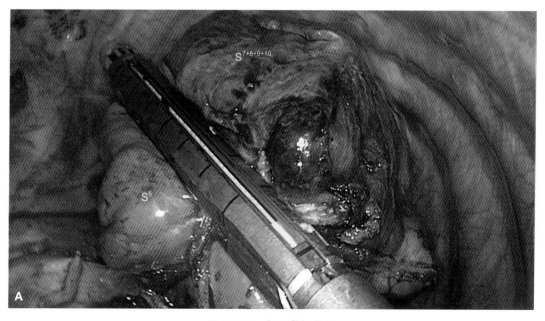

图 4-7-11　切开段间平面
A. 使用切割缝合器切割段间平面
S^6:背段;S$^{7+8+9+10}$:基底段

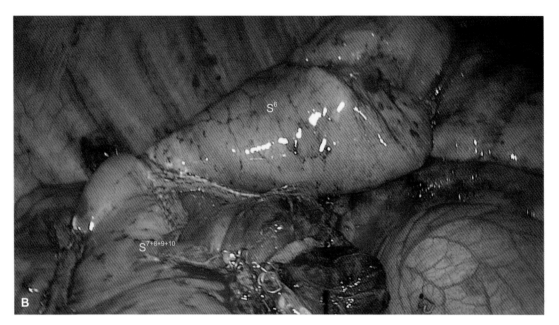

图 4-7-11（续）
B. 段间平面部分切开后
S^6：背段；S$^{7+8+9+10}$：基底段

二、操作关键点剖析

（一）肺静脉的处理

通常经肺下韧带解剖肺下静脉，并向远心端游离，确认背段静脉后，其余静脉即为基底段静脉。

（二）肺动脉的处理

本节这例患者选择经叶间裂处理基底段动脉，行基底段切除时亦可从肺下韧带入路单向推进完成，这时肺动脉位置较深，位于支气管深面，通常在处理完基底段静脉及支气管后再处理肺动脉，但在切断基底段动脉前仍需确认背段动脉是否保留。

（三）支气管的处理

基底段支气管通常在背段发出后有一个总干存在，因此在离断静脉后，可在静脉残端附近解剖，切除淋巴结，确认背段支气管位置，即可确认基底段支气管，但在离断基底段支气管前最好能夹闭支气管后膨肺验证支气管辨认是否正确。

（四）段间平面的处理

段间平面的处理技巧同第四章第一节。基底段切除需切开斜裂和与背段之间的界线。在处理完段门结构后再处理段间平面相对容易。

第八节 左肺上叶尖后段（LS^{1+2}）切除术

一、手术步骤

1. 按单向式左肺上叶切除切口设计原则完成切口后进胸,探查病变部位、范围,再次确认手术方式（图 4-8-1）。

2. 由副操作孔置入腔镜环钳,夹持左上肺后段,由第一助手牵向头侧,暴露左侧斜裂,沿叶间动脉干表面游离出隧道后,切割缝合器由副操作孔置入后切开斜裂后份（图 4-8-2）。

3. 主刀由主操作孔置入金属吸引器,由副操作孔置入能量器械,游离并显露肺动脉干及各分支 A^{1+2}、A^{4+5} 及 A^6（图 4-8-3）,Hem-o-lok 夹闭并切断 A^{1+2}c（图 4-8-4）。

4. 切除 12 组淋巴结（图 4-8-5）,显露左侧尖前支动脉分支 A^3 及 A^{1+2}a+b（图 4-8-6）。

5. 分离尖后段动脉分支 A^{1+2}a+b（图 4-8-7）,Hem-o-lok 夹闭并切断（图 4-8-8）。

6. 由副操作孔置入腔镜环钳,夹持左上肺前段,由第一助手牵向背侧,于膈神经后方切开纵隔胸膜显露左肺上静脉各属支（图 4-8-9）。

7. 分离左肺上叶尖后段静脉属支 V^{1+2}a-c（图 4-8-10）,Hem-o-lok 夹闭并切断（图 4-8-11）。

8. 切除 13 组淋巴结,显露左上肺固有段支气管各分支 B^{1+2}、B^3（图 4-8-12）,副操作孔置入切割缝合器夹闭并切断 B^{1+2}（图 4-8-13）。

9. 将支气管和血管残端向远心端做钝性分离后低潮气量缓慢通气,显露段间平面（图 4-8-14）。

10. 分别以段门平面的支气管、血管残端和缓慢通气形成的段间平面作为切开段间的标志,从副操作孔置入切割缝合器切开段间肺组织（图 4-8-15）。

11. 使用标本袋将左肺上叶尖后段肺组织从主操作孔取出。

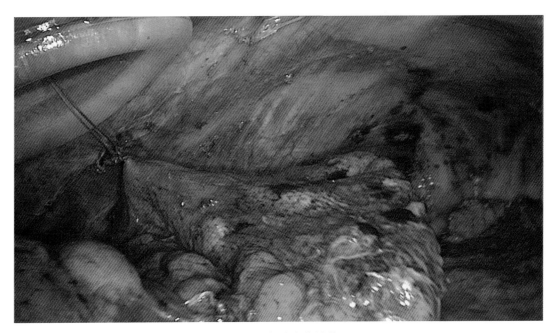

图 4-8-1 探查定位结节

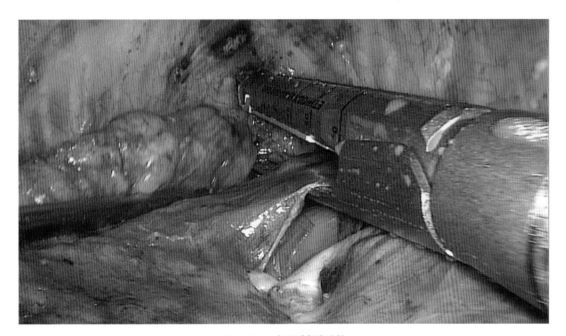

图 4-8-2　切开斜裂后份

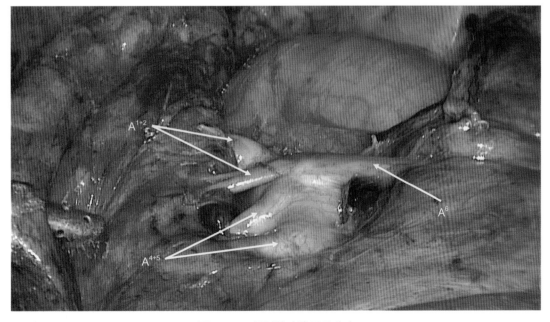

图 4-8-3　解剖肺动脉干及分支
A^{1+2}:尖后段动脉；A^{4+5}:舌段动脉；A^6:背段动脉

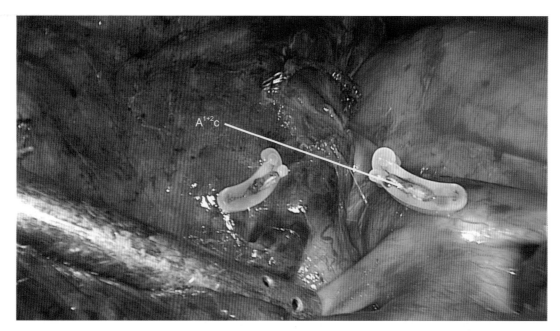

图 4-8-4　切断外亚段动脉

$A^{1+2}c$：外亚段动脉

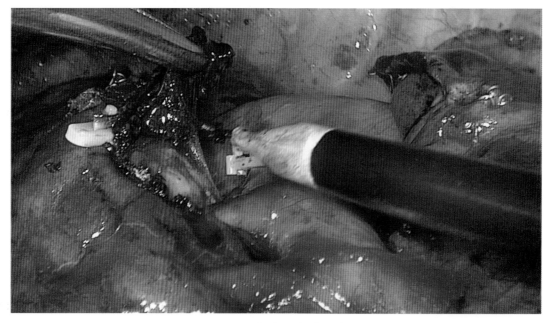

图 4-8-5　切除 12 组淋巴结

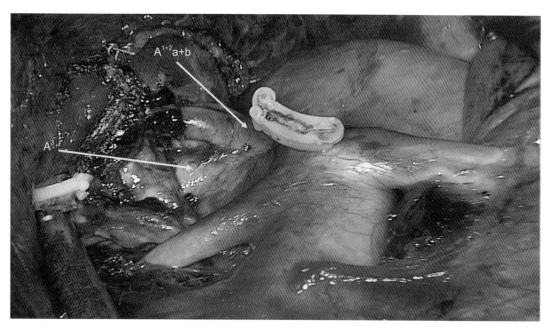

图 4-8-6 显露尖前支动脉分支
A^3:前段动脉;A^{1+2}a+b:尖亚段及后亚段动脉

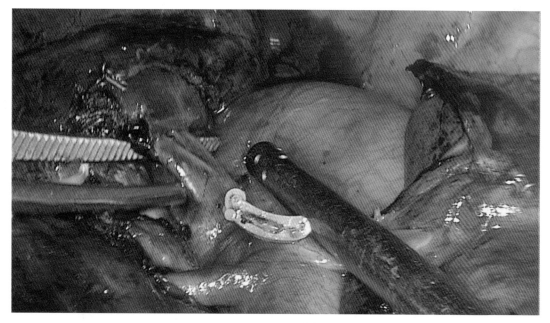

图 4-8-7 分离 A^{1+2}a+b

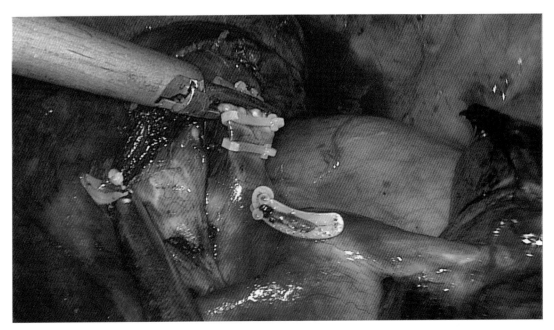

图 4-8-8　切断 A^{1+2}a+b

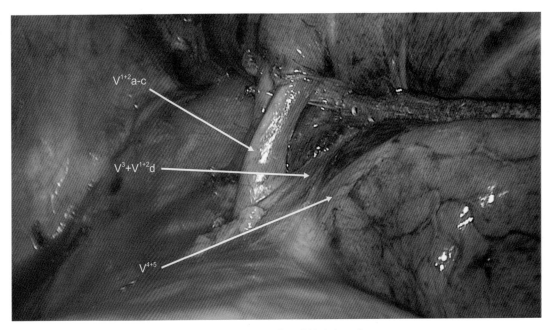

图 4-8-9　解剖左肺上叶静脉各属支
V^{1+2}a-c:尖后段静脉属支 a-c；V^3+V^{1+2}d:前段静脉和尖后段静脉属支 d；V^{4+5}:舌段静脉

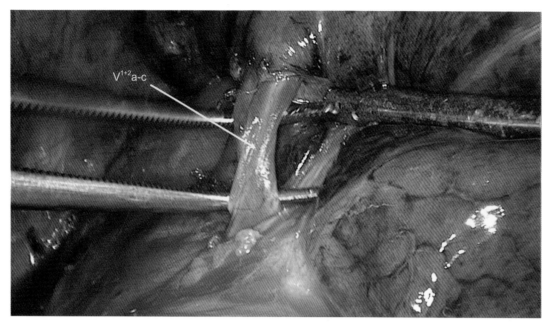

图 4-8-10　分离 V^{1+2}a-c
V^{1+2}a-c:尖后段静脉属支 a-c

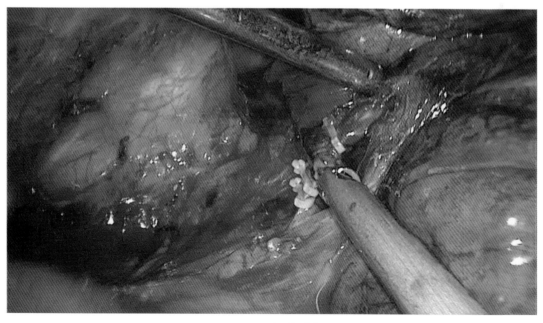

图 4-8-11　切断 V^{1+2}a-c

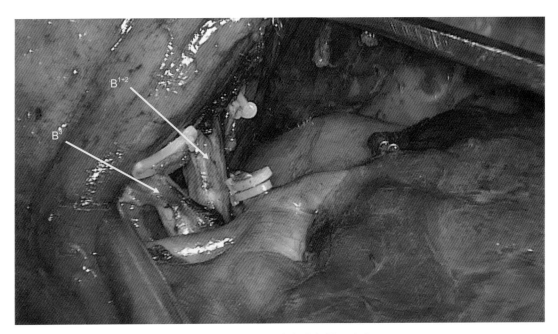

图 4-8-12　显露固有段支气管及分支

B^{1+2}:尖后段支气管;B^3:前段支气管

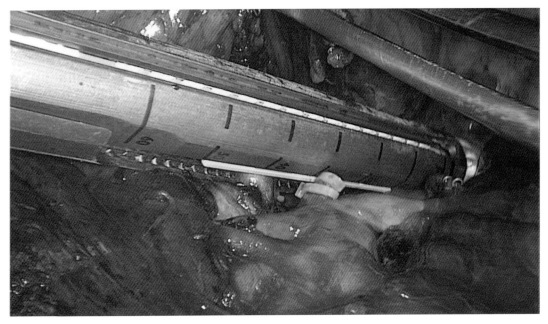

图 4-8-13　切断尖后段支气管

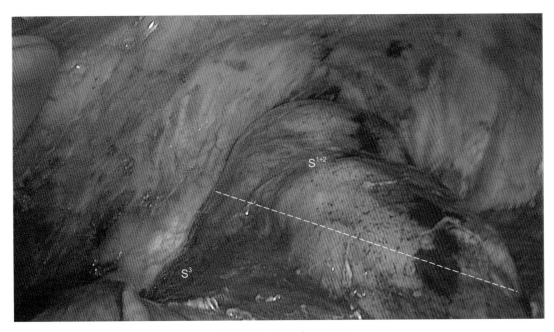

图 4-8-14 显示段间平面
S^{1+2}:尖后段;S^3:前段

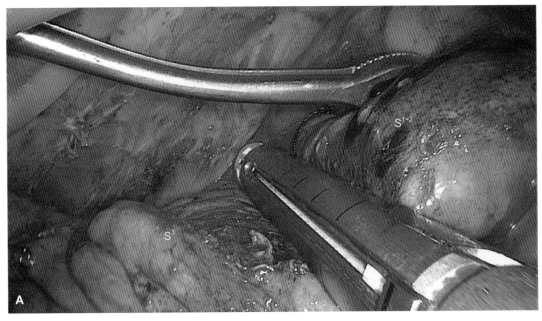

图 4-8-15 切开段间平面
A. 使用切割缝合器经斜裂沿 S^{1+2} 和 S^3 之间开始切割段间平面
S^{1+2}:尖后段;S^3:前段

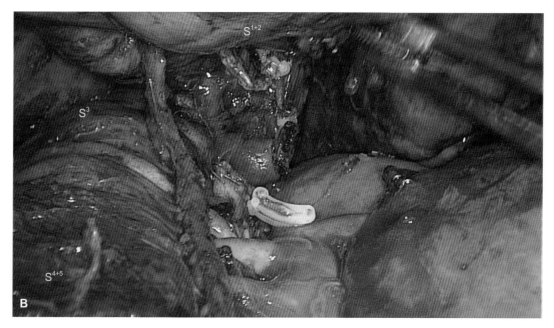

图 4-8-15（续）
B. 段间平面部分切开后
S^{1+2}:尖后段;S^3:前段;S^{4+5}:舌段

二、操作关键点剖析

（一）肺静脉的处理

尖后段静脉有多支属支,其中段内静脉多形成最靠头侧的一支再汇入左肺上叶静脉。静脉的处理可通过肺门前方处理,也可以通过肺门的后方处理,但多数情况下从肺门前方处理,便于清晰辨识肺上静脉各分支。

血管的处理技巧同第四章第一节。

（二）肺动脉的处理

尖后段的动脉可有多支,通常沿肺动脉干解剖各支分别处理。在处理由尖前支动脉发出的分支时需要仔细辨认,避免误将前段动脉和纵隔型舌段动脉离断。通常可将尖后段提起,根据动脉分支的走行进行判断。左肺动脉干绕左肺上叶支气管走行,支气管周围淋巴结可能影响动脉分支的解剖和走行判断,在条件允许的情况下最好能切除该区域淋巴结,方便结构辨认。

（三）支气管的处理

尖后段支气管的 a+b 亚段(尖亚段和后亚段)通常共干,c 亚段(外亚段)可与 a+b 亚段共干或单独发出。术前应通过 CT 确认。在确认支气管时应将肺动脉与支气管后壁游离,同时清除该区域的淋巴结,方便辨认。若不能明确辨认,建议在夹闭支气管后通气,了解夹闭支气管是否为靶段支气管。

（四）段间平面的处理

段间平面的处理技巧同第四章第一节。

第九节　左肺上叶前段（LS³）切除术

一、手术步骤

1. 按单向式左肺上叶切除切口设计原则完成切口后进胸,探查病变部位、范围,再次确认手术方式（图 4-9-1）。

2. 由副操作孔置入腔镜环钳,夹持左上肺前段,由第一助手牵向背侧,暴露左侧肺门前方,主刀医生由副操作孔置入金属吸引器,由主操作孔置入能量器械,电凝钩于膈神经后方切开纵隔胸膜切除 10 组淋巴结（图 4-9-2）。

3. 游离并显露左肺上叶静脉各属支 V^{1+2}a-c、V^3b+c、V^3a+V^{1+2}d、V^{4+5}（图 4-9-3）。

4. 游离前段静脉属支 V^3b+c（图 4-9-4）,于副操作孔置入切割缝合器切断（图 4-9-5）。

5. 于 V^{1+2}a-c 与 V^3a+V^{1+2}d 之间游离出前段动脉 A^3（图 4-9-6）,4 号丝线结扎并切断（图 4-9-7）。

6. 切除 13 组淋巴结并游离出前段支气管 B^3（图 4-9-8）,夹闭支气管 B^3 后缓慢低潮气量通气确认段间平面（图 4-9-9）。

7. 由副操作孔置入切割缝合器切断 B^3 支气管（图 4-9-10）。

8. 将支气管和血管残端向远心端做钝性分离后低潮气量缓慢通气,再次显露段间平面。

9. 分别以段门平面的支气管、血管残端和缓慢通气形成的段间平面作为切开段间的标志,分别从副操作孔和主操作孔置入切割缝合器切开段间肺组织（图 4-9-11）。

10. 使用标本袋将左肺上叶前段肺组织从主操作孔取出。

11. 单向式胸腔镜左肺上叶前段切除术视频展示（视频 10）。

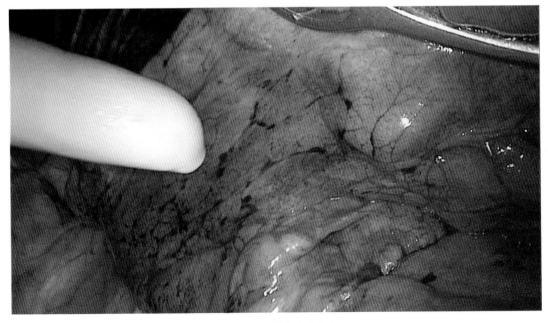

图 4-9-1　探查定位结节

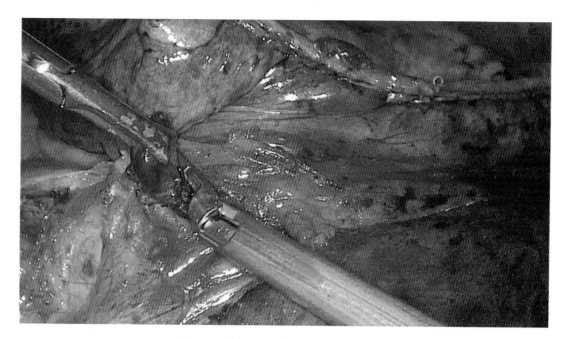

图 4-9-2 切开纵隔胸膜切除 10 组淋巴结

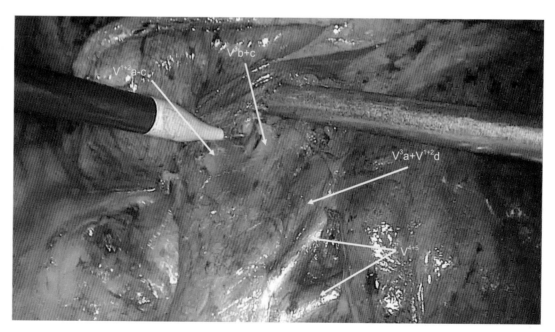

图 4-9-3 游离左肺上静脉各属支

V^{1+2}a-c:尖后段静脉属支 a-c;V^{3}b+c:前段静脉属支 b+c;V^{3}a+V^{1+2}d:前段静脉属支 a 和尖后段静脉属支 d;
V^{4+5}:舌段静脉

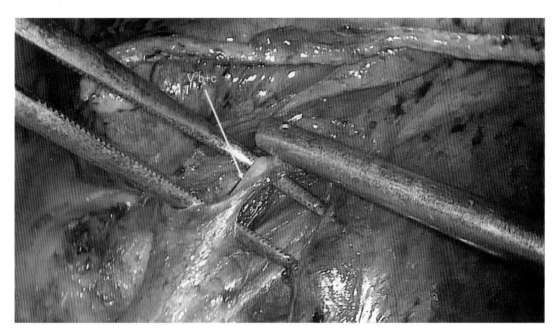

图 4-9-4　游离 V^3b+c

V^3b+c：前段静脉属支 b+c

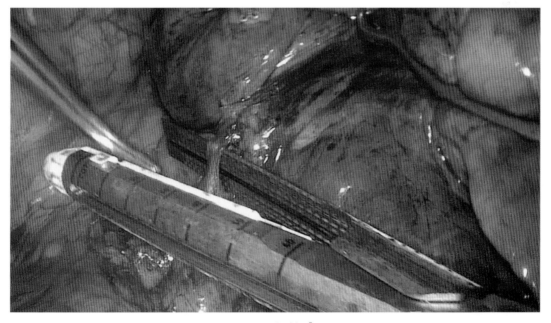

图 4-9-5　切断 V^3b+c

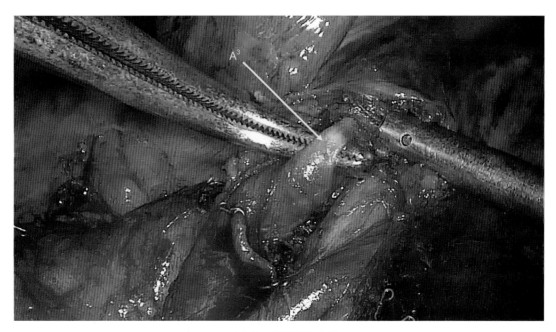

图 4-9-6　游离前段动脉
A³:前段动脉

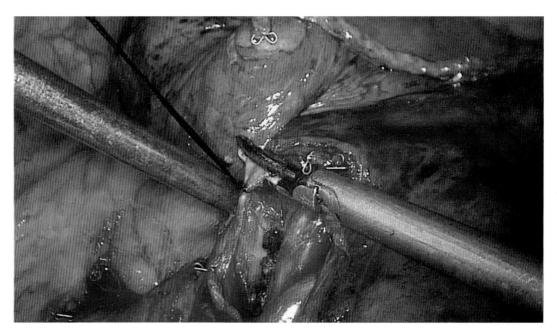

图 4-9-7　切断前段动脉

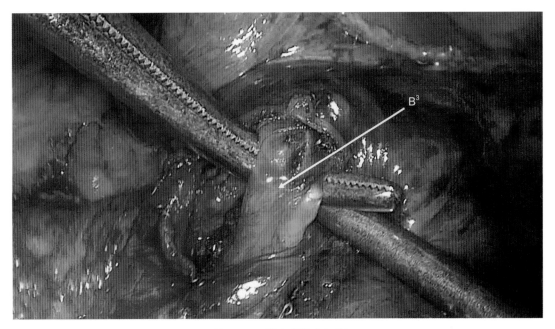

图 4-9-8 游离前段支气管
B³:前段支气管

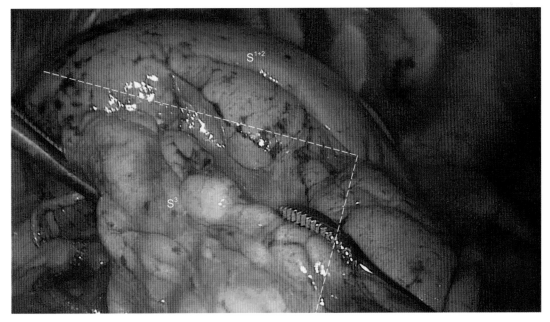

图 4-9-9 确认段间平面
S¹⁺²:尖后段;S³:前段

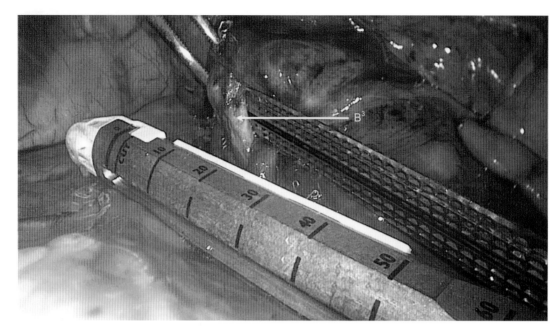

图 4-9-10　切断前段支气管

B³:前段支气管

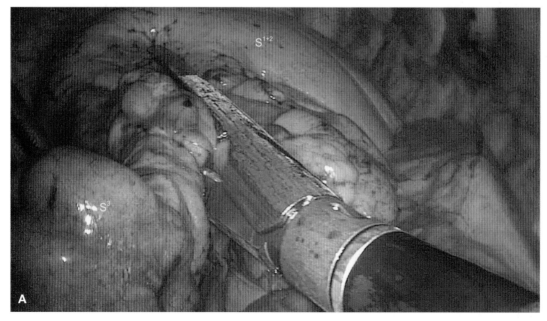

图 4-9-11　切开段间平面

A. 使用切割缝合器沿 S³ 和 S⁴⁺⁵ 之间切割段间平面至段门

S¹⁺²:尖后段;S³:前段

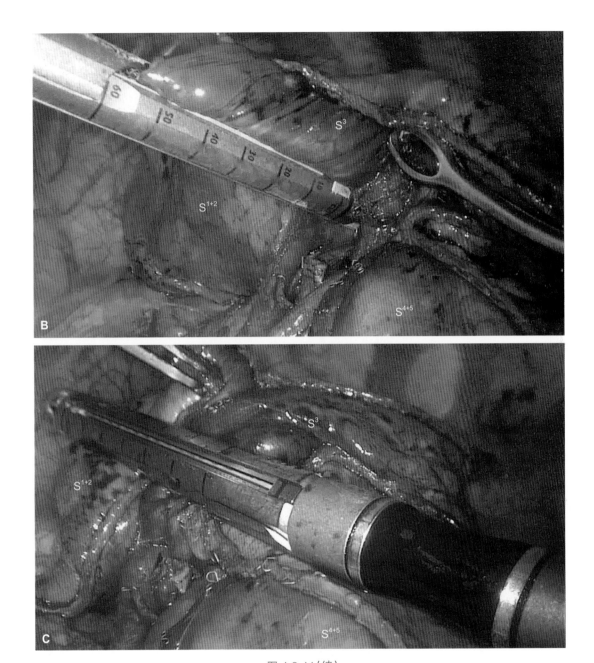

图 4-9-11(续)

B. 使用切割缝合器沿前段上缘切割 S^3 和 S^{1+2} 之间的段间平面至段门;C. 使用切割缝合器沿前段后缘切割 S^3 和 S^{1+2} 之间的段间平面,此时应注意观察段门结构与切割缝合器的相对位置
S^{1+2}:尖后段;S^3:前段;S^{4+5}:舌段

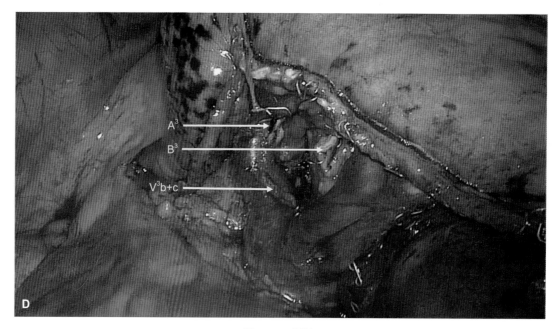

图 4-9-11（续）

D. 显示前段切除后的段门结构

A³：前段动脉；B³：前段支气管；V³b+c：前段静脉属支 b+c

视频 10　单向式胸腔镜左肺上叶前段切除术

二、操作关键点剖析

（一）肺静脉的处理

前段静脉多居于尖后段静脉和舌段静脉之间，从肺门前方解剖时，从上叶静脉向远心端解剖，暴露各个属支即可找到前段静脉。但应注意前段静脉的属支中包含段间静脉，有时尖后段的外亚段静脉也可汇入前段静脉。因此当提起前段肺组织观察前段静脉的属支时，其来源方向为后方的静脉属支应先予以保留，避免误断。

血管的处理技巧同第四章第一节。

（二）肺动脉的处理

前段动脉通常由前干动脉发出，经尖后段静脉后方进入前段，解剖时应注意保护尖后段静脉。在解剖前段动脉时也应注意存在纵隔型舌段动脉的可能，需加以保护。此外由于上叶支气管及其分支的段支气管周围存在一些淋巴结，解剖时应注意保护血管，避免损伤出血。

（三）支气管的处理

由于尖后段和舌段静脉的存在，前段支气管位置较深。同时前段动脉的残端及支气管周围淋巴结均可对支气管的解剖和辨认造成影响，因此建议把支气管周围淋巴结适当切除，前段动脉远心端夹闭时最好能在尽可能远的位置，以方便前段支气管的解剖和辨认。若不能明确辨认，建议在夹闭支气管后通气，了解夹闭支气管是否为靶段支气管。

（四）段间平面的处理

段间平面的处理技巧同第四章第一节。

第十节　左肺上叶舌段（LS^{4+5}）切除术

一、手术步骤

1. 按单向式左肺上叶切除切口设计原则完成切口后进胸，探查病变部位、范围，再次确认手术方式（图 4-10-1）。

2. 由副操作孔置入腔镜环钳，夹持左上肺前段，由第一助手牵向背侧，暴露左侧肺门前方，主刀医生由副操作孔置入金属吸引器，由主操作孔置入能量器械，电凝钩于膈神经后方切开纵隔胸膜（图 4-10-2）。

3. 游离并显露左肺上叶舌段静脉 V^{4+5}（图 4-10-3），Hem-o-lok 夹闭并切断（图 4-10-4）。

4. 切除 11 组（图 4-10-5）及 13 组淋巴结（图 4-10-6），显露舌段动脉 A^{4+5} 及舌段支气管 B^{4+5}（图 4-10-7）。

5. Hem-o-lok 夹闭并切断 A^{4+5}（图 4-10-8），游离 B^{4+5} 支气管（图 4-10-9），由主操作孔置入切割缝合器切断（图 4-10-10）。

6. 将支气管和血管残端向远端做钝性分离后低潮气量缓慢通气，显露段间平面（图 4-10-11）。

7. 分别以段门平面的支气管、血管残端和缓慢通气形成的段间平面作为切开段间的标志，从主操作孔置入切割缝合器切开段间肺组织（图 4-10-12）。

8. 使用标本袋将左肺上叶舌段肺组织从主操作孔取出。

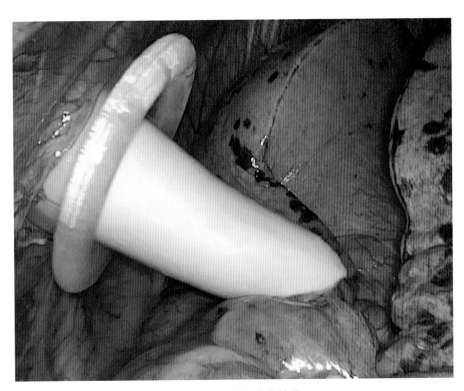

图 4-10-1　探查定位结节

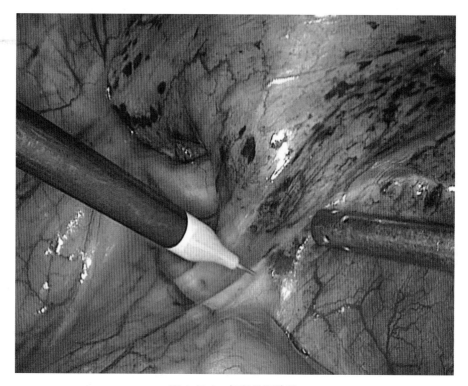

图 4-10-2 切开纵隔胸膜

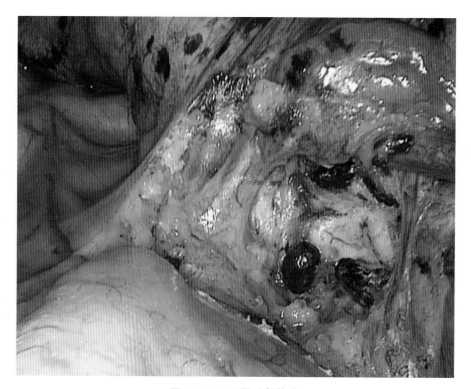

图 4-10-3 显露舌段静脉
V^{4+5}:舌段静脉

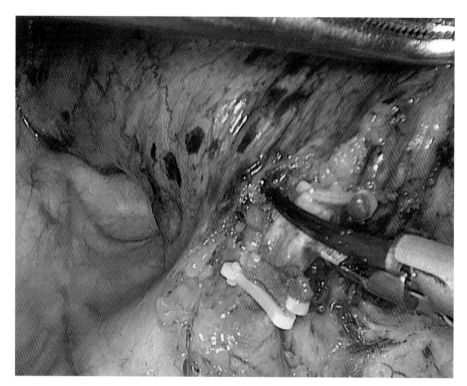

图 4-10-4　切断舌段静脉

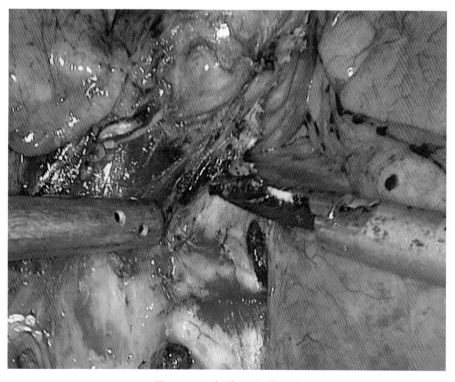

图 4-10-5　切除 11 组淋巴结

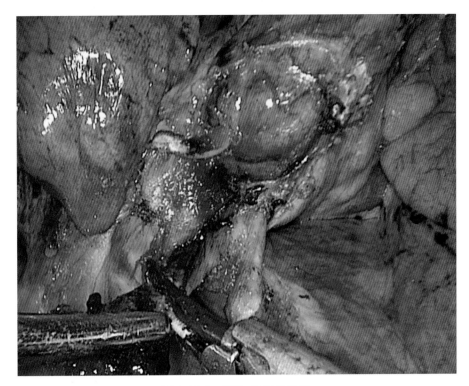

图 4-10-6 切除 13 组淋巴结

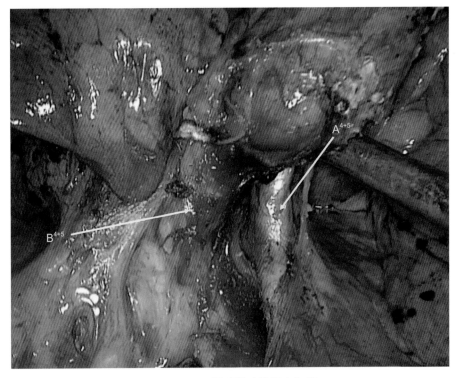

图 4-10-7 显露舌段动脉及支气管
A^{4+5}:舌段动脉;B^{4+5}:舌段支气管

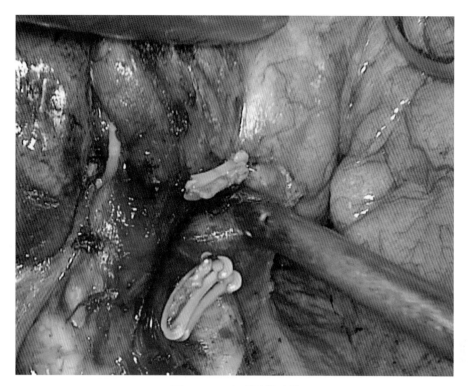

图 4-10-8 切断舌段动脉

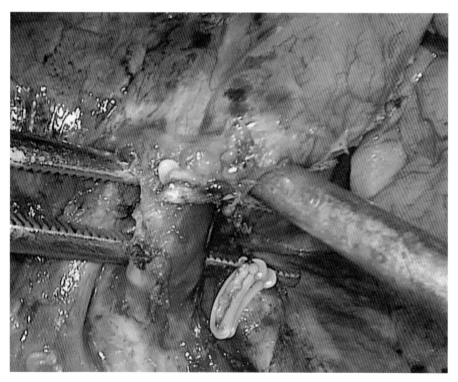

图 4-10-9 游离舌段支气管

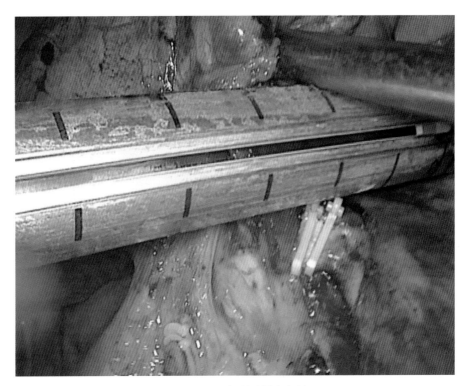

图 4-10-10　切断舌段支气管

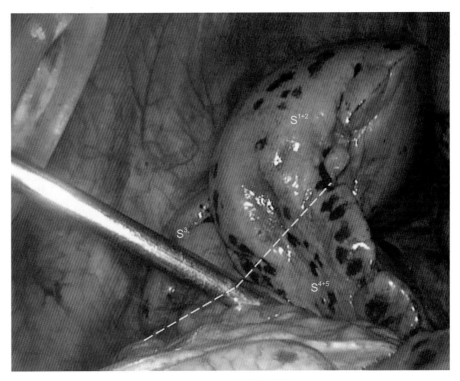

图 4-10-11　显露段间平面
S^{1+2}:尖后段;S^3:前段;S^{4+5}:舌段

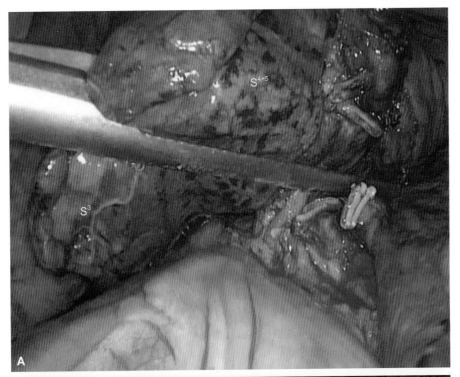

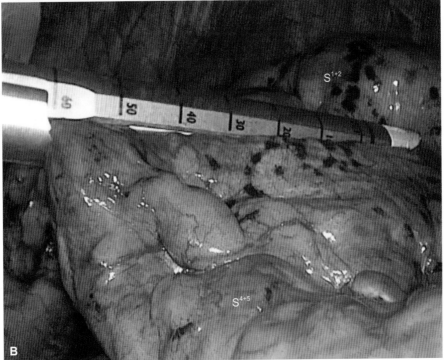

图 4-10-12　切开段间平面

A. 使用切割缝合器沿 S^{4+5} 和 S^3 之间开始切割段间平面；B. 继续使用切割缝合器沿段间平面从前向后切割

S^{1+2}：尖后段；S^3：前段；S^{4+5}：舌段

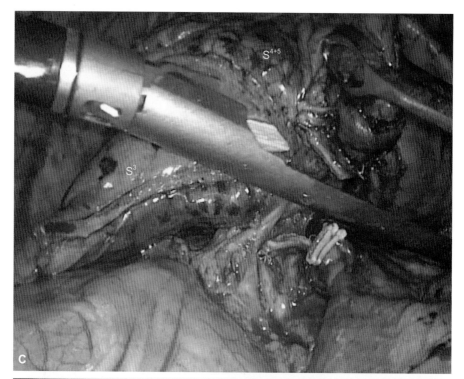

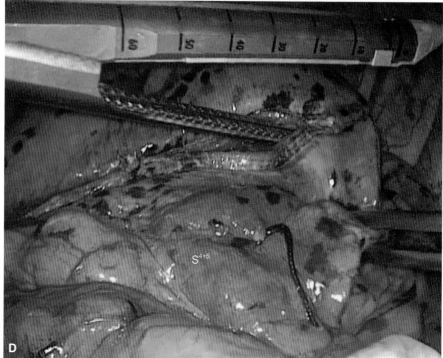

图 4-10-12(续)

C. 切割至段门时应注意段门结构与切割缝合器之间的相对位置是否正确;D. 切割段间平面时应注意观察结节的相对位置

S³:前段;S⁴⁺⁵:舌段

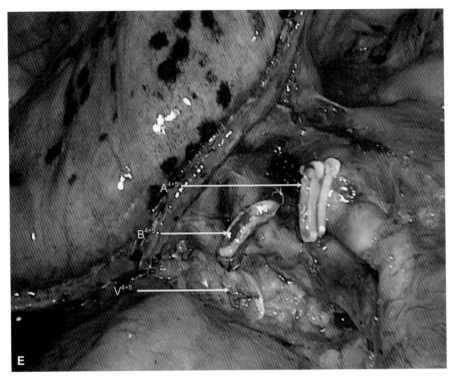

图 4-10-12（续）
E. 显示切除舌段后的段门结构
A^{4+5}:舌段动脉;B^{4+5}:舌段支气管;V^{4+5}:舌段静脉

二、操作关键点剖析

（一）肺静脉的处理
舌段静脉在肺上静脉的最下端汇入。有时下舌段会有小的静脉属支直接汇入肺下静脉。
血管的处理技巧同第四章第一节。

（二）肺动脉的处理
舌段动脉可为 1 支或分为上舌段动脉和下舌段动脉分别发出。通常与 11 组淋巴结较为邻近,若淋巴结影响动脉暴露和处理,可考虑打开斜裂进行处理。处理舌段动脉时应注意保护前基底段动脉。此外存在纵隔型舌段动脉的变异,舌段动脉从尖前支动脉处发出,走行于静脉深面、上叶支气管前方。

（三）支气管的处理
舌段支气管的处理较为常规,需处理支气管周围淋巴结,方便支气管暴露。

（四）段间平面的处理
段间平面的处理技巧同第四章第一节。

第十一节 左肺上叶固有段(LS^{1+2+3})切除术

一、手术步骤

1. 按单向式左肺上叶切除切口设计原则完成切口后进胸,探查病变部位、范围,再次确认手术方式(图 4-11-1)。

2. 由副操作孔置入腔镜环钳,夹持左肺上叶前段,由第一助手牵向背侧,暴露左侧肺门前方,主刀医生由副操作孔置入金属吸引器,由主操作孔置入能量器械,电凝钩于膈神经后方切开纵隔胸膜切除 10 组淋巴结(图 4-11-2)。

3. 游离并显露左肺上叶静脉各属支 V^{1+2}a-c、V^{3}b+c、V^{3}a+V^{1+2}d、V^{4+5}(图 4-11-3)。

4. 游离显露尖前支动脉并显露其分支 A^{1+2}a+b、A^3(图 4-11-4),于副操作孔置入切割缝合器切断尖前支动脉(图 4-11-5)。

5. 游离固有段静脉属支 V^{1+2}a-c、V^{3}b+c、V^{3}a+V^{1+2}d,于副操作孔置入切割缝合器切断(图 4-11-6、图 4-11-7)。

6. 沿左肺动脉干游离出尖后段动脉 A^{1+2}b+c(图 4-11-8),Hem-o-lok 结扎并切断(图 4-11-9)。

7. 切除 12 组及 13 组淋巴结并游离出固有段支气管 B^{1+2+3}(图 4-11-10),副操作孔置入切割缝合器夹闭并切断(图 4-11-11)。

8. 将支气管和血管残端向远心端做钝性分离后低潮气量缓慢通气,显露段间平面(图 4-11-12)。

9. 分别以段门平面的支气管、血管残端和缓慢通气形成的段间平面作为切开段间的标志,从主或副操作孔置入切割缝合器切开段间肺组织(图 4-11-13)。

10. 使用标本袋将左肺上叶固有段肺组织从主操作孔取出。

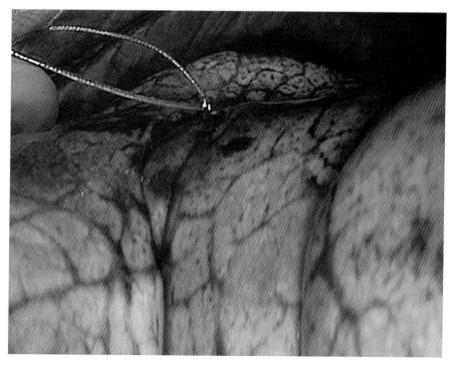

图 4-11-1 探查标记结节

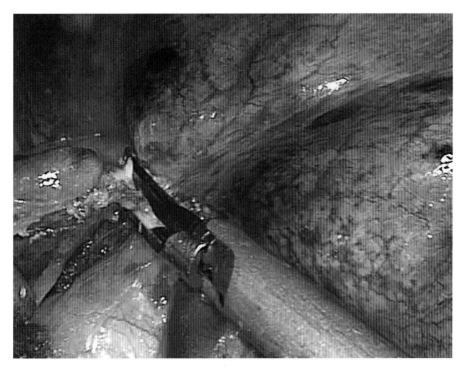

图 4-11-2　切除 10 组淋巴结

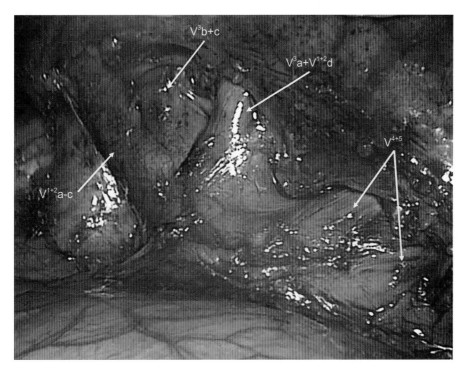

图 4-11-3　显露左肺上静脉各属支

V^{1+2}a-c:尖后段静脉属支 a-c;V^3b+c:前段静脉属支 b+c;V^3a+V^{1+2}d:前段静脉属支 a 和尖后段静脉属支 d;V^{4+5}:舌段静脉

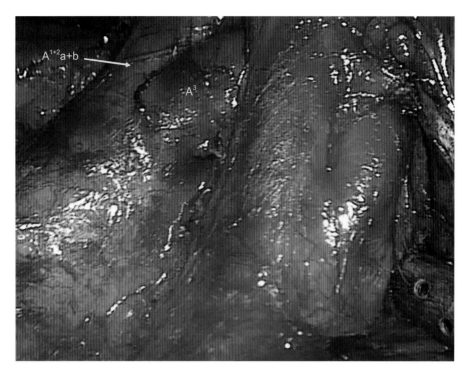

图 4-11-4　显露尖前支动脉

$A^{1+2}a+b$:尖亚段和后亚段动脉;A^3:前段动脉

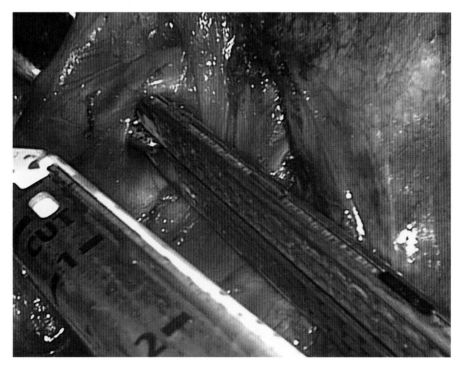

图 4-11-5　切断尖前支动脉

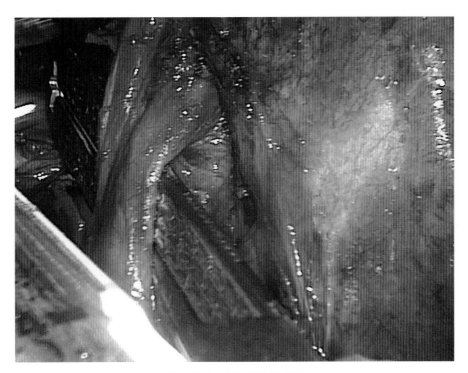

图 4-11-6 离断固有段静脉

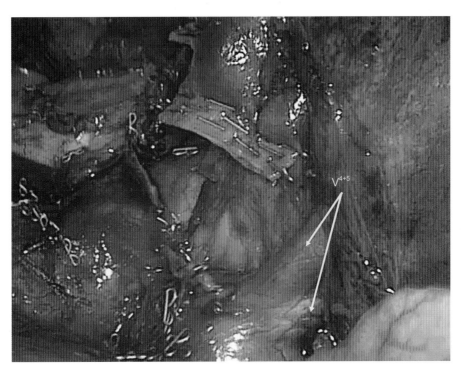

图 4-11-7 切断固有段静脉后
V⁴⁺⁵:舌段静脉

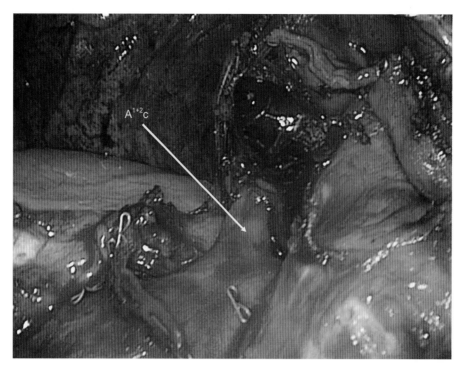

图 4-11-8 游离尖后段动脉分支

A^{1+2}c:外亚段动脉

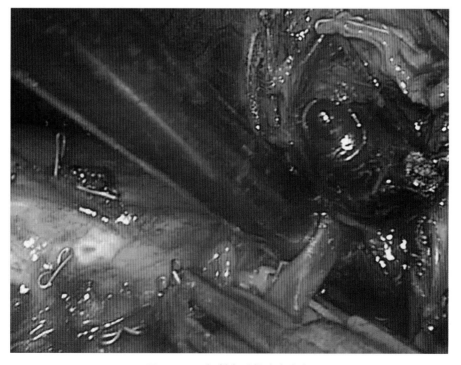

图 4-11-9 切断尖后段动脉分支

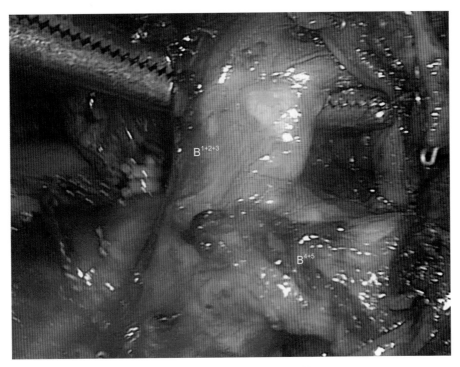

图 4-11-10　游离固有段支气管
B^{1+2+3}:固有段支气管;B^{4+5}:舌段支气管

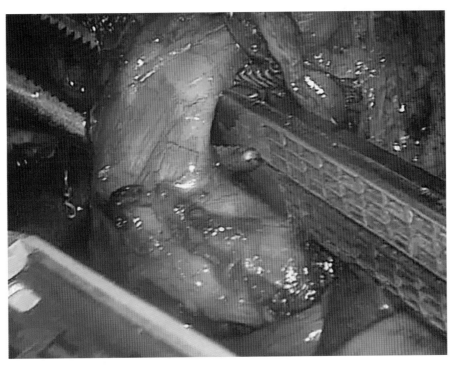

图 4-11-11　切断固有段支气管

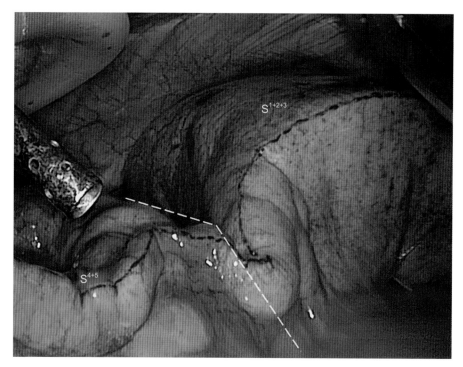

图 4-11-12 显露段间平面
S^{1+2+3}:固有段;S^{4+5}:舌段

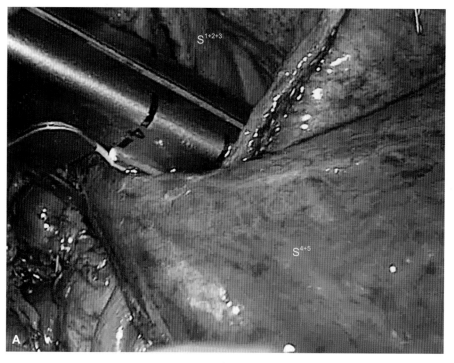

图 4-11-13 切开段间平面
A. 使用切割缝合器沿 S^{1+2+3} 和 S^{4+5} 之间从前向后切割段间平面
S^{1+2+3}:固有段;S^{4+5}:舌段

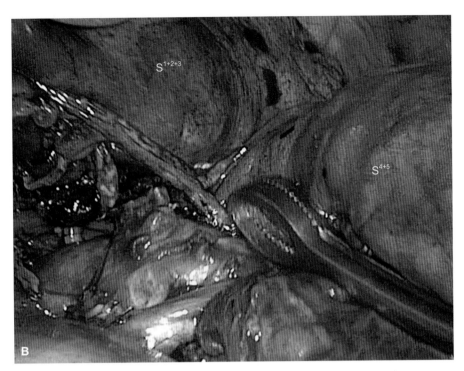

图 4-11-13（续）
B. 段间平面部分切开后
S^{1+2+3}：固有段；S^{4+5}：舌段

二、操作关键点剖析

（一）肺静脉的处理
固有段静脉的辨认相对简单，从肺门前方解剖后，辨认清楚需要保留的舌段静脉，其余静脉均需离断。由于固有段静脉较为粗大，通常使用切割缝合器闭合切断。

（二）肺动脉的处理
处理固有段动脉时需要注意纵隔型舌段动脉的存在，避免误伤。

（三）支气管的处理
固有段支气管的处理较为常规，需处理支气管周围淋巴结，方便支气管暴露。

（四）段间平面的处理
段间平面的处理技巧同第四章第一节。

第十二节　左肺下叶前内基底段(LS^{7+8})切除术

一、手术步骤

1. 按单向式左肺下叶切除切口设计原则完成切口后进胸,探查病变部位、范围,再次确认手术方式(图 4-12-1)。

2. 由副操作孔置入腔镜环钳,夹持左肺下叶前内基底段,由第一助手牵向尾侧,暴露左侧斜裂,主刀医生由副操作孔置入金属吸引器,由主操作孔置入能量器械,切开斜裂前份(图 4-12-2),打开左下肺动脉鞘,显露左肺下叶动脉分支 A^6、A^{7+8}、A^{9+10}(图 4-12-3)。

3. 用 Hem-o-lok 夹闭并切断 A^{7+8}(图 4-12-4),切除 12 组淋巴结(图 4-12-5),显露 A^{7+8} 后方的左肺下叶前内基底段支气管 B^{7+8}a、B^{7+8}b、B^{9+10}(图 4-12-6)。

4. 解剖并游离左肺下叶前内基底段支气管 B^{7+8}a+b(图 4-12-7),副操作孔置入切割缝合器切断 B^{7+8}a+b 支气管(图 4-12-8)。

5. 沿肺门前方游离出左下肺基底段静脉属支 V^{7+8}、V^9、V^{10}(图 4-12-9),副操作孔置入切割缝合器切断 V^{7+8}(图 4-12-10)。

6. 切除 13 组淋巴结(图 4-12-11)并将支气管和血管残端向远心端做钝性分离(图 4-12-12),低潮气量缓慢通气,显露段间平面(图 4-12-13)。

7. 分别以段门平面的支气管、血管残端和缓慢通气形成的段间平面作为切开段间的标志,从副操作孔置入切割缝合器切开段间肺组织(图 4-12-14)。

8. 使用标本袋将左肺下叶前基底段肺组织从主操作孔取出。

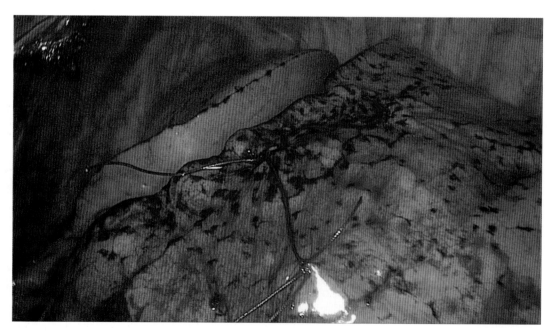

图 4-12-1　探查定位结节

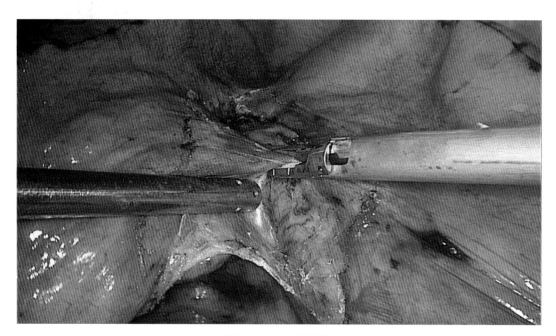

图 4-12-2 切开斜裂

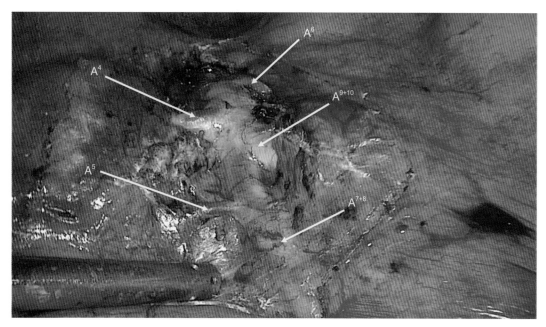

图 4-12-3 显露左下肺动脉分支

A^4:上舌段动脉;A^5:下舌段动脉;A^6:背段动脉;A^{7+8}:前内基底段动脉;A^{9+10}:外后基底段动脉

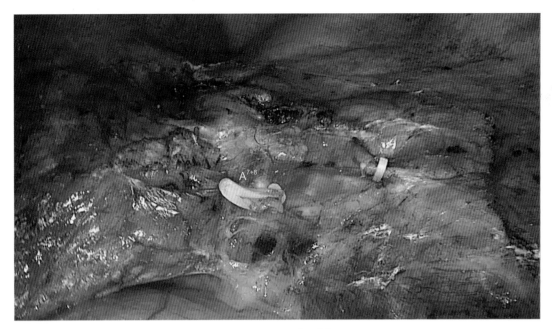

图 4-12-4 切断 A^{7+8}
A^{7+8}:前内基底段动脉

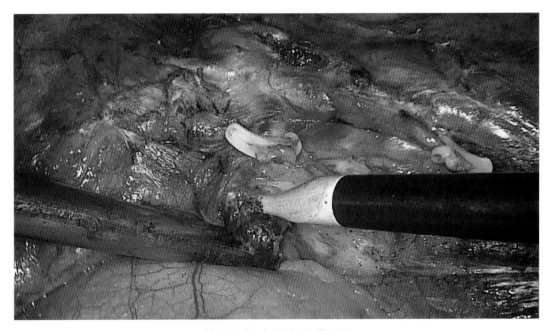

图 4-12-5 切除 12 组淋巴结

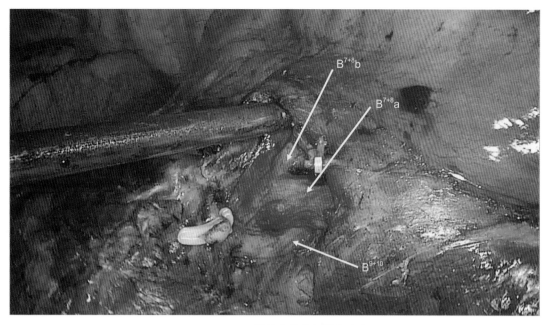

图 4-12-6　显露基底段支气管各分支

B^{7+8}a:前内基底段外亚段支气管;B^{7+8}b:前内基底段内亚段支气管;B^{9+10}:外后基底段支气管

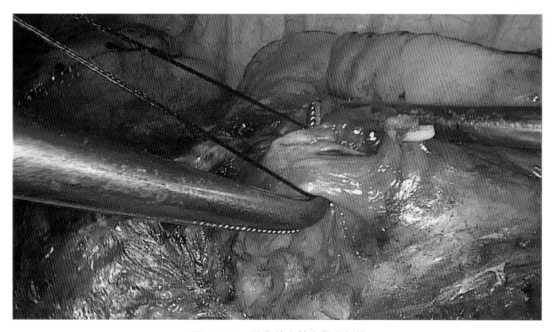

图 4-12-7　游离前内基底段支气管

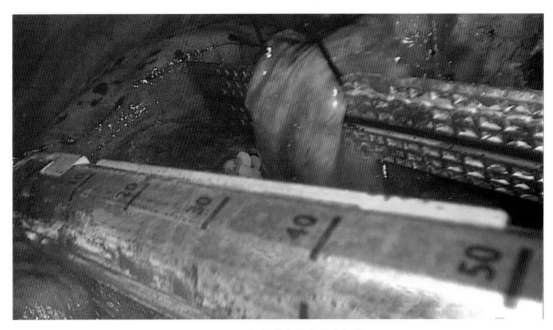

图 4-12-8 切断前内基底段支气管

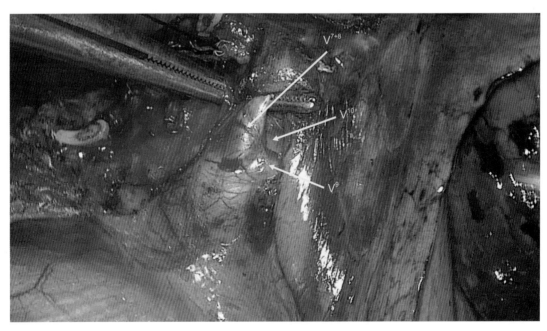

图 4-12-9 显露基底段静脉属支
V^{7+8}:前内基底段静脉;V^9:外基底段静脉;V^{10}:后基底段静脉

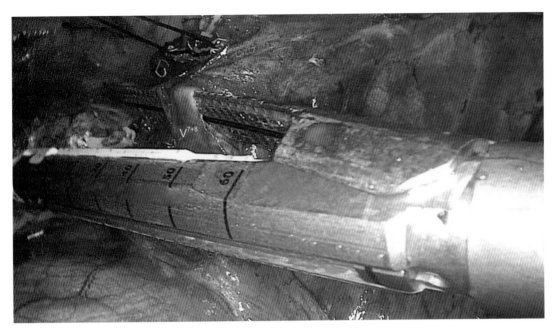

图 4-12-10　切断 V^{7+8}

V^{7+8}:前内基底段静脉

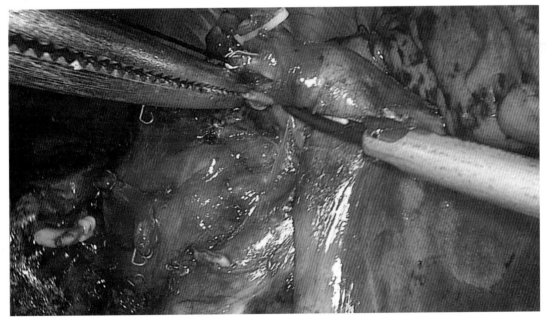

图 4-12-11　切除 13 组淋巴结

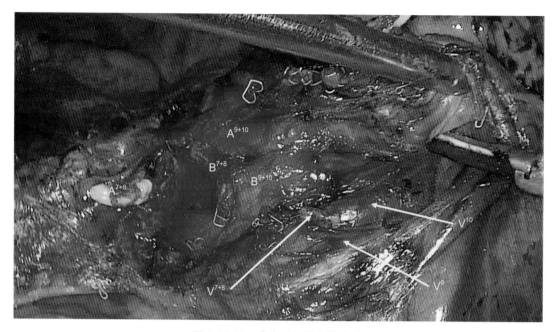

图 4-12-12　分离支气管血管残端

A^{7+8}:前内基底段动脉；A^{9+10}:外后基底段动脉；B^{7+8}:前内基底段支气管；B^{9+10}:外后基底段支气管；V^{7+8}:前内基底段静脉；V^{9}:外基底段静脉；V^{10}:后基底段静脉

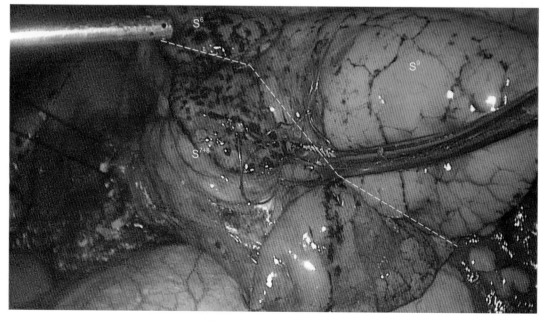

图 4-12-13　显露段间平面

S^{6}:背段；S^{7+8}:前内基底段；S^{9}:外基底段

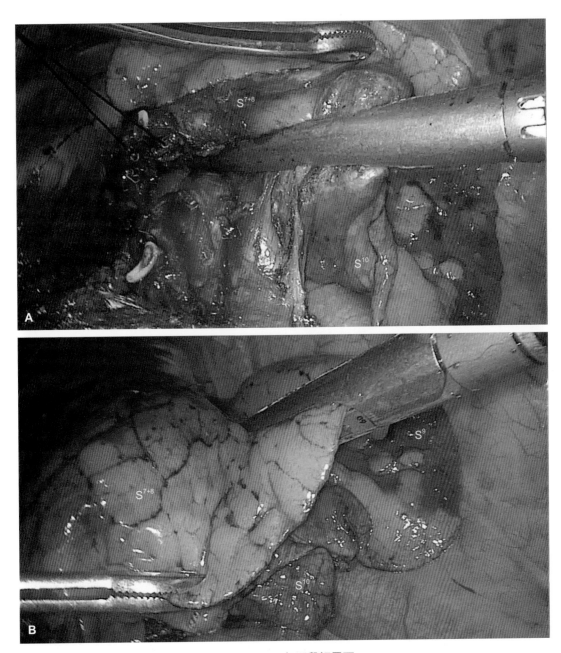

图 4-12-14　切开段间平面

A. 使用切割缝合器经基底面沿 S^{7+8} 和 S^{10} 之间切开段间平面至段门；B. 使用切割缝合器经基底面沿 S^{7+8} 和 S^9 之间切开段间平面

S^{7+8}:前内基底段；S^9:外基底段；S^{10}:后基底段

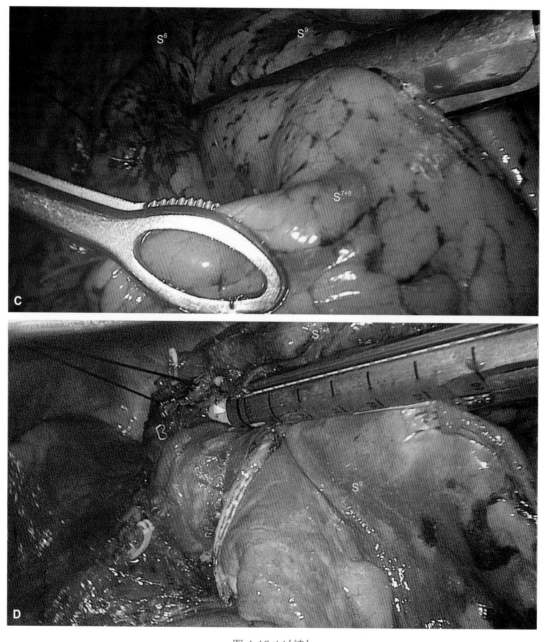

图 4-12-14(续)

C. 继续使用切割缝合器沿 S^{7+8} 和 S^9 之间切割段间平面至段门；D. 切割至段门时应注意段门结构与切割缝合器的相对位置

S^6:背段；S^{7+8}:前内基底段；S^9:外基底段

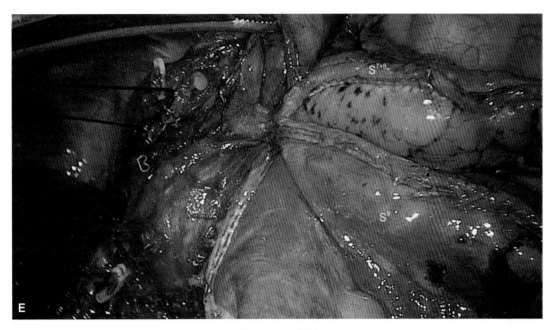

图 4-12-14（续）

E. 显示段间平面部分切开后

S^{7+8}:前内基底段;S^9:外基底段

二、操作关键点剖析

（一）肺静脉的处理

基底段静脉属支复杂,变异情况多见且分支深埋肺实质内,解剖、辨认和处理均具有一定难度。建议静脉处理时谨慎对待,在不能确认的情况下尽量少离断静脉。

（二）肺动脉的处理

经斜裂处理动脉时应将叶间动脉及其分支裸化、全程暴露,这样方便辨认动脉,各支之间可互作参照。由于解剖范围较大,应注意避免损伤。

（三）支气管的处理

术前仔细阅读 CT 图像,有助于术中辨认。基底段支气管的分支可能存在较多变异,通常如果肺动脉能准确辨认,可在肺动脉残端附近解剖,因为支气管和肺动脉是伴行关系。在离断前最好能夹闭支气管后膨肺验证支气管辨认是否正确。

（四）段间平面的处理

段间平面的处理技巧同第四章第一节。但基底段毗邻复杂,在切开段间平面时需要精心设计切开顺序。通常先切开靶段与相邻肺段间的界线,直至段门,此后即可将靶段提起,切开另一侧的界线。

第十三节　经肺下韧带入路左肺下叶后基底段（LS^{10}）切除术

一、手术步骤

1. 按单向式左肺下叶切除切口设计原则完成切口后进胸,探查病变部位、范围,再次确认手术方式(图 4-13-1)。

2. 由副操作孔置入腔镜环钳,夹持左下肺后外基底段,由第一助手牵向头侧,暴露左侧下肺韧带,主刀医生由主操作孔置入金属吸引器,由副操作孔置入能量器械,切断下肺韧带显露肺下静脉(图 4-13-2)。

3. 切开纵隔胸膜,显露左肺下静脉主干及其属支 V^6、V^{7+8+9}、V^{10},并显露其后方的基底段支气管及分支 B^{7+8+9} 和 B^{10}(图 4-13-3)。

4. Hem-o-lok 夹闭并切断后基底段静脉 V^{10}(图 4-13-4),于肺下静脉属支 V^6 与 V^{7+8+9} 之间解剖右肺下叶支气管,切除 13 组淋巴结后首先确认下叶背段支气管 B^6 与基底段支气管 B$^{7+8+9+10}$ 的分叉,然后游离出 B^{10} 支气管,预夹闭后缓慢低潮气量通气确认段间平面(图 4-13-5)(图 4-13-6)。

5. 主操作孔置入切割缝合器切断 B^{10}(图 4-13-7),提起支气管残端远心端,游离后方的肺动脉分支,通过背段动脉 A^6 及基底段动脉分支 A^{7+8+9} 来确认后基底段动脉 A^{10}(图 4-13-8)。

6. Hem-o-lok 夹闭并切断 A^{10}(图 4-13-9)后将支气管和血管残端向远端做钝性分离并低潮气量缓慢通气,再次显露段间平面。

7. 分别以段门平面的支气管、血管残端和缓慢通气形成的段间平面作为切开段间的标志,从主操作孔置入切割缝合器切开段间肺组织(图 4-13-10)。

8. 使用标本袋将左肺下叶后基底段肺组织从主操作孔取出。

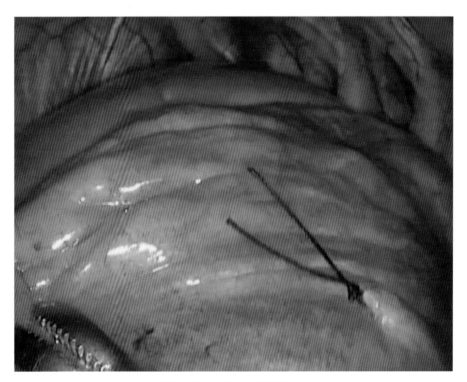

图 4-13-1　探查定位结节

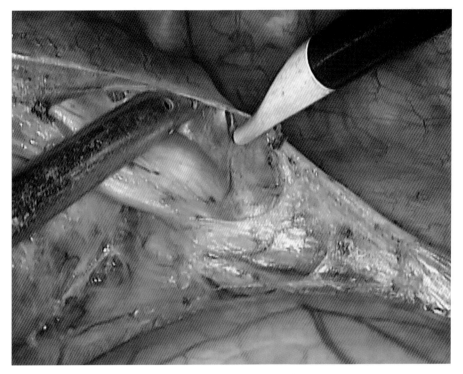

图 4-13-2　切断肺下韧带

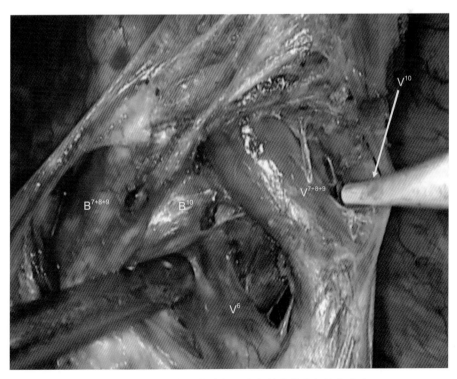

图 4-13-3　显露肺下静脉各属支和基底段支气管各分支

B^{7+8+9}:前内和外基底段支气管；B^{10}:后基底段支气管；V^6:背段静脉；V^{7+8+9}:前内和外基底段静脉；V^{10}:后基底段静脉

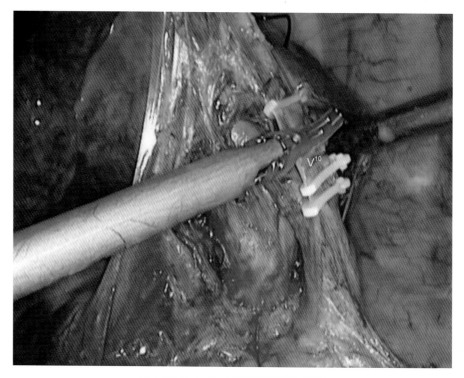

图 4-13-4 夹闭并切断后基底段静脉
V^{10}:后基底段静脉

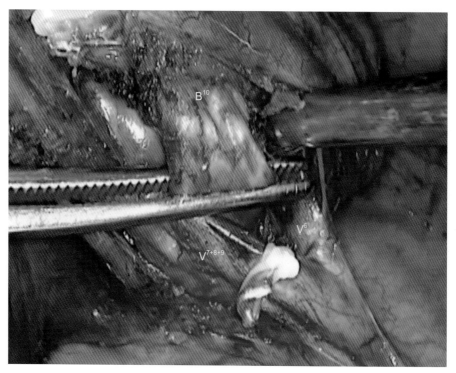

图 4-13-5 预夹闭后基底段支气管
B^{10}:后基底段支气管;V^6:背段静脉;V^{7+8+9}:前内和外基底段静脉

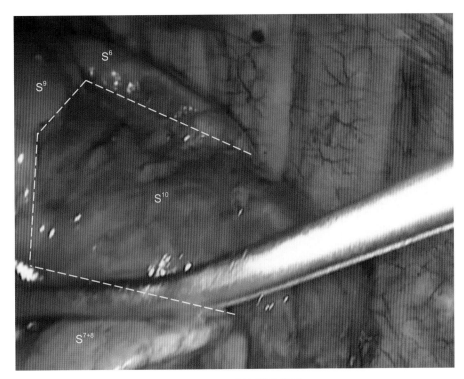

图 4-13-6　确认段间平面

S^6:背段;S^{7+8}:前内基底段;S^9:外基底段;S^{10}:后基底段

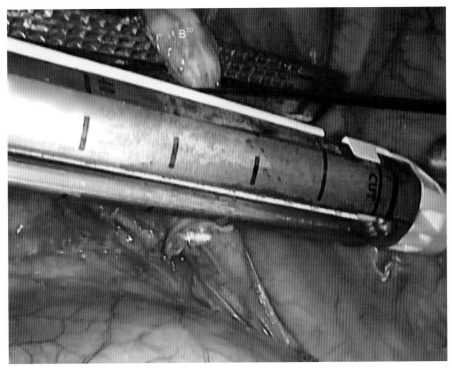

图 4-13-7　切断后基底段支气管

B^{10}:后基底段支气管

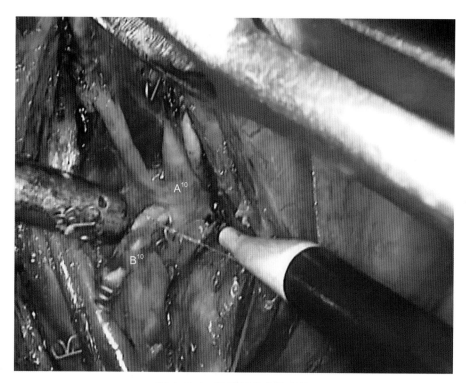

图 4-13-8　游离后基底段动脉
A^{10}:后基底段动脉;B^{10}:后基底段支气管

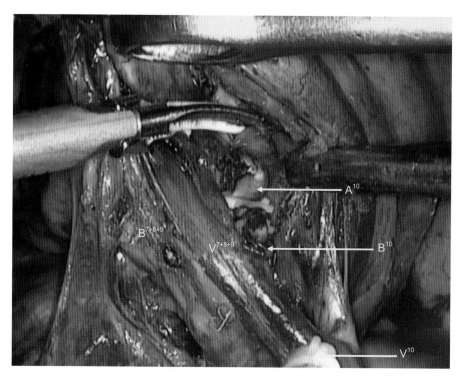

图 4-13-9　切断后基底段动脉
A^{10}:后基底段动脉;B^{7+8+9}:前内和外基底段支气管;B^{10}:后基底段支气管;V^{7+8+9}:前内和外
基底段静脉;V^{10}:后基底段静脉

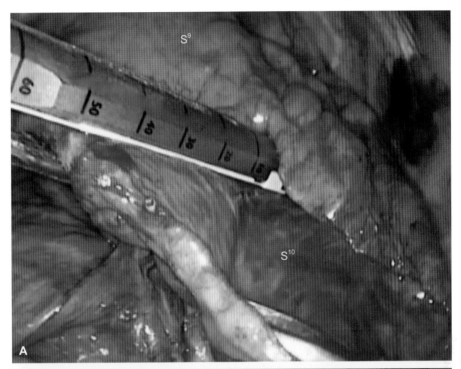

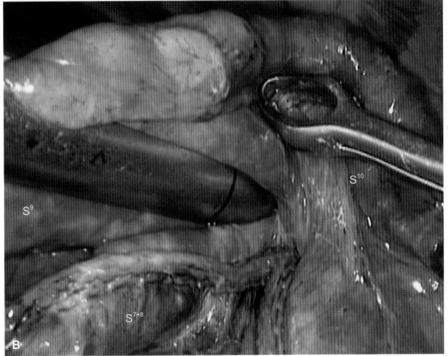

图 4-13-10 切开段间平面

A. 使用切割缝合器经基底面沿 S^{10} 和 S^{7+8} 之间切开段间平面至段门；B. 使用切割缝合器经基底面沿 S^{10} 和 S^9 之间切开段间平面

S^{7+8}：前内基底段；S^9：外基底段；S^{10}：后基底段

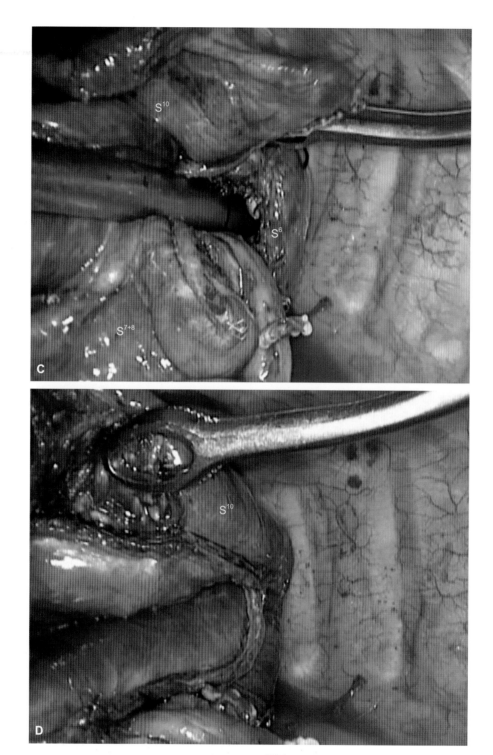

图 4-13-10(续)

C. 切割至段门时应注意段门结构与切割缝合器的相对位置;D. 显示段间平面部分切开后
S^6:背段;S^{7+8}:前内基底段;S^{10}:后基底段

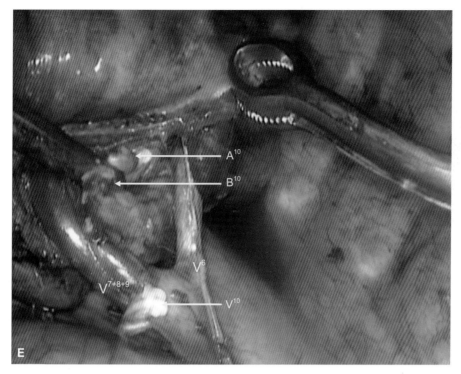

图 4-13-10（续）

E. 显示切除后基底段之后的段门结构

A^{10}:后基底段动脉；B^{10}:后基底段支气管；V^6:背段静脉；V^{7+8+9}:前内和外基底段静脉；
V^{10}:后基底段静脉

二、操作关键点剖析

左下肺后基底段与右下肺后外基底段的解剖位置类似,因此手术中的关键点也类似。

（一）肺静脉的处理

基底段静脉属支复杂,变异情况多见且分支深埋肺实质内,解剖、辨认和处理均具有一定难度。建议静脉处理时谨慎对待,在不能确认的情况下尽量少离断静脉。由于 LS^{10} 位于左下肺的最后方,在辨认血管时可先确认背段静脉的位置,以背段静脉为参照,通常从后往前的第一个基底段静脉的分支即为后基底段的静脉。

（二）肺动脉的处理

从肺下韧带入路切除基底段时,肺动脉位置深,位于支气管深面。因此通常在处理完支气管后再处理肺动脉。由于肺动脉与支气管伴行,在处理完支气管后提起残端,其深面与其伴行的血管即为靶段肺动脉。

（三）支气管的处理

术前仔细阅读 CT 图像,有助于术中辨认。基底段支气管的分支可能存在较多变异,术中可以背段支气管为参照,根据 CT 显示的基底段分支情况判断靶段支气管。在离断前最好能夹闭支气管后膨肺验证支气管辨认是否正确。

（四）段间平面的处理

段间平面的处理技巧同第四章第一节。但基底段毗邻复杂,在切开段间平面时需要精心设计切开顺序。通常先切开靶段与某毗邻的一段之间的界线,此后即可将靶段提起,切开另一侧的界线。

（马林　蒲强　刘成武　林锋　郭成林　梅建东　朱云柯　廖虎　徐昱扬　刘峥　李凯迪）

参考文献

1. 蒲强,梅建东,廖虎,等. 全胸腔镜解剖性肺段切除治疗肺部疾病的早期结果[J]. 中华外科杂志,2012,50(9):823-826.

2. MA L,LIU C,LIU L. Video-assisted thoracoscopic surgery right upper posterior segmentectomy with systemic mediastinal lymph node dissection[J]. J Thorac Dis,2014,6(12):1819-1821.

3. 刘成武,郭成林,林锋,等. 单向式胸腔镜肺叶或肺段切除术治疗Ⅰ期肺癌的远期疗效[J]. 中华外科杂志,2015,53(10):742-746.

4. ZHU Y,MEI J,LIU L. The application of a single-direction strategy in VATS segmentectomy:left S3 segmentectomy[J]. Ann Transl Med,2018,6:410.

参考文献

第五章

单孔单向胸腔镜肺叶切除、肺段切除术

第一节　单孔胸腔镜肺切除术概述

一、单孔胸腔镜手术特点

单孔胸腔镜手术只有一个操作孔,胸腔镜及所有操作器械均经一个切口进入,这使各器械相互干扰较大,操作角度受限,在使用传统器械时"箭头效应"明显,这些影响因素使利用单孔胸腔镜开展复杂手术难度增大。但单孔胸腔镜手术在操作方面也有其自身特点:视野与器械在同一投射面,保留了视觉纵深性;视觉与操作在同一矢状面,更易判断操作距离;操作支点从胸壁移往胸内,在更接近于靶区的地方形成"操作三角"。因此,要想在单孔胸腔镜下完成复杂肺切除手术需要在多孔胸腔镜基础上,在体位、切口、助手配合、器械使用等方面有所调整。

1. 体位　侧卧位,大多数主刀医生站在患者腹侧,但也有个别医生站在患者背侧进行操作,扶镜手站在主刀医生对侧。

2. 切口　总体来讲,大多数术者选择在侧胸壁腋前线与腋后线之间第 4 或 5 肋间,不超过 5cm。因为此处胸壁肌肉层次少,肋间隙较宽,距离肺门纵隔较远,有更多空间利于器械对肺门、纵隔结构的处理。

3. 镜头　多采用 10mm 30°镜;也有个别术者选择使用 120°镜或可弯曲镜头。无论选择哪种镜头,均必须保证可以获得不同角度的视野,实现全景监视,赋予操作者更大的操作自由度。

4. 器械　由于切口限制,单孔胸腔镜手术的器械一般要求细长、多关节或带拐角。双关节设计有利于在有限切口空间内有效张开器械,节省切口空间。部分器械头端弯曲,既减少相互干扰,避免操作时的"箭头效应",又有利于在靶区形成"操作三角"。切割缝合器通常选取短钉砧,带旋转头设计为佳。

5. 操作　通常需根据不同操作需求将腔镜与各操作器械灵活换位以保证视野与操作的协调。单孔胸腔镜解剖性肺叶切除过程中最棘手的部分在于切割缝合器的放置,需掌握好放置角度以避免误伤和非垂直于靶结构切割造成残端"猫耳朵"形成。因此,宜选用带旋转头、短型号的切割缝合器处理较大血管及支气管。同时,又需尽量减少切割缝合器依赖,对于较小血管,可选取 Hem-o-lok 夹、钛夹或丝线结扎处理,以减少角度不充分的情况下勉强放置切割缝合器引起重要结构损伤的风险。

二、单孔单向胸腔镜肺叶切除术总体原则

(一) 体位、切口及助手配合

体位和切口的设计须兼顾解剖性肺切除和纵隔淋巴结清扫。单孔单向胸腔镜肺叶切除的患者常取折刀侧卧位并适当前倾,术者站于患者腹侧。切口固定于第4肋间(图5-1-1),上叶切除时切口后缘紧靠背阔肌前缘,中叶及下叶切除时适当前移,此切口能很好覆盖所有肺叶及上下纵隔的操作。做好切口后在切口后缘缝置一个经过裁剪的切口保护套,此举可以有效撑开切口处的皮下组织供器械进出,减少镜头进出时碰触胸壁所致的镜头污染,减少擦镜次数,节约手术时间;同时半开放的保护套可减少对器械的移动限制。为给主刀医生留出足够的操作空间,扶镜手通常站在主刀医生对侧。镜头多数时间保持在切口后缘,另一助手通过牵拉肺的环钳将镜头固定于切口后缘,主刀医生的器械则从切口前份进入,这样一来,镜头在胸壁有个固定支点,扶镜手更加省力也更方便调整镜头,同时也为主刀医生的器械预留了更多的切口空间。

(二) 主要器械

常用的器械包括:双关节中等长度的环钳、头端无膨大并带侧孔的弯头金属吸引器、双关节长血管钳、双关节长肾蒂钳、Hem-o-lok、能量器械(电凝钩、超声刀)、短型号带转弯头切割缝合器(45mm)、橡胶彩带。

(三) 解剖性肺切除流程

变革经典三孔单向推进方向,由"正单向"(图5-1-2)变为"切线位单向"(图5-1-3)。以上叶切除为例,经典单向为从前向后推进,然而在单孔状态下,若沿袭"静脉—动脉—支气管—肺裂"的方式,切割缝合器的放置很难达到与目标结构垂直,同时由于后方组织阻挡,切割缝合器的放置很困难。变革为"切线位单向"模式后,从前上向后下推进,先处理第一支动脉,此后依次处理解剖过程中所碰到的结构,因此右上肺切线位单向式切除顺序为:前干动脉—支气管—静脉—后升支动脉—水平裂—斜裂(支气管、静脉和后升支动脉的离断顺序可根据术中具体情况调整)。左上肺叶切除的顺序:尖前支动脉—静脉—支气管—后亚段及舌段动脉—斜裂;右肺中叶切除的顺序:静脉—斜裂—动脉—支气管—动脉—水平裂;下叶切除顺序(由下往上):静脉—支气管—动脉—肺裂。

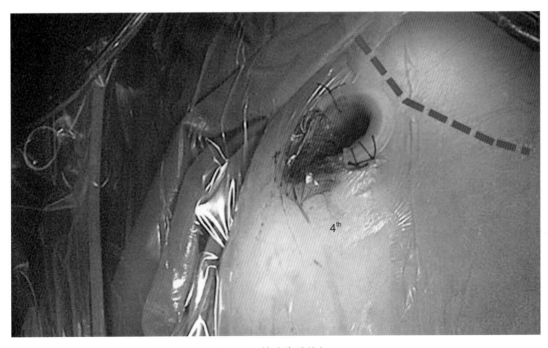

图 5-1-1 单孔胸腔镜切口

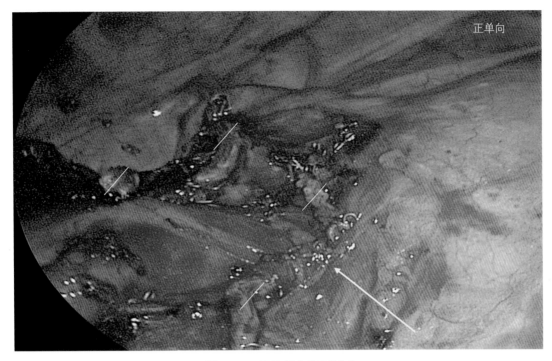

图 5-1-2 三孔经典"正单向"

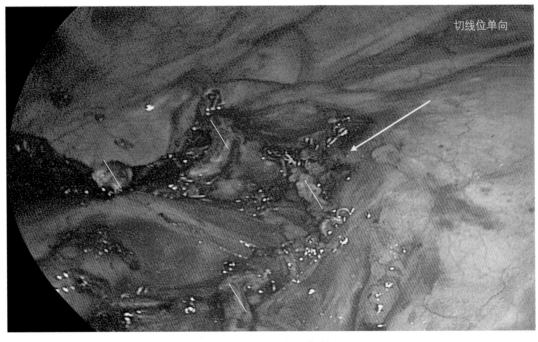

图 5-1-3 单孔"切线位单向"

（四）组织游离与切割缝合器放置技巧

由于切口的改变,器械到达操作部位后的位置关系将随之改变。单孔状态下,借助前端均匀弯曲的吸引器引导,配合电钩进行边切边吸,仍能顺利完成我们提出并倡导推广的"吸引器引导电钩锐性游离技术",实现"无血化游离",保证术野清晰和精细解剖,避免术野模糊造成重要器官组织误伤。单孔胸腔镜手术过程中还有一大难点是切割缝合器的放置,由于单个切口面对肺门,角度固定,不易放置成功。因此需要主动创造空间和角度来放置切割缝合器。切割缝合器放置线路上后方结构的清空在单孔手术中特别必要,以减少放置切割缝合器过程中的阻挡。在此基础上,可以根据所需处理结构的解剖位置特点,通过牵拉肺使肺门稍扭转、切割缝合器头端适当旋转、吸引器引导等方法协助放置切割缝合器。如果仍不能顺利通过,还可采用我们提出的"腔内垂直悬吊法"(图 5-1-4),以橡胶彩带或丝线在腔内垂直悬吊牵拉待处理结构,创造出适宜角度和空间以利切割缝合器放置。对于直径较小的血管分支,可以选择结扎或 Hem-o-lok 处理,避免切割缝合器依赖,减少缝合器使用。

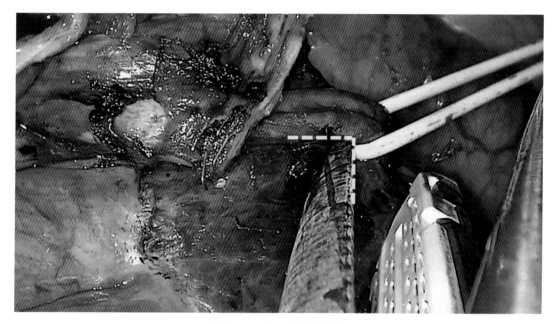

图 5-1-4　腔内垂直悬吊法

第二节　单孔单向胸腔镜肺叶切除术

一、右肺上叶切除术

（一）手术步骤

1. 按前述切口设计原则做切口进胸(图 5-2-1),探查病变部位、范围,再次确认手术方式。

2. 由切口后缘置入腔镜环钳,夹持右上肺尖前段交界部位,由第一助手牵向后下方,暴露右肺门前上方(图 5-2-2)。

3. 主刀医生由操作孔置入金属吸引器、电凝钩,沿膈神经后缘切开纵隔胸膜,向上达奇静脉弓下缘(图 5-2-3)。

4. 游离肺上静脉和右肺动脉间结缔组织,打开右肺动脉与奇静脉弓间的组织间隙,解剖出右肺上叶前干动脉(图 5-2-4)。

5. 以细长弯血管钳分离前干动脉后方间隙,引导吸引器进入动脉后方间隙,以吸引器挑起前干动脉

（图 5-2-5）。

  6. 以吸引器引导放置切割缝合器,闭合离断前干动脉(图 5-2-6)。

  7. 沿叶间动脉干继续往远端游离,打开血管鞘膜(图 5-2-7)。

  8. 解剖过程中将支气管旁淋巴结尽量向远端游离或摘除(图 5-2-8)。

  9. 解剖显露后升支动脉,以直角钳分离其后方间隙(图 5-2-9)。

  10. 以 4 号丝线分别结扎近、远心端后以超声刀离断后升支动脉(图 5-2-10)。

  11. 解剖右肺上叶支气管,以长弯血管钳分离支气管后方间隙(图 5-2-11)。

  12. 以吸引器引导放置切割缝合器,闭合离断右肺上叶支气管(图 5-2-12)。

  13. 切除叶间淋巴结(图 5-2-13)。

  14. 分别沿右肺上叶静脉上下缘解剖(图 5-2-14)。

  15. 以肾蒂钳分离右肺上叶静脉后方间隙,以橡胶彩带牵拉悬吊右肺上叶静脉(图 5-2-15)。

  16. 牵拉悬吊右肺上叶静脉引导放置切割缝合器,闭合离断右肺上叶静脉(图 5-2-16)。

  17. 以切割缝合器打开水平裂和斜裂后完整切除右上肺叶(图 5-2-17)。

  18. 以无菌外科手套制作标本袋后取出标本(图 5-2-18)。

  19. 右肺上叶切除后残端示意(图 5-2-19)。

（二）操作关键点剖析

  1. 肺动脉的处理 ①前干动脉的处理:为更好地暴露前干动脉,需充分解剖游离动脉与静脉间的间隙及肺门后上方组织,避免切割缝合器放置路径上组织阻挡,有利于切割缝合器放置。还可以弯头吸引器先行探过前干动脉与主干的间隙,引导切割缝合器顺利通过。②后升支动脉的处理:后升支动脉细小,且其所处位置不易放置切割缝合器,一般使用丝线结扎后超声刀离断,也可以近端丝线结扎后,远端使用钛夹夹闭后离断,还可使用 Hem-o-lok 分别夹闭近端和远端后离断。在处理时,避免张力过大而导致其撕裂出血。

  2. 支气管的处理 右肺上叶支气管下缘与中间支气管交角处往往都存在一定数量的淋巴结(11 组),还可能存在不同程度的粘连,且此处往往被前方的肺动脉遮挡,这些都为解剖支气管带来了困难。在解剖时可使用吸引器侧面适当压迫肺动脉帮助显露支气管及淋巴结。此外,在支气管上下缘均可能有支气管动脉走行,解剖时尽量避免误伤出血污染术野。解剖完成后,可用吸引器引导放置切割缝合器。

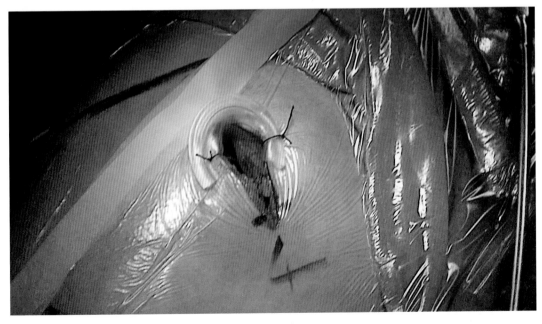

图 5-2-1　切口

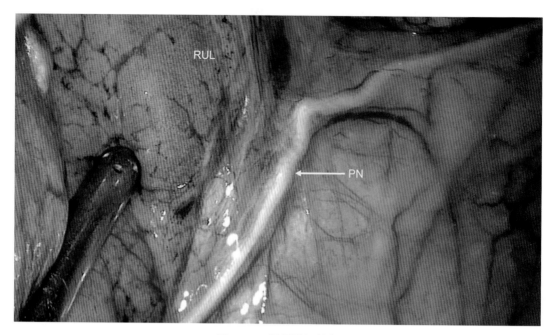

图 5-2-2　暴露肺门前方
RUL:右肺上叶;PN:膈神经

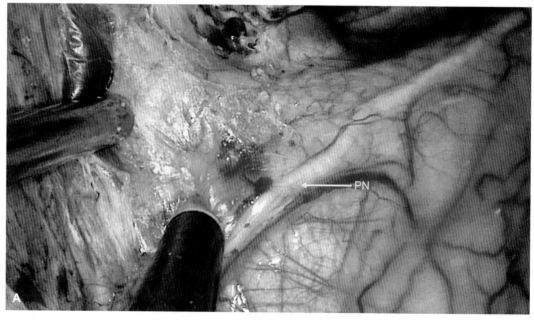

图 5-2-3　打开肺门前方纵隔胸膜
A.沿膈神经后方纵行打开纵隔胸膜
PN:膈神经

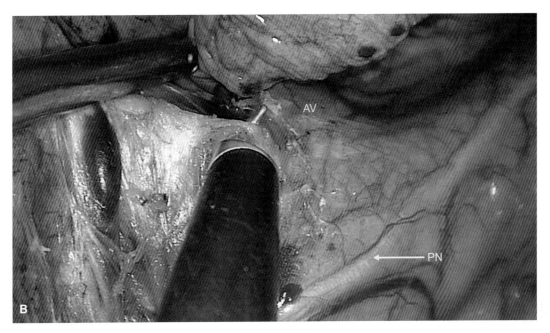

图 5-2-3（续）

B.向上打开纵隔胸膜至奇静脉弓下缘

PN:膈神经;AV:奇静脉

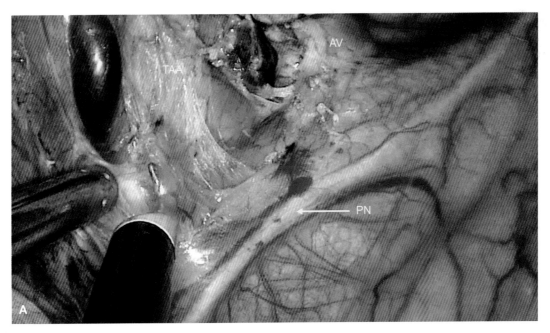

图 5-2-4　解剖前干动脉

A.游离肺上静脉与肺动脉间组织

PN:膈神经;AV:奇静脉;TAA:前干动脉

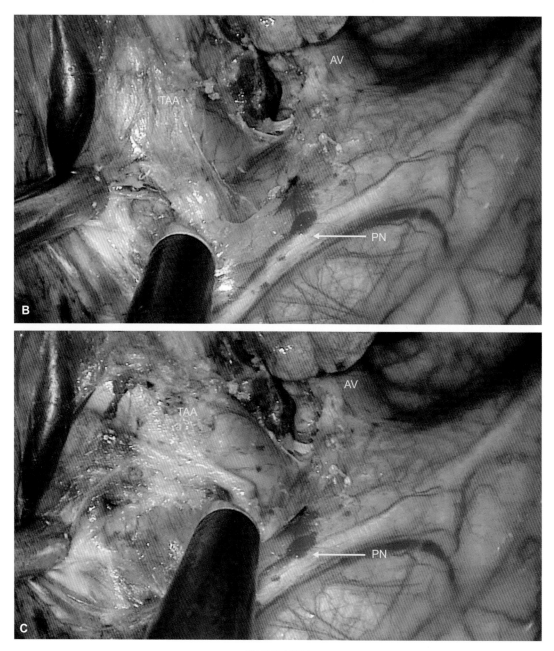

图 5-2-4(续)
B、C.解剖前干动脉
PN:膈神经;AV:奇静脉;TAA:前干动脉

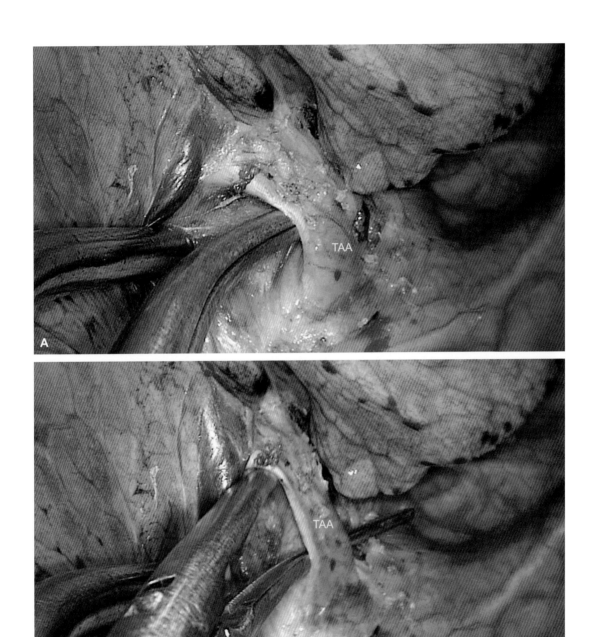

图 5-2-5 分离套出前干动脉
A. 血管钳分离前干动脉后方间隙;B. 血管钳充分游离动脉后方间隙
TAA:前干动脉

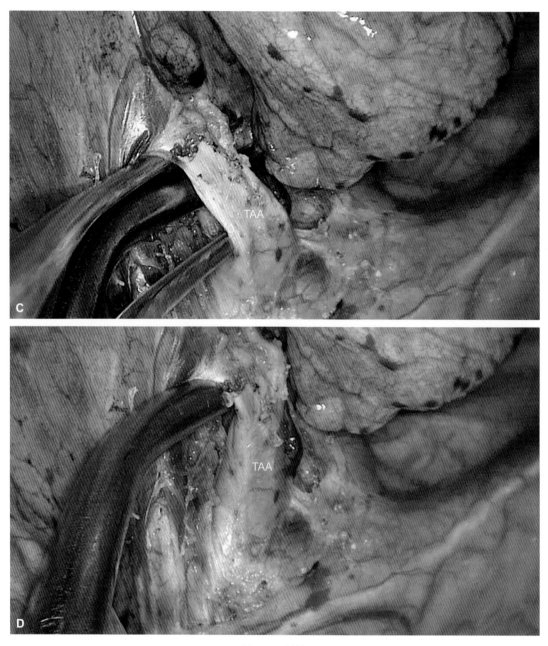

图 5-2-5(续)
C、D.以吸引器通过前干动脉后方
TAA:前干动脉

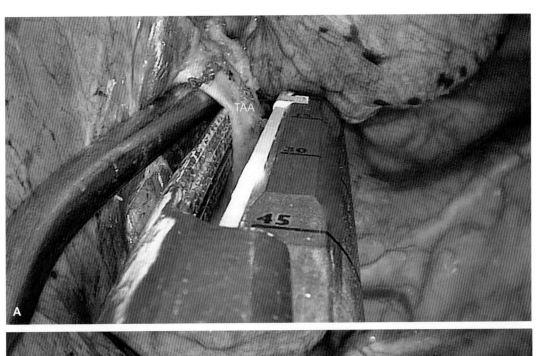

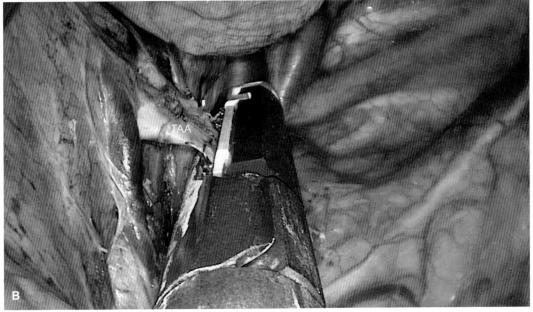

图 5-2-6　闭合离断前干动脉

A.吸引器引导切割缝合器放置;B.闭合离断前干动脉

TAA:前干动脉

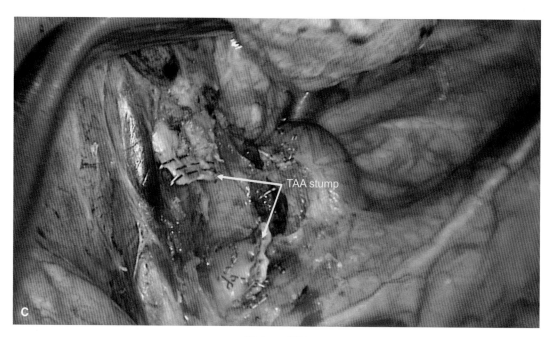

图 5-2-6(续)
C.前干动脉残端
TAA stump:前干动脉残端

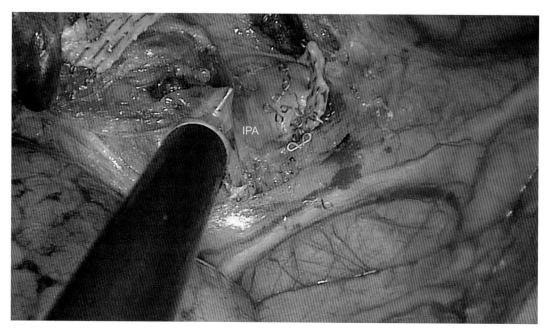

图 5-2-7 沿叶间动脉解剖
IPA:叶间动脉

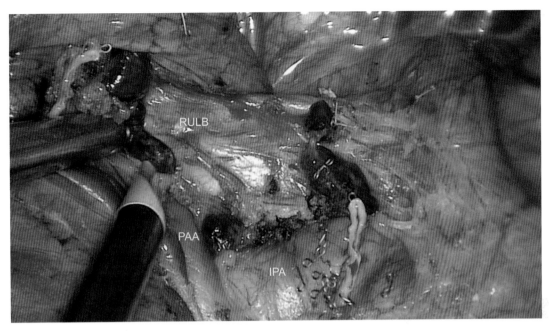

图 5-2-8　解剖支气管旁淋巴结
RULB:右肺上叶支气管;IPA:叶间动脉;PAA:后升支动脉

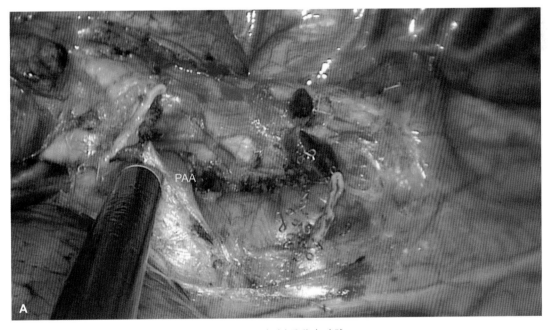

图 5-2-9　解剖后升支动脉
A.解剖后升支动脉
PAA:后升支动脉

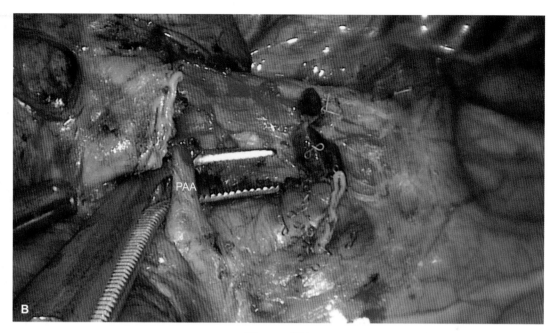

图 5-2-9(续)

B. 直角钳分离后升支动脉

PAA:后升支动脉

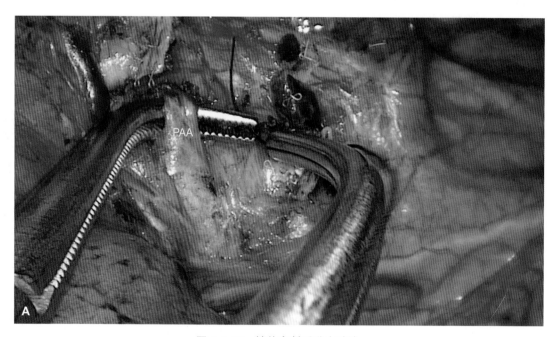

图 5-2-10 结扎离断后升支动脉

A. 带 4 号丝线

PAA:后升支动脉

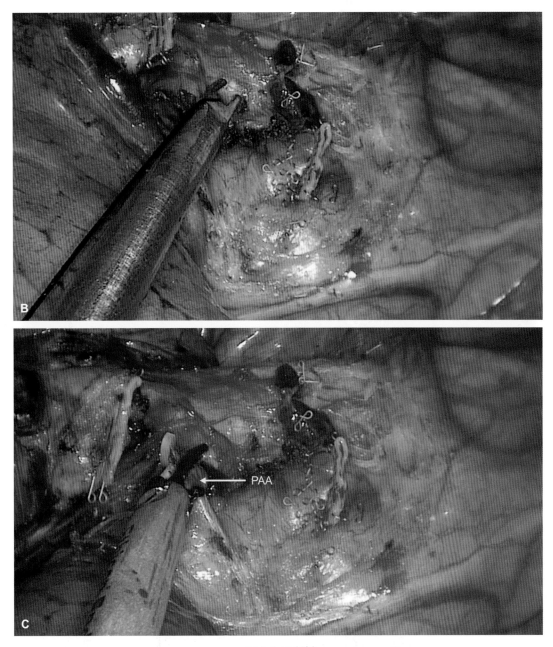

图 5-2-10(续)

B.结扎后升支动脉;C.超声刀离断后升支动脉

PAA:后升支动脉

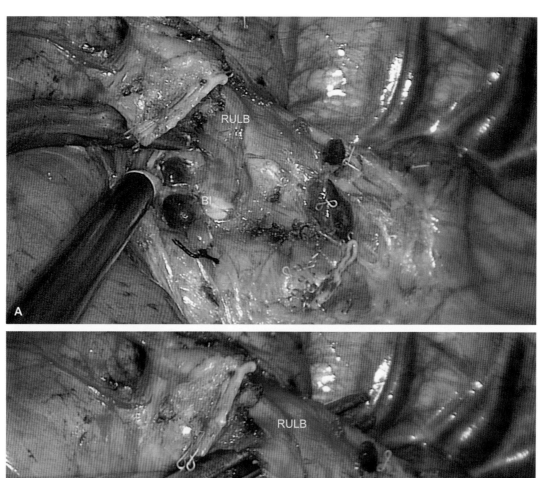

图 5-2-11 解剖上叶支气管
A.解剖上叶支气管;B.弯血管钳分离支气管后方间隙
RULB:右肺上叶支气管;BI:中间支气管

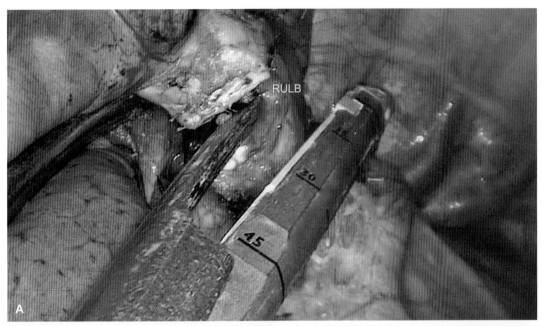

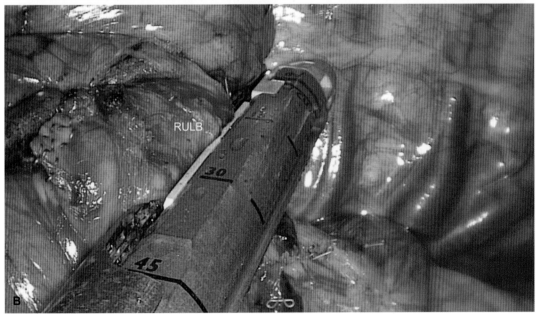

图 5-2-12　闭合离断右肺上叶支气管
A.吸引器引导切割缝合器放置;B.闭合离断右肺上叶支气管
RULB:右肺上叶支气管

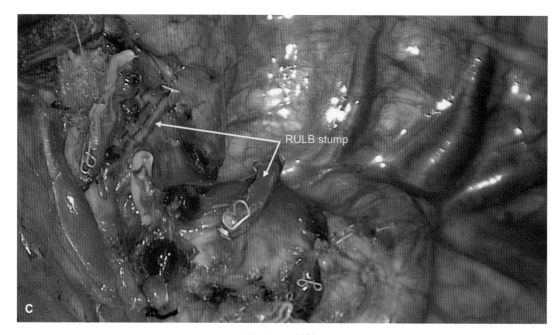

图 5-2-12(续)
C. 右肺上叶支气管残端
RULB stump: 右肺上叶支气管残端

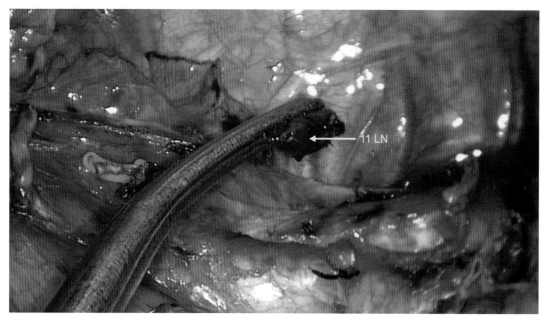

图 5-2-13　切除叶间淋巴结
11 LN: 11 组淋巴结

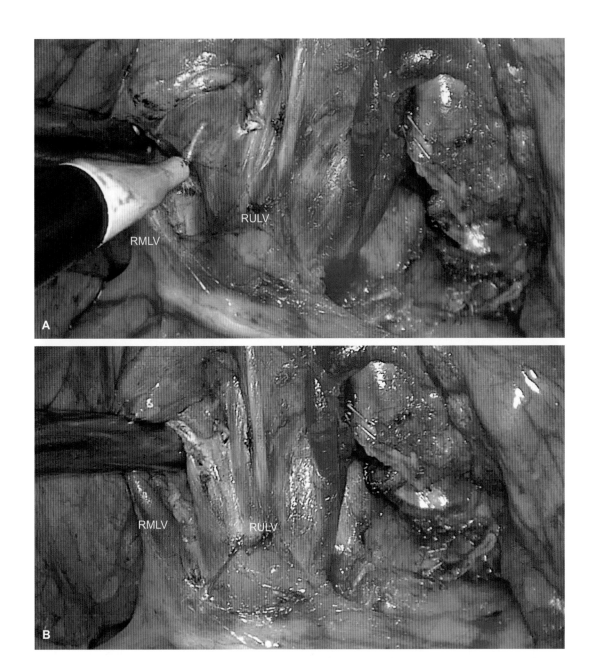

图 5-2-14　解剖右肺上叶静脉

A、B.解剖右肺上叶静脉与中叶静脉间间隙

RULV:右肺上叶静脉;RMLV:右肺中叶静脉

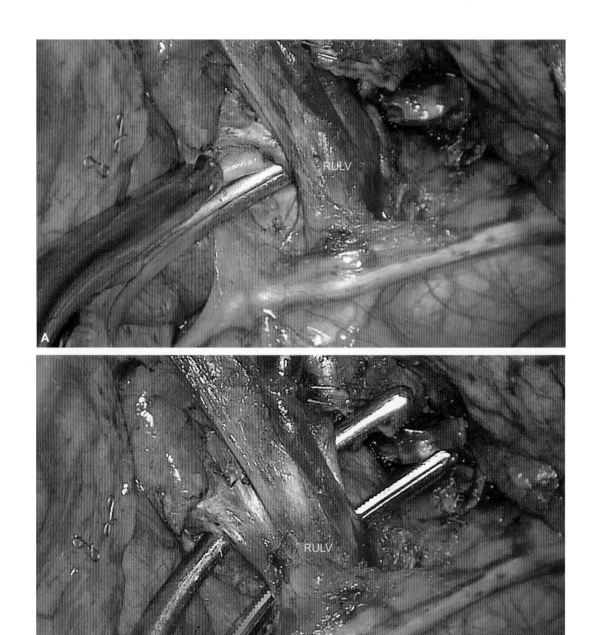

图 5-2-15　解剖右肺上叶静脉
A、B.以肾蒂钳分离右肺上叶静脉后方间隙
RULV:右肺上叶静脉

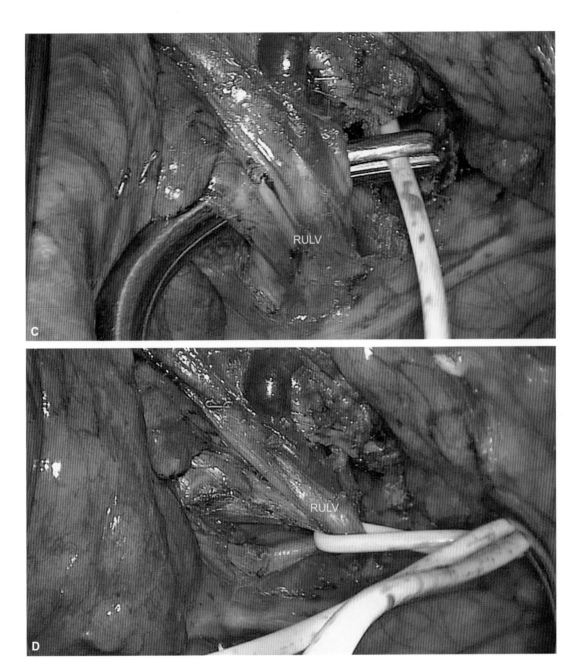

图 5-2-15（续）

C、D.带彩带牵引右肺上叶静脉

RULV:右肺上叶静脉

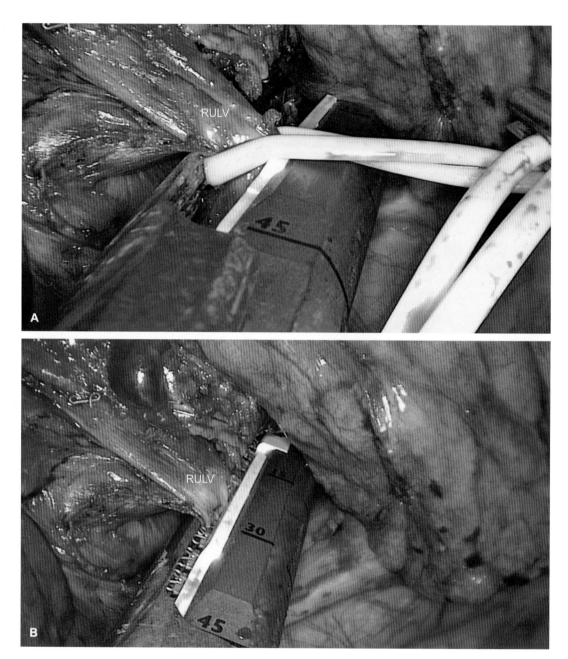

图 5-2-16　闭合离断右肺上叶静脉

A.彩带腔内垂直悬吊肺上叶静脉协助放置切割缝合器;B.闭合离断右肺上叶静脉

RULV:右肺上叶静脉

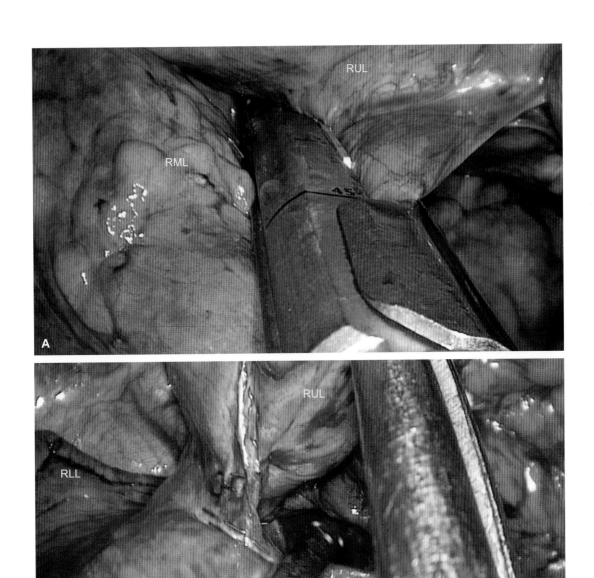

图 5-2-17　离断水平裂及斜裂
A、B. 切割缝合器离断水平裂
RUL：右肺上叶；RML：右肺中叶；RLL：右肺下叶

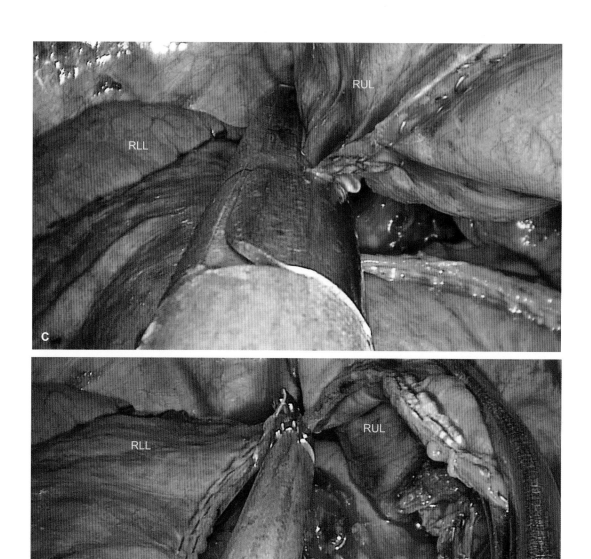

图 5-2-17(续)
C、D.切割缝合器离断斜裂
RUL:右肺上叶;RLL:右肺下叶

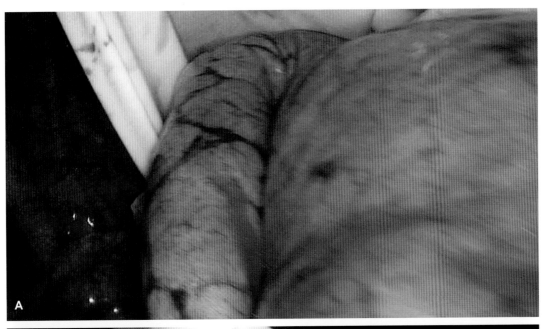

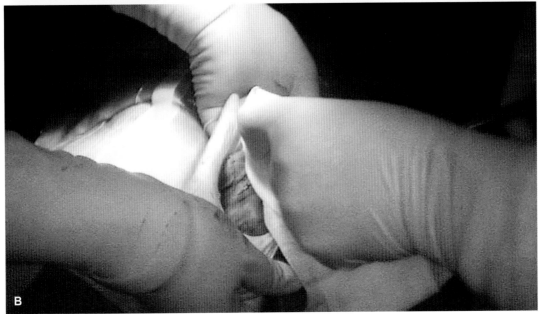

图 5-2-18 取出标本

A.外科手套制作标本袋套装标本;B.经切口取出标本

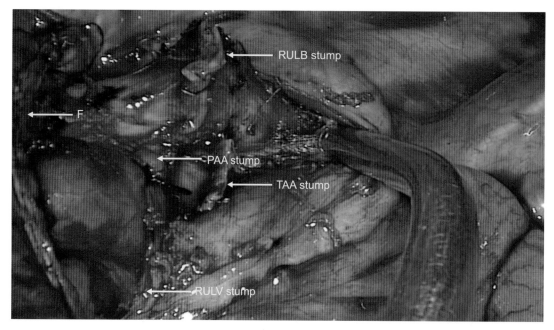

图 5-2-19　右上肺切除后残端

F:肺裂;RULB stump:右肺上叶支气管残端;PAA stump:后升支动脉残端;TAA stump:前干动脉残端;RULV stump:右肺上叶静脉残端

3. 静脉的处理　在进行切线位单向式切除时,右上肺被牵往后下方,可能增加上叶静脉下缘的辨识难度,应仔细辨认,避免将中叶静脉误伤;由于右肺上叶静脉紧贴其后方的肺动脉主干,在放置切割缝合器时小心避让肺动脉,防止切割缝合器损伤后方的肺动脉干,此时应充分游离静脉后方组织,以弯头吸引器通过后方间隙,引导切割缝合器的放置,若仍有困难,可考虑以丝线或橡胶彩带在腔内"垂直悬吊"上叶静脉,协助切割缝合器放置。

二、左肺下叶切除术

(一) 手术步骤

单孔单向左下肺叶切除顺序为:静脉—支气管—动脉—斜裂,推进方向为由下往上。

1. 单孔单向胸腔镜下肺叶切除切口也选择第 4 肋间紧靠背阔肌前缘,按前述切口设计原则做切口进胸,探查病变部位、范围,再次确认手术方式(图 5-2-20)。

2. 利用腔镜环钳夹持下肺向上牵拉,显露下肺韧带,以吸引器协助暴露,电凝钩游离下肺韧带(图 5-2-21)。

3. 电凝钩分别打开肺下静脉周围胸膜,解剖肺下静脉(图 5-2-22)。

4. 以弯血管钳分离肺下静脉与下叶支气管间隙,橡胶彩带牵拉,腔内垂直悬吊肺下静脉后以切割缝合器闭合离断肺下静脉(图 5-2-23)。

5. 电凝钩解剖游离下叶支气管周围组织,切除下叶支气管旁淋巴结,打开下叶支气管与下叶动脉间隙(图 5-2-24)。

6. 以弯血管钳分离下叶支气管与下叶动脉间隙后以切割缝合器闭合离断下叶支气管(图 5-2-25)。

7. 解剖下叶动脉周围组织,游离下叶动脉(图 5-2-26)。

8. 以弯血管钳分离下叶动脉后方间隙,以橡胶彩带腔内垂直悬吊下叶动脉后以切割缝合器闭合离断下叶动脉(图 5-2-27)。

9. 以切割缝合器处理肺裂（图 5-2-28）。
10. 外科手套制作标本袋取出左下肺叶（图 5-2-29）。
11. 单孔胸腔镜左肺下叶切除术视频展示（视频 11）。

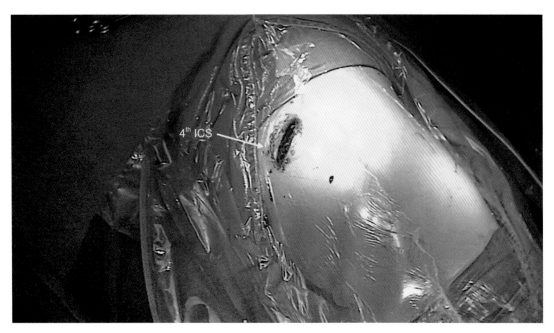

图 5-2-20　切口
4th ICS：第 4 肋间隙

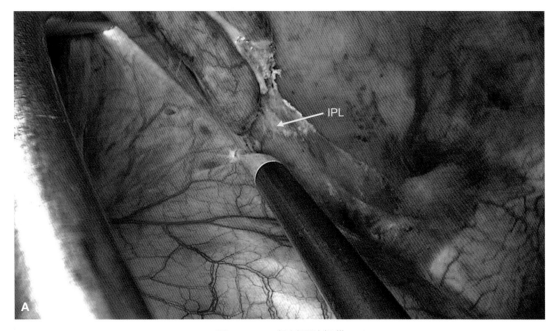

图 5-2-21　解剖下肺韧带
A. 电凝钩切开下肺韧带
IPL：下肺韧带

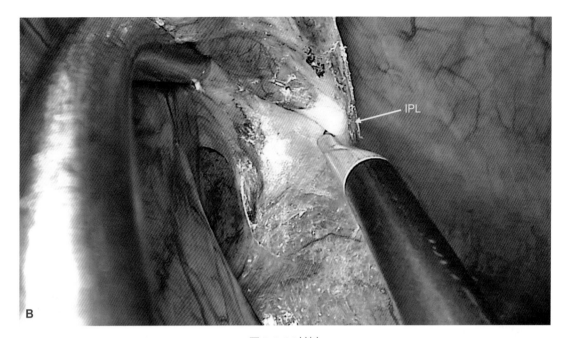

图 5-2-21(续)
B.吸引器协助暴露,继续电凝钩切断下肺韧带
IPL:下肺韧带

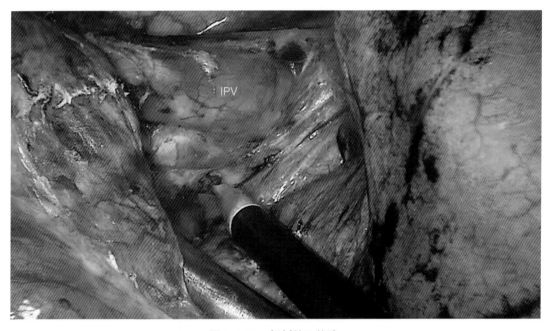

图 5-2-22 解剖肺下静脉
IPV:肺下静脉

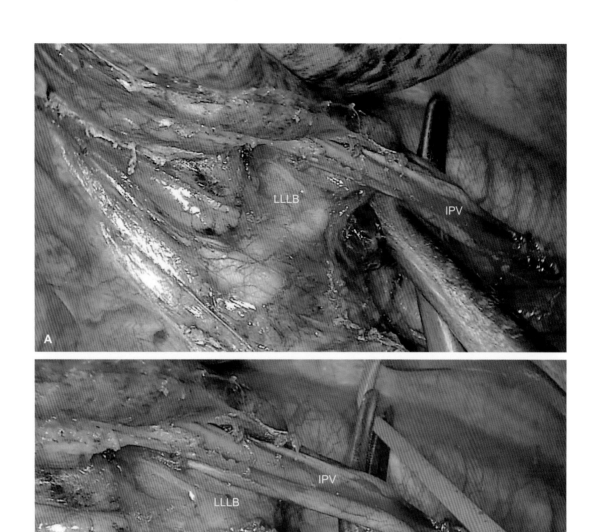

图 5-2-23 闭合离断肺下静脉
A.弯血管钳分离肺下静脉后方间隙;B.以彩带牵拉肺下静脉
LLLB:左肺下叶支气管;IPV:肺下静脉

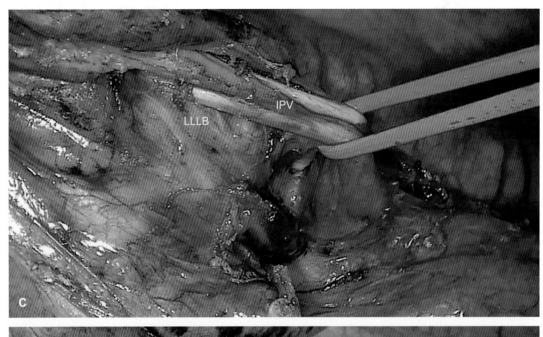

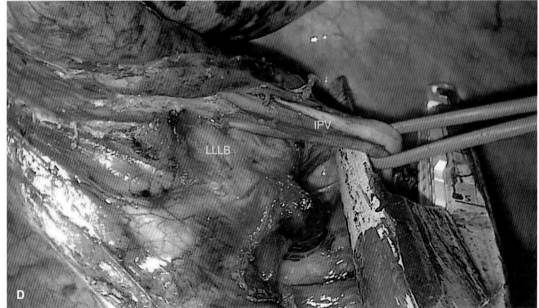

图 5-2-23(续)
C.以彩带牵拉肺下静脉;D.切割缝合器离断肺下静脉
LLLB:左肺下叶支气管;IPV:肺下静脉

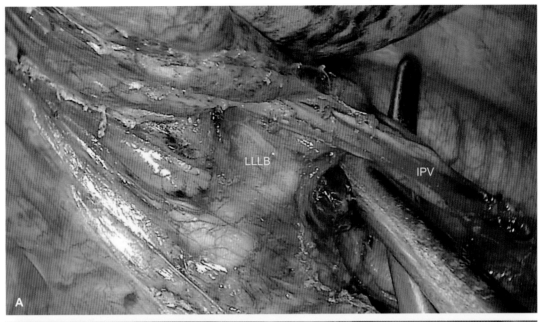

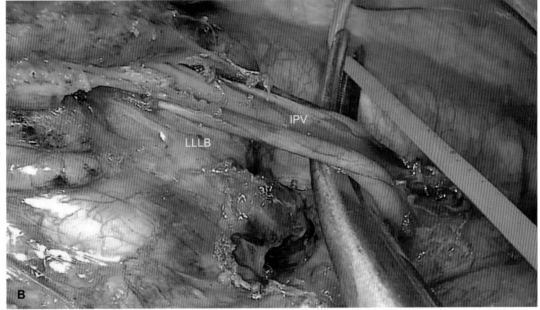

图 5-2-23　闭合离断肺下静脉
A.弯血管钳分离肺下静脉后方间隙;B.以彩带牵拉肺下静脉
LLLB:左肺下叶支气管;IPV:肺下静脉

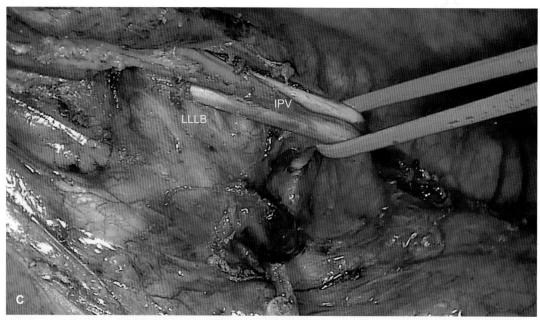

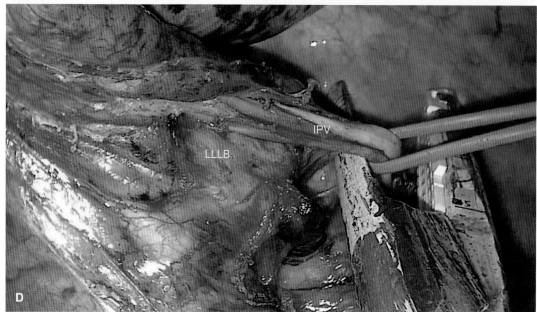

图 5-2-23(续)
C.以彩带牵拉肺下静脉；D.切割缝合器离断肺下静脉
LLLB：左肺下叶支气管；IPV：肺下静脉

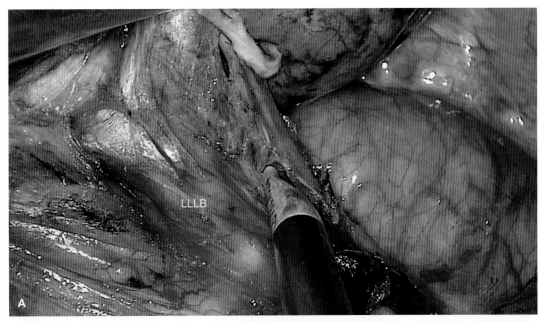

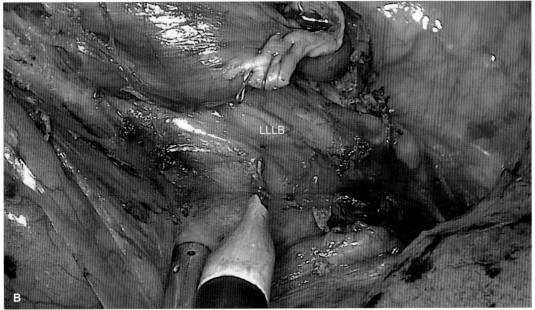

图 5-2-24　解剖下叶支气管
A、B.解剖下叶支气管前后缘
LLLB:左肺下叶支气管

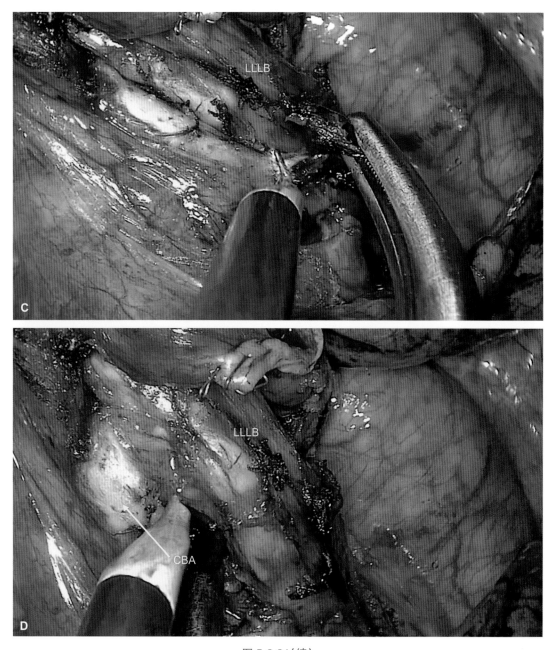

图 5-2-24（续）

C.切除支气管旁淋巴结；D.解剖下叶支气管与肺动脉间的间隙

LLLB:左肺下叶支气管；CBA:基底干动脉

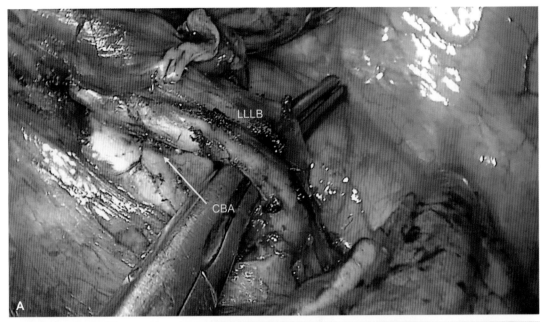

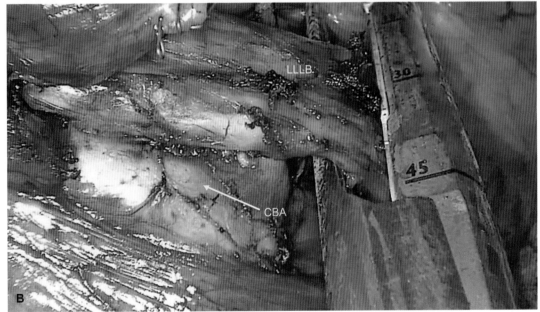

图 5-2-25　闭合离断下叶支气管
A.弯血管钳分离下叶支气管后方间隙;B.切割缝合器闭合离断下叶支气管
LLLB:左肺下叶支气管;CBA:基底干动脉

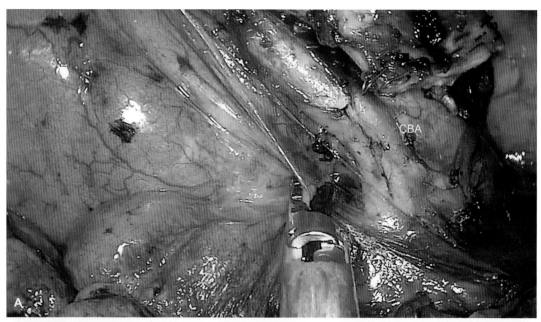

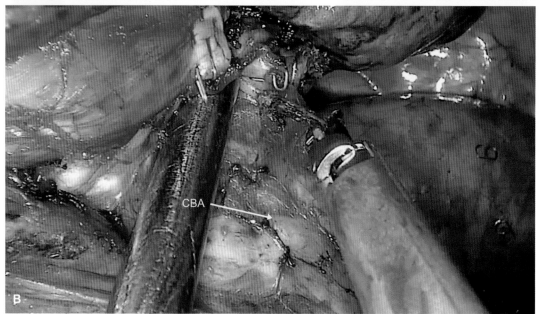

图 5-2-26 解剖下叶动脉

A.解剖游离下叶动脉前缘;B.解剖游离下叶动脉后缘

CBA:基底干动脉

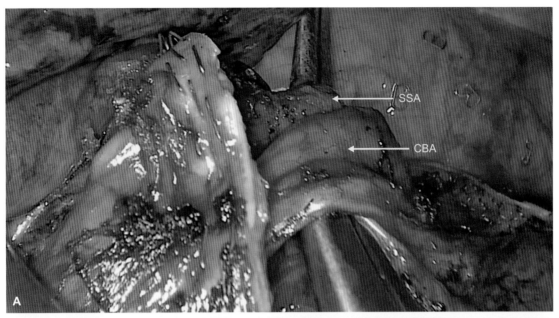

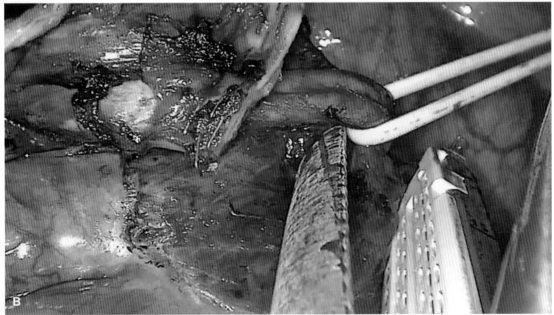

图 5-2-27　闭合离断下叶动脉

A. 弯血管钳分离下叶动脉后方间隙；B. 以彩带腔内垂直悬吊下叶动脉协助切割缝合器放置

SSA：背段动脉；CBA：基底干动脉

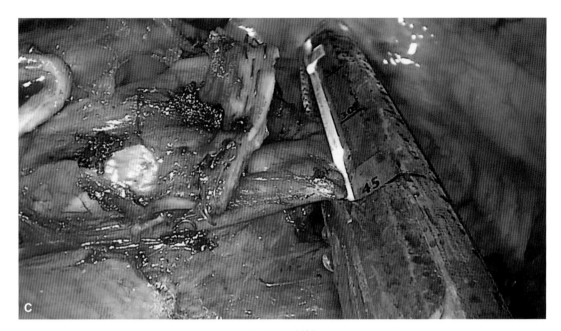

图 5-2-27（续）

C.切割缝合器离断下叶动脉

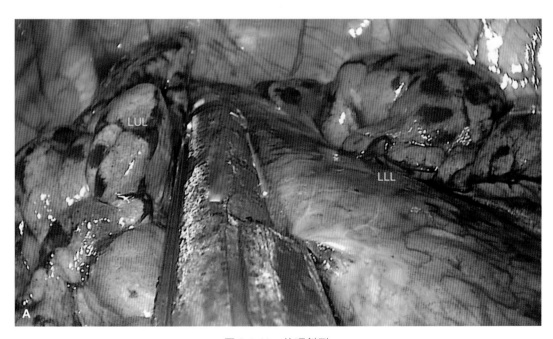

图 5-2-28　处理斜裂

A.以切割缝合器离断斜裂

LUL:左肺上叶;LLL:左肺下叶

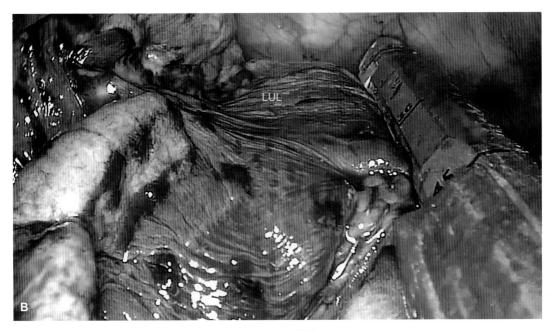

图 5-2-28(续)

B.以切割缝合器离断斜裂

LUL:左肺上叶

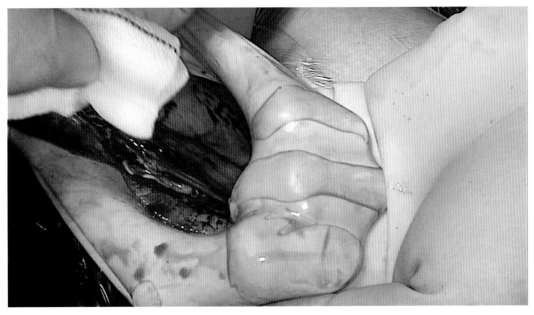

图 5-2-29 取出标本

视频 11 单孔胸腔镜左肺下叶切除术

（二）操作关键点剖析

1. 静脉的处理 在进行肺下静脉游离时，需将下肺向上牵拉，保持一定张力，在分别游离静脉前方和后方组织时，需实时调整牵拉方向以协助暴露。应充分打开肺下静脉与下叶支气管间的间隙。在用切割缝合器处理肺下静脉时，往往放置困难，此时多可采用腔内垂直悬吊的方法协助切割缝合器的放置，在放置时还应注意避让后方的降主动脉。

2. 支气管的处理 ①左肺下叶支气管后上方一般均有较为粗大的支气管动脉，解剖时需注意妥善处理；②下叶支气管与上叶支气管交角处往往都存在淋巴结，处理时应尽量紧贴支气管侧进行游离，尽量避免破坏淋巴结包膜造成淋巴结破碎出血；③支气管与肺动脉之间常存在粗大支气管动脉，应妥善以超声刀或电凝钩凝断后再以血管钳分离支气管与动脉之间的间隙；④有时左下叶背段支气管发出较早，血管钳分离时可能将其遗漏，需注意辨认；⑤支气管与动脉间有时可能存在粘连较为紧密的淋巴结，切忌以血管钳强行分离，避免损伤肺动脉造成大出血。

3. 肺动脉的处理 ①解剖基底段动脉时，需注意辨认向前走行的舌段动脉，避免误断；②处理下叶动脉时，切割缝合器的放置常略显困难，多采用腔内垂直悬吊法协助放置。

三、左肺上叶切除术

（一）手术切除顺序

单孔胸腔镜左肺上叶切除也遵循"切线位单向"原则进行，与右肺上叶类似，切除顺序为：尖前支动脉—静脉—支气管—后段及舌段动脉—斜裂。

（二）操作关键点剖析

1. 肺动脉的处理 左上肺动脉的第一分支是切线位单向式左上肺切除处理的第一个重要结构，由于其走行特点，该动脉根部与左肺动脉干交界处很容易被撕裂，因此在处理时需倍加小心，建议尽量解剖游离出足够长度及间隙，再放置切割缝合器。

左上肺动脉变异较多，可以有很多分支。在实际操作过程中，某些分支可能先于上叶支气管出现，可先做处理。在离断上叶支气管后，向后下方牵拉左上肺时，张力不宜过大，以免撕裂动脉分支。沿肺动脉干继续解剖各分支时，根据分支的分布、大小等特点决定采用不同方式进行处理，可以使用切割缝合器、Hem-o-lok、丝线结扎等。

2. 肺静脉的处理 左肺上静脉通常比较宽大，上缘与左肺动脉部分重叠，解剖时应充分游离肺上静脉的上下缘，同时应游离出足够的长度。由于后上方有肺动脉阻挡，在放置切割缝合器时可使用彩带将静脉进行腔内垂直悬吊协助切割缝合器置入。

有时可能存在肺上静脉与肺下静脉共干的情况，故在游离肺上静脉下缘时可继续向肺下韧带方向切开纵隔胸膜，探查肺下静脉的位置。避免将共干的肺静脉切断。

3. 支气管的处理 由于左肺动脉跨过左主支气管，绕左上叶支气管后方向下进入左下肺，左上叶支气管的上缘和背侧均与左肺动脉相邻。解剖时应动作轻柔，避免血管损伤。

　　支气管上缘常有一支伴行的支气管动脉,在解剖上叶支气管上缘时应注意,最好能单独处理该血管,避免出血污染术野。有时肺动脉的外亚段分支位于上叶支气管后上方,阻碍切割缝合器的放置,可先予以处理。

四、右肺中叶切除术

(一)手术切口及切除顺序

　　单孔胸腔镜右肺中叶切除也选择经腋中线与腋后线之间第4肋间切口。切除顺序为:静脉—斜裂—动脉—支气管—动脉—水平裂。

(二)操作关键点剖析

　　1. 肺静脉的处理　行中叶切除时,先将肺叶向后上方牵拉显露肺门前方,沿膈神经后方打开纵隔胸膜,务必将肺上静脉完全解剖显露,依据静脉走行,仔细辨认中叶静脉与上叶静脉。由于中叶静脉往往正对切口,切割缝合器不易放置,处理中叶静脉可采取丝线结扎或Hem-o-lok夹闭后离断。若采用切割缝合器处理,则宜将中叶静脉后方的组织间隙打开,沿中间支气管下方进一步向隆突下游离一定距离以便放置切割缝合器。

　　2. 支气管的处理　中叶静脉后方便是中叶支气管,宜先将斜裂打开,切除中叶与下叶支气管间淋巴结,将中叶向后上方牵拉以显露中叶支气管。中叶支气管后方便是叶间动脉干,在分离支气管时切忌使用暴力,以免血管钳损伤后方动脉造成大出血。有时中叶外侧段动脉分支发出位置较低,可能阻挡切割缝合器的放置,此时可先行结扎处理外侧段动脉。若切割缝合器放置角度欠佳,可采用腔内垂直悬吊法协助放置。

　　3. 动脉的处理　若外侧段动脉分支发出位置低,可先于支气管进行处理。中叶内侧段动脉一般位于上叶静脉后方,解剖时需注意勿损伤上叶静脉。牵拉肺叶时张力勿过大,以免撕裂中叶动脉造成出血。中叶内侧段动脉一般管径较细,宜采取丝线结扎或Hem-o-lok夹闭后离断。

五、右肺下叶切除术

(一)手术切除顺序

　　单孔单向右下肺叶切除与左下肺叶切除类似,切除顺序为:静脉—支气管—动脉—斜裂,推进方向为由下往上。

(二)操作关键点剖析

　　1. 静脉的处理　在进行肺下静脉游离时,需将下肺向上牵拉,保持一定张力,在分别游离静脉前方和后方组织时,需实时调整牵拉方向以协助暴露。解剖时需确认中叶静脉是否共干汇入肺下静脉,避免误切中叶静脉。在以切割缝合器处理肺下静脉时,将下肺向前上方牵拉以保证静脉后方有足够空间放置切割缝合器,避免误夹后方的食管。

　　2. 支气管的处理　右肺下叶支气管后上方一般均有较为粗大的支气管动脉,在解剖支气管上缘时需仔细辨认并妥善处理;下叶支气管与中叶支气管分叉处存在淋巴结,处理时应尽量紧贴支气管壁进行游离,尽量避免破坏淋巴结包膜造成淋巴结破碎出血。在以能量器械游离此处淋巴结时,需注意避免误伤后方的动脉;拟切断下叶支气管前务必仔细辨认中叶支气管,以避免将中间支气管误认为下叶支气管而离断。

　　3. 肺动脉的处理　解剖下叶动脉时,需注意辨认向前走行的中叶外侧段动脉,避免误断;使用切割缝合器处理下叶动脉时,多采用腔内垂直悬吊法协助放置。

第三节 单孔单向胸腔镜肺段切除术

肺段存在独立的支气管、血管,段间裂通常并不发育,因此可以认为肺段切除是肺裂完全未发育的肺叶切除。同时由于肺段支气管、血管变异较多,且分支位置更深,往往需要进入肺内进行解剖,因此肺段切除的难度又较肺叶切除有所增加。单孔胸腔镜下行肺段切除术则难度更高,术中需尽量减少对肺的翻动,在同一个暴露动作下完成尽可能多的解剖,因此,单向式的理念在肺段切除术中同样适用。本书以右肺上叶前段、左肺上叶尖后段、左肺下叶背段为例进行展示和说明。

一、右肺上叶前段(RS^3)切除术

(一)手术步骤

1. 按前述切口设计原则做切口进胸,探查病变部位、范围,再次确认手术方式后。置入腔镜环钳,夹持右上肺尖前段交界部位,由第一助手牵向后上方,暴露右肺门,电凝钩沿膈神经后方纵行打开纵隔胸膜,解剖显露右肺上叶静脉(图 5-3-1)。

2. 电凝钩解剖右肺上叶静脉各分支,显露中央静脉、尖段静脉 V^1,辨认前段静脉属支 V^3a+b(图 5-3-2),以长弯血管钳分离前段静脉属支 V^3a+b(图 5-3-3)。

3. 以 Hem-o-lok 分别夹闭前段静脉 V^3a+b 近心端及远心端后离断(图 5-3-4)。

4. 解剖右上肺动脉前干,显露尖段动脉 A^1 和前段动脉 A^3,以弯血管钳分离前段动脉 A^3(图 5-3-5)。

5. 以 Hem-o-lok 分别夹闭前段动脉 A^3 近心端及远心端后离断(图 5-3-6)。

6. 在前段动脉后方解剖出前段支气管 B^3(图 5-3-7),以长直角钳分离出前段支气管 B^3(图 5-3-8),以 Hem-o-lok 双重夹闭前段支气管 B^3 后离断(图 5-3-9)。

7. 膨肺辨认段间平面(图 5-3-10)。

8. 以切割缝合器切开水平裂(图 5-3-11)。

9. 以切割缝合器处理段间平面后完整切除右上肺前段(图 5-3-12~图 5-3-14)。

(二)操作关键点剖析

1. 肺段静脉的处理 右上肺前段静脉属支往往变异较多,处理时尽量少离断,仅离断进入前段肺实质的属支即可,尽量保留段间的静脉。

2. 肺段动脉的处理 右肺上叶前段的动脉通常发自右肺动脉前干,一般位于尖段静脉后方,解剖时需注意勿误伤尖段静脉。通常右肺动脉前干有 2 个分支,向前走行的为前段动脉,向后上走行的为尖段动脉。

3. 段支气管的处理 前段支气管位置较深,与前段动脉伴行,位于前段动脉后方。由于支气管位置较深,通常较难将上叶尖、后、前段的支气管分支全部解剖出来,需要借助高分辨 CT 或三维重建,在术前对支气管的分支情况有全面地了解。单孔胸腔镜下由于角度的限制,较难放置切割缝合器,因此可以选择 Hem-o-lok 夹闭进行处理或者缝扎的方法。

4. 段间平面的处理 前段的段间处理常较困难,需先打开水平裂,然后将右上肺叶适当旋转再切开后段与前段间的段间平面。若放置切割缝合器困难,可考虑以电凝钩或超声刀处理段间平面,但需注意找准切割面,以减轻术后漏气的发生。

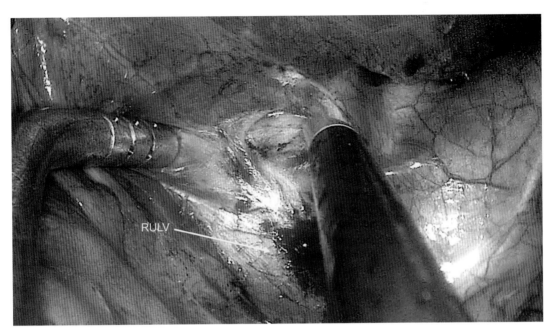

图 5-3-1　解剖显露右肺上叶静脉

RULV：右肺上叶静脉

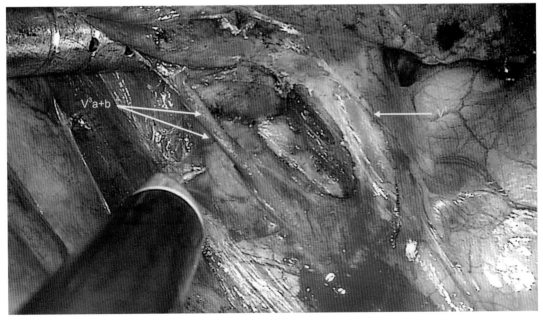

图 5-3-2　解剖显露前段静脉

V^1：尖段静脉；V^3a+b：前段静脉属支 a+b

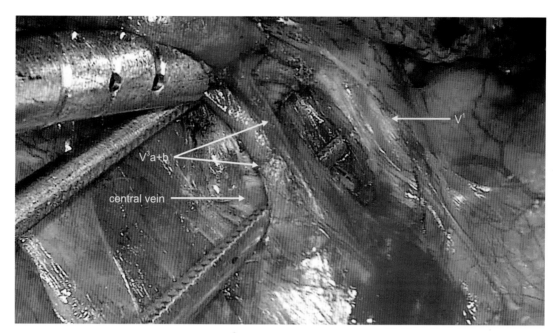

图 5-3-3 分离前段静脉

V¹:尖段静脉;V³a+b:前段静脉属支 a+b;central vein:中央静脉

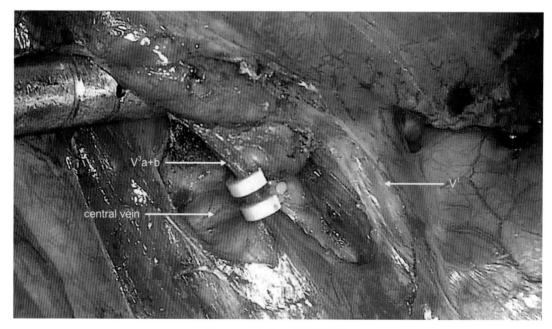

图 5-3-4 闭合离断前段静脉

V¹:尖段静脉;V³a+b:前段静脉属支 a+b;central vein:中央静脉

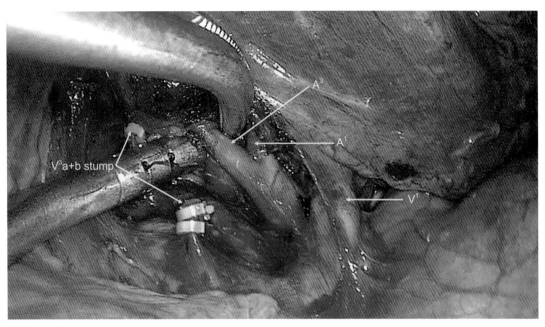

图 5-3-5　解剖分离前段动脉

A¹:尖段动脉;A³:前段动脉;V¹:尖段静脉;V³a+b stump:前段静脉属支 a+b 残端

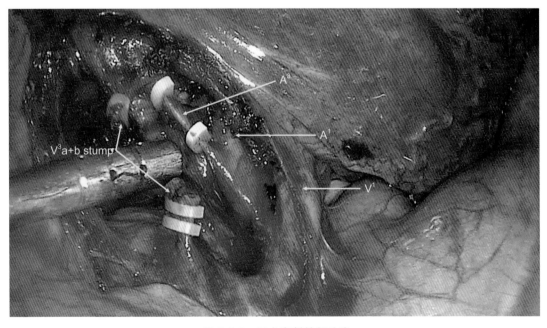

图 5-3-6　闭合离断前段动脉

A¹:尖段动脉;A³:前段动脉;V¹:尖段静脉;V³a+b stump:前段静脉属支 a+b 残端

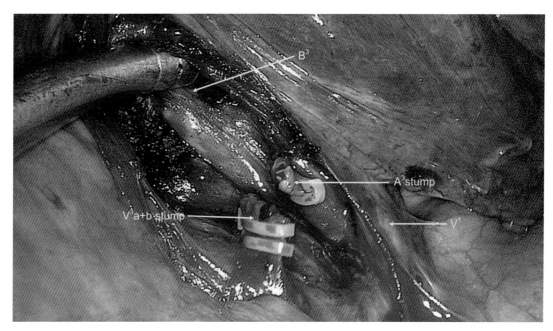

图 5-3-7　解剖前段支气管

A³ stump：前段动脉残端；V¹：尖段静脉；V³a+b stump：前段静脉属支 a+b 残端；B³：前段支气管

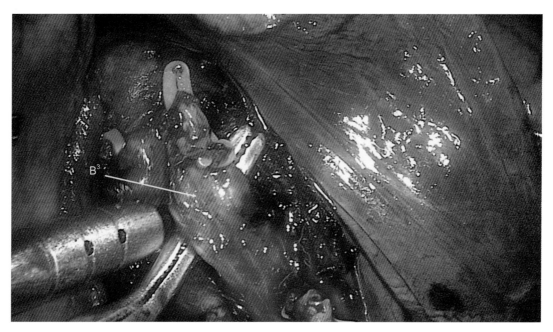

图 5-3-8　分离前段支气管

B³：前段支气管

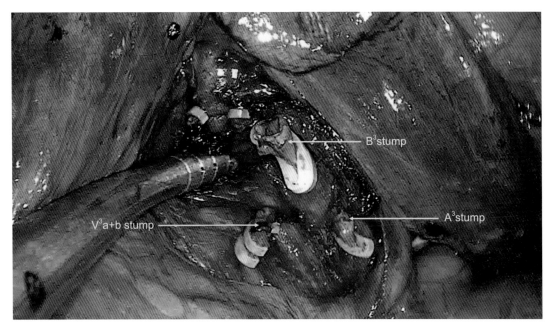

图 5-3-9 闭合离断前段支气管

A³ stump:前段动脉残端;V³a+b stump:前段静脉属支 a+b 残端;B³ stump:前段支气管残端

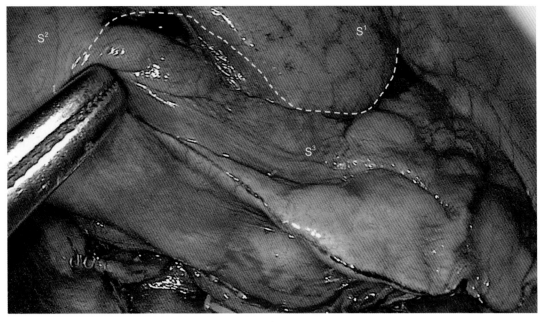

图 5-3-10 辨认段间平面

S¹:尖段;S²:后段;S³:前段

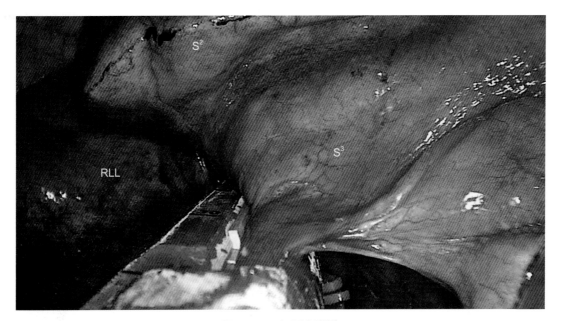

图 5-3-11　切开水平裂
S^2:后段;S^3:前段;RLL:右肺下叶

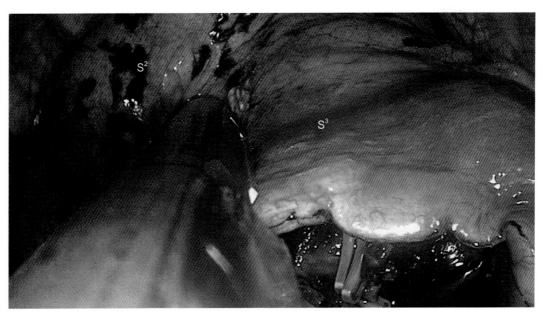

图 5-3-12　处理前段和后段之间段间平面
S^2:后段;S^3:前段

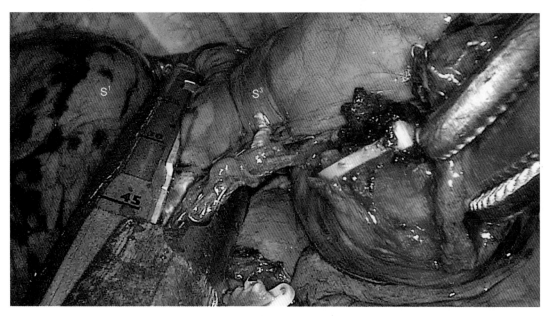

图 5-3-13 处理前段和尖段之间段间平面
S¹:尖段;S³:前段

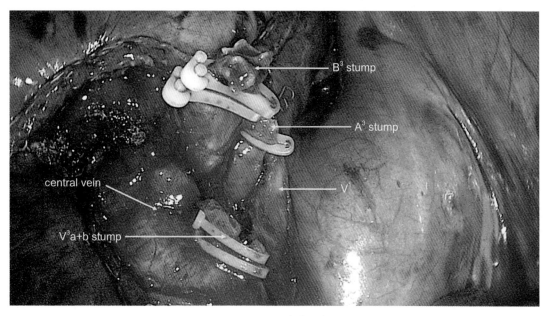

图 5-3-14 残端示意
A³ stump:前段动脉残端;V¹:尖段静脉;V³a+b stump:前段静脉属支 a+b 残端;B³ stump:前段支气管残端;
central vein:中央静脉

二、左肺上叶尖后段（LS^{1+2}）切除术

（一）手术步骤

1. 按前述切口设计原则做切口进胸，探查病变部位、范围，再次确认手术方式。置入腔镜环钳，夹持左上肺尖后段与舌段交界部位，由第一助手牵向前下方，显露叶间裂，电凝钩打开叶间裂及肺动脉鞘膜（图5-3-15）。

2. 解剖肺动脉各分支，显露尖后段外亚段动脉A^{1+2}c及舌段动脉A^{4+5}（图5-3-16）。

3. 以Hem-o-lok分别夹闭尖后段外亚段动脉A^{1+2}c近心端及远心端后离断（图5-3-17）。

4. 解剖尖前支动脉并显露尖后段动脉分支；A^{1+2}b和前段动脉A^3，显露尖后段静脉属支V^{1+2}a-c（图5-3-18）。

5. 以Hem-o-lok分别夹闭尖后段动脉分支A^{1+2}b近心端及远心端后离断（图5-3-19），处理后清晰显露尖后段静脉属支V^{1+2}a-c及尖后段动脉另一分支A^{1+2}a（图5-3-20）。

6. 以长弯血管钳分离尖后段静脉属支V^{1+2}a-c（图5-3-21），以Hem-o-lok夹闭尖后段静脉V^{1+2}a-c近心端和远心端后离断（图5-3-22）。

7. 处理完尖后段静脉后，进一步处理尖后段最后一支动脉分支A^{1+2}a，以Hem-o-lok夹闭后离断（图5-3-23）。

8. 解剖分离尖后段支气管B^{1+2}（图5-3-24），以长弯血管钳试夹闭支气管后膨肺确认支气管B^{1+2}（图5-3-25），辨别尖后段段间平面（图5-3-26）。

9. 膨肺确认尖后段支气管B^{1+2}后以切割缝合器闭合离断支气管（图5-3-27）。

10. 以切割缝合器先打开尖后段与舌段之间的段间平面（图5-3-28），再继续向上打开尖后段与前段之间的段间平面后，完整切除尖后段（图5-3-29）。

11. 完整切除左上肺尖后段后清晰展示残端（图5-3-30）。

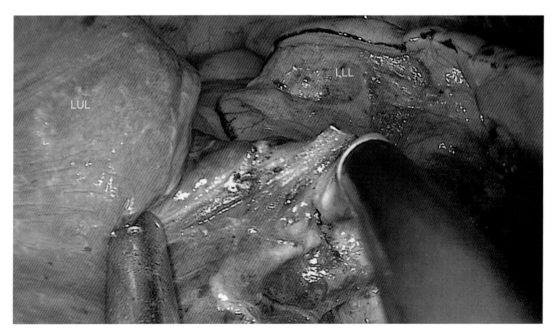

图5-3-15　打开肺动脉鞘膜

LLL：左肺下叶；LUL：左肺上叶

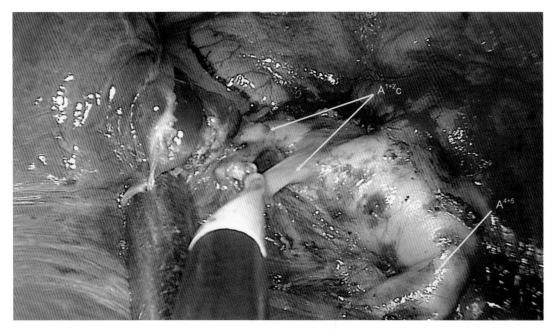

图 5-3-16　解剖尖后段动脉属支
$A^{1+2}c$:外亚段动脉；A^{4+5}:舌段动脉

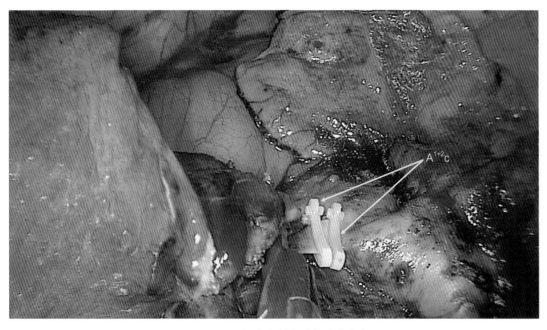

图 5-3-17　闭合离断尖后段动脉分支
$A^{1+2}c$:外亚段动脉

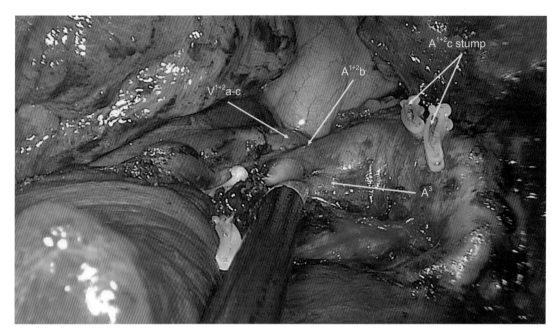

图 5-3-18　解剖尖前支动脉

A^{1+2}b:后亚段动脉;A^{1+2}c stump:外亚段动脉残端;A^3:前段动脉;V^{1+2}a-c:尖后段静脉属支 a-c

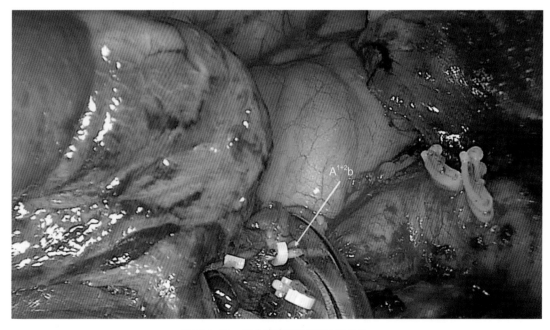

图 5-3-19　闭合离断尖后段动脉分支

A^{1+2}b:后亚段动脉

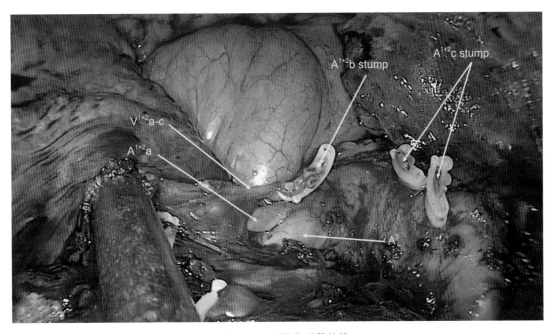

图 5-3-20　显露尖后段静脉

A^{1+2}b stump：后亚段动脉残端；A^{1+2}c stump：外亚段动脉残端；A^3：前段动脉；A^{1+2}a：尖亚段动脉；V^{1+2}a-c：尖后段静脉属支 a-c

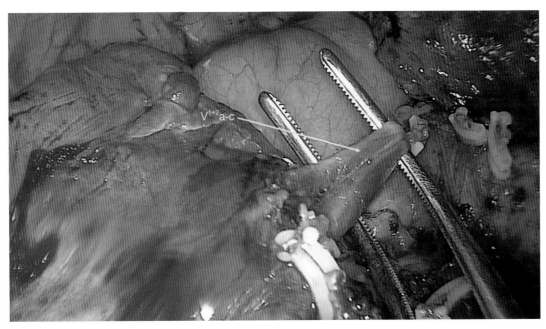

图 5-3-21　分离尖后段静脉

V^{1+2}a-c：尖后段静脉属支 a-c

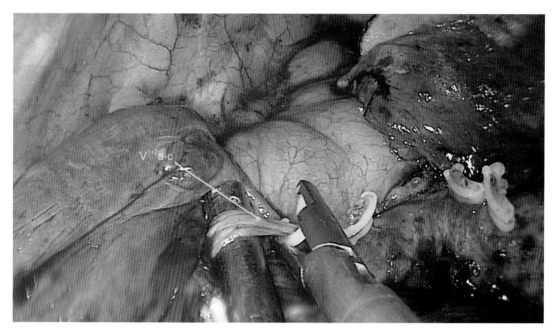

图 5-3-22　闭合离断尖后段静脉
V^{1+2}a-c:尖后段静脉属支 a-c

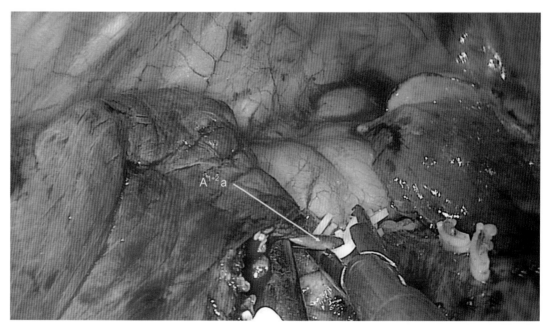

图 5-3-23　闭合离断尖后段动脉分支
A^{1+2}a:尖亚段动脉

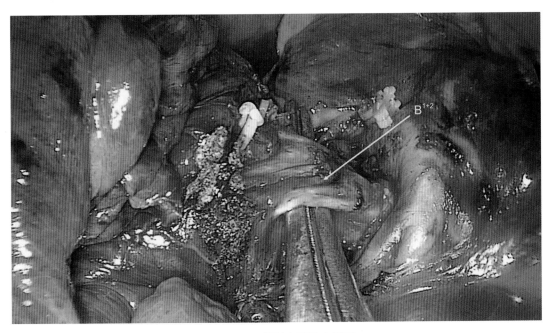

图 5-3-24 解剖尖后段支气管
B^{1+2}:尖后段支气管

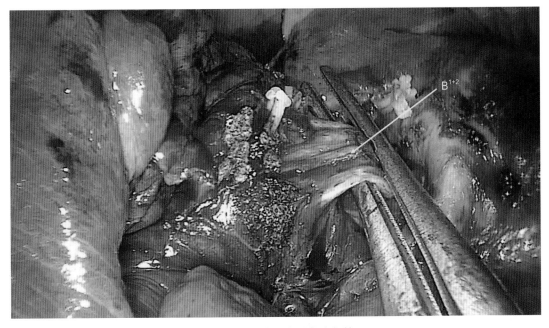

图 5-3-25 夹闭尖后段支气管
B^{1+2}:尖后段支气管

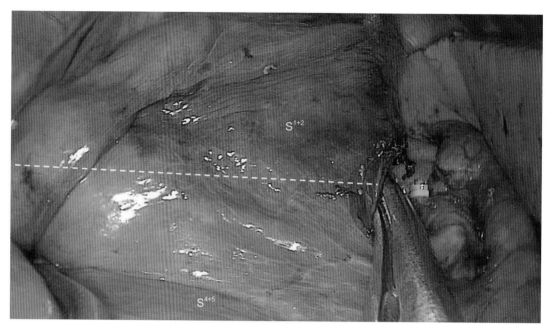

图 5-3-26　辨认段间平面
S^{1+2}:尖后段;S^{4+5}:舌段

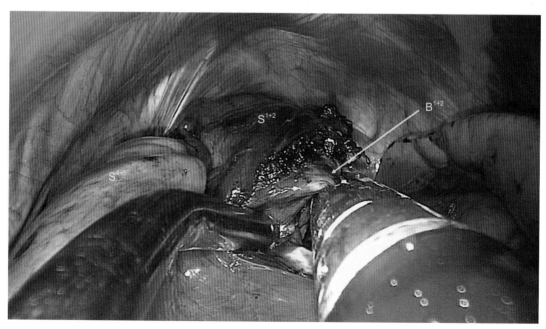

图 5-3-27　闭合离断尖后段支气管
S^{1+2}:尖后段;S^{4+5}:舌段;B^{1+2}:尖后段支气管

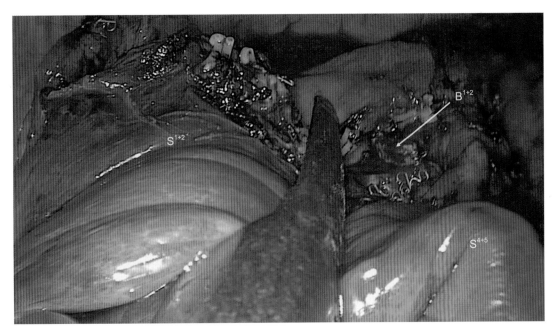

图 5-3-28 打开尖后段与舌段之间段间平面
S^{1+2}:尖后段;S^{4+5}:舌段;B^{1+2}:尖后段支气管

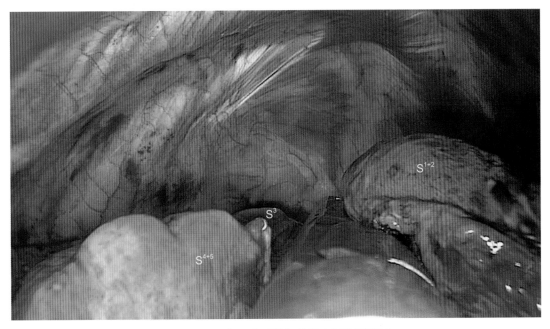

图 5-3-29 打开尖后段与前段之间段间平面
S^{1+2}:尖后段;S^3:前段;S^{4+5}:舌段

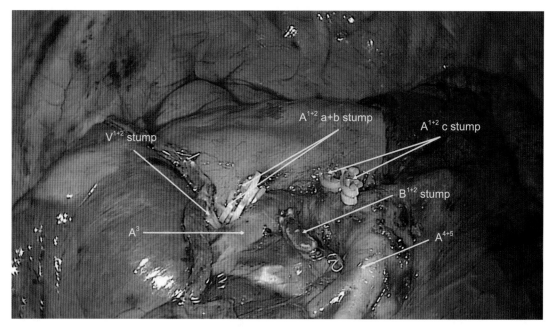

图 5-3-30 残端示意

A^{1+2}a+b stump：尖亚段及后亚段动脉残端；A^{1+2}c stump：外亚段动脉残端；A^3：前段动脉；A^{4+5}：舌段动脉；B^{1+2} stump：尖后段支气管残端；V^{1+2} stump：尖后段静脉残端

(二) 操作关键点剖析

1. 肺段动脉的处理　左上肺尖后段动脉分支往往变异较多,处理时需仔细辨认血管走行方向,先处理张力最高的分支,避免解剖时张力过高而导致血管撕裂。

2. 肺段静脉的处理　一般左肺上静脉最上方的分支即为尖后段静脉的主支,另一主要属支则通常与前段静脉共干汇入肺上静脉。只需切断主支即可,有时在尖后段支气管前方可见汇入尖后段段内的静脉分支,也可离断,但需尽量保留走行于段间的静脉。静脉处理的原则是尽量少离断。

3. 段支气管的处理　从后方解剖支气管时,尖后段支气管一般位于最表面,在其深面则为前段支气管,在舌段动脉深面则为舌段支气管。离断尖后段支气管前可先夹闭支气管后嘱麻醉医生膨肺,快速膨胀部分则为需保留的肺段,塌陷的则为靶段,但膨肺压力不可过高,以免尖后段也快速膨胀,影响判断。

4. 段间平面的处理　尖后段的段间处理通常需先处理尖后段与舌段间的部分,处理时以血管及支气管残端为标志,注意避开需保留的血管和支气管,以免误断。

三、左肺下叶背段(LS^6)切除术

(一) 手术步骤

1. 按前述切口设计原则做切口进胸,探查病变部位、范围,并缝线标记,再次确认手术方式(图 5-3-31)。

2. 置入腔镜环钳,夹持左肺下叶背段,由第一助手牵向后下方,显露叶间裂,电凝钩打开叶间裂及肺动脉鞘膜(图 5-3-32),解剖肺动脉各分支,显露背段动脉分支及基底段动脉分支(图 5-3-33)。

3. 以长弯血管钳解剖分离背段动脉分支 A^6(图 5-3-34)。

4. 以 Hem-o-lok 分别夹闭背段动脉分支 A^6 近心端及远心端后,以超声刀离断(图 5-3-35)。

5. 在背段动脉后方解剖,切除段间淋巴结后显露背段支气管 B^6(图 5-3-36)。

6. 以长弯血管钳分离背段支气管 B^6(图 5-3-37)。

7. 以切割缝合器闭合离断下叶背段支气管 B^6（图 5-3-38）。

8. 处理完背段支气管后，在支气管后下方解剖分离背段静脉属支 V^6a（图 5-3-39）。

9. 以 Hem-o-lok 夹闭背段静脉属支 V^6a 后以超声刀离断（图 5-3-40）。

10. 以切割缝合器打开段间平面，放置切割缝合器时紧贴基底段动脉（图 5-3-41）。

11. 完整切除左下肺背段后展示残端（图 5-3-42）。

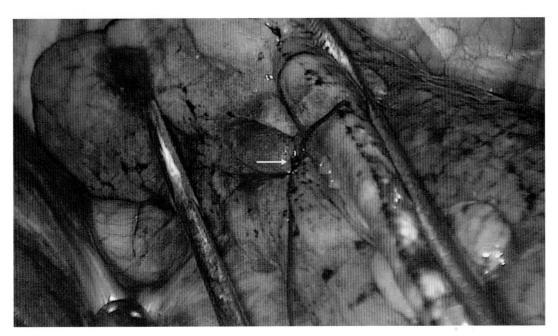

图 5-3-31　缝线标记病变（黄色箭头）

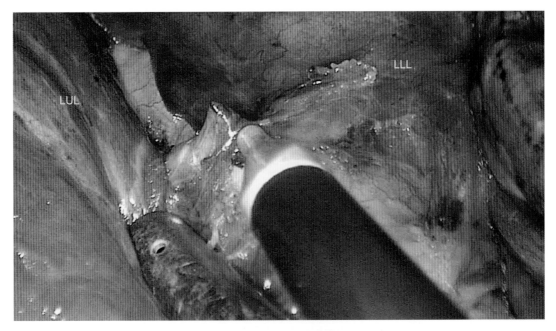

图 5-3-32　打开动脉鞘膜
LLL：左肺下叶；LUL：左肺上叶

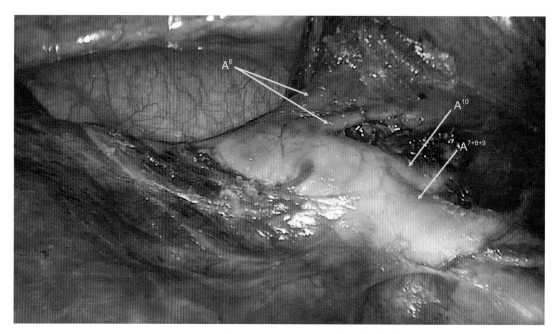

图 5-3-33　解剖显露下叶动脉分支
A^6:背段动脉;A^{7+8+9}:内前外基底段动脉;A^{10}:后基底段动脉

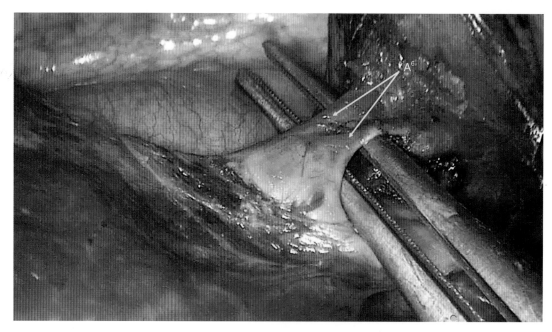

图 5-3-34　分离背段动脉
A^6:背段动脉

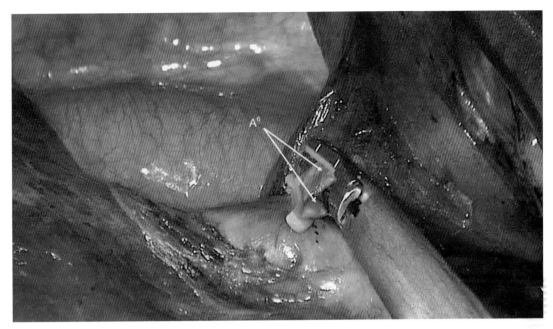

图 5-3-35　闭合离断背段动脉分支

A⁶:背段动脉

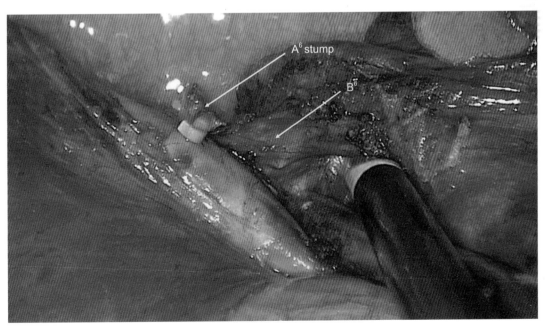

图 5-3-36　解剖背段支气管

A⁶ stump:背段动脉残端;B⁶:背段支气管

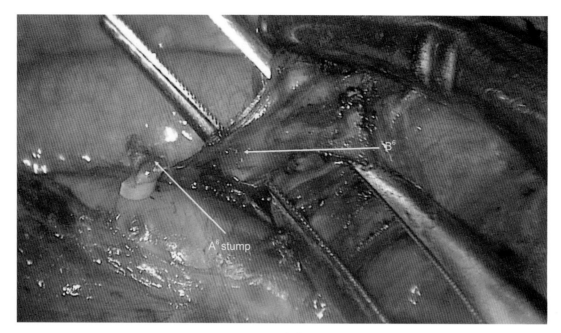

图 5-3-37 分离背段支气管
A⁶ stump:背段动脉残端;B⁶:背段支气管

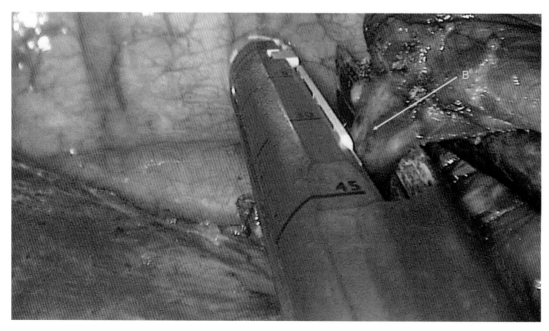

图 5-3-38 闭合离断背段支气管
B⁶:背段支气管

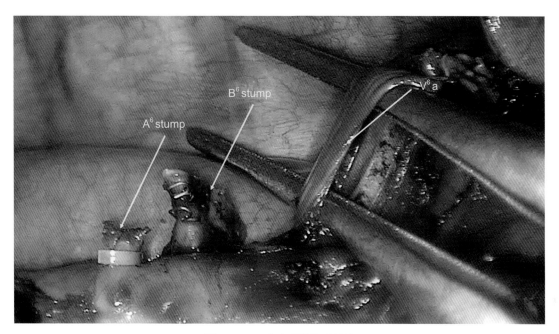

图 5-3-39　分离背段静脉属支

A^6 stump：背段动脉残端；B^6 stump：背段支气管残端；V^6a：背段静脉属支 a

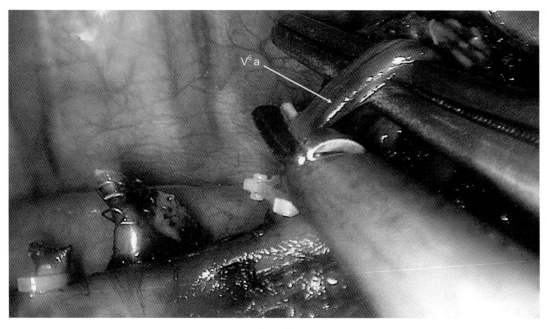

图 5-3-40　离断背段静脉属支

V^6a：背段静脉属支 a

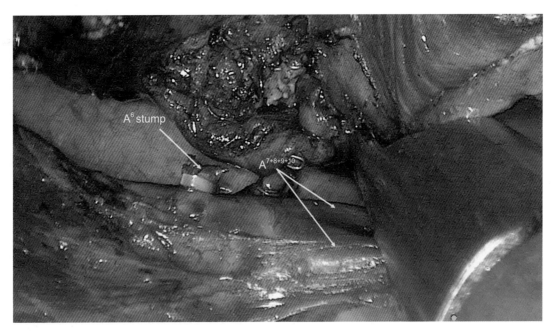

图 5-3-41 打开段间平面
A^6 stump:背段动脉残端;$A^{7+8+9+10}$:基底段动脉

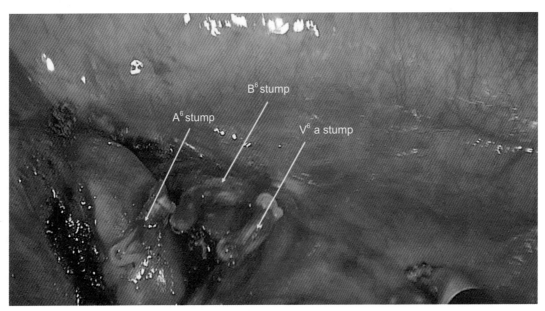

图 5-3-42 残端示意
A^6 stump:背段动脉残端;B^6 stump:背段支气管残端;V^6a stump:背段静脉属支 a 残端

（二）操作关键点剖析

1. 肺段动脉的处理　左下肺背段动脉一般发于叶间动脉最后上方,容易寻找,可为单独一支或数个小分支。可以丝线或血管夹结扎后离断,亦可使用切割缝合器直接闭合离断。

2. 肺段支气管的处理　背段支气管位于动脉后下方,往往较为粗大,有时各亚段支气管分出较早,在解剖时需避免遗漏。背段与基底段支气管间往往有淋巴结嵌顿,需先予切除后方能清楚显露基底段支气管。在分离背段支气管时需注意其后下方的静脉,紧贴支气管进行分离,以免损伤静脉分支导致出血。

3. 肺段静脉的处理　处理完背段支气管后,其后下方即可见静脉分支。背段静脉通常有 3 个分支,一般仅离断最表浅、直接进入背段内的分支即可,保留段间静脉。

4. 段间平面的处理　背段的段间平面处理可依据血管走行进行,紧贴基底段动脉分支打开段间平面即可。

（刘成武　蒲强　马林　刘峥　徐昱扬）

参考文献

1. GONZALEZ-RIVAS D, PARADELA M, FERNANDEZ R, et al. Uniportal video-assisted thoracoscopic lobectomy: two years of experience [J]. Ann Thorac Surg, 2013, 95(2):426-432.

2. GONZALEZ-RIVAS D, FIEIRA E, MENDEZ L, et al. Single-port video-assisted thoracoscopic anatomic segmentectomy and right upper lobectomy [J]. Eur J Cardiothorac Surg, 2012, 42(6):e169-171.

3. LIU C, MA L, LIN F, et al. Single-staged uniportal VATS major pulmonary resection for bilateral synchronous multiple primary lung cancers [J]. J Thorac Dis, 2014, 6(9):1315-1318.

4. 刘成武,刘伦旭. 单孔胸腔镜:微创肺癌切除的再次升华[J]. 中国肺癌杂志,2014,17(7):527-530.

5. LIU C, DENG S, LIAO H, et al. Stepwise approaches to optimize strategy for holding thoracoscope during single port video-assisted thoracoscopic surgery [J]. J Thorac Dis, 2016, 8(10):2960-2963.

6. GUO C, LIU C, LIN F, et al. Intrathoracic vertical overhanging approach for placement of an endo-stapler during single-port video-assisted thoracoscopic lobectomy [J]. Eur J Cardiothorac Surg, 2016, 49 Suppl 1:i84-86.

7. 刘成武,蒲强,马林,等. 单孔与单向式胸腔镜肺癌切除术的结合——单孔单向式胸腔镜肺癌切除术[J]. 中国胸心血管外科临床杂志,2017,24(12):907-910.

第六章

胸腔镜无抓持整块纵隔淋巴结清扫

第一节 概 述

肺癌的淋巴结至少应评估3组N1淋巴结和包括隆突下淋巴结在内的3组以上纵隔(N2)淋巴结。纵隔淋巴结评估主要有两种方式,一是仅切除可疑转移的淋巴结,称为纵隔淋巴结采样(mediastinal lymph node sampling,MLNS),另外一种便是系统纵隔淋巴结清扫(systemic mediastinal lymph node dissection,SMLND),术中将纵隔淋巴结连同周围的组织整块切除。对绝大多数可切除的肺癌而言,系统纵隔淋巴结清扫更有利于准确分期,指导术后辅助治疗,有助提高局部控制率及远期总体生存率。

随着腔镜技术的发展和腔镜操作经验的累积,越来越多的数据表明胸腔镜肺癌纵隔淋巴结清扫安全、可行,且与开胸手术相比是等效的,胸腔镜手术在清扫纵隔淋巴结站数、淋巴结总数等方面均与开胸无明显差异。胸腔镜纵隔淋巴结清扫有其自身的特点并有特定的难点:①腔镜的放大作用使术者能更容易辨识局部解剖,减少误伤,理论上更容易切除干净,但视觉—屏幕的二维操作模式容易造成术者在距离、角度等方面判断的误差;②有限的切口限制了操作角度,使操作更加困难;③由于角度受限,牵拉暴露器械需求较多,如果不断切换操作角度则使器械的进出及交换增加,给术者造成诸多不便;④淋巴结本身易碎,对其抓持、牵拉容易造成包膜损坏及淋巴结破碎,导致出血污染视野、不利于术后计数评估甚至可能造成肿瘤种植播散。在具体清扫方法方面,各中心多沿用传统开胸"抓持"淋巴结清扫的方法,且由于术者手术习惯的不同,方法、流程多样。

在传统方法中,要想完成纵隔淋巴结清扫,往往需要多种器械进入胸腔:肺抓持钳、能量器械(电凝钩或超声刀等)、吸引器、抓持牵拉的器械等。而在"无抓持整块纵隔淋巴结清扫法"中,我们利用各器械的特点,发掘出各常规器械的多能性,实现常规器械一专多用:①吸引器(采用头端带侧孔的腔镜金属吸引器),利用吸引功能及时吸走渗液、出血以保持术野清晰,借助其吸力而实现对组织的"抓持",手法包括挑、拨、侧压等,此外还可用于钝性分离;②电凝钩,用于电凝切割以实现锐性分离和止血的作用;③超声刀,用于夹持、切割、止血以及钝性分离。操作过程中仅使用3种器械:肺抓持钳、吸引器、电凝钩或超声刀。吸引器是操作的主力器械,并根据不同解剖特点交替使用电凝钩和超声刀。

"无抓持整块系统纵隔淋巴结清扫法"具有诸多优势:①吸引器+电凝钩/超声刀的搭配充分发挥各器械的"一专多能",避免过多的器械进出给术者造成不便,且吸引器+能量器械的组合符合我们提出的"无血化游离"原则,即切即凝,边切边吸,保证术野清晰,也是安全操作的保障;②"无抓持"策略既能满足暴露需求,又能尽量避免淋巴结破损,符合肿瘤外科"无瘤原则";③"整块切除"策略要求切除各区域内的所有淋巴结、淋巴管以及脂肪结缔组织,使各解剖标志骨骼化,不遗留任何淋巴结,能真正实现完整切除,满足肿瘤外科"完整切除原则";④强调根据不同解剖区域的特点,三维空间内采取相对固定的游离顺序,使整个切除过程更具程序化、条理化、有章可循,更易学习和掌握。

"无抓持整块纵隔淋巴结清扫"的核心操作要点:①吸引器配合电凝钩或超声刀;②"无抓持"暴露;③无血化解剖/游离;④整块切除,实现解剖标志骨骼化,清扫彻底;⑤根据空间特点实现三维空间顺序游离,实现程序化、模块化。

第二节　右侧纵隔淋巴结清扫

一、手术步骤

按前述切口完成相应肺切除后准备进行纵隔淋巴结清扫,右侧常规清扫 2R、4R、7、9 组淋巴结,选择性清扫 3A 组淋巴结。

(一)2R、4R 组淋巴结清扫

1. 由副操作孔置入腔镜环钳,夹持余肺,由第一助手将肺牵向后肋膈角。主刀医生由副操作孔置入金属吸引器,由主操作孔置入电凝钩,以电凝钩打开奇静脉弓下方胸膜,暴露奇静脉弓与右肺动脉干及右主支气管之间的区域(图 6-2-1)。

2. 沿奇静脉弓上缘打开纵隔胸膜,沿上腔静脉后缘向上打开纵隔胸膜直至无名动脉下缘(图 6-2-2)。

3. 沿右肺动脉上缘、气管前缘、上腔静脉后缘及奇静脉弓下缘以电凝钩游离间隙内组织,以超声刀松解离断组织团块与上述各解剖结构间的联系,完成 2R、4R 组淋巴结组织团块下份的游离(图 6-2-3)。

4. 将奇静脉弓下方已游离之组织团块向上翻过奇静脉弓,由吸引器挑起团块(图 6-2-4)。

5. 以超声刀沿上腔静脉后缘、主动脉弓后外侧缘、气管前缘分别游离组织团块,由前向后、由下向上直至无名动脉下缘(图 6-2-5)。

6. 沿迷走神经前方,由下向上以超声刀游离直至完整切除 2R、4R 淋巴结及周围组织(图 6-2-6)。

7. 清扫完成后所有解剖标志骨骼化(图 6-2-7)。

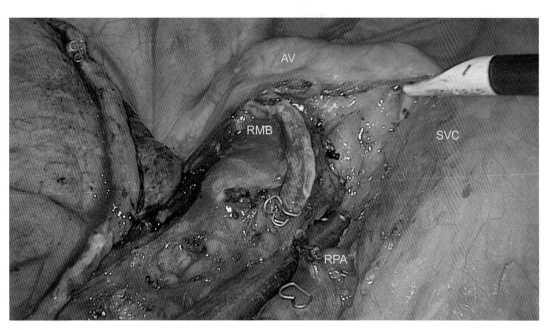

图 6-2-1　显露奇静脉弓下方区域

AV:奇静脉;SVC:上腔静脉;RMB:右主支气管;RPA:右肺动脉

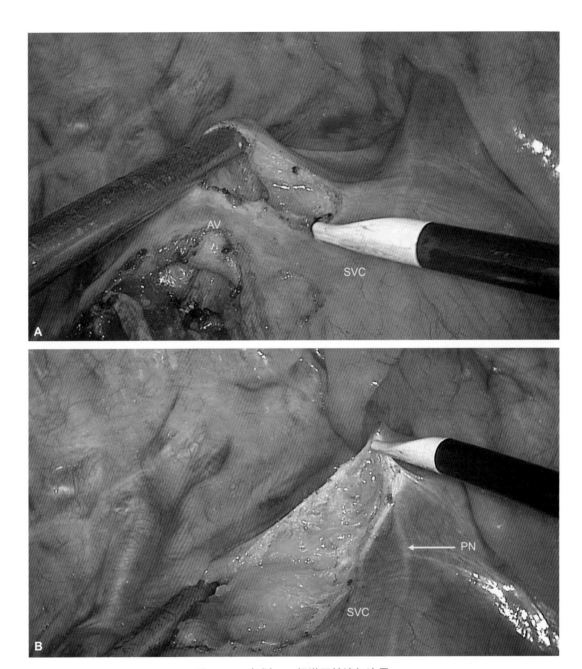

图 6-2-2 勾划 2、4 组淋巴结清扫边界
A.沿奇静脉弓上缘打开纵隔胸膜;B.沿上腔静脉后缘打开纵隔胸膜
AV:奇静脉;SVC:上腔静脉;PN:膈神经

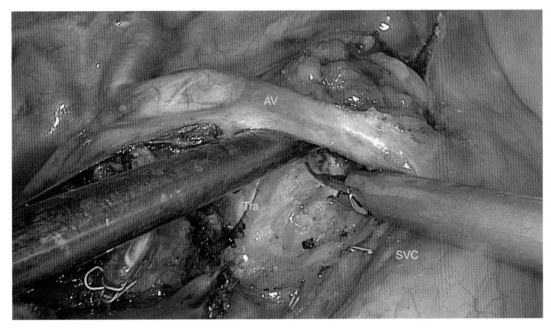

图 6-2-3　游离淋巴结组织团块下份
AV:奇静脉;SVC:上腔静脉;Tra:气管

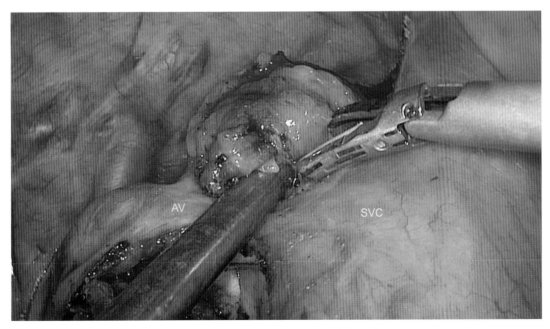

图 6-2-4　将组织团块下份向上翻过奇静脉弓
AV:奇静脉;SVC:上腔静脉

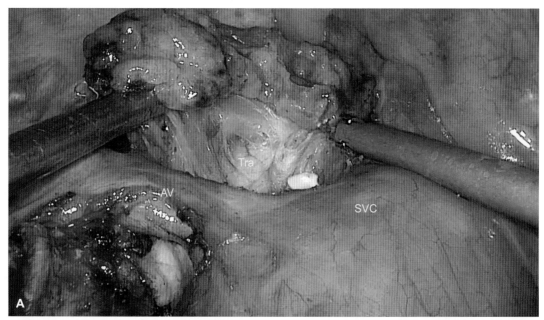

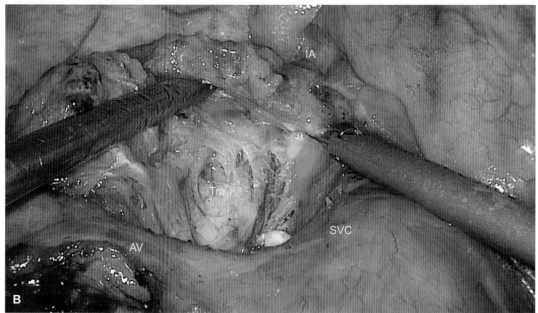

图 6-2-5 游离组织团块上份

A、B. 由前向后、由下至上游离组织团块

AV:奇静脉;SVC:上腔静脉;Tra:气管;IA:无名动脉

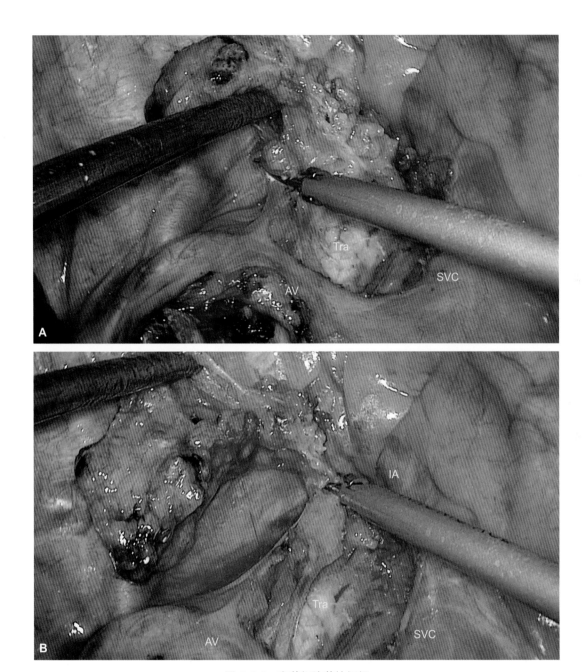

图 6-2-6　完整切除整块组织

A.沿迷走神经前方向上切除淋巴结软组织块;B.完整切除淋巴结组织块

AV:奇静脉;SVC:上腔静脉;Tra:气管;IA:无名动脉

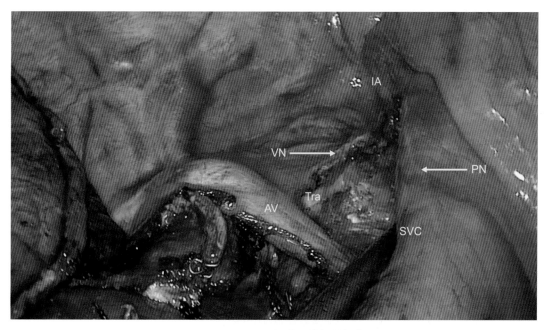

图 6-2-7　2R、4R 组淋巴结解剖标志
AV:奇静脉;SVC:上腔静脉;Tra:气管;IA:无名动脉;VN:迷走神经;PN:膈神经

（二）7 组淋巴结清扫

1. 由副操作孔置入腔镜环钳，夹持余肺，由第一助手将肺牵向前下方，暴露右中间支气管与食管之间区域，以电凝钩沿右中间支气管后外侧缘向上打开纵隔胸膜直至奇静脉弓下缘（图 6-2-8）。

2. 由上向下沿食管前外侧缘用电凝钩打开纵隔胸膜，以吸引器挑起食管，紧贴食管用电凝钩向深部游离直至清晰显露左主支气管（图 6-2-9）。

3. 紧贴心包表面游离组织团块达隆突下方（图 6-2-10）。

4. 用吸引器侧压推挤组织团块，紧贴右中间支气管后缘游离直至隆突下间隙（图 6-2-11）。

5. 用吸引器协助暴露，用超声刀将组织团块与隆突游离开（图 6-2-12）。

6. 沿左主支气管后外侧缘用超声刀游离，最终完整切除左右主支气管、心包、食管间隙内淋巴结及周围组织团块（图 6-2-13）。

7. 所有解剖标志骨骼化（图 6-2-14）。

（三）9 组淋巴结清扫

由副操作孔置入腔镜环钳，夹持余肺，由第一助手将肺牵向上方，以电凝钩松解肺下韧带，松解过程中以电凝钩游离淋巴结，随后选择 Kelly 钳或腔镜分离钳将淋巴结取出。

（四）3A 组淋巴结清扫

在上腔静脉汇入右心房水平用电凝钩打开右心房表面纵隔胸膜。用超声刀沿上腔静脉前缘游离向上达左无名静脉下缘，继续向前、向下用超声刀完整切除该区域内淋巴结及脂肪组织。

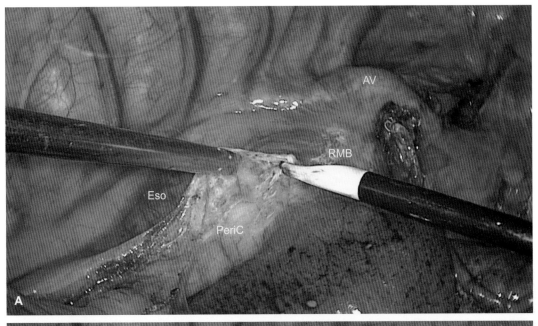

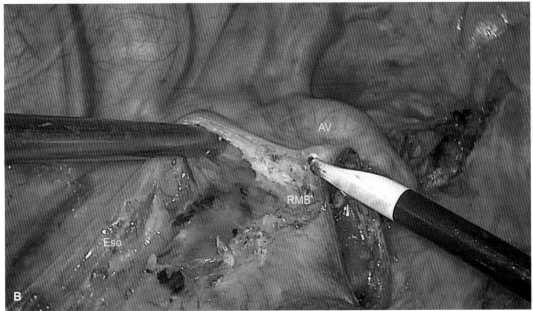

图 6-2-8 显露隆突下区域
A.沿中间支气管后缘打开纵隔胸膜;B.打开纵隔胸膜至奇静脉弓
AV:奇静脉;RMB:右主支气管;Eso:食管;PeriC:心包

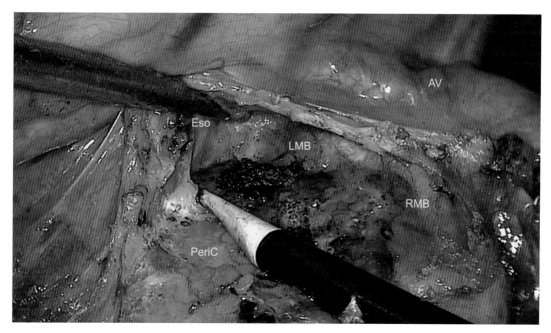

图 6-2-9 沿食管侧游离

AV:奇静脉;RMB:右主支气管;LMB:左主支气管;Eso:食管;PeriC:心包

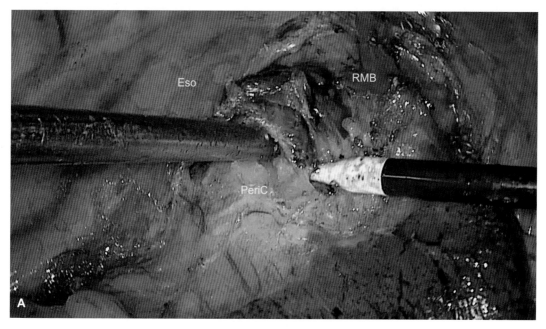

图 6-2-10 沿心包侧游离

A.沿心包侧游离

Eso:食管;PeriC:心包;RMB:右主支气管

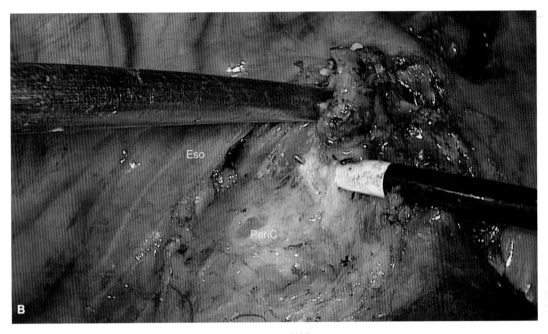

图 6-2-10(续)
B. 紧贴心包游离至隆突下方
Eso:食管;PeriC:心包

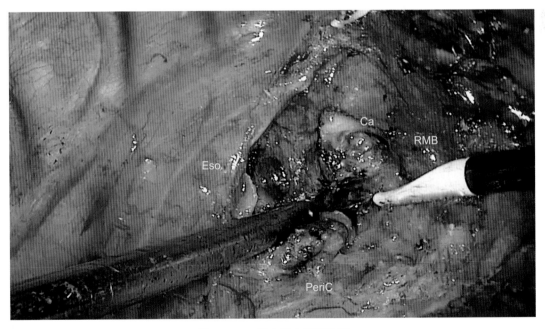

图 6-2-11　沿右侧支气管游离
Eso:食管;PeriC:心包;RMB:右主支气管;Ca:隆突

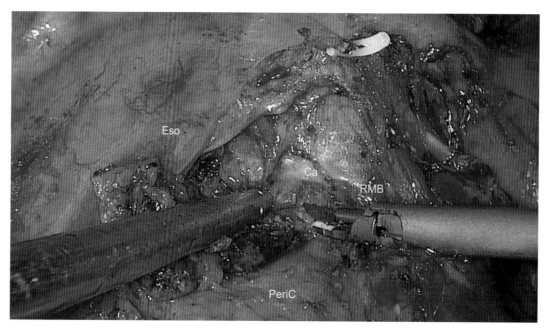

图 6-2-12　游离隆突下区域
Eso:食管;PeriC:心包;RMB:右主支气管;Ca:隆突

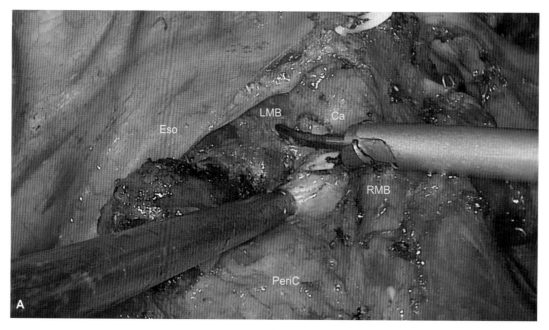

图 6-2-13　游离左主支气管侧
A.由隆凸开始沿左主支气管游离淋巴结组织块
Eso:食管;PeriC:心包;LMB:左主支气管;RMB:右主支气管;Ca:隆突

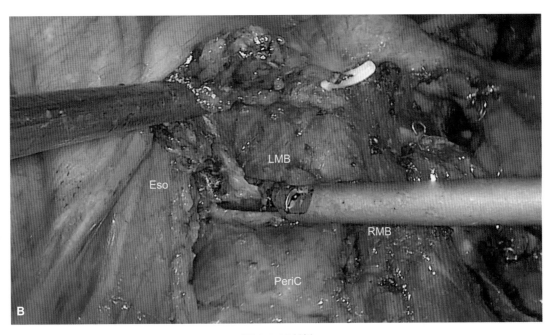

图 6-2-13（续）
B.完整切除软组织团块
Eso:食管;PeriC:心包;LMB:左主支气管;RMB:右主支气管

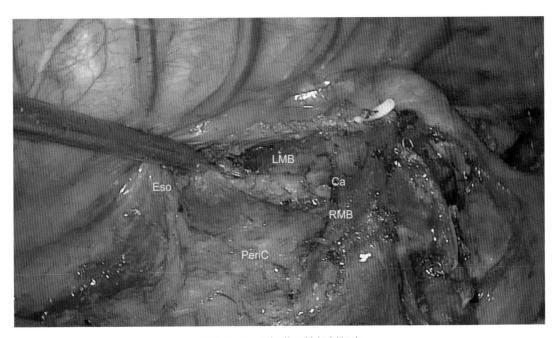

图 6-2-14　7 组淋巴结解剖标志
Eso:食管;PeriC:心包;LMB:左主支气管;RMB:右主支气管;Ca:隆突

二、操作关键点剖析

（一）2R、4R 组淋巴结清扫

1. 沿奇静脉弓上下缘及上腔静脉后缘打开纵隔胸膜时,应避免伤及静脉导致出血。

2. 松解奇静脉弓下组织团块时,应先用电凝钩紧贴奇静脉弓下缘游离,并沿奇静脉弓内侧缘游离向上超过奇静脉弓上缘水平,以便接下来能顺利将组织团块翻过奇静脉弓并挑起。

3. 松解组织团块与右肺动脉干、气管、上腔静脉之间联系时应注意勿损伤这些重要器官。

4. 在以超声刀游离奇静脉弓下组织团块时,应避免游离过深,以防损伤深面升主动脉后外侧方较为粗大的淋巴管导致乳糜胸。倘若术中发现明显淋巴液渗漏,可以钛夹紧贴升主动脉将其夹闭。

5. 将下份组织团块完整顺利地向上翻过奇静脉弓并以吸引器挑起是实现该站淋巴结完整、流畅清扫的关键,在上翻前还应充分游离奇静脉弓上缘组织。

6. 在紧贴上腔静脉后方、心包表面由下向上、由前向后逐步游离的过程中,应避免损伤上腔静脉、心包及无名动脉。此外,该处可能碰到回流入上腔静脉的较大血管分支,可用 Hem-o-lok 夹闭后再用超声刀离断。

（二）7 组淋巴结清扫

1. 应充分打开纵隔胸膜,下起肺下静脉,上至奇静脉弓。在右主支气管起始部外侧缘,常有一支固定的支气管动脉,可用 Hem-o-lok 夹闭后用超声刀离断。

2. 在奇静脉弓下方游离时,勿损伤气管膜部。

3. 在由上向下沿食管前方解剖时,需注意保护迷走神经移行干。常有支气管动脉沿食管前方穿出并横跨隆突下区域进入右中间支气管,需单独处理,避免出血。

4. 先沿食管侧游离直至显露左主支气管是清扫隆突下淋巴结的关键,务必先将食管侧充分游离,其后沿心包表面游离至隆突下间隙,使整个隆突下淋巴结组织团块"片层化",有利于后续暴露和切除。

5. 隆突处常有滋养血管从上而下沿隆突前方或后方进入隆突下淋巴结组织,可用超声刀离断。离断后若仍有出血可用电凝钩电凝止血,但在止血过程中,应该用电弧烧灼,切勿将电凝钩与隆突直接接触,以免损伤隆突导致支气管胸膜瘘。

（三）3A 组淋巴结清扫

用电凝钩打开纵隔胸膜后便可以用超声刀进一步游离,需避免损伤心包、上腔静脉及左无名静脉。

第三节　左侧纵隔淋巴结清扫

一、手术步骤

按前述切口完成相应肺切除后准备进行纵隔淋巴结清扫,左侧常规清扫 5、6、7、4L、9 组淋巴结。

（一）5、6 组淋巴结清扫

1. 由副操作孔置入腔镜环钳,夹持余肺,由第一助手将肺牵向后肋膈角,显露主肺动脉窗区域。主刀医生由主操作孔置入金属吸引器,由副操作孔置入电凝钩,以电凝钩沿膈神经后方纵行打开纵隔胸膜（图 6-3-1）。

2. 沿左肺动脉干表面用电凝钩打开纵隔胸膜(图 6-3-2)。

3. 沿迷走神经前方用电凝钩打开纵隔胸膜,向上达主动脉弓平面(图 6-3-3)。

4. 换用超声刀紧贴左肺动脉干上缘游离 5 组淋巴结组织团块(图 6-3-4)。

5. 用吸引器作暴露,用超声刀沿迷走神经前方游离组织团块,向上达主动脉弓上缘水平(图 6-3-5)。

6. 用吸引器作暴露,用超声刀沿膈神经后方游离组织团块,向上达主动脉弓上缘水平,最终完整切除 5 组淋巴结及周围组织(图 6-3-6)。

7. 用电凝钩沿膈神经前方纵行打开纵隔胸膜,向上达主动脉弓上缘水平(图 6-3-7)。

8. 用超声刀沿膈神经前方游离升主动脉弓旁组织,向上达主动脉弓上缘及左锁骨下静脉(图 6-3-8)。

9. 用超声刀游离组织团块,向上达主动脉弓上缘及左锁骨下静脉(图 6-3-9)。

10. 用吸引器作暴露,用超声刀沿胸腺前缘向上游离 6 组淋巴结组织团块(图 6-3-10)。

11. 以吸引器挑起组织块,在左锁骨下静脉下缘以超声刀离断组织后完整切除 6 组淋巴结及周围组织(图 6-3-11)。

12. 清晰显露各解剖标志(图 6-3-12)。

(二) 9 组淋巴结清扫

由副操作孔置入腔镜环钳,夹持余肺,由第一助手将肺牵向上方,以电凝钩松解肺下韧带,松解过程中以电凝钩游离淋巴结,随后选择弯血管钳或腔镜分离钳将淋巴结取出。

(三) 7 组淋巴结清扫

1. 由副操作孔置入腔镜环钳,夹持余肺,由第一助手将肺牵向前方,用电凝钩沿迷走神经前方打开左后肺门区域纵隔胸膜,上至左肺动脉干,下达肺下静脉(图 6-3-13)。

2. 紧贴食管前缘用电凝钩或超声刀往深面游离,离断 7 组淋巴组织团块与食管间的连接组织,妥善处理横跨隆突下区域的支气管动脉,向深面解剖直至清晰显露右主支气管(图 6-3-14)。

3. 用吸引器把控组织团块,用超声刀紧贴心包表面向隆突方向游离(图 6-3-15)。

4. 用吸引器把控组织团块,用超声刀紧贴左主支气管后缘游离直至隆突下间隙(图 6-3-16)。

5. 用超声刀离断组织团块与隆突的组织连接,清晰显露隆突及右主支气管(图 6-3-17)。

6. 用超声刀进一步沿右主支气管完整切除 7 组淋巴结及周围组织(图 6-3-18)。

7. 清晰显露各解剖标志(图 6-3-19)。

(四) 4L 组淋巴结清扫

1. 由副操作孔置入腔镜环钳,夹持余肺,由第一助手将肺牵向前下方。用电凝钩沿迷走神经前方打开纵隔胸膜,显露主动脉、动脉韧带、左肺动脉干、左主支气管间区域(图 6-3-20)。

2. 用电凝钩或超声刀沿主动脉弓下缘及动脉韧带后缘小心解剖,显露辨认迷走神经及左侧喉返神经(图 6-3-21)。

3. 沿主动脉弓下缘向深面游离,将 4 组淋巴结从左喉返神经游离开,并进一步深入直至显露气管左侧缘(图 6-3-22)。

4. 用吸引器作暴露,紧贴左肺动脉干及左主支气管上缘、后缘向上游离(图 6-3-23)。

5. 用超声刀沿动脉韧带后缘游离(图 6-3-24)。

6. 用超声刀进一步向深面的气管左缘游离(图 6-3-25)。

7. 用吸引器作暴露,沿气管下段左侧缘完整切除淋巴组织团块(图 6-3-26)。

8. 清晰显露各解剖标志(图 6-3-27)。

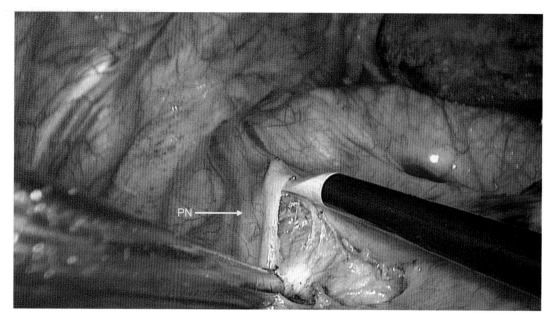

图 6-3-1　沿膈神经后方打开纵隔胸膜
PN:膈神经

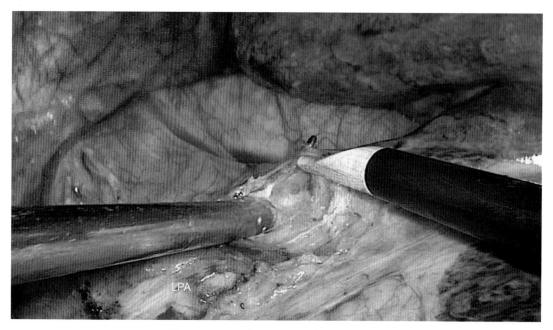

图 6-3-2　沿左肺动脉干表面打开纵隔胸膜
LPA:左肺动脉

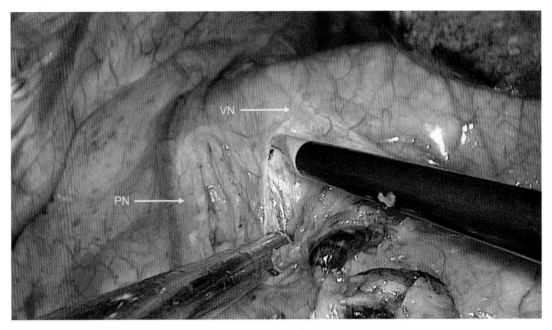

图 6-3-3　沿迷走神经前方打开纵隔胸膜
PN:膈神经;VN:迷走神经

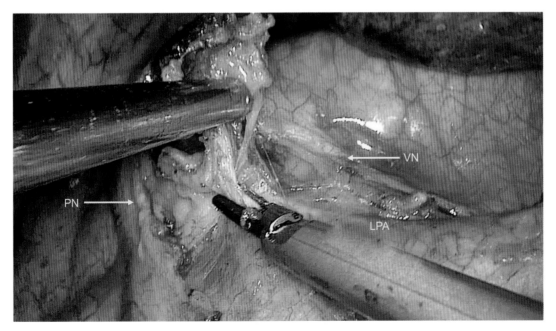

图 6-3-4　沿左肺动脉干上缘开始游离
PN:膈神经;VN:迷走神经;LPA:左肺动脉

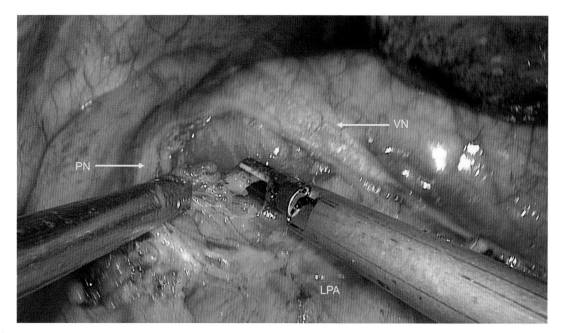

图 6-3-5　沿迷走神经前方游离
PN:膈神经;VN:迷走神经;LPA:左肺动脉

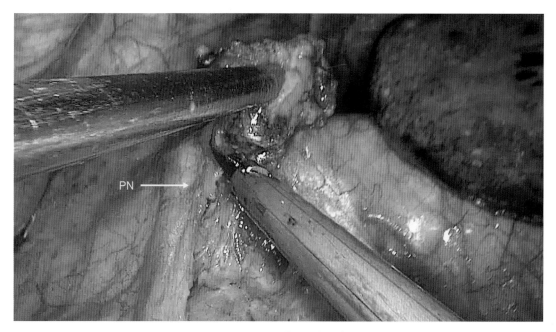

图 6-3-6　沿膈神经后方游离
PN:膈神经

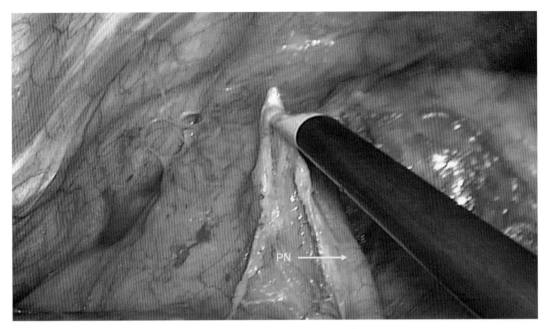

图 6-3-7　沿膈神经前方打开纵隔胸膜
PN：膈神经

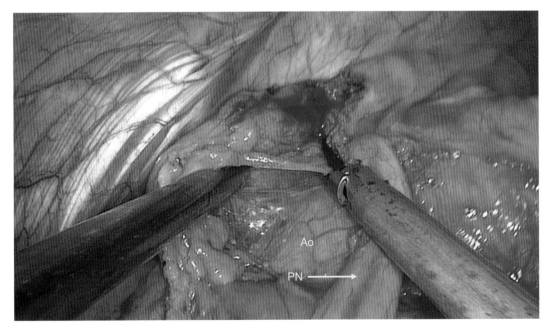

图 6-3-8　沿膈神经前方游离
PN：膈神经；Ao：主动脉

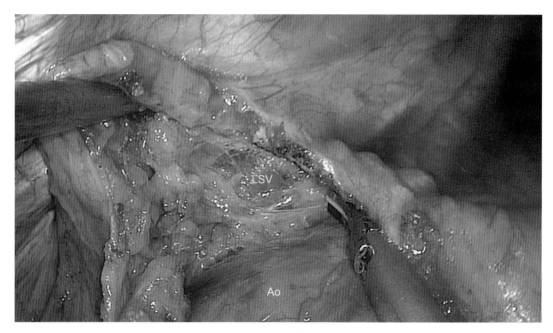

图 6-3-9 向上游离组织团块
LSV:左锁骨下静脉;Ao:主动脉

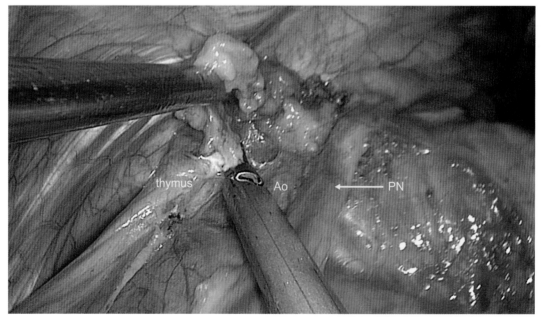

图 6-3-10 沿胸腺前方游离
thymus:胸腺;PN:膈神经;Ao:主动脉

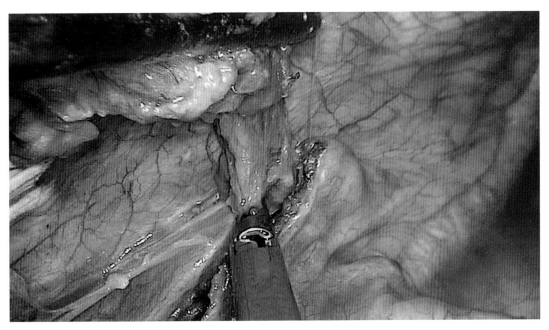

图 6-3-11　在左锁骨下静脉下方完成切除

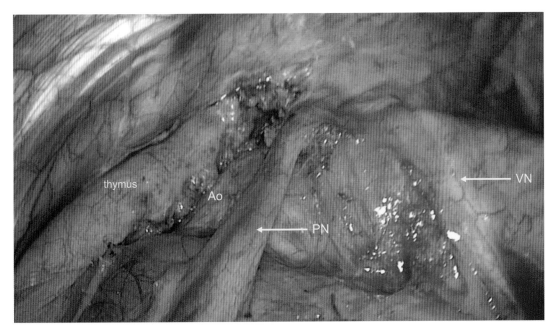

图 6-3-12　5、6 组淋巴结解剖标志
thymus：胸腺；PN：膈神经；VN：迷走神经；Ao：主动脉

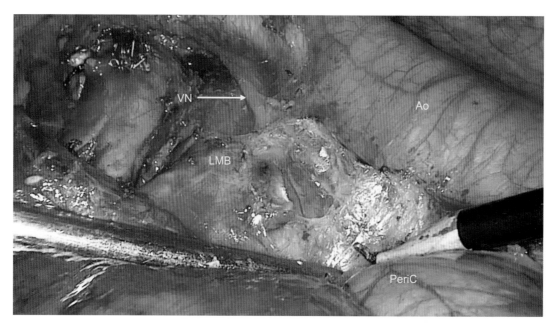

图 6-3-13 沿迷走神经前方打开纵隔胸膜
VN:迷走神经;LMB:左主支气管;Ao:主动脉;PeriC:心包

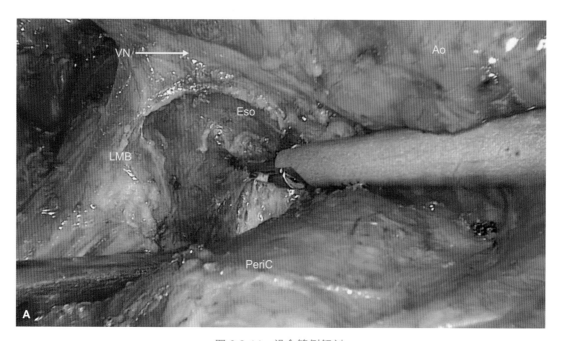

图 6-3-14 沿食管侧解剖
A.沿食管侧游离
VN:迷走神经;LMB:左主支气管;Ao:主动脉;PeriC:心包;Eso:食管

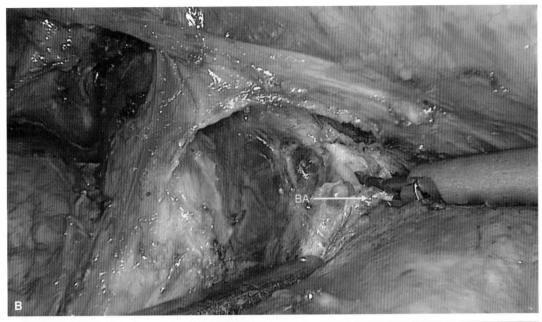

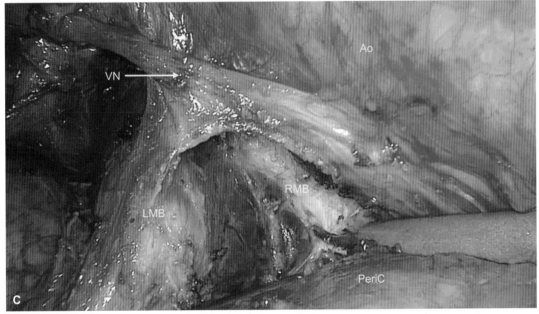

图 6-3-14（续）

B. 离断支气管动脉；C. 游离直至显露右侧主支气管

BA：支气管动脉；VN：迷走神经；LMB：左主支气管；Ao：主动脉；PeriC：心包；RMB：右主支气管

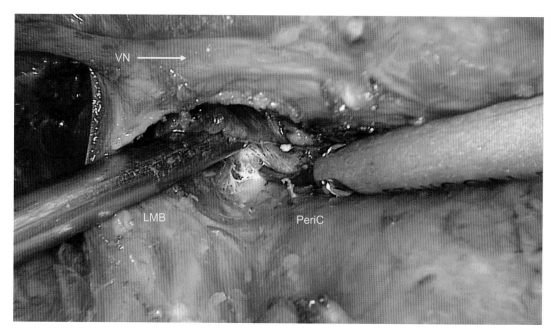

图 6-3-15 沿心包表面游离

VN:迷走神经;LMB:左主支气管;PeriC:心包

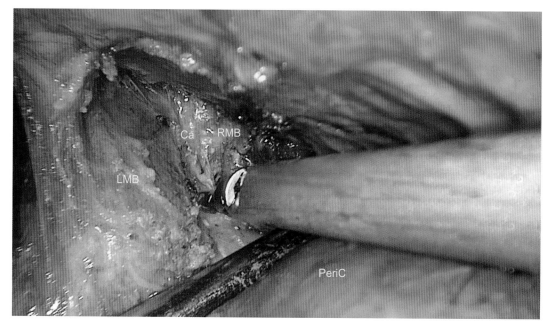

图 6-3-16 沿左主支气管游离

LMB:左主支气管;PeriC:心包;RMB:右主支气管;Ca:隆突

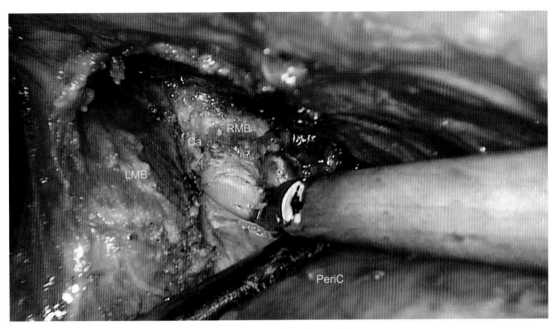

图 6-3-17　游离隆突下区域
LMB:左主支气管;PeriC:心包;RMB:右主支气管;Ca:隆突

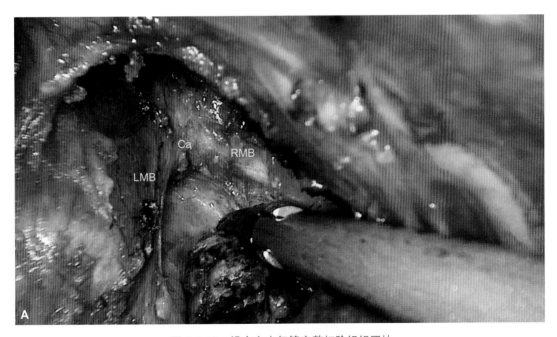

图 6-3-18　沿右主支气管完整切除组织团块
A.离断组织团块与右主支气管连接
LMB:左主支气管;RMB:右主支气管;Ca:隆突

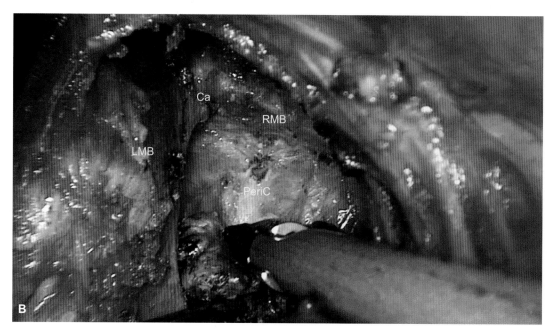

图 6-3-18(续)
B. 从右主支气管完整切除组织团块
LMB:左主支气管;RMB:右主支气管;Ca:隆突;PeriC:心包

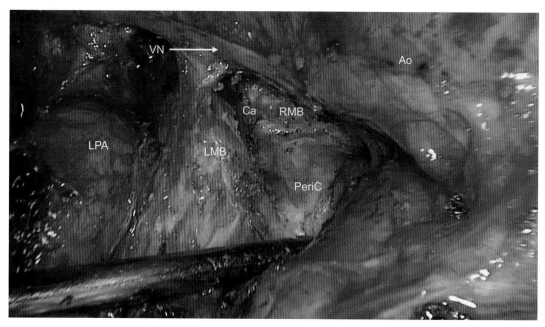

图 6-3-19　7 组淋巴结解剖标志
VN:迷走神经;LPA:左肺动脉;Ao:主动脉;LMB:左主支气管;RMB:右主支气管;Ca:隆突;PeriC:心包

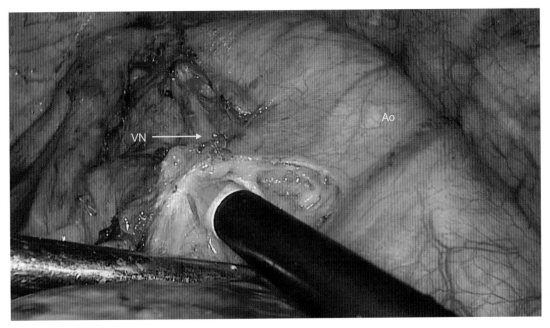

图 6-3-20　沿迷走神经前方打开纵隔胸膜
VN:迷走神经;Ao:主动脉

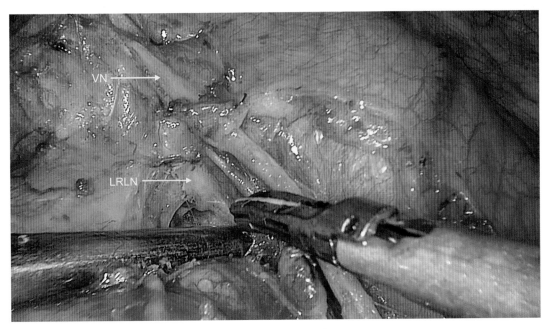

图 6-3-21　显露左喉返神经
VN:迷走神经;LRLN:左喉返神经

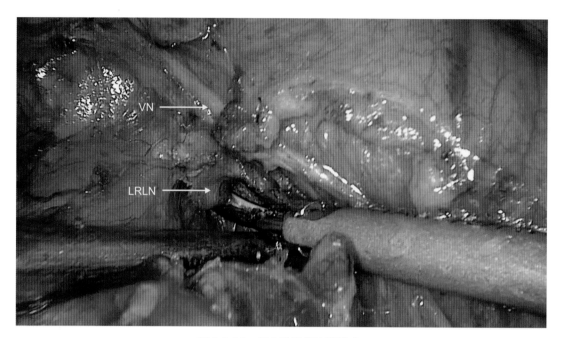

图 6-3-22　沿主动脉弓下缘游离
VN:迷走神经;LRLN:左喉返神经

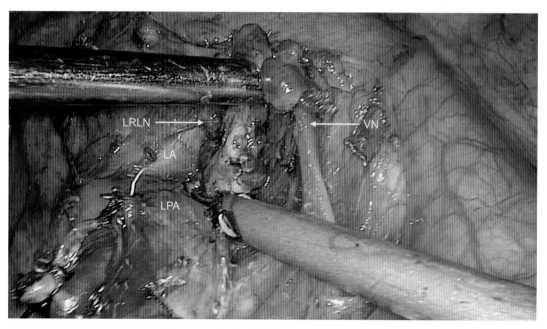

图 6-3-23　沿左肺动脉干及左主支气管游离
VN:迷走神经;LRLN:左喉返神经;LA:动脉韧带;LPA:左肺动脉

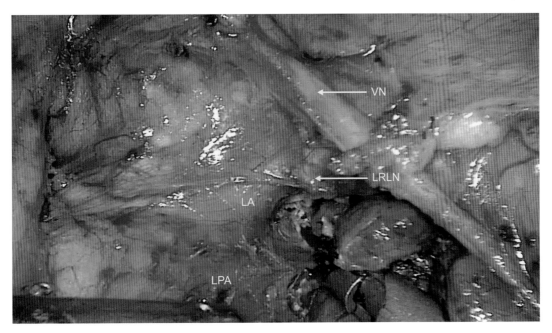

图 6-3-24　沿动脉韧带后缘游离
VN:迷走神经;LRLN:左喉返神经;LA:动脉韧带;LPA:左肺动脉

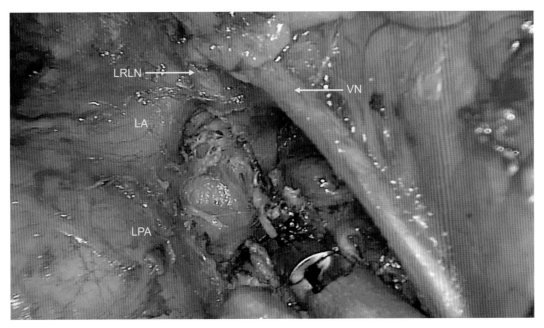

图 6-3-25　向气管左缘深入解剖
VN:迷走神经;LRLN:左喉返神经;LA:动脉韧带;LPA:左肺动脉

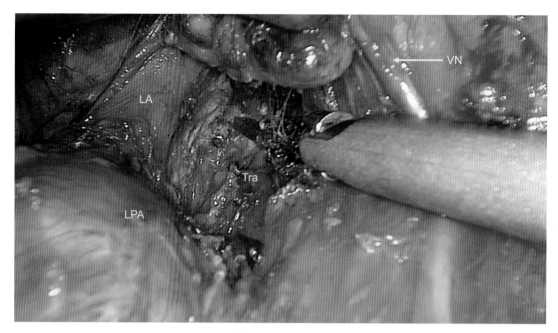

图 6-3-26 完整切除 4L 组淋巴结组织团块

VN:迷走神经;Tra:气管;LA:动脉韧带;LPA:左肺动脉

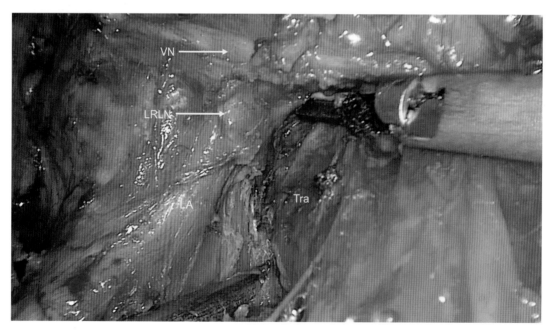

图 6-3-27 4L 组淋巴结解剖标志

VN:迷走神经;LRLN:左喉返神经;Tra:气管;LA:动脉韧带

二、操作关键点剖析

(一) 5、6 组淋巴结清扫

1. 打开纵隔胸膜前应注意辨认膈神经及迷走神经,避免损伤。

2. 沿膈神经前后缘解剖时应与神经、血管束保持一定距离,切忌将神经、血管周围组织剥离过多,以防引起术后膈神经功能障碍。

3. 切除 6 组淋巴结时,应尽量避免伤及胸腺组织,游离至接近主动脉弓上缘水平时应注意深面的左锁骨下静脉,避免损伤导致大出血。

(二) 7 组淋巴结清扫

1. 沿食管前缘解剖游离时,应注意保护迷走神经。该区域常有支气管动脉横跨,可以用超声刀离断或 Hem-o-lok 夹闭处理,避免误伤出血污染术野。在左主支气管上缘处也常有一支较为粗大的支气管动脉沿支气管走行,可以用 Hem-o-lok 夹闭并用超声刀离断。

2. 沿食管侧深入应直至显露右主支气管,沿心包表面游离应尽量到达隆突位置,最终使组织团块"片层化"。

3. 沿左主支气管后缘游离应避免超声刀工作面损伤支气管膜部,当游离至隆突下时,避免超声刀工作面伤及隆突。隆突处常有滋养血管由隆突前或后方下行进入组织团块,可以用超声刀离断。离断后若仍有出血可用电凝钩电凝止血,但在止血过程中,应该用电弧烧灼,切勿将电凝钩与隆突直接接触,以免损伤隆突导致支气管胸膜瘘。

(三) 4L 组淋巴结清扫

1. 4L 组淋巴结存在于主动脉弓、动脉韧带、左肺动脉干、左主支气管及气管之间的间隙,该间隙较深,应参照前述解剖顺序游离。

2. 沿主动脉弓下缘游离至气管时,常会碰到支气管动脉分支,应该用超声刀妥善处理。

3. 左侧喉返神经绕动脉韧带向后上走行,解剖时应注意保护,避免热损伤或直接机械损伤。

4. 当组织团块的主动脉弓面游离开后,再沿左肺动脉干及左主支气管表面解剖有利于吸引器对组织块的有效把控,更易有效暴露,有利于完整切除。

第四节　单孔胸腔镜无抓持整块纵隔淋巴结清扫

纵隔淋巴结清扫是单孔胸腔镜肺癌手术的另一难点。要实现纵隔淋巴结清扫的良好暴露,切口应适当靠后(靠近背阔肌前缘)。不论三孔或单孔,切口空间都是有限的,为避免过多器械在切口处拥挤打架,首要任务是简化淋巴结清扫器械的使用,充分发掘各个器械的特点,发挥每个器械一专多能的作用。因此,我们在三孔胸腔镜肺癌切除术中创立的"无抓持整块切除"的理念亦适合于单孔胸腔镜手术。在单孔手术中,将三孔的直金属吸引器变为单孔的弯头吸引器,仍能顺利实施"无抓持整块系统纵隔淋巴结清扫"。具体清扫流程如下。

1. 2R、4R 组　从奇静脉弓下方开始游离,松解组织团块与右主支气管、气管下段、心包、上腔静脉间的联系,将该份组织团块向上推移,用吸引器翻过奇静脉弓挑起组织,用超声刀从尾端向头侧、从前向后依次解剖,最终贴迷走神经完整切除整块组织。

2. 7 组　先沿食管侧向深面游离,直至显露对侧主支气管,用吸引器把控组织块,用超声刀分别沿心包表面及同侧主支气管游离,最后离断组织块与隆突的联系,完整切除隆突下淋巴结团块。

3. 5、6 组　分别沿迷走神经前方、心包表面、升主动脉外侧缘完整切除主肺动脉窗、升主动脉旁组织团块,注意保护膈神经。

4. 4L 组 沿主动脉弓下缘往深面游离达气管左侧壁,再分别沿动脉韧带、左肺动脉干、左主支气管向深面游离,完整切除间隙内组织团块,注意辨认保护左喉返神经。

(刘成武　廖虎　蒲强　李凯迪)

参考文献

1. 刘伦旭,刘成武,朱云柯,等 . 胸腔镜无抓持整块纵隔淋巴结切除[J]. 中国胸心血管外科临床杂志,2015,22(1):1-3.

2. LIU C,PU Q,GUO C,et al. Non-grasping en bloc mediastinal lymph node dissection for video-assisted thoracoscopic lung cancer surgery [J]. BMC Surg,2015,15:38.

3. LIU C,MA L,GUO C,et al. Non-grasping en bloc mediastinal lymph node dissection through uniportal video-assisted thoracic surgery for lung cancer surgery [J]. J Thorac Dis,2016,8(10):2956-2959.

4. PU Q,LIU C,LIU L. Good method and standardization is much needed in VATS Mediastinal lymphadenectomy for lung cancer [J]. Ann Thorac Surg,2016,102(2):673.

5. LIU C,LIU L. Reappraise the advanced technique for tumor localization and sentinel lymph node assessment in clinical early-stage non-small cell lung cancer [J]. J Thorac Cardiovasc Surg,2017,154(3):1134.

进阶篇

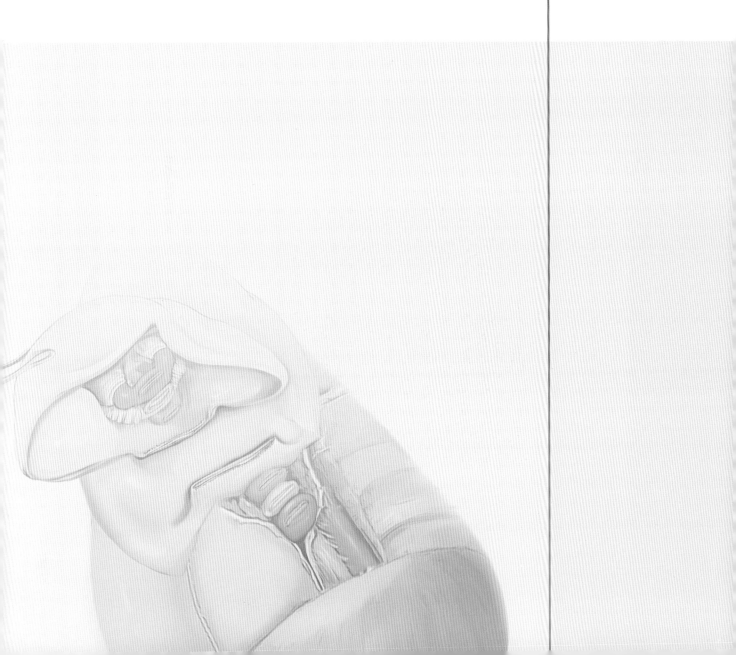

第七章

胸腔镜成形及重建手术

第一节 胸腔镜支气管袖式成形中央型肺癌切除术

支气管袖式成形可有效避免全肺切除,尽可能保留患者正常肺组织,但其手术操作较常规肺叶切除更为复杂,腔镜下完成该手术技术难度高,目前仍缺乏胸腔镜支气管袖式成形术的远期预后资料,因而胸腔镜支气管袖式成形中央型肺癌切除术的应用仍存在一定争议,不作为临床常规术式。目前,涉及支气管重建的中央型肺癌切除通常被认为是胸腔镜手术的相对禁忌,仅在部分有条件的大型医疗中心探索性开展。

胸腔镜支气管袖式成形中央型肺癌切除术最先由意大利的Santambrogio等人于2002年报道,我们团队于2010年在国内率先开展并报道了全胸腔镜支气管袖式成形肺叶切除术,并于2011年对该术式的初步经验和结果进行了总结,此后我们又于2011年完成了全球首例全胸腔镜支气管袖式成形左肺上叶切除手术,并在探索中对这一手术不断进行总结和完善。本节中我们结合胸腔镜支气管袖式成形右肺上叶切除术的实例,对这一手术的流程及技术细节进行梳理。

一、手术准备及切口设计

1. 麻醉 全麻双腔气管插管,健侧单肺通气。

2. 体位 健侧卧位,患者稍前倾,腰桥正对肚脐,抬高腰桥,呈折刀位。

3. 切口设计 ①右侧:观察孔位于腋中线第6肋间,长约1.5cm;主操作孔位于腋前线第3肋间,长约3cm;副操作孔位于腋后线偏后第8肋间,长约2cm。②左侧:观察孔位于腋中线第6肋间,长约1.5cm;主操作孔位于腋前线第4肋间,长约3cm;副操作孔位于腋后线偏后第7肋间,长约2cm。

二、手术步骤

本节以胸腔镜支气管袖式成形右肺上叶切除术为例进行描述。

1. 按照前述切口设计进胸(图7-1-1),探查病变部位及范围,再次确认手术方式。

2. 将右肺上叶向背侧牵拉,显露肺门前方,沿肺门前方、膈神经后方打开纵隔胸膜(图7-1-2)。

3. 利用"吸引-电凝游离技术",用吸引器与电钩相互配合,紧贴心包、上腔静脉及奇静脉表面游离肺门前方及上方脂肪结缔组织,将其推向病变肺叶(图7-1-3)。

4. 清扫右侧2、4组淋巴结,首先在肺门上方、奇静脉弓深面进行镂空(图7-1-4)。

5. 沿奇静脉弓上缘、上腔静脉后缘打开上纵隔胸膜(图7-1-5),再由2、4组淋巴软组织块下缘开始,紧贴气管表面,用吸引器进行暴露,并用超声刀进行游离(图7-1-6)。

6. 奇静脉弓深面充分游离后,再由奇静脉上缘开始游离,用吸引器挑起淋巴结软组织块,紧贴奇静脉弓上缘及上腔静脉后缘游离(图7-1-7)。

7. 吸引器向气管后上方牵拉淋巴结软组织块,将其由气管表面完整游离,注意保护迷走神经(图7-1-8),镂空肺门上方、气管及静脉间隙,创面用电凝止血(图7-1-9)。

8. 将右肺下叶向头侧牵拉并松解肺下韧带,清扫9组淋巴结。

9. 将右肺下叶向前上方牵拉,暴露肺门后方,清扫右侧7组淋巴结,首先沿肺门后方打开纵隔胸膜(图7-1-10),紧贴食管表面游离至左主支气管(图7-1-11),再从心包表面进行游离,使之片层化,最后沿右主支气管及左主支气管整块切除隆突下淋巴结软组织块(图7-1-12),完成对肺门结构的镂空。

10. 在肺门前方继续解剖,游离出右肺上叶静脉(图7-1-13)并用切割缝合器离断(图7-1-14)。

11. 离断右肺上叶静脉,将肺门软组织推向病变肺叶,在肺静脉深面、右肺动脉表面继续解剖,游离出尖段及前段动脉(图7-1-15)分别予以离断(图7-1-16)。

12. 游离后升支动脉,予双重结扎(图7-1-17)并离断(图7-1-18)。

13. 切割缝合器切开水平裂及斜裂(图7-1-19)。

14. 解剖右主支气管及中间支气管(图7-1-20)。

15. 腔镜引导下经主操作孔置入尖刀片切开右中间支气管(图7-1-21),再以剪刀剪断(图7-1-22)。

16. 以尖刀片切开右主支气管(图7-1-23),再以剪刀剪断(图7-1-24),移除右肺上叶,切缘送术中冰冻切片。

17. 清洁手术创面,清理气道分泌物;采用双持针器,由支气管后壁膜部与软骨部交界处开始进行吻合(图7-1-25),3-0 Prolene缝线、22mm针进行连续缝合,针距及边距均为3~4mm。

18. 连续缝合气管纵隔面并收紧缝线(图7-1-26)。

19. 继续缝合气管前壁、外侧壁及膜部,期间根据两把持针器各自不同的角度,交替持针进行缝合(图7-1-27)。

20. 最后缝合气管膜部,缝合完毕后收紧缝线,以神经拉钩协助收线(图7-1-28),待缝线收紧后打结,完成右主支气管吻合(图7-1-29)。

21. 试水检查吻合口有无漏气,如有漏气,必要时可通过8字缝合加固。

22. 冲洗胸腔并仔细止血,留置引流管后关胸。

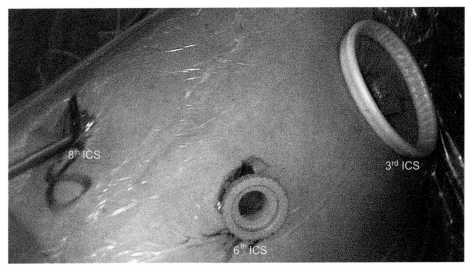

图7-1-1 胸腔镜支气管袖式成形右肺上叶切除手术切口
3rd ICS:第3肋间隙;6th ICS:第6肋间隙;8th ICS:第8肋间隙

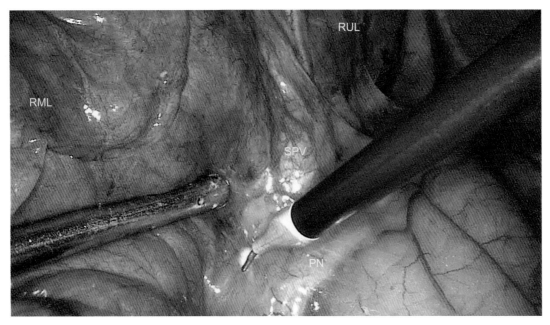

图 7-1-2　显露肺门前方,沿膈神经后方打开纵隔胸膜
RUL:右肺上叶;RML:右肺中叶;SPV:肺上静脉;PN:膈神经

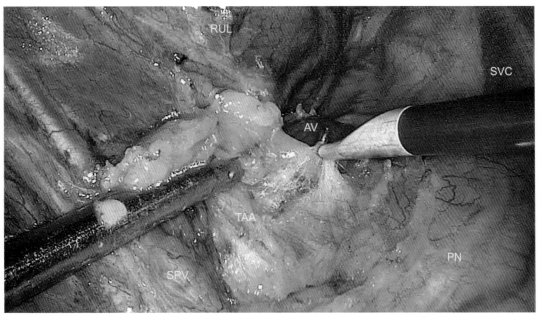

图 7-1-3　游离肺门前方脂肪结缔组织
RUL:右肺上叶;AV:奇静脉;SVC:上腔静脉;TAA:前干动脉;SPV:肺上静脉;PN:膈神经

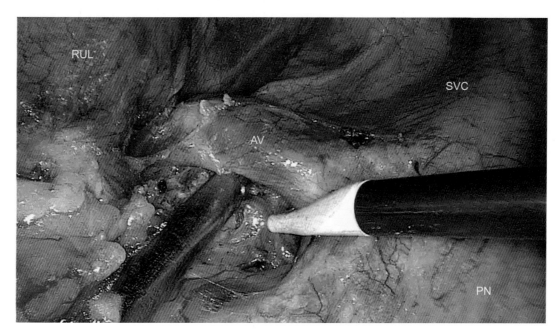

图 7-1-4　镂空奇静脉弓深面
RUL:右肺上叶;SVC:上腔静脉;AV:奇静脉;PN:膈神经

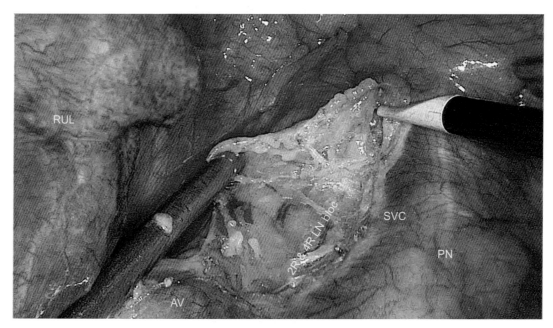

图 7-1-5　沿奇静脉弓上缘、上腔静脉后缘打开上纵隔胸膜
RUL:右肺上叶;SVC:上腔静脉;AV:奇静脉;PN:膈神经;2R & 4R LN bloc:2R、4R 组淋巴结组织团块

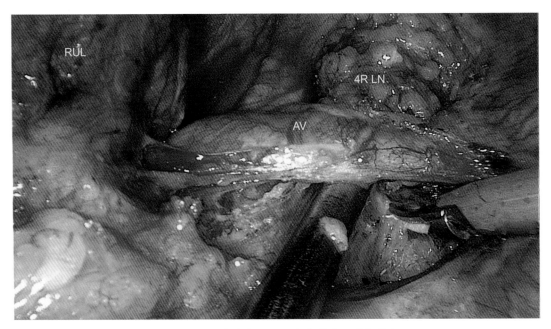

图 7-1-6　从奇静脉弓深面、沿气管表面进行游离
RUL:右肺上叶;AV:奇静脉;4R LN:4R 组淋巴结

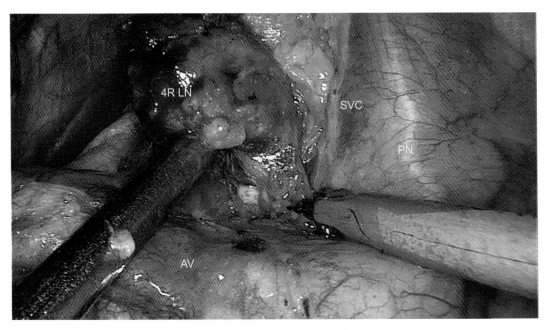

图 7-1-7　沿上腔静脉后方游离 2R、4R 组淋巴结软组织块
SVC:上腔静脉;AV:奇静脉;PN:膈神经;4R LN:4R 组淋巴结

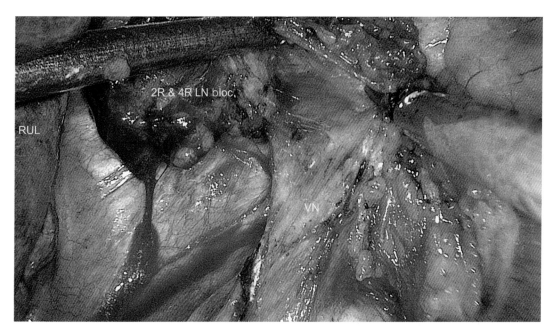

图 7-1-8　由气管表面整块游离 2、4 组淋巴结软组织块,整块切除

RUL:右肺上叶;VN:迷走神经;2R & 4R LN bloc:2R、4R 组淋巴结组织团块

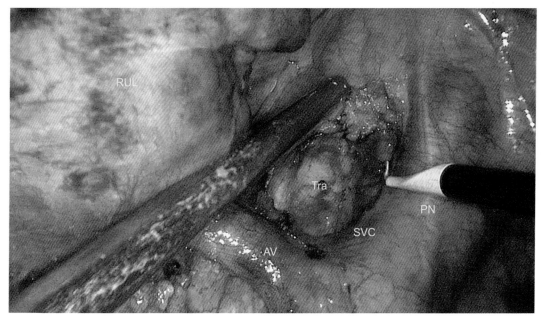

图 7-1-9　镂空气管与腔静脉间隙

RUL:右肺上叶;SVC:上腔静脉;AV:奇静脉;PN:膈神经;Tra:气管

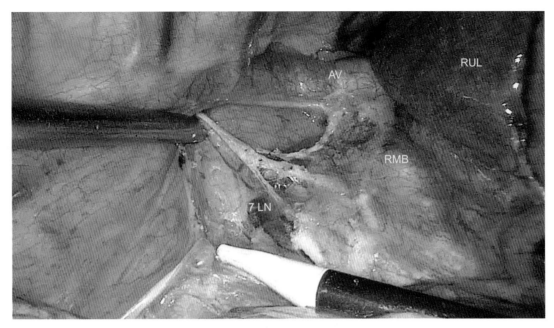

图 7-1-10　沿肺门后方打开纵隔胸膜
RUL:右肺上叶;AV:奇静脉;RMB:右主支气管;7 LN:7 组淋巴结

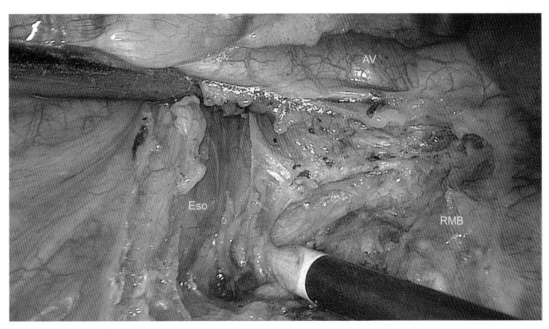

图 7-1-11　从食管侧游离隆突下淋巴结
AV:奇静脉;RMB:右主支气管;Eso:食管

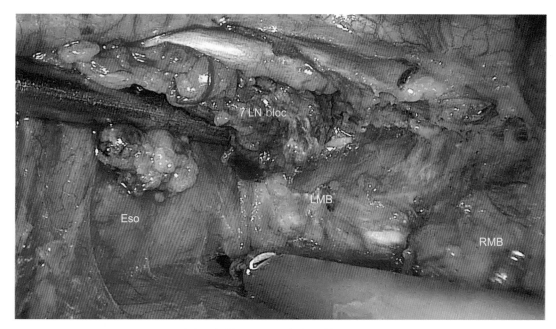

图 7-1-12　游离心包侧,沿左右主支气管整块切除隆突下淋巴结
RMB:右主支气管;Eso:食管;LMB:左主支气管;7 LN bloc:7 组淋巴结组织团块

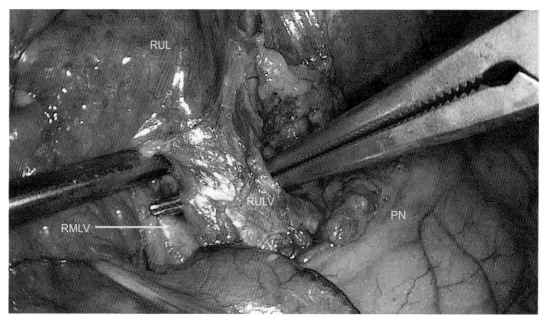

图 7-1-13　游离右肺上叶静脉
RUL:右肺上叶;RMLV:右肺中叶静脉;RULV:右肺上叶静脉;PN:膈神经

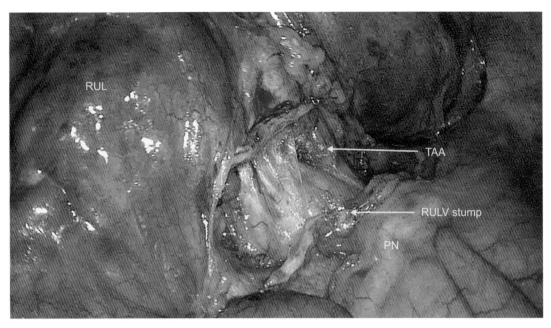

图 7-1-14 切割缝合器离断右肺上叶静脉
RUL:右肺上叶;RULV stump:右肺上叶静脉残端;TAA:前干动脉;PN:膈神经

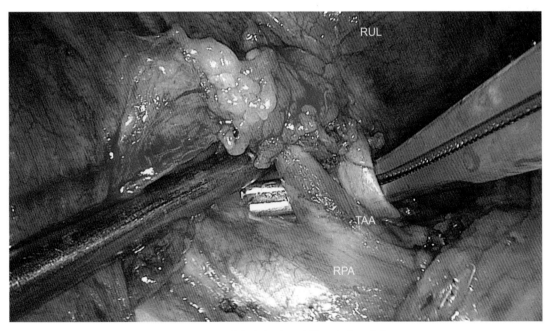

图 7-1-15 游离出右肺上叶前干动脉及分支
RUL:右肺上叶;TAA:前干动脉;RPA:右肺动脉

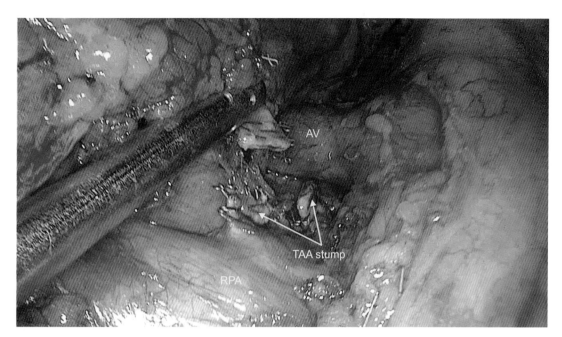

图 7-1-16 离断右肺上叶前干动脉

AV：奇静脉；TAA stump：前干动脉残端；RPA：右肺动脉

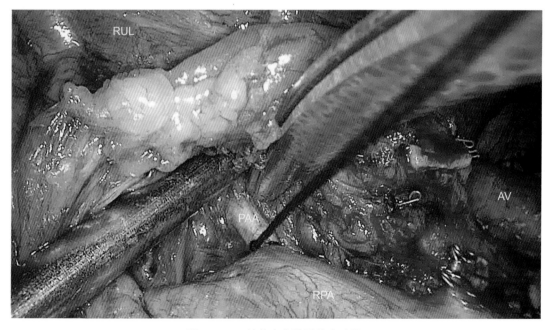

图 7-1-17 结扎右上肺后升支动脉

RUL：右肺上叶；AV：奇静脉；RPA：右肺动脉；PAA：后升支动脉

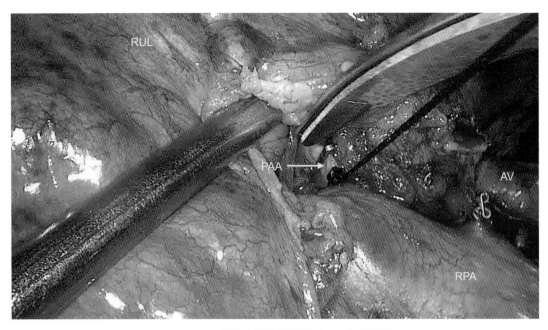

图 7-1-18　后升支动脉远端予钛夹夹闭后离断
RUL:右肺上叶;AV:奇静脉;RPA:右肺动脉;PAA:后升支动脉

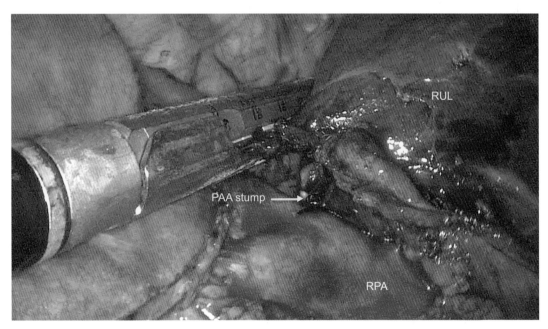

图 7-1-19　切开肺裂
RUL:右肺上叶;RPA:右肺动脉;PAA stump:后升支动脉残端

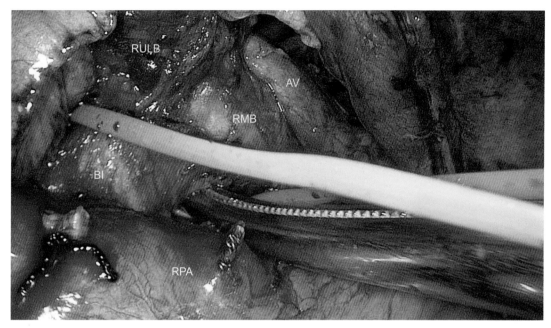

图 7-1-20　游离右主支气管及中间支气管

RULB:右肺上叶支气管;BI:中间支气管;RMB:右主支气管;AV:奇静脉;RPA:右肺动脉

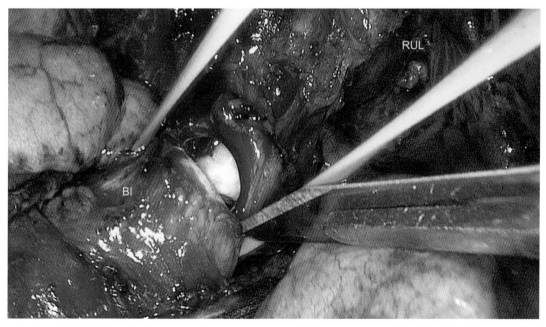

图 7-1-21　尖刀片切开右中间支气管

RUL:右肺上叶;BI:中间支气管

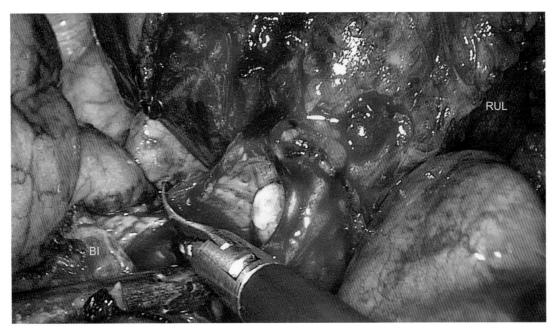

图 7-1-22　剪刀剪断中间支气管
RUL:右肺上叶;BI:中间支气管

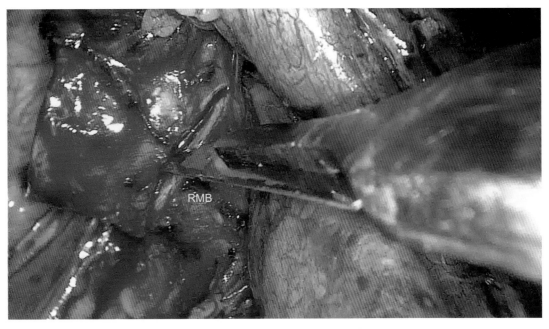

图 7-1-23　尖刀片切开右主支气管
RMB:右主支气管

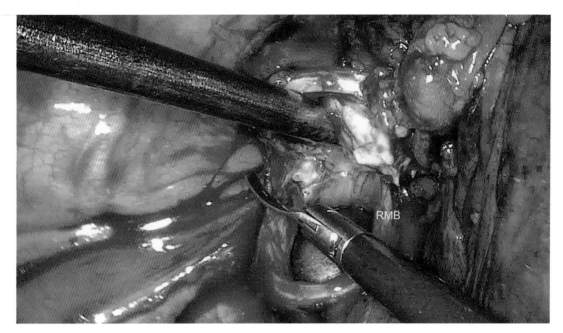

图 7-1-24　剪刀剪断右主支气管
RMB:右主支气管

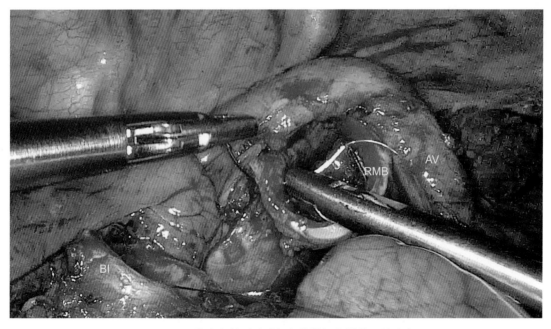

图 7-1-25　从支气管后壁膜部与软骨部交界处开始吻合
RMB:右主支气管;AV:奇静脉;BI:中间支气管

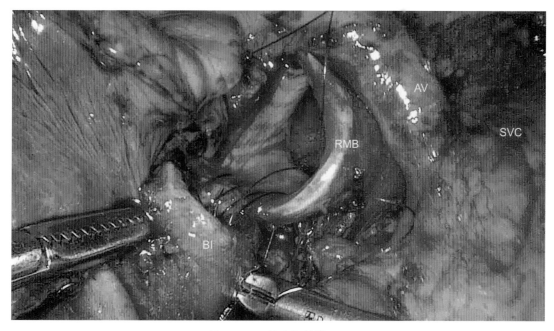

图 7-1-26　缝合气管纵隔面
RMB:右主支气管;AV:奇静脉;BI:中间支气管;SVC:上腔静脉

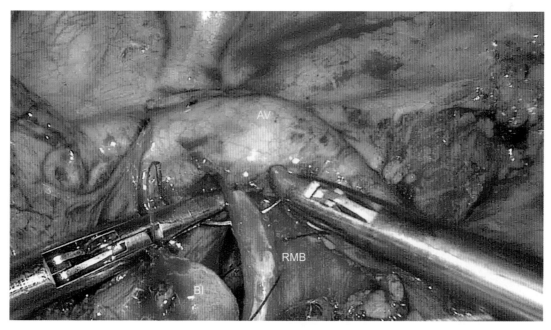

图 7-1-27　双持针器交替持针缝合
RMB:右主支气管;AV:奇静脉;BI:中间支气管

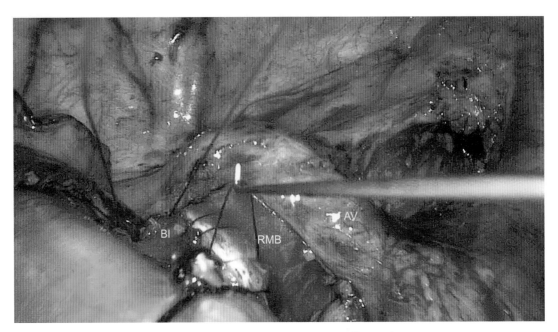

图 7-1-28　吻合完毕,以神经拉钩辅助收紧缝线
RMB:右主支气管;AV:奇静脉;BI:中间支气管

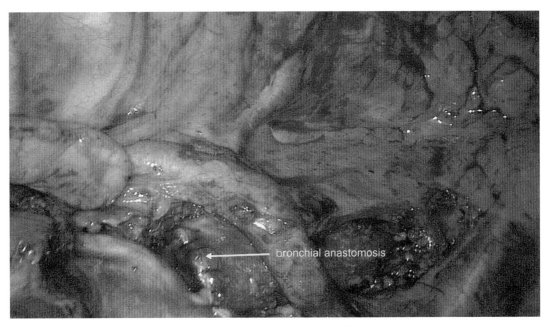

图 7-1-29　右主支气管吻合完毕
bronchial anastomosis:支气管吻合

三、操作关键点剖析

1. 切口设计 手术切口的分布对全胸腔镜支气管袖式成形肺癌切除术的顺利实施至关重要。在早期阶段,我们沿用单向式胸腔镜肺叶切除术切口,部分患者手术中加做第 4 个切口协助支气管吻合,即便如此,胸腔镜下行支气管吻合依然有较大限制。此后,我们继续对切口进行调整,分别尝试了腋中线第 6、第 7 或第 8 肋间作观察孔,发现右侧选择第 6 肋间观察孔、左侧选择腋中线第 6 肋间更利于显露吻合术野。

操作孔分布方面,左右侧手术亦有所不同。左主支气管较长,且上、下叶切除时行支气管吻合的操作部位相似,经第 4 肋间切口更易完成支气管吻合操作;因左侧吻合时持针器主要由副操作孔进入,需由单纯肺叶切除时的第 9 肋间上移至第 7 肋间,这样更利于缝合操作。右主支气管较短,通过腋前线第 3 肋间的手术切口更易到达支气管吻合的主要操作部位;持针器主要由主操作孔进入,受副操作孔影响不大,因此支气管袖式成形右肺上叶切除时副操作孔由单纯肺叶切除时的第 9 肋间上移至第 8 肋间即可,同时兼顾肺叶切除的便利性。上述调整使手术切口的总体分布相对集中,目的在于配合手术过程中的关键吻合步骤。

2. 手术流程 手术总体操作思路遵循"镂空"流程,即在手术中先将病变侧肺门血管、支气管周围淋巴结及纵隔淋巴结进行清扫,将肺动脉、病变肺叶的静脉、主支气管及叶间支气管周围全部镂空,其后再行病变肺叶切除及支气管重建。"镂空"流程设计中先进行淋巴结清扫,可使肺门结构能够很好显露,又可避免吻合完毕后再清扫淋巴结时对吻合口的牵拉损伤。

3. 支气管重建 全胸腔镜支气管袖式成形肺癌切除手术过程中支气管吻合是最为困难且最为关键的一步。对于支气管重建,可选择可吸收线做间断缝合,亦可采用间断缝合与连续缝合相结合的方法进行重建。在腔镜下采用间断缝合的方法进行支气管吻合,其主要不利之处是缝线之间可能会相互缠绕,影响手术进程。我们曾对比了连续缝合与间断缝合两种方法吻合支气管的结果,发现两者在术后并发症方面并无差异,但连续缝合可显著缩短支气管吻合的时间,因而更推荐采用 3-0 Prolene 线连续缝合进行支气管重建。缝合过程中,我们以往采用分离钳与持针器相互配合进行缝合,存在的问题是不同的操作角度,需要在不同操作孔之间更换器械。近年来我们开发了"双针持缝合"的方法,两手均以持针器进行操作,进行接针和缝合,不需要在不同操作孔之间更换器械,节约了手术时间。此外,支气管吻合过程中需要注意的另外一个细节问题是缝线的边距与针距,缝线收紧后各针受力基本相同,要求边距与针距尽量均匀,避免出现薄弱环节,导致支气管壁被缝线切割而出现破口。

第二节 胸腔镜支气管肺动脉双袖式成形中央型肺癌切除术

支气管肺动脉双袖式成形中央型肺癌切除术曾长期被认为是胸腔镜手术的禁区,我们在 2012 年成功开展了首例胸腔镜支气管肺动脉双袖式成形中央型肺癌切除术,在 2014 年报道了这一手术的技术细节,不断完善和总结这一复杂术式,至 2018 年初总结了 7 例胸腔镜双袖式肺叶切除手术的围术期结果。在这期间,国际上也对胸腔镜支气管肺动脉双袖式成形术有一些探索,这其中还出现了单孔支气管肺动脉双袖式切除手术及机器人手术的报道,使这一术式逐渐被接受,但由于其技术难度较高,目前仅少数中心能够开展该手术。

一、手术准备及切口设计

1. 麻醉 全麻双腔气管插管,健侧单肺通气。

2. 体位 健侧卧位,患者稍前倾,腰桥对肚脐,抬高腰桥,呈折刀位。

3. 切口设计 ①右侧:观察孔位于腋中线第 6 肋间,长约 1.5cm;主操作孔位于腋前线第 3 肋间,长约 3cm;副操作孔位于腋后线第 8 肋间,长约 2cm。②左侧:观察孔位于腋中线第 6 或第 7 肋间,长约 1.5cm;主操作孔位于腋前线第 4 肋间,长约 3cm;副操作孔位于腋后线偏后第 7 肋间,长约 2cm。

二、手术步骤

以胸腔镜支气管肺动脉双袖式成形左肺上叶切除为例进行描述。

1. 按照前述切口设计(图 7-2-1)进胸,探查病变部位及范围,再次确认手术方式。

2. 用腔镜环钳将左肺上叶向后方牵拉,应用"吸引 - 电凝游离技术"进行解剖,电钩与吸引器互相配合,沿膈神经后方、肺门前方及上方切开纵隔胸膜,将脂肪结缔组织沿肺门血管表面游离(图 7-2-2)。

3. 将左肺向前方牵拉,显露后纵隔,由肺下静脉水平开始沿肺门后方打开纵隔胸膜,至肺门上方,显露左主支气管(图 7-2-3)。

4. 应用无抓持整块纵隔淋巴结清扫技术依次清扫肺门后方 10 组、8 组及 7 组淋巴结:7 组淋巴结位置较深,清扫较困难,首先沿食管侧进行游离,显露右主支气管(图 7-2-4),继续沿心包表面及左主支气管下缘游离隆突下淋巴结软组织块,显露左、右主支气管并将创面充分止血(图 7-2-5)。

5. 将左肺下叶向头侧牵拉,离断肺下韧带并清扫 9 组淋巴结(图 7-2-6)。

6. 清扫 5 组淋巴结　沿左肺动脉表面、膈神经后方向上打开纵隔胸膜及脂肪组织(图 7-2-7),沿迷走神经前方打开纵隔胸膜至主动脉弓下缘,注意保护左喉返神经(图 7-2-8),完整清扫 5 组淋巴结及脂肪结缔组织(图 7-2-9)。

7. 清扫 6 组淋巴结　沿膈神经前方、升主动脉表面打开纵隔胸膜及脂肪组织(图 7-2-10),再沿胸腺后缘向上解剖至左锁骨下静脉,完整清扫淋巴结及脂肪结缔组织(图 7-2-11)。

8. 清扫 4L 组淋巴结　沿左喉返神经及肺动脉后方、主动脉弓下缘、气管左缘依次游离清扫 4L 组淋巴结,注意保护喉返神经(图 7-2-12),完成对肺门结构的镂空(图 7-2-13)。

9. 切割缝合器离断左肺上静脉(图 7-2-14)。

10. 在肺静脉深面,沿肺动脉及支气管表面进一步游离并裸化肺门结构(图 7-2-15),解剖并用切割缝合器打开斜裂(图 7-2-16),由叶间裂沿肺动脉表面向近心端尽量游离,结扎并离断舌段动脉。

11. 游离左肺动脉干并用血管阻断带牵引(图 7-2-17),用可分离式腔镜血管阻断钳阻断左肺动脉干(图 7-2-18)。

12. 用血管阻断带牵引叶间动脉,并用可分离腔镜血管阻断钳阻断叶间动脉(图 7-2-19)。

13. 用尖刀片分别切开左主支气管及下叶支气管前壁(图 7-2-20),再用剪刀离断支气管(图 7-2-21)。

14. 分别在肿瘤近心端及远心端离断左肺动脉(图 7-2-22),移除病肺,支气管切缘送术中冰冻切片,检查手术创面并充分止血。

15. 重建支气管　支气管吻合方式与单纯支气管袖式成形相同,采用双针持缝合技术,用 3-0 Prolene 线进行连续缝合,左右手分别以一个持针器,由支气管后壁膜部与软骨部交界处开始缝合(图 7-2-23),针距及边距均为 3~4mm,后壁缝合完成后收紧缝线(图 7-2-24),继续沿纵隔面向前缝合(图 7-2-25),以神经拉钩协助收紧缝线(图 7-2-26),打结并完成气管吻合(图 7-2-27),试水检查吻合口有无漏气,必要时在漏气处间断加缝。

16. 肺动脉重建　首先以 0.02% 肝素钠注射液反复冲洗肺动脉管腔(图 7-2-28),清除管腔内凝血块,仍采用双持针器技术,以 5-0 Prolene 线连续缝合,从血管纵隔面开始缝合(图 7-2-29),纵隔面缝合完成后收紧缝线(图 7-2-30),再由后向前缝合会师(图 7-2-31),再次以 0.02% 肝素钠注射液冲洗管腔后收紧缝线,开放肺动脉远心端排气后打结(图 7-2-32),最后再缓慢移除近心端血管阻断钳,检查吻合口有无出血,必要时可加缝或压迫止血,完成血管吻合(图 7-2-33)。

17. 冲洗胸腔、仔细检查创面并止血,留置引流管后关胸,完成手术。

18. 胸腔镜支气管肺动脉双袖式切除成形左肺上叶切除术视频展示(视频 12)。

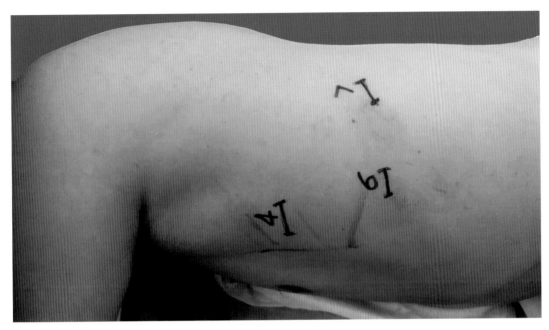

图 7-2-1 胸腔镜支气管肺动脉双袖式左肺上叶切除手术切口

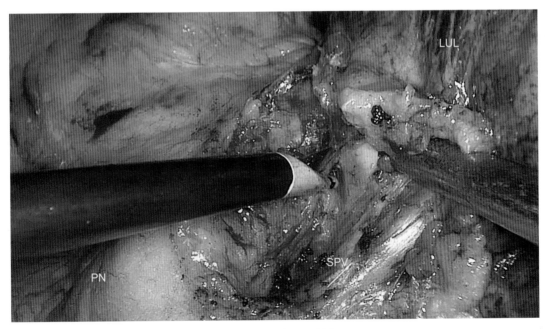

图 7-2-2 游离肺门前方
LUL:左肺上叶;PN:膈神经;SPV:肺上静脉

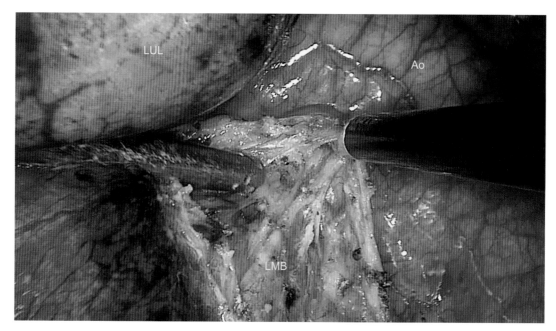

图 7-2-3　打开肺门后方纵隔胸膜,显露左主支气管

LUL:左肺上叶;Ao:主动脉;LMB:左主支气管

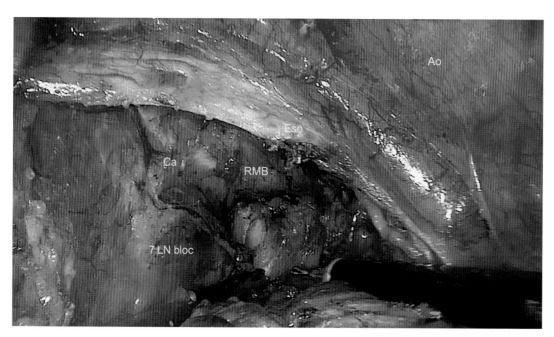

图 7-2-4　沿食管侧游离隆突下淋巴结并显露右主支气管

Ca:隆突;RMB:右主支气管;Eso:食管;Ao:主动脉;7 LN bloc:7 组淋巴结组织团块

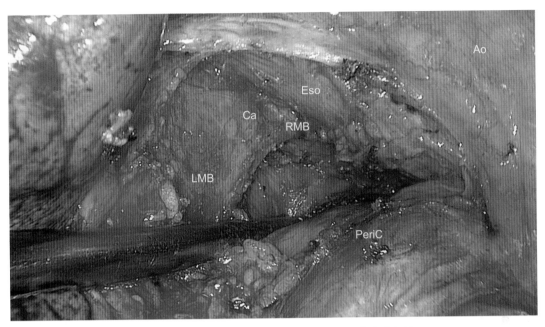

图 7-2-5 完成隆突下淋巴结清扫并显露左、右主支气管
Ca：隆突；RMB：右主支气管；LMB：左主支气管；Eso：食管；Ao：主动脉；PeriC：心包

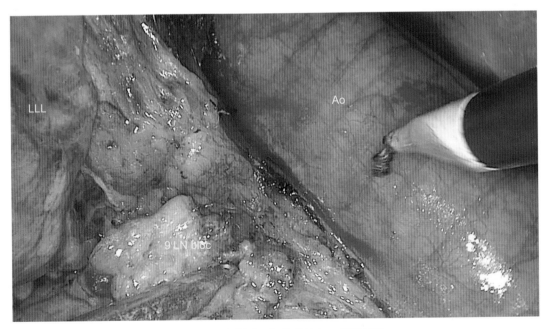

图 7-2-6 离断肺下韧带并清扫 9 组淋巴结
LLL：左肺下叶；Ao：主动脉；9 LN bloc：9 组淋巴结组织团块

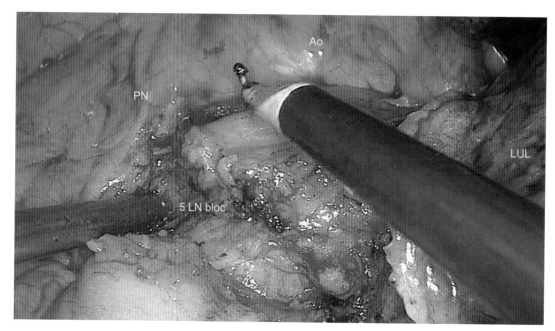

图 7-2-7　沿膈神经后方解剖
LUL:左肺上叶;Ao:主动脉;PN:膈神经;5 LN bloc:5 组淋巴结组织团块

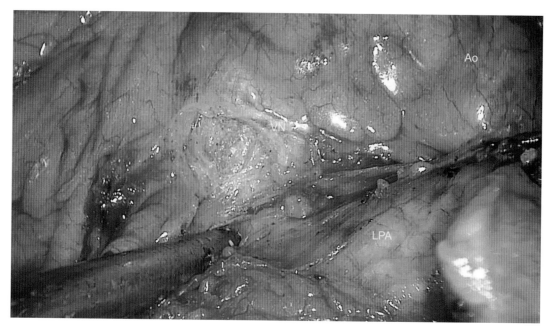

图 7-2-8　沿迷走神经前方解剖
VN:迷走神经;Ao:主动脉;LPA:左肺动脉

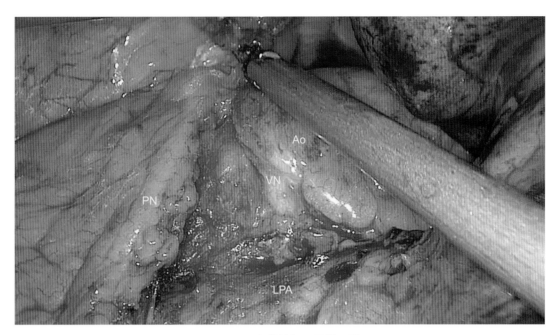

图 7-2-9　完整清扫 5 组淋巴结

VN:迷走神经;PN:膈神经;Ao:主动脉;LPA:左肺动脉

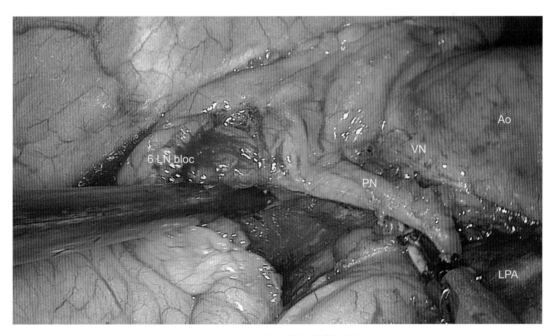

图 7-2-10　沿膈神经前方解剖

VN:迷走神经;PN:膈神经;Ao:主动脉;LPA:左肺动脉;6 LN bloc:6 组淋巴结组织团块

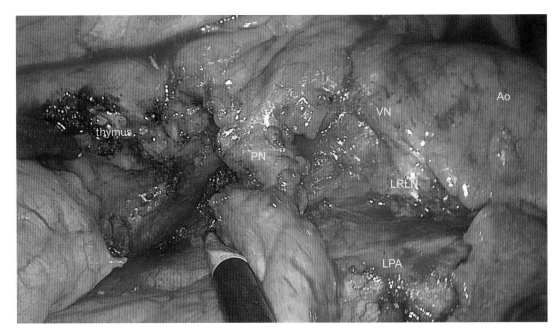

图 7-2-11　完整清扫 6 组淋巴结
VN：迷走神经；PN：膈神经；Ao：主动脉；LPA：左肺动脉；LRLN：左喉返神经；thymus：胸腺

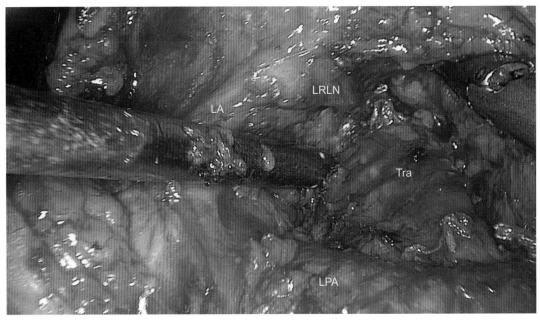

图 7-2-12　完成 4L 组淋巴结清扫
LA：动脉韧带；Tra：气管；LRLN：左喉返神经；LPA：左肺动脉

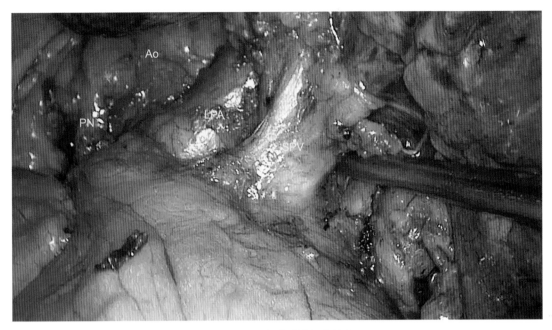

图 7-2-13　完成对肺门的镂空
PN:膈神经;Ao:主动脉;LPA:左肺动脉;SPV:肺上静脉

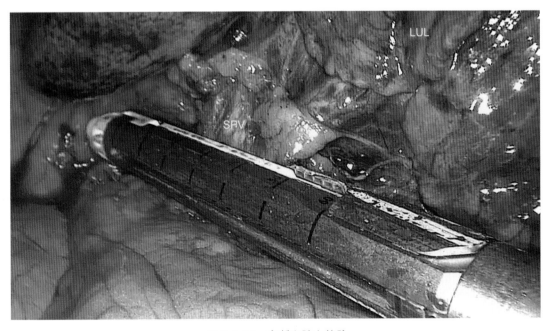

图 7-2-14　离断左肺上静脉
LUL:左肺上叶;SPV:肺上静脉

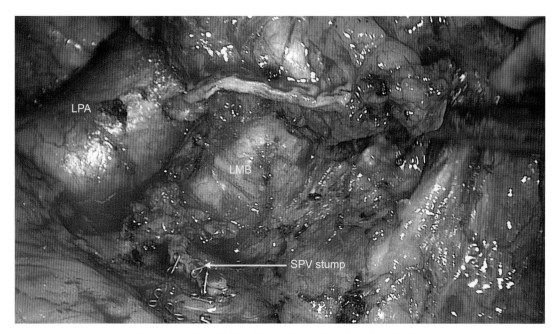

图 7-2-15 肺静脉深面进一步解剖并裸化支气管及肺动脉
LPA:左肺动脉;LMB:左主支气管;SPV stump:肺上静脉残端

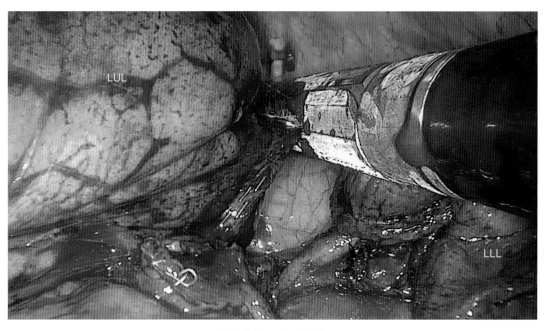

图 7-2-16 打开斜裂
LLL:左肺下叶;LUL:左肺上叶

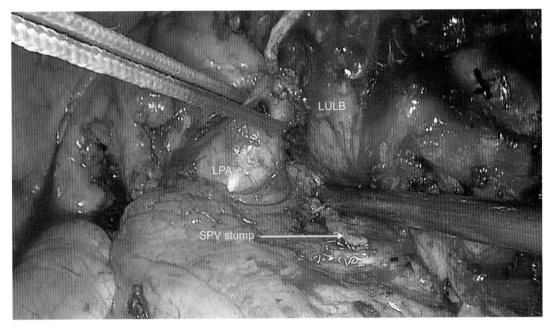

图 7-2-17　游离左肺动脉干
LULB：左肺上叶支气管；LPA：左肺动脉；SPV stump：肺上静脉残端

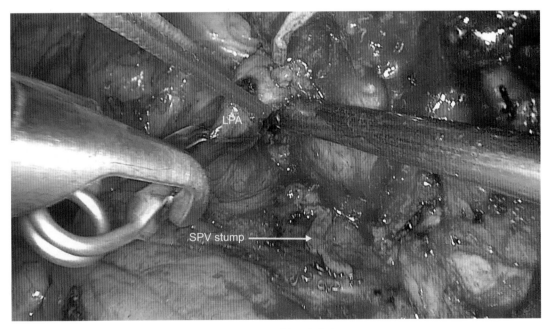

图 7-2-18　阻断左肺动脉干
LPA：左肺动脉；SPV stump：肺上静脉残端

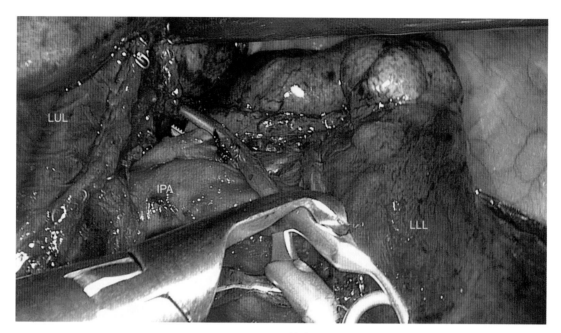

图 7-2-19　阻断叶间动脉
LLL:左肺下叶;LPA:左肺动脉;LUL:左肺上叶

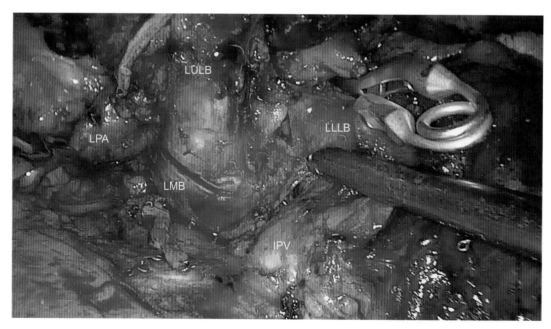

图 7-2-20　切开左主支气管及下叶支气管
LULB:左肺上叶支气管;LLLB:左肺下叶支气管;LPA:左肺动脉;LMB:左主支气管;IPV:肺下静脉

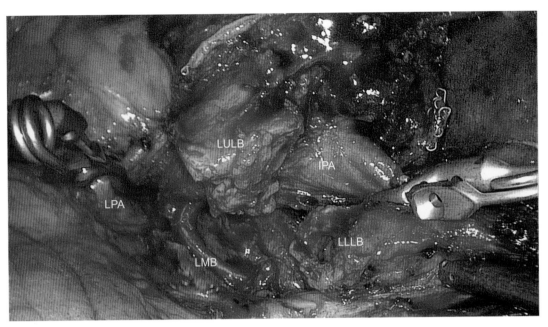

图 7-2-21　离断左主支气管及左下叶支气管
LULB:左肺上叶支气管;LLLB:左肺下叶支气管;LPA:左肺动脉;LMB:左主支气管;IPA:叶间动脉

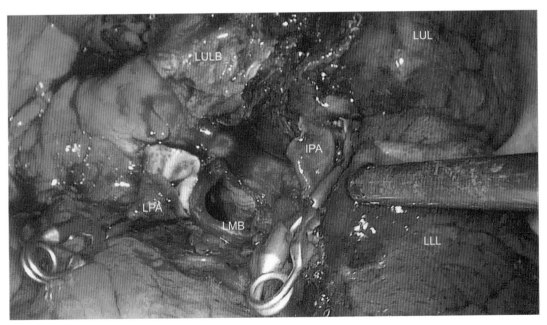

图 7-2-22　离断左肺动脉
LULB:左肺上叶支气管;LPA:左肺动脉;LMB:左主支气管;IPA:叶间动脉;LLL:左肺下叶;LUL:左肺上叶

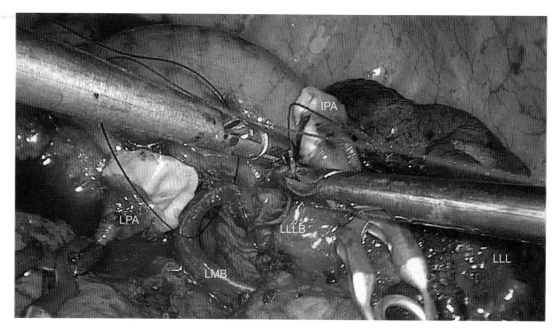

图 7-2-23　由后壁膜部与软骨部交界处开始吻合支气管
LPA:左肺动脉;IPA:叶间动脉;LLLB:左肺下叶支气管;LMB:左主支气管;LLL:左肺下叶

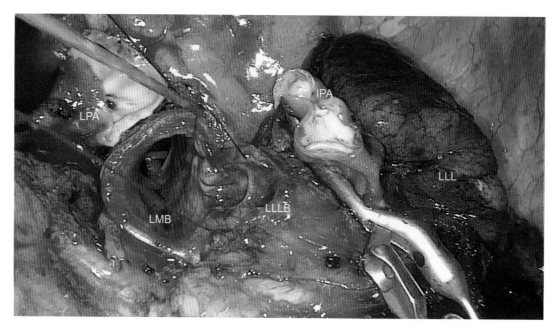

图 7-2-24　后壁缝合完成后收紧缝线
LPA:左肺动脉;IPA:叶间动脉;LLLB:左肺下叶支气管;LMB:左主支气管;LLL:左肺下叶

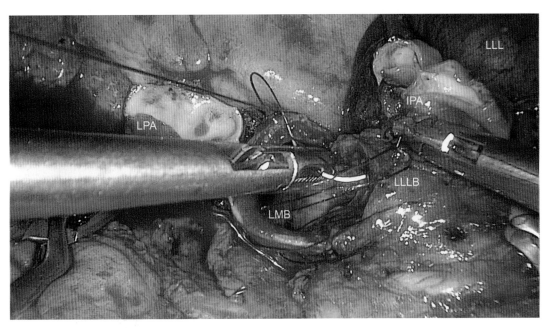

图 7-2-25　继续缝合气管纵隔面及前壁
LPA:左肺动脉;IPA:叶间动脉;LLLB:左肺下叶支气管;LMB:左主支气管;LLL:左肺下叶

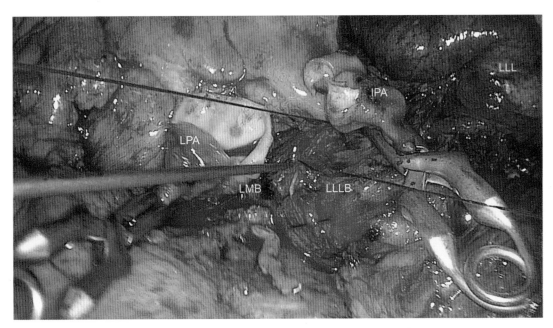

图 7-2-26　以神经拉钩协助收紧缝线
LPA:左肺动脉;IPA:叶间动脉;LLLB:左肺下叶支气管;LMB:左主支气管;LLL:左肺下叶

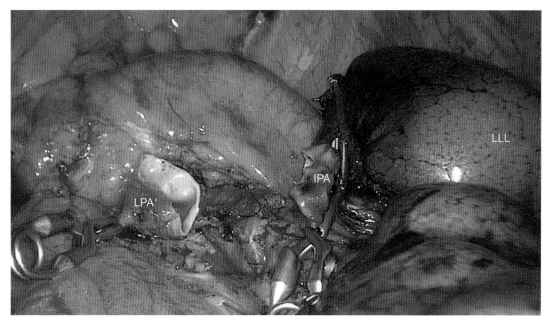

图 7-2-27　支气管吻合完成
LPA:左肺动脉;IPA:叶间动脉;LLL:左肺下叶

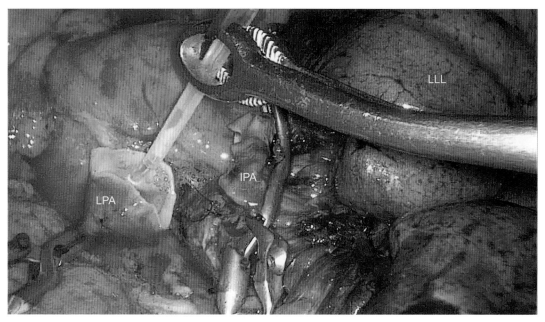

图 7-2-28　用肝素水冲洗肺动脉管腔
LPA:左肺动脉;IPA:叶间动脉;LLL:左肺下叶

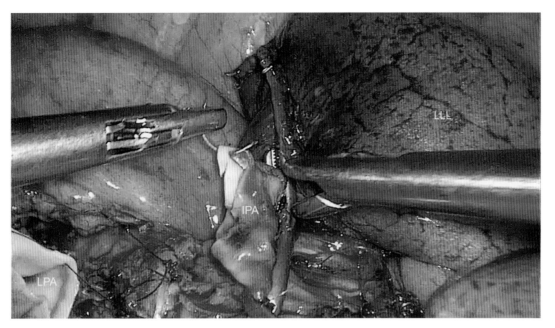

图 7-2-29　从血管纵隔面开始缝合
LPA:左肺动脉;IPA:叶间动脉;LLL:左肺下叶

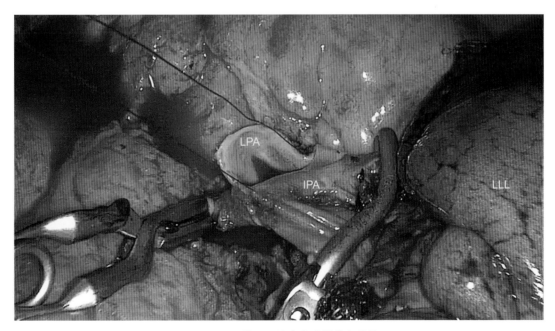

图 7-2-30　纵隔面缝合完成并收紧缝线
LPA:左肺动脉;IPA:叶间动脉;LLL:左肺下叶

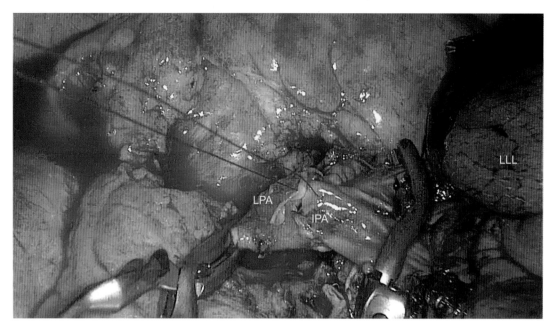

图 7-2-31　血管缝合完成
LPA:左肺动脉;IPA:叶间动脉;LLL:左肺下叶

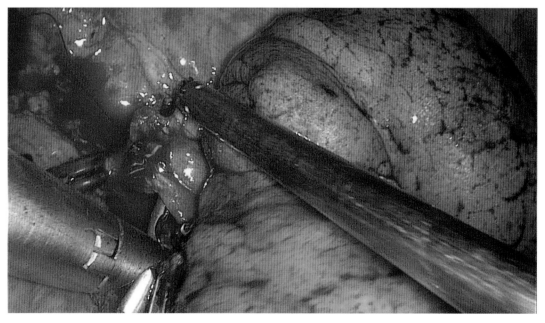

图 7-2-32　开放肺动脉远心端排气

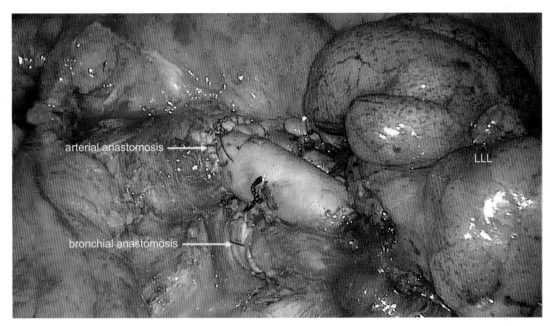

图 7-2-33　肺动脉吻合完成

arterial anastomosis：动脉吻合；bronchial anastomosis：支气管吻合；LLL：左肺下叶

视频 12　胸腔镜支气管肺动脉双袖式成形左肺上叶切除术

三、操作关键点剖析

1. 切口设计　手术入路的合理选择是顺利完成手术的重要保障，由于双袖式成形手术时吻合支气管及血管的主要操作部位与支气管袖式成形手术接近，因而可沿用支气管袖式成形手术的切口设计。

2. 手术流程　胸腔镜双袖式手术涉及多个关键点：①手术操作流程，以往缺乏腔镜下实施这一手术的流程，我们设计了肺门"镂空"切除流程，即在手术中先将病变侧肺门血管、支气管周围及纵隔淋巴结缔组织切除，实现肺动脉、病变肺叶的静脉、主支气管及叶间支气管的镂空；②双袖式手术较单纯支气管袖式成形手术更为复杂的是需对肺动脉进行离断及重建，需在胸腔镜下能够对大血管进行有效控制后再做离断。对血管的阻断可通过常规的血管阻断钳，但需要额外的操作孔，且阻碍了手术操作，我们推荐采用可分离的腔镜血管阻断钳阻断血管，减少对手术操作的干扰；③支气管及血管的吻合采用双持针器连续缝合，可尽量避免在不同操作孔间变换器械，简化了手术操作。吻合顺序方面，需先完成支气管的吻合，一方面是由于支气管与肺动脉解剖关系，另一方面，先吻合支气管可避免后续操作中对血管的牵拉损伤。

第三节　胸腔镜气管重建术

胸腔镜气管切除重建存在一定争议,目前并未被广泛接受,仅少数中心尝试开展了该手术,对于经严格选择的病例,胸腔镜下完成气管病变切除重建是安全可行的。

一、手术指征

气管中下段肿瘤或良性病变,病变长度≤3cm,肿瘤性病变未侵犯邻近结构,无远处转移,心肺功能可耐受手术。

二、手术准备及切口设计

以1例胸段气管肿瘤为例显示胸腔镜气管切除重建手术的技术路线。患者女性,47岁。主因"咳嗽伴痰中带血2个月"就诊,CT显示病变最长径为2.6cm,纤维支气管镜观察病变下缘距隆突2.5cm,术前活检证实为气管恶性肿瘤。

1. 术前评估　胸部CT三维重建;上腹部增强CT;头部磁共振(magnetic resonance imaging,MRI);全身骨扫描;常规血液学检查及心肺功能评估。

2. 麻醉　全麻单腔气管插管,封堵右主支气管,左侧单肺通气。

3. 体位　左侧折刀卧位。

4. 手术切口　镜孔位于腋中线第6肋间,主操作孔位于腋前线第3肋间,副操作孔位于腋后线与肩胛下角线间第7肋间(图7-3-1)。

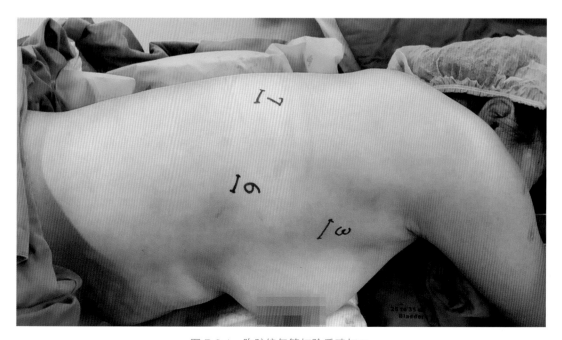

图7-3-1　胸腔镜气管切除重建切口

三、手术步骤

1. 探查胸腔及气管病变部位(图 7-3-2)。

2. 使用吸引器与电钩相互配合,沿气管侧方打开纵隔胸膜(图 7-3-3),将气管前后方游离(图 7-3-4)。

3. 游离奇静脉弓并将其离断(图 7-3-5)。

4. 关闭胸腔镜光源后用纤维支气管镜确定肿瘤部位。

5. 气管内置入吸痰管持续吸引,用尖刀片在肿瘤下缘切开气管(图 7-3-6),再用剪刀剪断气管(图 7-3-7)。

6. 沿肿瘤上缘剪断气管(图 7-3-8),移除病变气管(图 7-3-9)。

7. 将气管插管送入远端气管通气(图 7-3-10),吻合时则将气管插管退至近端,暂停通气,待氧饱和度降至 90% 以下则恢复通气。

8. 气管吻合用 3-0 Prolene 线做连续缝合,由气管后壁膜部与软骨部交界处开始缝合(图 7-3-11),缝合边距 3~4mm,针距 3~4mm,待气管左侧壁缝合完毕后收紧缝线(图 7-3-12),缝合期间视患者氧饱和度情况给予间断通气(图 7-3-13)。

9. 继续缝合气管前壁、右侧壁及膜部(图 7-3-14),收紧缝线并打结,收线过程之后可借助神经拉钩以收紧缝线(图 7-3-15)。

10. 生理盐水冲洗胸腔并膨肺,检查吻合口有无漏气,完成手术(图 7-3-16)。

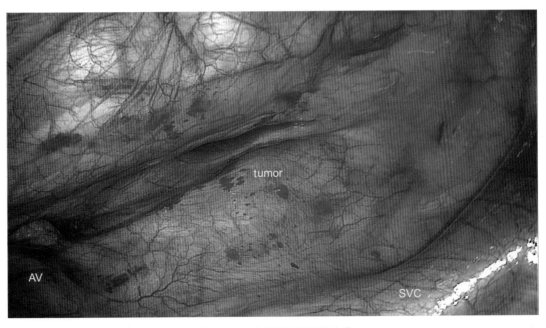

图 7-3-2　术中探查见气管占位

AV:奇静脉;SVC:上腔静脉;tumor:肿瘤

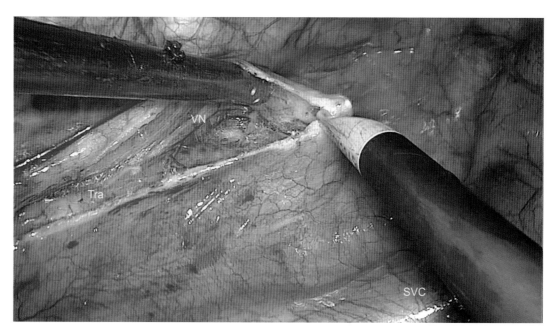

图 7-3-3　沿气管侧面打开纵隔胸膜
VN:迷走神经;SVC:上腔静脉;Tra:气管

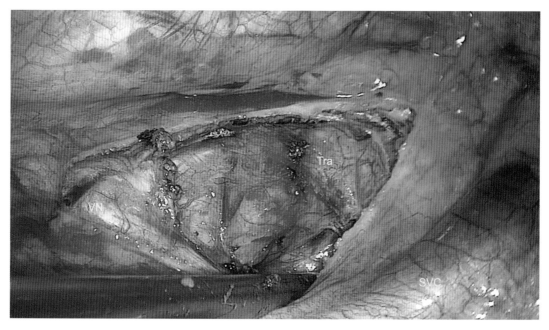

图 7-3-4　游离胸段气管
VN:迷走神经;SVC:上腔静脉;Tra:气管

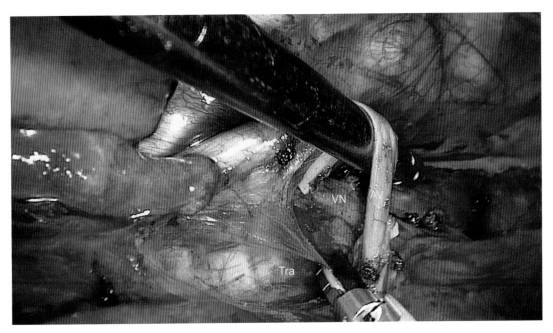

图 7-3-5 游离并离断奇静脉弓
VN:迷走神经;AV:奇静脉;Tra:气管

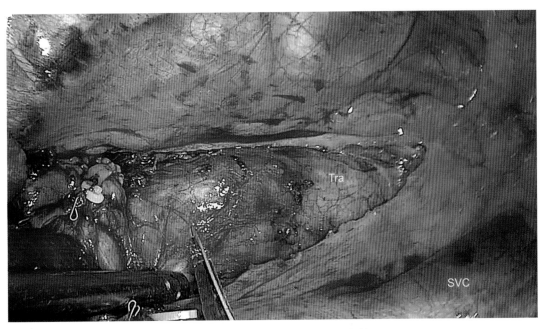

图 7-3-6 尖刀片在肿瘤下缘切开气管
SVC:上腔静脉;Tra:气管

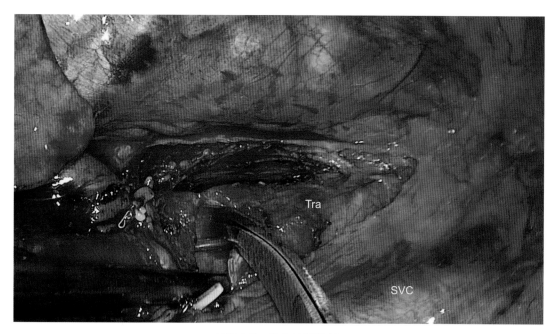

图 7-3-7　剪刀离断气管
SVC：上腔静脉；Tra：气管

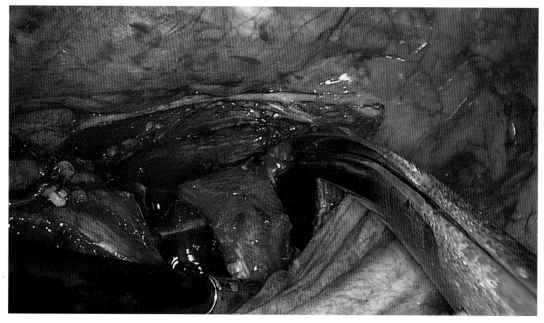

图 7-3-8　剪刀沿肿瘤上缘剪断气管

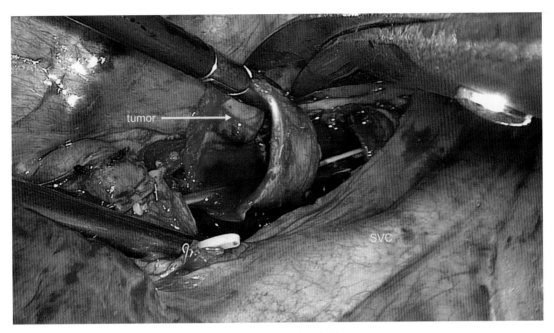

图 7-3-9 移除病变气管

SVC:上腔静脉;tumor:肿瘤

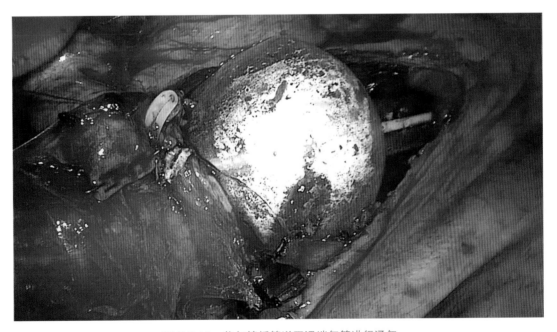

图 7-3-10 将气管插管送至远端气管进行通气

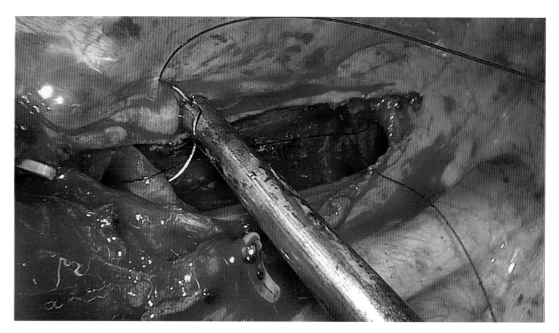

图 7-3-11　由气管后壁膜部与软骨部交界处开始缝合

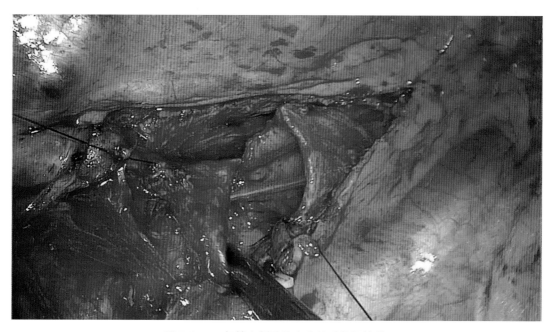

图 7-3-12　气管左侧壁缝合完毕后收紧缝线

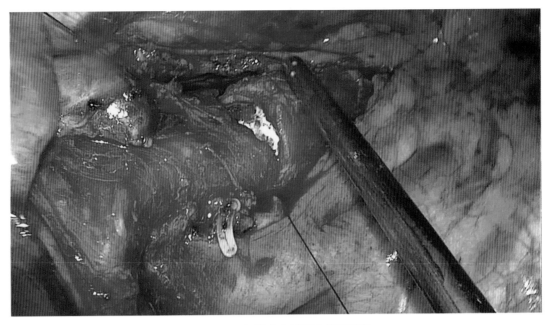

图 7-3-13　气管吻合过程中间断通气

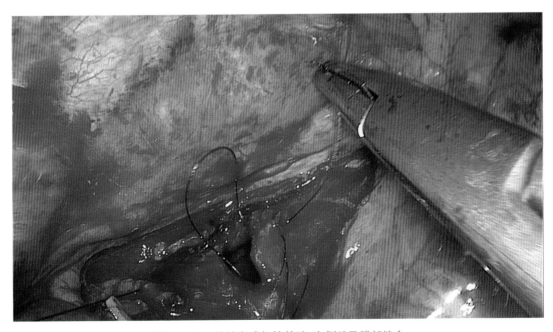

图 7-3-14　继续完成气管前壁、右侧壁及膜部缝合

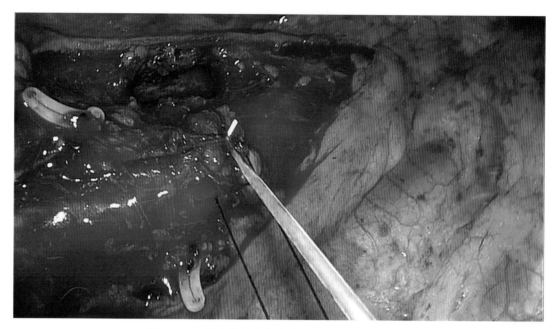

图 7-3-15　缝合完毕收紧缝线,以神经拉钩辅助收线

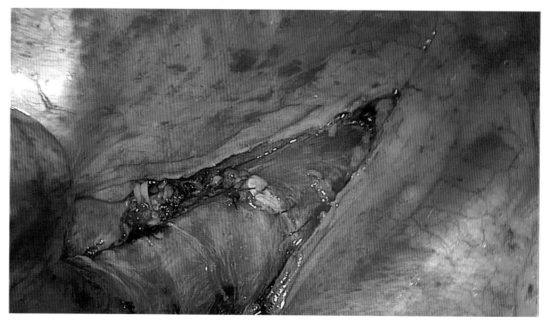

图 7-3-16　气管吻合完毕

四、操作关键点剖析

1. 术中通气　胸腔镜气管手术中的通气,以往较为常用的方法是气管切断后另行台上插管、间断机械通气;我们采用将原气管插管间断送入远端气管进行通气的方法,无需另行台上插管,在通气的间隙进行吻合,避免了台上插管对吻合操作的干扰。此外,近年来出现的非插管手术,即术中保留患者自主呼吸,在切断气管后仍能维持氧合,亦可作为这类手术中的通气方案之一。

2. 气管重建　气管吻合类似于支气管袖式成形,我们推荐采用连续缝合,同时应注意缝合的针距及边距尽量均匀,确保吻合口受力均匀。连续缝合可减少缝线缠绕,节约手术时间。此外,如切除气管过长(>3cm),可通过松解肺下韧带及心包,而减轻吻合口张力。

(梅建东　马林　蒲强　郭成林　刘峥)

参考文献

1. SANTAMBROGIO L,CIOFFI U,DE SIMONE M,et al. Video-assisted sleeve lobectomy for mucoepidermoid carcinoma of the left lower lobar bronchus:a case report[J]. Chest,2002,121(2):635-636.

2. MAHTABIFARD A,FULLER C B,MCKENNA R J. Video-assisted thoracic surgery sleeve lobectomy:a case series[J]. Ann Thorac Surg,2008,85(2):S729-732.

3. NAKANISHI R,YAMASHITA T,OKA S. Initial experience of video-assisted thoracic surgery lobectomy with partial removal of the pulmonary artery[J]. Interact Cardiovasc Thorac Surg,2008,7(6):996-1000.

4. 刘伦旭,梅建东,蒲强,等. 全胸腔镜支气管袖式成形肺癌切除的初步探讨[J]. 中国胸心血管外科临床杂志,2011,18(5):387-389.

5. MEI J,PU Q,LIAO H,et al. Initial experience of video-assisted thoracic surgery left upper sleeve lobectomy for lung cancer:case report and literature review[J]. Thorac Cancer,2012,3(4):348-352.

6. 梅建东,蒲强,马林,等. 全胸腔镜支气管袖式成形肺癌切除的流程设计与优化[J]. 四川大学学报(医学版),2013,44(1):109-113.

7. LIU L,MEI J,PU Q,et al. Thoracoscopic bronchovascular double sleeve lobectomy for non-small-cell lung cancer[J]. Eur J Cardiothorac Surg,2014,46(3):493-495.

8. ZHAO G,DONG C,YANG M,et al. Totally thoracoscopic tracheoplasty for a squamous cell carcinoma of the mediastinal trachea[J]. Ann Thorac Surg,2014,98(3):1109-1111.

9. GONZALEZ-RIVAS D,DELGADO M,FIEIRA E,et al. Double sleeve uniportal video-assisted thoracoscopic lobectomy for non-small cell lung cancer[J]. Ann Cardiothorac Surg,2014,3(2):E2.

10. JIAO W,ZHU D,CHENG Z,et al. Thoracoscopic tracheal resection and reconstruction for adenoid cystic carcinoma[J]. Ann Thorac Surg,2015,99(1):e15-17.

11. HUANG J,LI J,QIU Y,et al. Thoracoscopic double sleeve lobectomy in 13 patients:a series report from multi-centers[J]. J Thorac Dis,2015,7(5):834-842.

12. ZHAO K,MEI J,HAI Y,et al. Thoracoscopic tracheal reconstruction without surgical field intubation[J]. Thorac Cancer,2016,7(4):495-497.

13. LI J,WANG W,JIANG L,et al. Video-assisted thoracic surgery resection and reconstruction of carina and trachea for malignant or benign disease in 12 patients:three centers' experience in China[J]. Ann Thorac Surg,2016,102(1):295-303.

14. 廖虎,梅建东,刘成武,等. 胸腔镜袖式肺叶切除研究进展[J]. 中华胸部外科电子杂志,2016,3(2):113-116.

15. QIU T,ZHAO Y,XUAN Y,et al. Robotic-assisted double-sleeve lobectomy[J]. J Thorac Dis 2017,9(1):E21-E25.

16. MEI J,GUO C,PU Q,et al. Video-assisted thoracic surgery double sleeve lobectomy for non-small cell lung cancer:a report of seven cases[J]. Video-assist Thorac Surg 2018,3:1.

17. MEI J,MA L,PU Q,et al. Video-assisted thoracic surgery double sleeve bilobectomy of right upper and middle lobes[J]. J Thorac Dis,2018,10(8):5120-5122.

第八章

胸腔镜下困难及意外情况处理

第一节 胸膜腔闭锁的处理

胸膜腔粘连、闭锁曾是阻碍胸腔镜手术发展的一个重要因素,尤其是胸膜腔闭锁一度被认为是胸腔镜手术的禁忌证。胸膜腔呈闭锁状态时,胸腔镜无法进入胸腔,镜下操作更无从谈起,往往需中转开胸。但仔细分析胸腔镜手术的特点,其实胸腔镜下处理胸膜腔粘连还有其潜在优势:①30°胸腔镜可观察整个胸腔,可提供的视野和角度可能比开胸更广;②胸腔镜的放大作用更有利于辨认重要解剖结构以及脏壁层胸膜之间的间隙,减少误伤。为此,我们摸索了处理胸膜腔闭锁的方法,并提出了胸腔镜下处理胸膜腔闭锁的"隧道指征"。

一、手术步骤

1. 做观察孔 按前述切口设计原则首先做观察孔,怀疑有胸膜腔粘连时,适当扩大切口,以手指沿切口进入胸腔探查,旋转手指,在切口周围钝性分离出一个"口袋"。

2. 做副操作孔 同法以手指探查进入胸腔,在切口周围钝性分离粘连,双手分别由观察孔和副操作孔进入,钝性分离两切口间粘连,会师打通两切口间胸膜腔"隧道"。

3. 做主操作孔 同法以手指进入胸腔,在切口周围钝性分离粘连,双手分别由观察孔和主操作孔进入,钝性分离两切口间粘连,会师打通两切口间胸膜腔"隧道"。主操作孔和观察孔间可能距离较远,单纯使用手指可能无法顺利会师,可借助卵圆钳紧贴胸壁钝性分离实现会师。

4. 置入胸腔镜,探查两个"隧道"(图 8-1-1)。

5. 在胸腔镜引导下分别由主、副操作孔置入吸引器和电凝钩,开始游离粘连(图 8-1-2)。

6. 用吸引器侧压肺部协助暴露胸膜间隙,电凝钩分离粘连,首先分离侧胸壁与肺部的粘连,上达胸顶,下至膈肌(图 8-1-3)。

7. 用腔镜环钳夹持肺部牵拉以协助暴露,吸引器引导分离下胸腔粘连,分别游离前后肋膈角、膈面粘连(图 8-1-4)。

8. 用腔镜环钳夹持肺部,向后牵拉,吸引器引导下分离前胸壁面及纵隔面粘连,由下至上,由前肋膈角至胸膜腔顶部(图 8-1-5)。

9. 在吸引器引导下,自后肋膈角由下至上分离后胸壁面及纵隔面粘连(图 8-1-6)。

10. 分别游离至肺门前方和后方,最终完全分离胸膜腔粘连(图 8-1-7)。

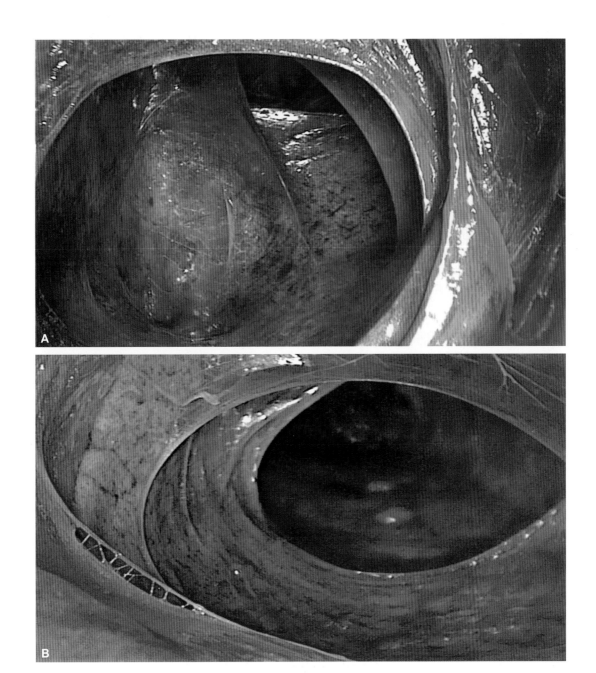

图 8-1-1　胸膜腔隧道
A. 主操作孔与观察孔间胸膜腔隧道；B. 副操作孔与观察孔间胸膜腔隧道

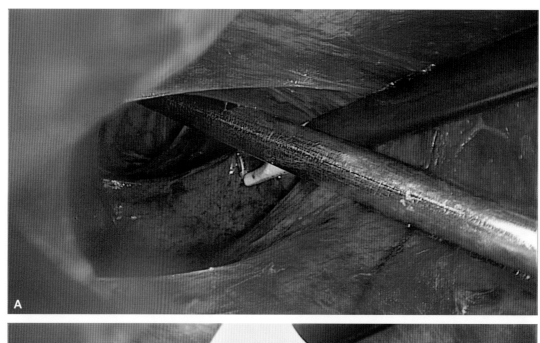

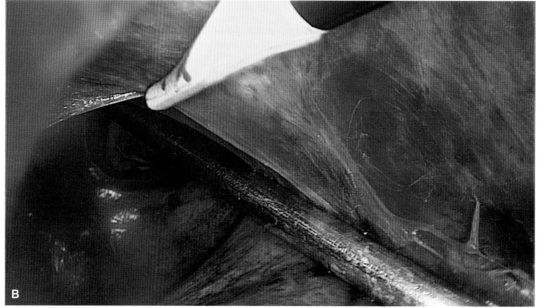

图 8-1-2　经隧道置入器械开始游离

A. 分别经主、副操作孔置入吸引器、电凝钩；B. 用吸引器暴露，电凝钩游离粘连

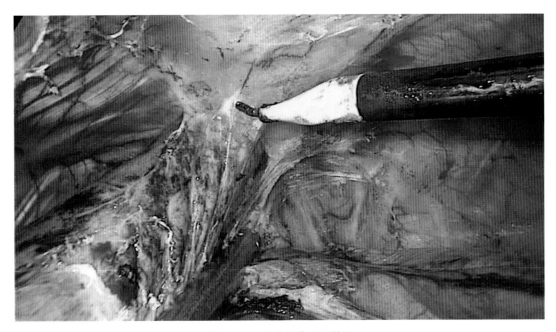

图 8-1-3　游离侧胸壁面粘连

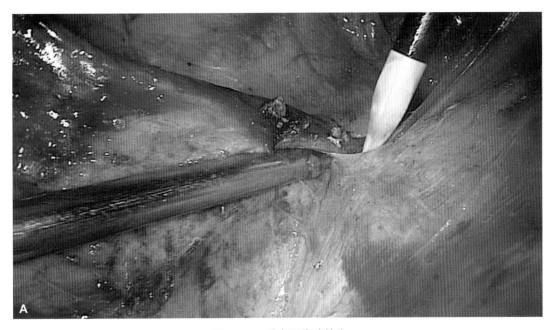

图 8-1-4　游离下胸腔粘连
A.游离后肋膈角粘连

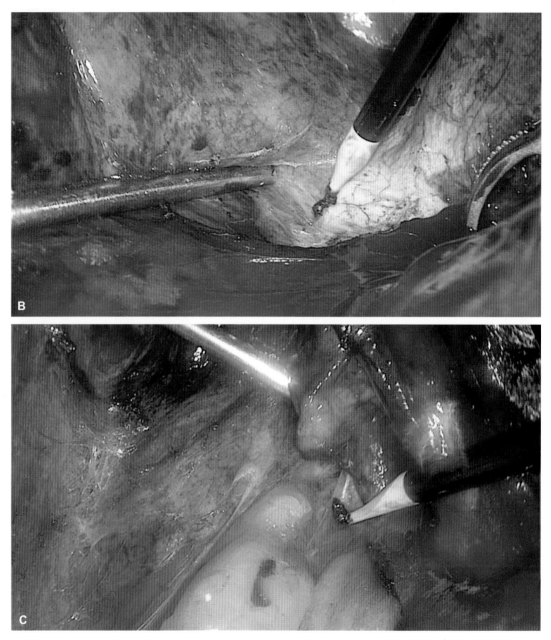

图 8-1-4(续)

B. 游离膈面粘连;C. 游离前肋膈角粘连

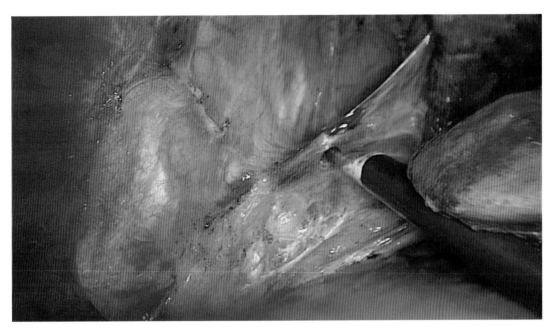

图 8-1-5　游离胸腔前份粘连

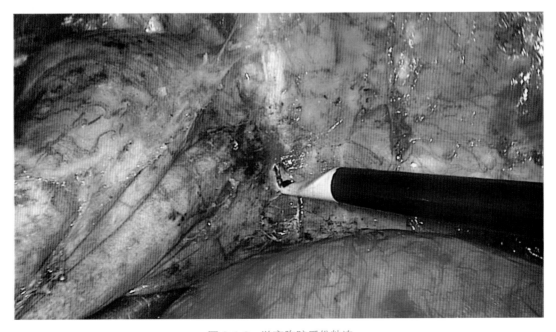

图 8-1-6　游离胸腔后份粘连

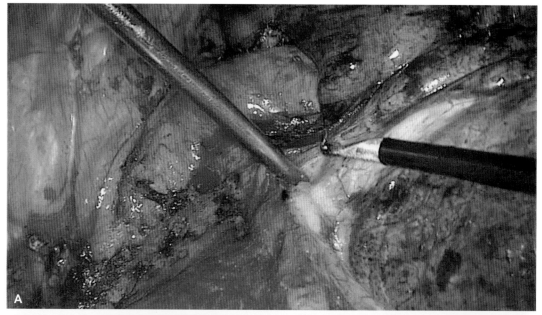

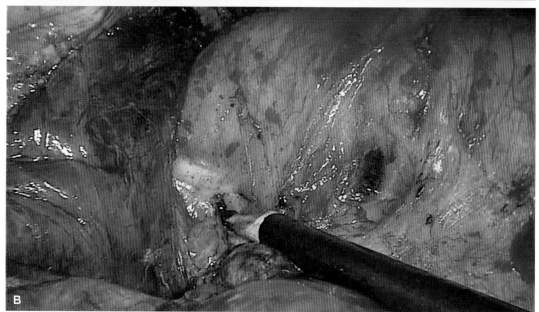

图 8-1-7　游离至肺门前后

A. 游离至肺门前方；B. 游离至肺门后方

二、操作关键点剖析

1. 做好观察孔,进入胸腔时切记轻柔,以防胸膜腔闭锁时,盲目暴力进入胸腔损伤未塌陷的肺。

2. 在以手指做钝性分离时,找准脏壁层胸膜间隙,以防手指进入胸膜外分离,造成不必要的壁层胸膜剥脱,引起过多渗血。

3. 主操作孔与观察孔之间的距离往往较远,仅靠术者手指可能无法顺利会师,借助卵圆钳时一定要紧贴胸壁分离,以防卵圆钳损伤肺部。

4. 在用吸引器压迫肺部协助暴露时,尽量采用吸引器侧壁进行侧压,若吸引器头直接压迫肺部极易造成肺部裂伤、出血。受角度限制不方便侧压时,可放入一个小纱条作为铺垫再用吸引器压迫进行暴露。

5. 分离粘连时尽量贴近壁层胸膜，以减少分离过程中肺的撕裂伤。

6. 在分离膈面粘连时，注意勿损伤膈肌；分离后份胸腔粘连时注意勿损伤奇静脉、交感神经、迷走神经移行干；在分离前纵隔面时注意辨认、保护膈神经；分离上纵隔及胸顶粘连时，一定注意切勿损伤上腔静脉、锁骨下血管等。

7. 分离过程中尽量采用电凝凝断粘连，尽量避免强行钝性撕脱，以防渗血过多，分离过程中还应及时止血。

胸腔镜下处理胸膜腔粘连的关键点和前提在于切口间隧道的建立，只有能顺利通过钝性分离建立隧道，才能进行后续粘连分离的操作。若通过钝性分离无法有效建立胸膜腔隧道，则意味着胸膜腔粘连过于致密，不宜胸腔镜下处理。

（刘成武　刘峥　徐昱阳）

第二节　困难肺门的处理

困难肺门(肺门支气管与血管间致密粘连或钙化所致的肺门冻结)一直是胸腔镜肺叶切除的一大难题，也是导致大出血或中转开胸的重要原因。腔镜下能实现对困难肺门的有效处理，可显著增强外科医生开展腔镜肺叶切除的信心。常见的困难肺门情况包括：肿瘤直接侵犯、淋巴结病变或严重的炎性粘连等导致的肺门冻结。这些情况又分多种不同的冻结情形，针对不同的冻结情形所需要使用到的处理策略也不一样。为此，我们设计了三大策略来实现腔镜下困难肺门的处理。

一、肺动脉预阻断策略

当肺动脉及其分支由于致密粘连、淋巴结病变或肿瘤侵犯造成解剖困难、解剖损伤风险较高时，先将肺动脉主干解剖游离出来，并用腔镜下可释放的血管阻断钳预先阻断近心端的肺动脉干，再进行解剖，这样即使解剖过程中发生血管损伤也不会造成致命性的大出血。

（一）情形 1：阻断后结扎处理血管

如果血管分支根部可以完全被解剖出来，则可使用丝线结扎处理后离断，其手术步骤如下。

1. 探查后发现左上肺尖前支动脉与左上叶支气管间巨大淋巴结嵌顿，如直接解剖损伤血管的风险大，拟阻断肺动脉主干，先解剖游离左肺动脉干(图 8-2-1)。

2. 丝线牵引左肺动脉干后，用可释放血管阻断钳夹闭阻断左肺动脉干(图 8-2-2)。

3. 左肺动脉主干阻断后用剪刀小心锐性游离尖前支动脉(图 8-2-3)。

4. 以直角血管钳小心分离尖前支动脉与淋巴结之间的间隙(图 8-2-4)。

5. 带 4 号丝线结扎尖前支动脉后离断(图 8-2-5)。

（二）情形 2：阻断后缝扎处理血管

如果不能完全解剖出血管分支根部，则采用 Prolene 线缝扎后离断，其手术步骤如下。

1. 探查确认解剖困难，血管分支周围碳化淋巴结致密粘连，无法完全解剖出血管分支，解剖游离右肺动脉干(图 8-2-6)。

2. 橡胶彩带牵引右肺动脉干后，用可释放血管阻断钳夹闭阻断右肺动脉干(图 8-2-7)。

3. 右肺动脉干阻断后，剪刀锐性解剖右上肺动脉血管分支(图 8-2-8)。

4. 探查见右上肺动脉血管分支壁与淋巴结致密粘连，无法分离，以 4-0 Prolene 线紧贴血管后壁缝合(图 8-2-9)。

5. 紧贴血管后壁缝合后，推结器打结结扎右上肺动脉分支，远端以钛夹夹闭，剪刀离断血管分支后进行后续操作(图 8-2-10)。

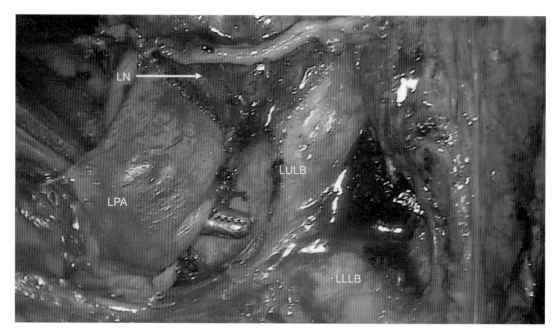

图 8-2-1　解剖左肺动脉干

LN:淋巴结;LPA:左肺动脉;LULB:左肺上叶支气管;LLLB:左肺下叶支气管

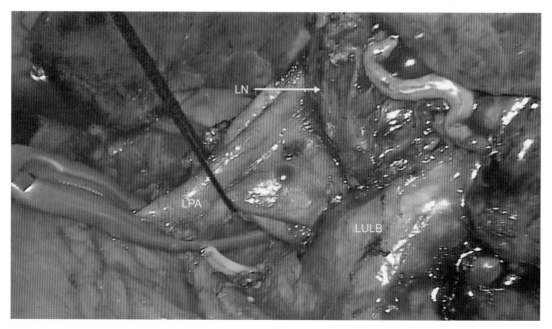

图 8-2-2　阻断左肺动脉干

LN:淋巴结;LPA:左肺动脉;LULB:左肺上叶支气管

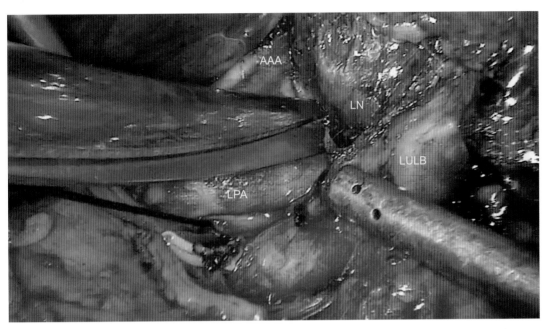

图 8-2-3　锐性解剖尖前支动脉
AAA:尖前支动脉;LN:淋巴结;LPA:左肺动脉;LULB:左肺上叶支气管

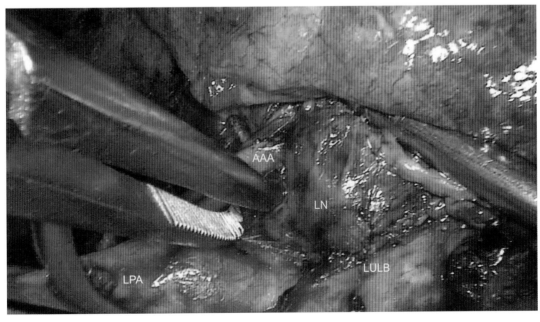

图 8-2-4　分离尖前支动脉
AAA:尖前支动脉;LN:淋巴结;LPA:左肺动脉;LULB:左肺上叶支气管

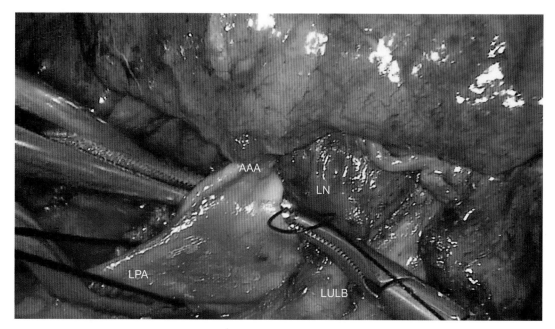

图 8-2-5　带线结扎尖前支动脉
AAA:尖前支动脉;LN:淋巴结;LPA:左肺动脉;LULB:左肺上叶支气管

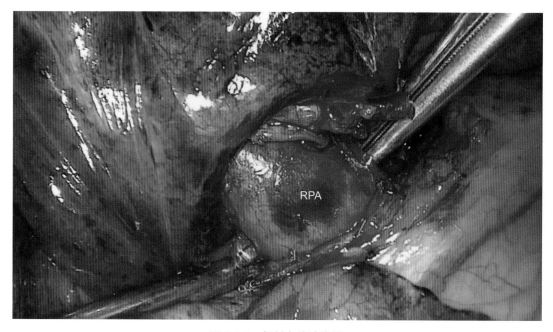

图 8-2-6　解剖右肺动脉干
RPA:右肺动脉

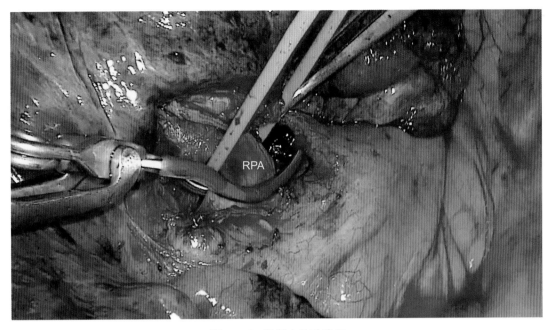

图 8-2-7　阻断右肺动脉干
RPA:右肺动脉

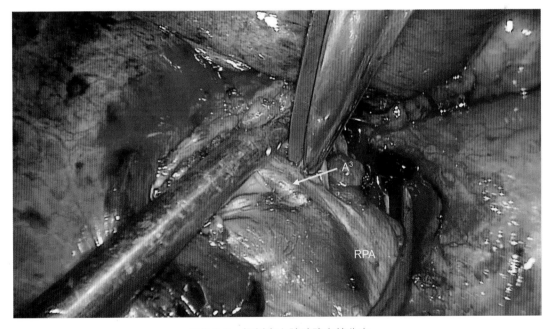

图 8-2-8　解剖右上肺动脉血管分支
RPA:右肺动脉;A³:前段动脉

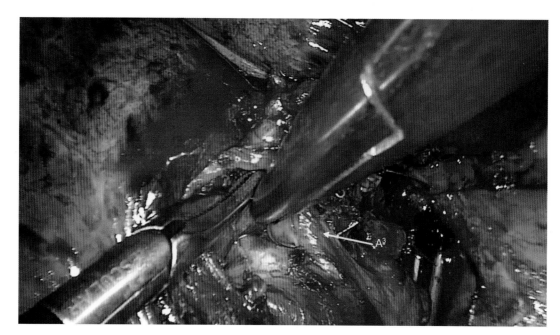

图 8-2-9　缝合肺动脉分支
A^3:前段动脉

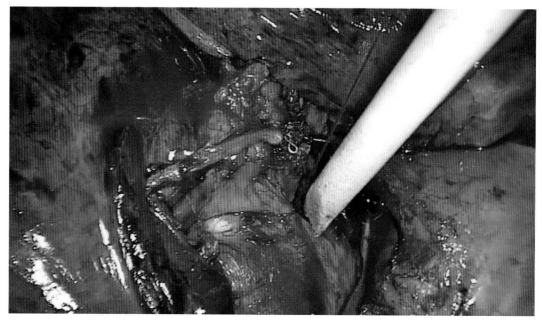

图 8-2-10　结扎肺动脉分支

（三）情形3：阻断后切割缝合器血管成形

如果血管分支周围完全呈冻结状态，但并未侵犯肺动脉主干，则先将血管分支根部局部游离呈岛状，再以切割缝合器直接闭合成形，其手术步骤如下。

1. 探查确认解剖困难，左上肺尖前支动脉完全被淋巴结包绕，无法解剖出血管分支，解剖游离左肺动脉干（图8-2-11）。

2. 橡胶彩带牵引左肺动脉主干后，用可释放血管阻断钳夹闭阻断左肺动脉主干（图8-2-12）。

3. 进一步确认局部解剖的困难情形：左上肺尖前支动脉周围为致密粘连，左肺动脉干未见明显受累（图8-2-13）。

4. 在左肺动脉干阻断情况下，剪刀锐性解剖，将尖前支动脉分支根部尽量解剖呈岛状（图8-2-14）。

5. 评估尖前支动脉无法结扎或缝扎，拟做血管成形，解剖游离出叶间动脉，用可释放血管阻断钳夹闭，进一步处理左上肺动脉其余分支（图8-2-15）。

6. 再次评估尖前支动脉的根部情况，肺动脉主干未见明显受累，拟用切割缝合器直接行血管成形（图8-2-16）。

7. 用切割缝合器闭合离断尖前支动脉，同时切除部分肺动脉干，直接行血管成形（图8-2-17）。

8. 确认肺动脉局部切除成形后无明显狭窄后，移除阻断钳（图8-2-18）。

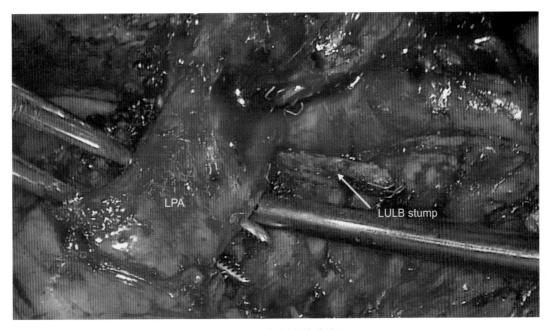

图8-2-11 解剖左肺动脉干

LPA：左肺动脉；LULB stump：左肺上叶支气管残端

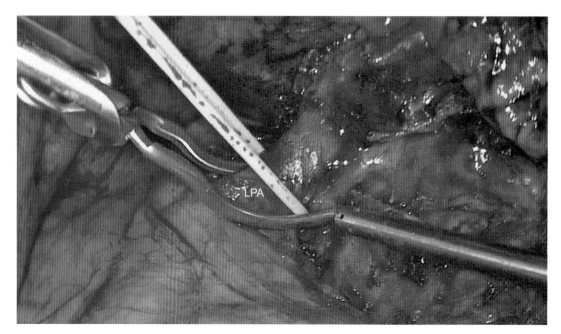

图 8-2-12　阻断左肺动脉干

LPA:左肺动脉

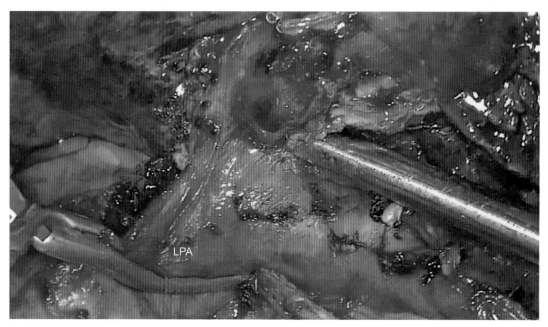

图 8-2-13　确认左肺动脉干未受累

LPA:左肺动脉

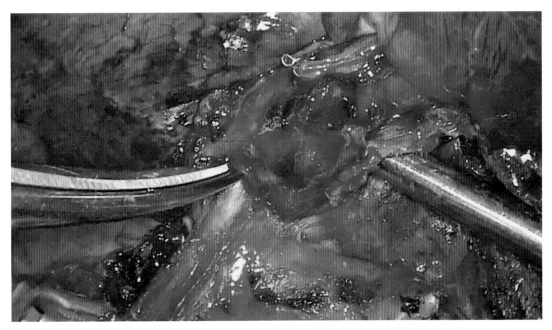

图 8-2-14　解剖尖前支动脉根部呈岛状

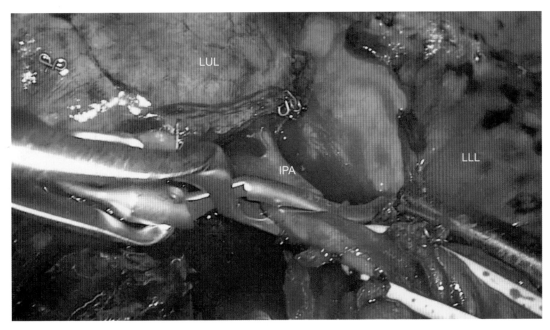

图 8-2-15　阻断叶间动脉
LUL:左肺上叶;LLL:左肺下叶;IPA:叶间动脉

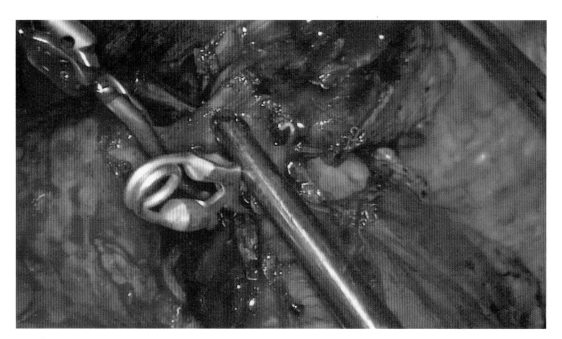

图 8-2-16　再次评估尖前支根部情况

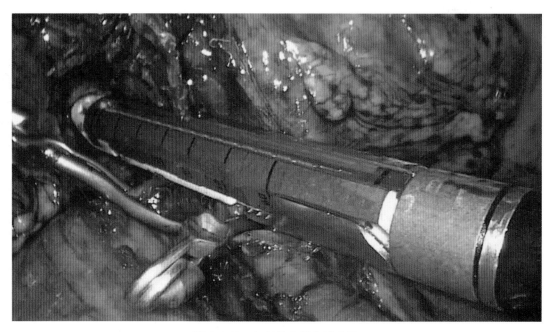

图 8-2-17　切割缝合器血管成形

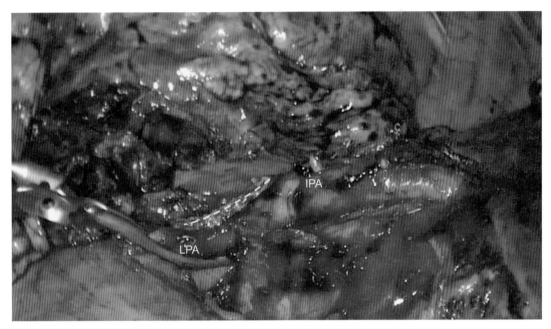

图 8-2-18　左肺动脉干成形后

LPA：左肺动脉；IPA：叶间动脉

（四）情形 4：阻断后肺动脉干局部切除修补成形

如果血管分支周围完全呈冻结状态，且侵犯肺动脉主干，但不超过肺动脉干周径的 1/4，直接切割缝合器成形可能导致管腔狭窄，则在肺动脉近心端及远心端均阻断的情况下，局部切除部分肺动脉干，再用 Prolene 线修补成形，其手术步骤如下。

1. 探查确认解剖困难，左上肺尖前支动脉完全被淋巴结包绕，左肺动脉干局部受侵，分别解剖游离左肺动脉干近、远心端以可释放血管阻断钳分别阻断（图 8-2-19）。

2. 剪刀锐性解剖尖前支动脉分支根部（图 8-2-20）。

3. 用剪刀切除肺动脉主干受累侧壁及病变（图 8-2-21）。

4. 用 0.02% 肝素钠注射液反复冲洗肺动脉管腔，去除管腔内积血和血栓（图 8-2-22）。

5. 用 4-0 Prolene 线连续缝合修补肺动脉（图 8-2-23）。

6. 缝合完成后，收紧缝线前再次用 0.02% 肝素钠注射液反复冲洗肺动脉管腔，去除管腔内积血和血栓（图 8-2-24）。

7. 移除远端阻断钳，开放肺动脉干远心端，排气后收紧缝线（图 8-2-25）。

8. 收紧缝线，推结器腔内打结（图 8-2-26）。

9. 确认肺动脉局部切除成形后无明显狭窄，移除阻断钳（图 8-2-27）。

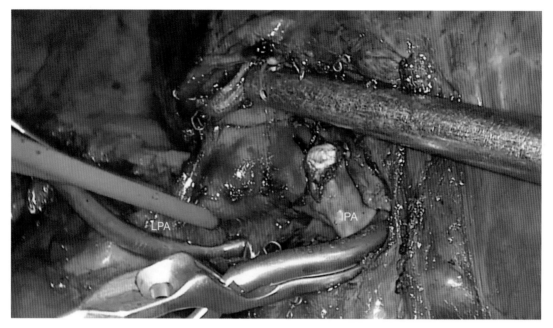

图 8-2-19　阻断左肺动脉干近、远心端
LPA：左肺动脉；IPA：叶间动脉

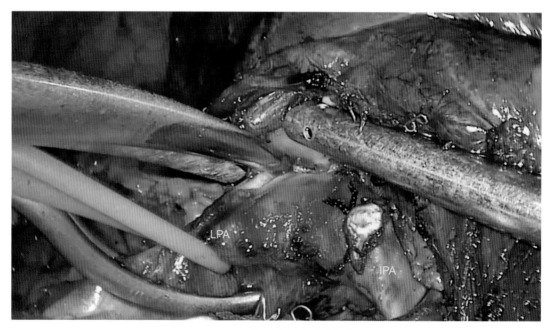

图 8-2-20　解剖尖前支动脉根部
LPA：左肺动脉；IPA：叶间动脉

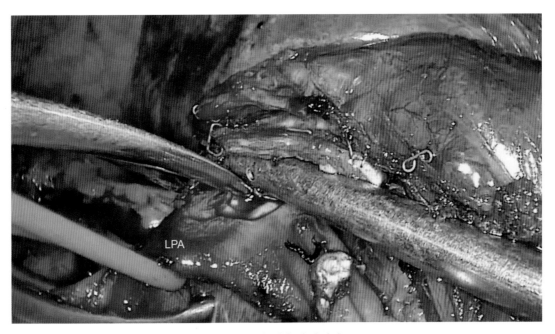

图 8-2-21　切除部分肺动脉干

LPA：左肺动脉

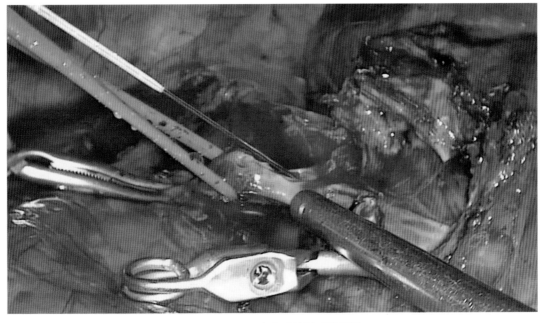

图 8-2-22　肝素水冲洗肺动脉管腔

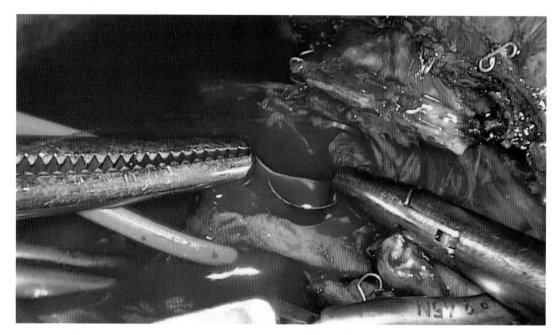

图 8-2-23　缝合修补肺动脉

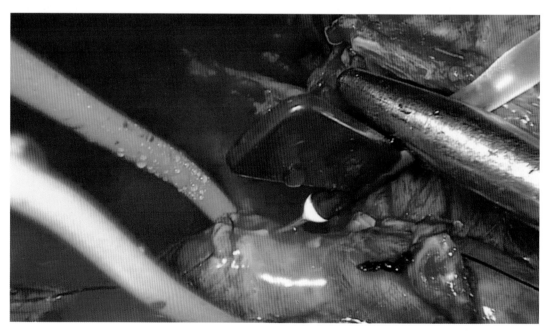

图 8-2-24　肝素水冲洗肺动脉管腔

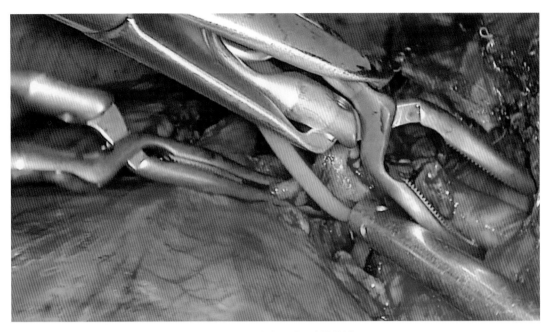

图 8-2-25　移除远端阻断钳排气

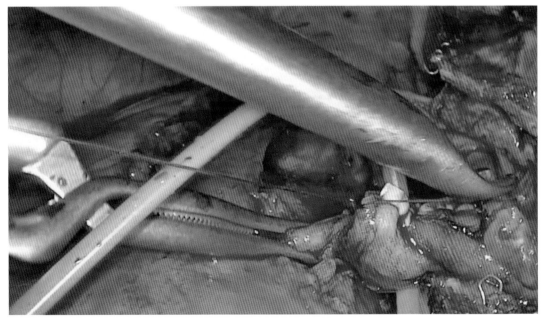

图 8-2-26　缝线打结

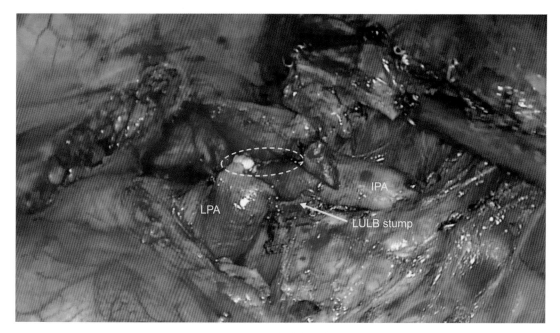

图 8-2-27　左肺动脉干成形后
虚线圈：修补后的肺动脉侧壁
LPA：左肺动脉；IPA：叶间动脉；LULB stump：左肺上叶支气管残端

（五）操作关键点剖析

1. 在遇到困难肺门情况时，切勿急于解剖粘连最致密处，可先将其余容易解剖的血管分支处理后再仔细探查，了解清楚困难解剖类型，以便制订进一步处理策略。

2. 在游离肺动脉干时，清除周围淋巴结及组织，尽量将肺动脉周围镂空，必要时可打开心包。

3. 肺动脉干游离出后，用丝线或橡胶彩带套过血管进行牵引，调整好血管夹角度后再进行动脉主干的阻断，操作时切记动作轻柔以免损伤肺动脉主干。

4. 血管夹成功阻断肺动脉干后，不要急于抽取牵引所用的丝线或橡胶彩带，以免血管夹滑脱后无应急处理措施。

5. 在进行结扎或缝扎时，不宜过分靠近血管分支根部，以免在打结时撕裂分支根部与主干交界处。

6. 采用切割缝合器肺动脉干成形时，务必尽量将局部游离呈岛状，以免成形时夹持切割主干过多而造成肺动脉干狭窄。

7. 拟行肺动脉主干侧壁部分切除修补成形前，务必仔细评估肺动脉干受累范围，若超过周径 1/4，则应做好肺动脉袖式成形的准备。

8. 修补肺动脉干时，务必以肝素钠注射液充分冲洗管腔，以防止组织碎屑残留于管腔内或形成血栓，宜采取血管滑线连续缝合。

9. 完成血管处理后，松开血管夹时务必轻柔缓慢。

二、支气管肺动脉同切策略

若肺门部粘连致密，完全冻结，即使锐性解剖仍不可能行解剖性切除时，可将叶支气管和动脉一起用切割缝合器离断，再缝合加固残端。

（一）手术步骤

1. 探查确认解剖困难，右下肺叶支气管与中叶支气管间碳化淋巴结致密粘连，且与肺动脉致密粘连，无法分离（图 8-2-28）。

2. 确认无法解剖出肺动脉与支气管间的间隙，用 Prolene 线对背段动脉和基底段动脉进行预缝扎，避免后续解剖时出现大出血（图 8-2-29）。

3. 用切割缝合器（绿钉）在稍远离下叶支气管根部处同时闭合离断支气管和肺动脉（图 8-2-30）。

4. 用 3-0 Prolene 线交叉褥式缝合加固、缩短支气管及肺动脉残端（图 8-2-31）。

（二）操作关键点剖析

1. 仔细评估冻结状态，尽量将周围组织游离开，将支气管解剖游离出足够距离，以便放置切割缝合器。

2. 可预先缝扎肺动脉，防止后续一并切割时肺动脉撕裂引发大出血。

3. 切割缝合器尽量放置在组织最薄处，以免组织过厚、张力过大而出现爆钉。

4. 选取钉脚最长的钉仓（绿钉）。

5. 切割后务必对残端进行缝合加固，一方面可以防止钉仓由于张力过大而松动，另一方面可缩短支气管残端，以防支气管残端盲端过长反复继发感染。用交叉褥式缝合为佳，打结时注意捏线，防止线结松动。

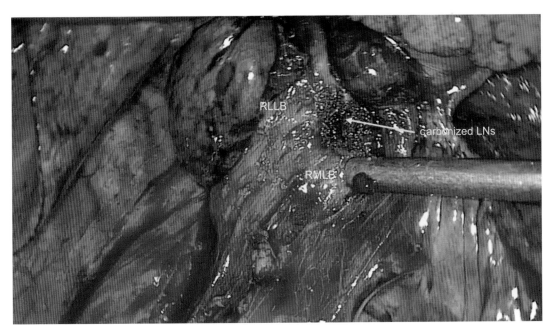

图 8-2-28　评估局部冻结情况

RLLB：右肺下叶支气管；RMLB：右肺中叶支气管；carbonized LNs：碳化淋巴结

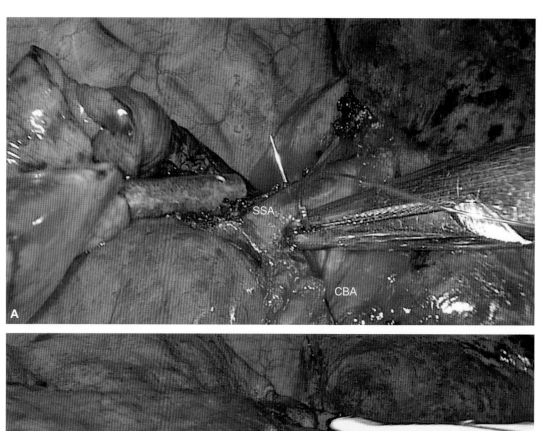

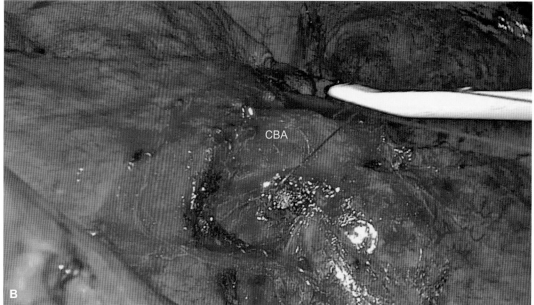

图 8-2-29　预缝扎右肺下叶动脉

A. 缝扎背段动脉；B. 缝扎基底段动脉

SSA：背段动脉；CBA：基底干动脉

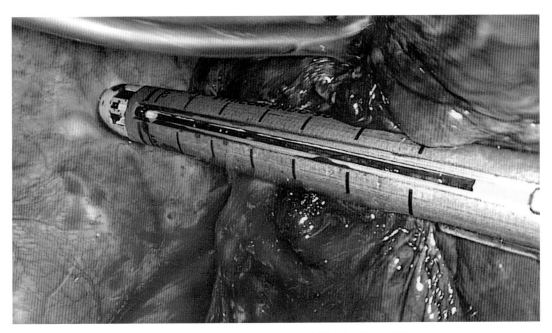

图 8-2-30　切割缝合器同时闭合离断支气管和肺动脉

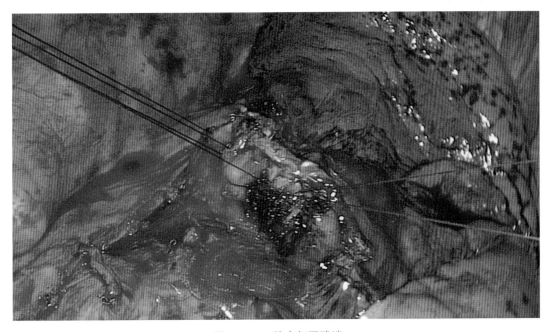

图 8-2-31　缝合加固残端

三、支气管预切断策略

当支气管后壁与肺动脉间存在致密粘连,无论从支气管侧还是肺动脉侧均无法有效解剖时,可先行横向剪开支气管以显露后方的肺动脉,之后处理肺动脉各分支,最后再闭合支气管。

(一) 手术步骤

1. 探查确认解剖困难类型:左上肺尖前支动脉周围致密粘连,左上肺叶支气管也无法完全解剖出。用血管阻断钳阻断肺动脉干后横行剪开支气管,显露后方肺动脉(图 8-2-32)。

2. 处理完肺动脉各分支后,用切割缝合器闭合支气管残端(也可用丝线或 Prolene 线缝合)(图 8-2-33)。

(二) 操作关键点剖析

1. 预先切断支气管,创造空间处理后方血管是该策略的关键。

2. 切开支气管时应尽量靠近支气管远端,预留足够的残端长度以利于后续处理支气管残端。

3. 支气管切开后,用碘伏消毒残端,若渗血较多,需仔细止血。必要时可将纱球覆盖残端,以防渗血或积液流入支气管腔。

4. 支气管预切断后,需再次评估血管周围情况,若直接解剖损伤风险高,可行肺动脉近心端预阻断,肺动脉预阻断后,根据不同情形,选择切割缝合器直接成形或肺动脉侧壁部分切除成形。

困难肺门情形复杂多样,术者应根据术中探查情况,根据具体情形选择不同策略,有时需综合使用上述的不同策略方能完成对困难肺门的处理。

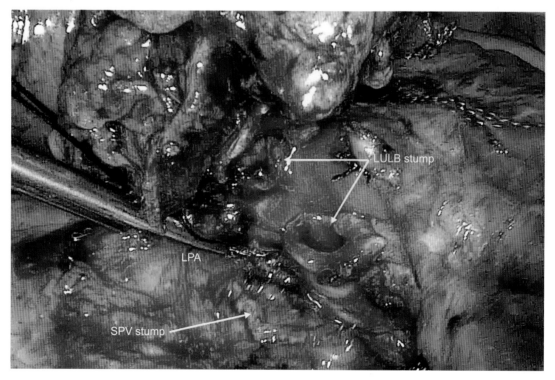

图 8-2-32 预切断支气管

LPA:左肺动脉;SPV stump:肺上静脉残端;LULB stump:左肺上叶支气管残端

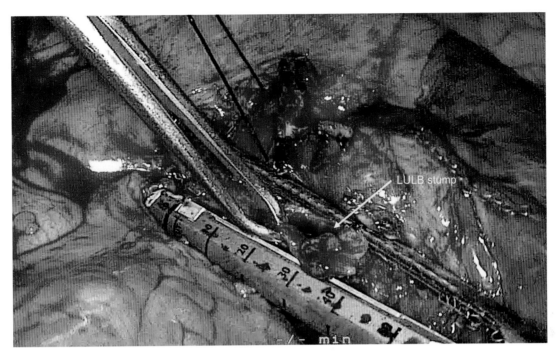

图 8-2-33　闭合支气管残端
LULB stump：左肺上叶支气管残端

（刘成武　朱云柯　蒲强　梅建东）

第三节　胸腔镜肺手术中血管损伤出血及其处理

术中出血是限制胸腔镜肺手术开展的主要障碍之一，尤其是血管损伤性出血是影响手术安全性的重要因素。一方面，肺动、静脉壁薄，解剖情况复杂，游离肺门结构时易发生血管损伤和大出血，尤其是在肺门粘连等困难情况下更易发生意外损伤；另一方面，肺门血管损伤后往往出血量大，腔镜下更难以有效控制及修补，可在短时间内发生失血性休克、死亡等严重后果。2012 年，一项针对全球八百余名胸外科医生的调查发现，对于胸腔镜手术安全性的担忧是部分医生不愿意学习该手术的原因之一。

一、概述

胸腔镜肺手术中血管损伤出血的确切发生率难以统计，早期发表的文献中较少有这方面的报道，从部分分析胸腔镜手术中转开胸原因的文献中可发现，血管损伤出血在胸腔镜肺手术中并不少见。近年来，一些文献对术中出血进行了总结，但由于国际上不同地区人群体质及疾病谱的差异、不同中心手术技术水平的不同等，胸腔镜肺手术中出血的发生情况有一定差异，国际上一些较为大宗的病例回顾性分析发现，其发生率从 2.9% 至 9.2% 不等。这其中具有代表性的是 2016 年来自美国一个全国性数据库（Premier Perspective Database）的分析报道，八千多例胸腔镜解剖性肺切除手术病例中，因手术出血而需输注血液制品的患者比例高达 9.2%，由于该数据库覆盖面广，反映了真实世界中胸腔镜肺手术严重出血的发生情况。此外，术中出血是中转开胸的重要原因，与之相关的中转开胸率为 0.48%~6.20%，少数患者可能因此被迫行全肺切除；术中出血显著延长了患者住院时间，增加了住院费用。因此，术中出血，尤其是血管损伤性出血是胸腔镜肺手术中必须加以重视的问题。

二、胸腔镜肺手术中常见血管损伤部位及其原因

大血管损伤出血是胸腔镜肺手术中最棘手的问题,以肺动脉及其分支损伤出血最为常见,由于肺动脉壁薄、血流量大,损伤后往往出血凶猛,处理棘手。其他可能发生损伤的血管还包括:肺静脉、上腔静脉、奇静脉、下腔静脉、胸内变异血管、胸主动脉等。

1. 肺动脉损伤 结核、慢性炎症等病理性因素可导致肺门淋巴结慢性炎症、钙化,可在肺动脉与支气管间形成致密粘连,导致解剖困难,易发生血管损伤及出血。我们曾总结了 17 例胸腔镜肺手术中大血管损伤出血的病例,发现肺动脉及其分支损伤出血最为常见。这部分患者中多数存在肺门致密粘连,在采用剪刀或电钩进行锐性解剖时发生血管损伤。超声刀或电凝钩、分离钳等器械误伤也是导致肺动脉损伤的常见原因。此外,对肺动脉分支解剖不充分时放置切割缝合器或放置时角度调整不当,也可导致肺动脉撕裂损伤。少数情况下还可能发生切割缝合器机械故障、肺动脉分支残端的结扎线或血管夹脱落而引起出血。

2. 肺静脉损伤 肺静脉血管周围通常较为疏松,且血管壁韧性优于肺动脉,发生损伤出血的概率较低,但也有解剖游离时损伤的情况。

3. 上腔静脉、奇静脉系统损伤 奇静脉及上腔静脉、头臂静脉损伤主要发生于清扫右侧 2、3、4 组淋巴结时,奇静脉损伤也可发生在解剖右侧上肺门时。

4. 主动脉等胸内大动脉损伤 主动脉等胸内大动脉损伤在肺手术中较为少见。Yamashita 等报道了 2 例胸主动脉损伤的病例,原因是术中采用穿刺针对肺部病灶进行穿刺活检时误伤。此外,肺隔离症患者病变肺组织动脉血管来源于体循环,术前未诊断或术中未能辨识,可能会被误认为是粘连带而误伤,导致严重出血。

三、胸腔镜肺手术中血管损伤出血的处置

以往,针对胸腔镜肺手术中血管损伤性大出血这一难题,国内外并无有效的腔镜下处理措施,只能中转开胸。我们于 2013 年首次报道了胸腔镜下处理大血管损伤出血的一系列技术,将其命名为胸腔镜吸引 - 侧压止血技术(suction-compressing angiorrhaphy technique,SCAT),88.2% 的大血管损伤在腔镜下成功实现修补。我们将血管损伤出血的处理分为两步:第一步是控制出血和评估血管破口,第二步是对血管破口的修补。具体如下:

(一)控制出血与评估

手术中发生血管损伤出血时,首要问题应是保持镇静,切忌慌乱中盲目钳夹止血或在未能很好显露血管破口时进行缝合,导致对血管的进一步损伤,使出血更加难以控制。胸腔镜下要快速有效控制住出血,需要有一套行之有效的方法。我们结合手术操作中组织游离特点及操作习惯,创新采用吸引器前端侧向压迫出血部位来控制出血,即"吸引 - 侧压手法"(图 8-3-1)。吸引器可很快送达出血部位控制出血,同时还能清除积血,暴露出术野并准确显示出血部位;此外,吸引器较细小,占用空间少,在控制住出血的同时还能为后续操作留出空间。

血管损伤出血多数情况下是组织游离过程中误伤造成,我们在组织游离时通常以前端带有侧孔的吸引器与能量器械(电凝钩或超声刀)相互配合——即"吸引 - 电凝游离技术"(又称吸引器引导的电钩锐性游离技术),一旦发生出血,吸引器能立即压迫出血部位。对于吸引器不在胸腔内等少数情况下发生的出血,例如放置切割缝合器时造成的血管撕裂损伤,可先借助切割缝合器压迫损伤部位,再用纱条压迫出血点后移除切割缝合器,然后更换为吸引器压迫控制出血。出血量较大时,可能还需要借助另一个吸引器协助清除积血。出血控制后可轻微移动吸引器,对出血点作进一步评估。有时还可采用肺组织或纱球压迫出血部位,在控制出血后进一步评估处理措施。

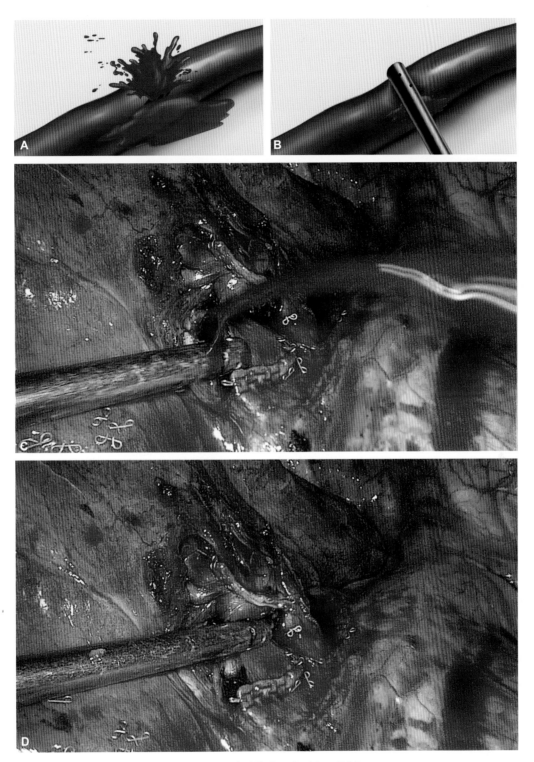

图 8-3-1　胸腔镜"吸引 - 侧压手法"

A. 血管出血模拟图；B. 吸引器侧压控制出血模拟图；C. 右肺动脉误伤出血；D. 吸引器侧压控制出血

（二）血管损伤破口的处理

1. 持续压迫及止血材料的应用　对于钝性分离过程中造成的肺动静脉挫裂伤出血、小的血管壁损伤出血，可通过一段时间的压迫达到止血目的。此外，还可采用止血材料覆盖创面辅助止血。

2. 夹闭处理　对于血管分支部位附近的出血，或血管结扎线脱落引起的出血，可采用钛夹夹闭血管残端或侧壁进行处理；对于需要切断的血管，也可采用切割缝合器离断受损血管止血。

3. 胸腔镜下缝合止血　对于不能通过压迫或夹闭等方法止血的血管损伤，通常需要缝合修补才能达到可靠的止血效果。对于熟练的术者，在部分出血不严重的情况下，可以尝试短暂松开压迫，显露出血部位，直接完成缝合。但无论出血严重与否，在有效控制出血的同时进行缝合修补才是更为安全的做法。我们推荐采用胸腔镜吸引-侧压止血技术，该技术可以应对绝大部分血管损伤性出血。借助吸引-侧压手法控制出血后视血管破口的大小及位置，可选择不同的处理方式，具体如下：

（1）直接滚动缝合（rotating-suture angiorrhaphy）

【适用情形】血管破口 <5mm，出血可通过吸引-侧压手法有效控制。

【技术细节】以1例右肺动脉干出血为例，首先用吸引-侧压手法控制出血，将吸引器头端向血管破口的一侧滚动，用5-0 Prolene线缝合第1针（图8-3-2），再将吸引器头端向破口另外一侧滚动缝合第2针（图8-3-3），保持吸引器侧压的同时收线打结（图8-3-4），完成血管破口的修补（图8-3-5）。

（2）钳夹缝合（clamping angiorrhaphy）

【适用情形】血管破口 >5mm 但不足血管周径 1/3，或无法直接滚动缝合时。

【技术细节】以1例左肺动脉干出血为例，在离断斜裂时发生血管撕裂出血，首先用吸引-侧压手法控制出血（图8-3-6），同时经邻近损伤部位的操作孔以 Allis 钳轻柔夹闭血管破口（图8-3-7），腾出吸引器清除术野积血（图8-3-8），以5-0 Prolene线由另一个操作孔进入，于 Allis 钳两侧分别进针行褥式缝合（图8-3-9、图8-3-10），助手以吸引器压迫出血部位，由主刀收线打结（图8-3-11），完成血管破口的修补（图8-3-12）。

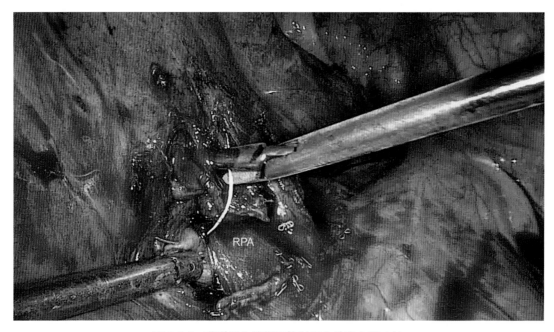

图 8-3-2　吸引器头端侧压控制出血并缝合第 1 针

RPA：右肺动脉

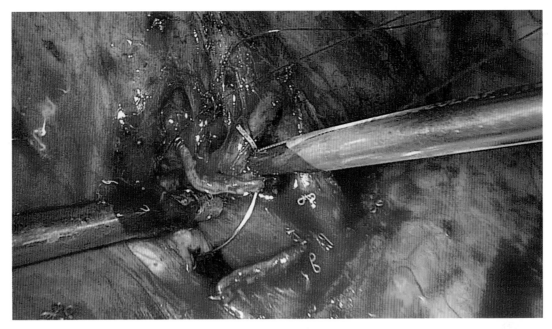

图 8-3-3　吸引器向对侧滚动并缝合第 2 针

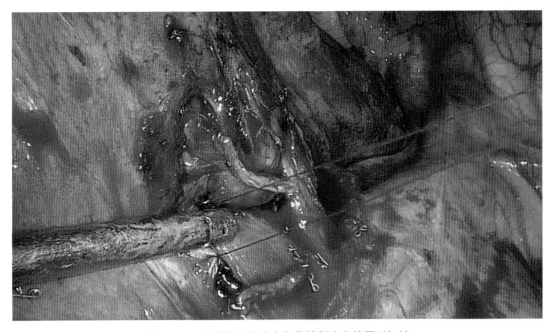

图 8-3-4　吸引器压迫出血部位控制出血的同时打结

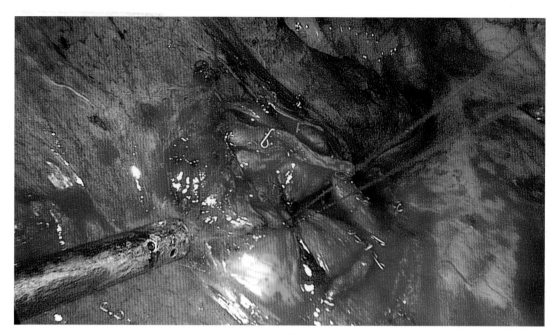

图 8-3-5　完成打结并移除吸引器

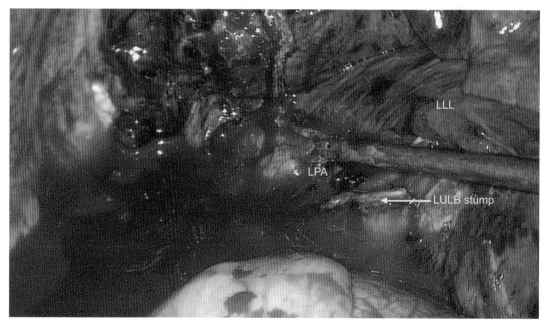

图 8-3-6　吸引 - 侧压手法控制出血

LLL:左肺下叶;LPA:左肺动脉;LULB stump:左肺上叶支气管残端

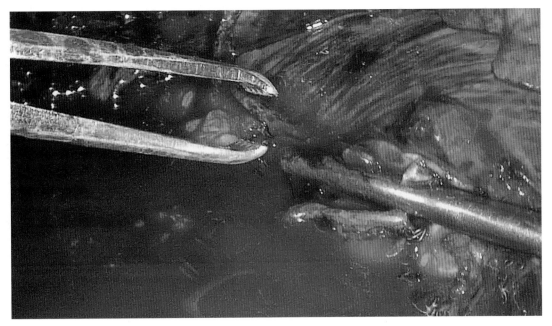

图 8-3-7　Allis 钳轻柔钳夹血管破口

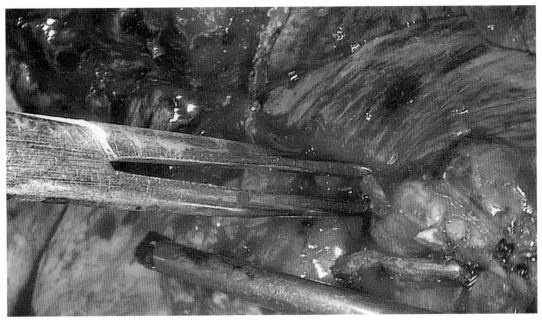

图 8-3-8　腾出吸引器清除积血

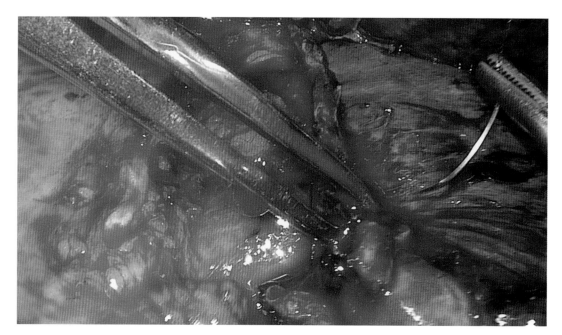

图 8-3-9 沿 Allis 钳一侧缝合第一针

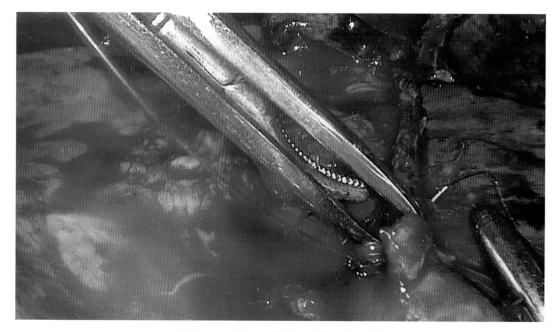

图 8-3-10 沿 Allis 钳另一侧缝合第二针

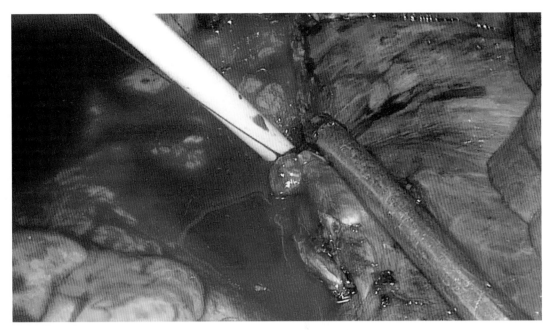

图 8-3-11　吸引器控制出血并打结

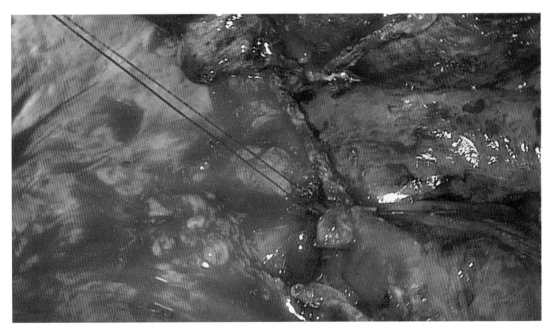

图 8-3-12　完成血管修补

(3) 阻断缝合(blocking angiorrhaphy)

【适用情形】血管破口超过血管周径 1/3 或 Allis 钳夹闭血管破口无法进行后续缝合,多见于肺动脉的损伤。

【技术细节】以一例支气管袖式成形右肺上叶切除术中后升支动脉结扎线脱落出血为例,由于出血较突然且迅猛,首先以纱球压迫控制出血(图 8-3-13),进一步游离右肺动脉近心端(图 8-3-14),以血管阻断带牵引(图 8-3-15)并以血管阻断钳阻断(图 8-3-16),在阻断近心端后评估出血部位(图 8-3-17),如出血仍较明显,必要时可将远心端一并阻断,然后在腔镜下以 5-0 Prolene 线连续缝合修补血管破口(图 8-3-18),完成缝合后收紧缝线并打结(图 8-3-19),完成血管修补并开放血管阻断钳,检查有无出血(图 8-3-20)。此外,对于肺动脉干的损伤,如破口过于靠近肺动脉根部,处理往往较为棘手,必要时可打开心包,在心包内阻断肺动脉后再行修补。

(4) 中转开胸止血:中转开胸是处理胸腔镜肺手术中血管损伤出血的重要措施和保障,不应视作手术的失败。胸腔镜手术室内需备有常规开胸器械,必要时应在压迫控制出血的同时中转开胸,主要情形包括:①血管破口大、出血量大;②腔镜视野差,无法进一步操作;③原发破口不大,但在处理血管损伤过程中造成继发损伤,导致破口进一步增大;④出血引起患者血流动力学不稳定、备血不足等;⑤术者腔镜下操作能力有限,不具备腔镜下控制和缝合血管的技术能力,评估无法在腔镜下完成血管修补。此外,对于肺静脉及其变异分支的损伤出血,需注意其残端可能缩入心包内,处理较困难,也应及时中转开胸。

4. 大血管残端及支气管残端出血 腔镜下切割缝合器离断支气管或肺动脉、肺静脉等结构后有时出现残端出血。支气管残端出血往往是由于与支气管伴行的支气管动脉出血所致,可游离支气管动脉近心端,予夹闭或结扎止血;有经验的术者可在支气管切缘电凝止血,但需要注意的是仅可使用喷洒模式(spray)电凝支气管切缘,切勿接触侧面的缝合钉,以免造成缝钉的损坏及支气管损伤、漏气。对于血管残端渗血,多是由于血管壁较薄,缝钉成钉高度较高而未能很好地闭合血管切缘,亦可见于钉眼出血,可采用纱布等压迫止血,或辅以止血材料覆盖血管残端;如压迫无法有效止血,可用合成夹、钛夹等夹闭血管残端;若残端较短,需用 Prolene 线缝合血管残端止血。

5. 支气管动脉系统出血 支气管动脉多起源于降主动脉或主动脉弓,沿左右主支气管进入肺内,滋养各级支气管树。胸腔镜肺手术中支气管动脉系统出血多发生于游离支气管和清扫隆突下淋巴结时。多数患者支气管动脉走行较固定,术者应清楚支气管动脉的解剖,术中预先游离其近心端并离断,可避免出血;对支气管扩张、肺隔离症等导致的支气管动脉增生,尤其应注意预先处理支气管动脉;清扫隆突下淋巴结时应注意供应淋巴结的支气管动脉。

尽管支气管动脉压力较高,但由于血管不大且不需要保留,出血往往是可控的。可直接用吸引器头端压迫控制出血,然后采用电凝钩、超声刀等能量器械止血,或以钛夹、合成夹等夹闭止血。需要注意的是术后偶有因支气管动脉出血而再次手术者,因而手术结束时需仔细检查术野及对支气管动脉的处理,避免发生术后出血。

四、小结

胸腔镜肺外科手术中血管损伤出血难以完全避免,是影响手术质量和安全的重要事件,必须高度重视并寻求有效的解决办法。我们建立的胸腔镜吸引-侧压止血技术是腔镜下控制出血的有效途径。血管损伤出血发生时应保持镇静,既要根据出血状况,也要结合自己的处理能力综合评估可采取的处理策略,中转开胸仍是处理各种出血的重要手段,并不意味着手术失败。

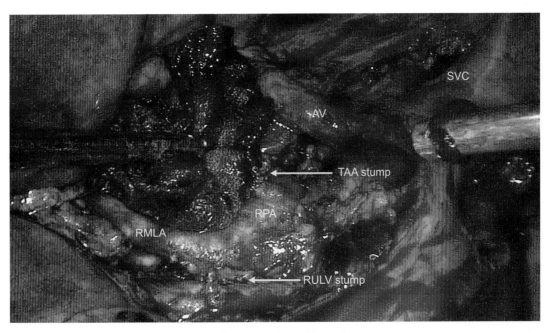

图 8-3-13　纱球压迫控制出血

SVC：上腔静脉；AV：奇静脉；TAA stump：前干动脉残端；RPA：右肺动脉；RMLA：右肺中叶动脉；RULV stump：右肺上叶静脉残端

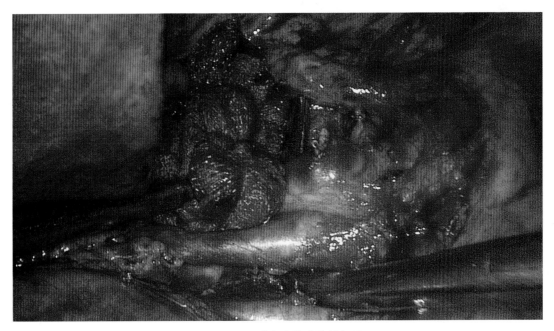

图 8-3-14　游离右肺动脉近心端

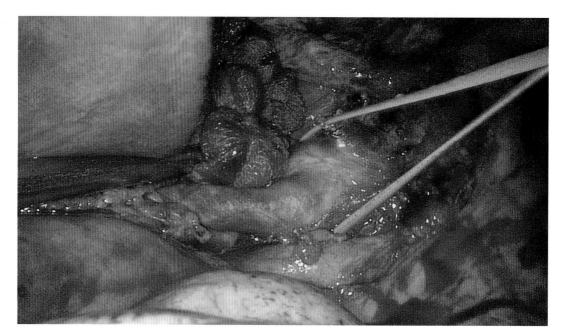

图 8-3-15　血管阻断带牵引右肺动脉干

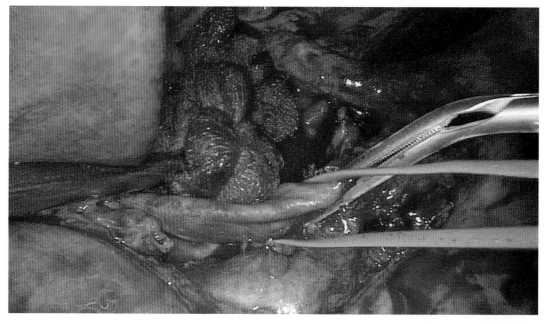

图 8-3-16　血管阻断钳阻断右肺动脉干

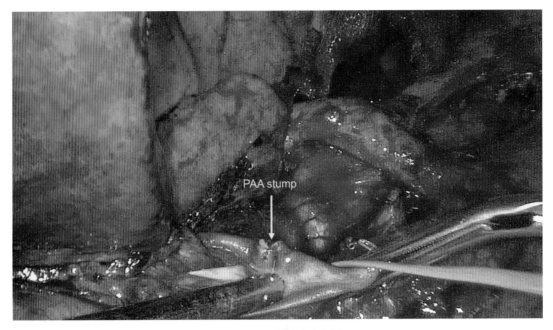

图 8-3-17　评估出血部位

PAA stump：后升支动脉残端

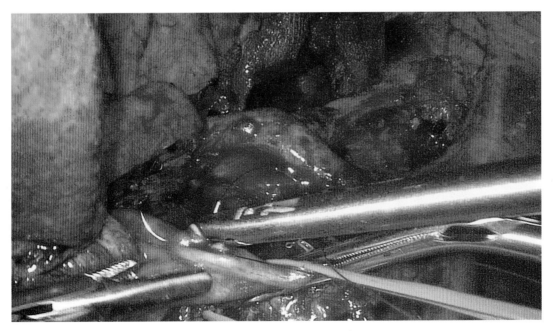

图 8-3-18　连续缝合修补血管破口

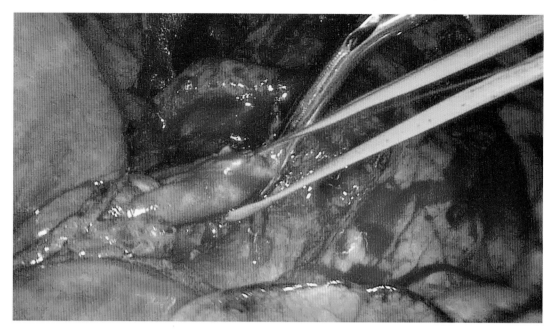

图 8-3-19　缝合完毕后收紧缝线并打结

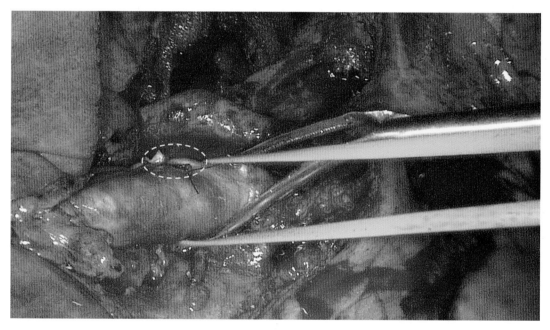

图 8-3-20　完成血管修补并开放阻断钳

虚线圈：修补后的肺动脉侧壁

（梅建东　郭成林　刘成武　朱云柯）

参考文献

1. WATANABE A,KOYANAGI T,NAKASHIMA S,et al. How to clamp the main pulmonary artery during video-assisted thoracoscopic surgery lobectomy［J］. Eur J Cardiothorac Surg,2007,31（1）:129-131.

2. CONGREGADO M,MERCHAN R J,GALLARDO G,et al. Video-assisted thoracic surgery（VATS）lobectomy:13 years' experience［J］. Surg Endosc,2008,22（8）:1852-1857.

3. SHAW J P,DEMBITZER F R,WISNIVESKY J P,et al. Video-assisted thoracoscopic lobectomy:state of the art and future directions［J］. Ann Thorac Surg 2008,85（2）:S705-709.

4. JONES R O,CASALI G,WALKER W S. Does failed video-assisted lobectomy for lung cancer prejudice immediate and long-term outcomes?［J］. Ann Thorac Surg,2008,86（1）:235-239.

5. SAWADA S,KOMORI E,YAMASHITA M. Evaluation of video-assisted thoracoscopic surgery lobectomy requiring emergency conversion to thoracotomy［J］. Eur J Cardiothorac Surg,2009,36（3）:487-490.

6. PARK J S,KIM H K,CHOI Y S,et al. Unplanned conversion to thoracotomy during video-assisted thoracic surgery lobectomy does not compromise the surgical outcome［J］. World J Surg,2011,35（3）:590-595.

7. MEI J,PU Q,LIAO H,et al. A novel method for troubleshooting vascular injury during anatomic thoracoscopic pulmonary resection without conversion to thoracotomy［J］. Surg Endosc,2013,27（2）:530-537.

8. YAMASHITA S,TOKUISHI K,MOROGA T,et al. Totally thoracoscopic surgery and troubleshooting for bleeding in non-small cell lung cancer［J］. Ann Thorac Surg,2013,95（3）:994-999.

9. SAMSON P,GUITRON J,REED M F,et al. Predictors of conversion to thoracotomy for video-assisted thoracoscopic lobectomy:a retrospective analysis and the influence of computed tomography-based calcification assessment［J］. J Thorac Cardiovasc Surg,2013, 145（6）:1512-1518.

10. XIAO Z L,MEI J D,PU Q,et al. Technical strategy for dealing with bleeding during thoracoscopic lung surgery［J］. Ann Cardiothorac Surg,2014,3（2）:213-215.

11. CAO C,TIAN D H,WOLAK K,et al. Cross-sectional survey on lobectomy approach（X-SOLA）［J］. Chest,2014,146（2）:292-298.

12. FOURNEL L,ZAIMI R,GRIGOROIU M,et al. Totally thoracoscopic major pulmonary resections:an analysis of perioperative complications［J］. Ann Thorac Surg,2014,97（2）:419-424.

13. DECALUWE H,PETERSEN RH,HANSEN H,et al. Major intraoperative complications during video-assisted thoracoscopic anatomical lung resections:an intention-to-treat analysis［J］. Eur J Cardiothorac Surg,2015,48（4）:588-599.

14. PURI V,PATEL A,MAJUMDER K,et al. Intraoperative conversion from video-assisted thoracoscopic surgery lobectomy to open thoracotomy:a study of causes and implications［J］. J Thorac Cardiovasc Surg,2015,149（1）:55-61.

15. LIU C,PU Q,LIAO H,et al. Constructing tunnels to troubleshoot complete pleural symphysis during video-assisted thoracic surgery［J］. Video-Assist Thorac Surg,2016,1.

16. BYUN C S,LEE S,KIM D J,et al. Analysis of unexpected conversion to thoracotomy during thoracoscopic lobectomy in lung cancer［J］. Ann Thorac Surg,2015,100（3）:968-973.

17. MA L,MEI J,LIU C,et al. Precontrol of the pulmonary artery during thoracoscopic left upper lobectomy and systemic lymph node dissection［J］. J Thorac Dis,2016,8（5）:E317-318.

18. LIU C,MA L,PU Q,et al. How to deal with benign hilar or interlobar lymphadenopathy during video-assisted thoracoscopic surgery lobectomy - firing the bronchus and pulmonary artery together［J］. J Vis Sur,2016,2:26.

19. VALLANCE A,TCHERVENIAKOV P,BOGDAN C,et al. The evolution of intraoperative conversion in video assisted thoracoscopic lobectomy［J］. Ann R Coll Surg Engl,2017,99（2）:129-133.

20. MIYAZAKI T,YAMASAKI N,TSUCHIYA T,et al. Management of unexpected intraoperative bleeding during thoracoscopic pulmonary resection:a single institutional experience［J］. Surg Today,2016,46（8）:901-907.

21. GHOSH SK,ROY S,DASKIRAN M,et al. The clinical and economic burden of significant bleeding during lung resection surgery:a retrospective matched cohort analysis of real-world data［J］. J Med Econ,2016,19:1081-1086.

22. IGAI H,KAMIYOSHIHARA M,IBE T,et al. Troubleshooting for bleeding in thoracoscopic anatomic pulmonary resection［J］. Asian Cardiovasc Thorac Ann,2017,25（1）:35-40.

23. GUO C,MEI J,MA L,et al. Handling vascular bleeding without conversion during video-assisted thoracoscopic surgery major pulmonary resection［J］. Ann Transl Med,2018,6（18）:363.

24. LIU C,MA L,PU Q,et al. Troubleshooting complicated hilar anatomy via prophylactically clamping the pulmonary artery:three videos demonstrating three techniques［J］. Ann Transl Med,2018,6（18）:365.

第九章

肺加速康复外科的临床实践

加速康复外科(enhanced recovery after surgery, ERAS)临床应用的良好效果体现在围术期并发症的降低和住院时间缩短,但不同的病种和手术方式在运用加速康复外科理念时都有其关键技术和策略。微创手术是加速康复的基石,且已得到普遍应用。本章将结合微创技术及加速康复外科理念分析微创手术的临床应用效果。

一、肺加速康复外科的流程

(一)肺加速康复外科术前准备工作

1. 术前宣传教育 术前通过集体或面对面交流、书面(宣传册)或多媒体方式,告知患者围术期各项相关事宜,包括:①术前戒烟或肺康复训练的意义及方法;②告知患者 ERAS 方案的目的和主要项目,鼓励患者术后早期进食、早期活动、宣传疼痛控制及呼吸理疗等相关知识,提高依从性;③告知患者麻醉和手术过程,减轻患者对麻醉和手术的恐惧和焦虑;④告知患者预设的出院标准;⑤告知患者随访时间安排和再入院途径。

2. 术前肺功能评估 静态肺功能检测(pulmonary function test, PFT)不能正确评价患者的运动肺功能及运动耐力,且不能发现术前可能并存的高危因素。建议增加亚极量运动试验如爬楼试验,心肺运动试验或 6 分钟步行试验。

3. 术前呼吸道准备 从目前已有的研究来看,术前准备包括:①戒烟:至少戒烟 2 周以上,最好是 4 周。②呼吸道准备和肺康复训练:对于高龄、合并中到重度慢性阻塞性肺疾病(chronic obstructive pulmonary disease, COPD)的患者,吸烟史 > 每年 800 支的患者,建议术前进行呼吸道准备,如消炎、平喘、雾化吸入糖皮质激素类药物或支气管扩张剂,并进行激励式肺计量吸气训练、呼吸训练操等肺康复训练。

4. 术前禁食 传统围术期处理方案提倡术前禁食 12 小时、禁水 6 小时,认为可降低术后吸入性肺炎的发生率,但缺乏相应证据。同时有研究结果表明:禁食过夜可引起胰岛素抵抗和术后不适。一项纳入了 22 项随机对照研究的 Meta 分析结果表明:术前 2 小时进流质食物并未增加并发症发生率。此外,术前避免长时间禁食可减轻术前不适。

5. 术前心理疏导或镇静 术前心理疏导有助于降低术前焦虑,传统处理方式可在手术前晚给患者应用镇静药物,但并无证据表明麻醉前使用抗焦虑药物能使术后疼痛减轻,反而使麻醉复苏困难或复苏后处于嗜睡状态。因此,不主张在术前应用抗焦虑药物。

6. 预防性抗菌药物使用 有充分的研究证据支持术前预防性使用抗菌药物,认为其可降低手术部位感染发生率。主张切开皮肤前 0.5~1.0 小时或麻醉开始时给予抗菌药物,推荐静脉给药,且抗菌药物有效覆盖时间应包括整个手术过程。如手术时间 >3 小时或超过所用抗菌药物半衰期的 2 倍,或成年患者术中出血量 >1 500ml,术中应追加单次剂量。抗菌药物可根据国家卫生健康委员会《抗菌药物临床应用指导原则(2015 年版)》选择,但预防性使用有别于治疗性使用。总体来说,预防性使用的抗菌药物的抗菌谱应覆盖所有可能的病原菌。

(二)肺加速康复外科术中流程优化

1. 术中预防低体温　多项 Meta 分析和临床随机对照研究结果均表明:避免术中低体温能降低切口感染、心脏并发症、出血和输血等发生率。此外,术中低体温会影响药理及药代动力学,影响麻醉复苏。因此,术中应积极避免低体温发生,保持体温 ≥36℃。

2. 目标导向性静脉补液　对于围术期患者,既应避免因低血容量导致的组织灌注不足和器官功能损害,也应注意容量负荷过多所致的组织水肿和心脏负荷增加。针对不同患者的个性化目标导向性补液治疗(goal-directed fluid therapy,GDFT)可维持患者合适的循环容量和组织氧供,达到加快术后康复的目的。有研究结果显示,GDFT 的临床参考指标很多,实施过程中,需要连续、动态监测:维持血压下降幅度 ≤ 正常值的 20%;心率加快幅度 ≤ 正常值的 20%;中心静脉压(central venous pressure,CVP)为 4~12mmHg(1mmHg=0.133kPa);尿量 >0.5ml/(kg·h);血乳酸 <2mmol/L;中心静脉血氧饱和度(central venous oxygen saturation,$ScvO_2$)>65%;每搏输出量变异度 ≤13%。由于大部分患者术后可进食,故可以在术后尽早停止静脉补液。

3. 术中入路和切口选择　手术入路和切口以能良好显露手术野为准,开放手术或胸腔镜手术都适用,微创手术首选。

4. 术中尿管留置　术中留置尿管不但会引起患者不适,也易导致患者麻醉苏醒期躁动等不良事件,术后尿路感染,会降低患者舒适度并限制术后早期活动。建议麻醉后置尿管而在患者完全清醒前拔掉尿管。若患者为以下情况时,可以不置尿管:①无尿道外伤或手术史;②无中重度前列腺增生或下腹部手术史;③估计麻醉时间小于 4 小时。

5. 胸腔引流管留置　胸腔引流管留置主要是防止术后胸腔积气、积液。有研究表明,单管(28F、32F、36F)或细管(14F、16F、18F)引流效果不亚于双管或粗管引流,且有助于患者术后活动、减少引流量、增加舒适度和引流管口的愈合。故不强求常规不放置引流管,涉及胸膜腔闭锁、全肺切除及脓胸等手术仍推荐放置引流管,同时主张在无漏气、肺复张良好的情况下早期拔除引流管。

(三)肺加速康复外科术后管理

1. 术后镇痛　80% 的患者术后经历中 ~ 重度疼痛,术后良好镇痛可缓解患者的紧张和焦虑,且提高早期活动等依从性,降低静脉血栓和肺栓塞风险等。因此,术后镇痛是 ERAS 的重要环节,而"手术无痛"被视作 ERAS 的终极目标之一。预防镇痛,即在疼痛出现前采取镇痛措施以减缓术后疼痛的发生,其始于外科手术前,覆盖整个术中和术后,并按时有规律地给予镇痛药物。对于镇痛药物的选择,阿片类药物的不良反应较大,如影响肠功能恢复、呼吸抑制、恶心、呕吐等,应尽量减少使用。近年来,联合应用阿片类与非阿片类药物使患者不良反应减少。非甾体抗炎药(non steroidal anti-inflammatory drugs,NSAIDs)被美国及欧洲多个国家的指南推荐为基础用药,建议若无禁忌证,首选 NSAIDs,其针剂可与弱阿片类药物联合应用,片剂作为口服序贯镇痛药物。在 NSAIDs 针剂的选择上,因非选择性 NSAIDs 可能增加出血风险和应激性溃疡发生率,推荐使用选择性环氧化酶 -2(cyclooxygenase-2,COX-2)抑制剂,以降低出血风险。多模式镇痛采用硬膜外阻滞麻醉、患者自控镇痛泵(patient control analgesia,PCA)肋间神经阻滞等。术后采用多模式镇痛,以选择性 COX-2 抑制剂,非选择性 NSAIDs 或对乙酰氨基酚为基础用药,包括 PCA、NSAIDs 针剂按时注射 5~7 天和 NSAIDs 续贯镇痛等。具体措施:根据预防、按时、多模式镇痛的理念,术前 1~3 天使用 NSAIDs,术后采用多模式镇痛,包括 PCA、TAP 阻滞、NSAIDs 针剂按时注射 5~7 天和 NSAIDs 序贯镇痛。

2. 预防肺动脉栓塞　肺外科手术后肺动脉栓塞发生率仅约为 1%,但后果严重,死亡率高。预防性抗血栓形成措施包括基础预防、机械预防和药物预防。基础预防即早期活动;机械预防常用措施是间歇性空气加压(intermittent pneumatic compression,IPC);药物预防有普通肝素、低分子肝素(low molecular weight heparin，LMWH）、阿司匹林等。LMWH 与普通肝素比较，前者出血风险低，患者依从性高，可有效降低血栓形成风险，比 IPC 机械抗凝效果更佳。在排除出血风险的情况下，建议使用 LMWH 至术后可活动甚至直到出院为止；术前根据 Caprini 评分，选择相应预防性抗凝措施：Caprini 评分≥4 分，建议术前 6~12 小时使用一次 LMWH，术后从第 1 天开始每天使用一次 LMWH 直到出院。

3. 预防恶心、呕吐 术后恶心、呕吐为常见麻醉不良反应。早期活动、进食及不应用或少用吗啡类或阿片类药物能减少术后恶心、呕吐的发生。

4. 术后饮食与营养 术后饮食建议以清淡或中链甘油三酯（medium chain triglyceride，MCT）饮食为主，尤其是胃肠功能恢复以前。研究发现 MCT 饮食不但有助于胃肠功能快速恢复，也可以减少胸腔引流量。

5. 引流管拔除 建议早期拔除各种引流管，包括导尿管。有研究结果显示：长期留置导尿管增加尿路感染等风险，因此，建议术后即刻或 24 小时内拔除导尿管。

6. 早期活动 早期活动指有目标的、合理规划的活动。长期卧床会增加肺部感染、栓塞等并发症的发生率。早期活动促进肌肉骨骼系统、呼吸系统等多系统功能的恢复，可预防肺部感染、压疮和深静脉血栓形成，同时促进胃肠功能恢复。早期活动目标的达成有赖于术前宣传教育、施行多模式镇痛和早期拔除引流管。因此，进行合理规划的早期活动安全有益。推荐术后建立每日活动目标，逐日增加活动量。

7. 术后肺康复训练 建议术后继续进行康复训练，方案同术前。

二、加速康复外科临床应用效果

1. 肺康复训练可提高患者运动耐力 三个研究均发现，对肺癌术前合并不同高危因素的患者，术前行 3~7 天的肺康复训练后，呼气峰流速（peak expiratory flow，PEF）值增加幅度分别为 28.0%（$P=0.000$）、7.43%（$P=0.000$）、7.02%（$P=0.003$）；6 分钟步行距离（6-minute walk distance，6-MVD）增加大小分别为 4.35%（$P=0.004$）、6.62%（$P=0.029$）、4.89%（$P=0.000$）；呼吸困难指数和疲劳指数变化均有下降趋势，但无统计学意义。

2. 肺康复训练可降低术后肺部并发症及肺部感染 肺康复组患者术后并发症（16.90%）和肺部感染（2.81%）均显著低于未康复组（83.31%，$P=0.00$；13.55%，$P=0.009$）；最近的研究显示肺部感染发生率在术前未肺康复组患者为 28.0%，显著高于康复组（9.8%，$P=0.019$）。

3. 腔镜手术可促进心肺功能快速康复 全胸腔镜肺叶切除术对心肺功能影响小，有助于患者术后快速康复。研究发现腔镜手术和开胸手术术后患者的静息心率均显著高于术前，但腔镜组患者术后 3 天可以恢复到术前状态，开胸组则需要 7 天。开胸组和腔镜组患者在静息状态下，血氧饱和度手术前后均无差异。而手术 3 天后，患者在运动状态下，心率和血氧饱和度在运动前后变化幅度在腔镜组显著低于开胸组。这些研究均提示，腔镜手术有助于肺的加速康复。

4. 腔镜手术可通过改善心肺运动耐力而提高患者生活质量 腔镜手术不但对心肺功能影响小，且有助于改善患者心肺运动耐力而提高患者的生活质量。研究表明，肺癌患者术后第 7 天疲劳指数和呼吸困难指数在腔镜组显著优于开胸组；术后第 7 天，6 分钟步行距离和 DE Morton 指数均显著高于开胸组。

5. 腔镜手术可减轻机体对免疫功能的抑制 腔镜手术可以降低术后患者急性期反应，减轻对患者免疫功能的抑制。开胸组患者术后 12 小时血清淀粉蛋白 A（serum amyloid protein A，SAA）浓度高于 VATS 组（$P=0.006$）。开胸组患者术后 $CD8^+$ T 淋巴细胞比例较术前降低，差异有统计学意义（$P<0.001$），VATS 患者后 $CD8^+$ T 淋巴细胞比例较术前减低幅度小，差异无统计学意义（$P>0.05$）。开胸组患者术后第 7 天外周血 $CD8^+$ T 淋巴细胞比例显著低于 VATS 组（$P=0.015$）。

肺加速康复外科方案的精准实施需要在 ERAS 方案实施的前、中、后均有正确的评估体系、合理的操作体系和客观的评价体系，才能保障 ERAS 方案正确、有效地执行，也才能使进入流程的患者获得最大的好处。加速康复外科的理念只有贯穿于患者围术期处理流程的各个环节才能达到理想效果，也只有准确

地评估与评价才能不断优化流程和操作方案,从而使 ERAS 效益最大化。"可操作、可评估和可重复"的
ERAS 方案不但是我们研究的动力和方向,也是顺利推广和造福患者的唯一途径。

(车国卫　沈诚　廖虎　李凯迪)

参考文献

1. 车国卫,刘伦旭,石应康.加速康复外科临床应用现状与思考[J].中国胸心血管外科临床杂志,2016,23(3):211-215.
2. LJUNGQVIST O,SCOTT M,FEARON KC. Enhanced recovery after surgery:A review[J]. JAMA Surg,2017,152(3):292-298.
3. 中国研究型医院学会肝胆胰专业委员会.肝胆胰外科术后加速康复专家共识[J].中华消化外科杂志,2016,15(1):1-6.
4. 车国卫,李为民,刘伦旭.快速康复需要围术期流程优化[J].中国胸心血管外科临床杂志,2016,23(3):216-220.
5. 车国卫,刘伦旭,周清华.加速康复外科从理论到实践:我们需要做什么?[J].中国肺癌杂志,2017,20(4):219-225.
6. 多学科围术期气道管理专家共识(2016 年版)专家组.多学科围术期气道管理专家共识(2016 年版)[J].中国胸心血管外科临床杂志,2016,23(7):641-645.
7. MEI J,LIU L,TANG M,et al. Airway bacterial colonization in patients with non-small cell lung cancer and the alterations during the perioperative period[J]. J Thorac Dis,2014,6(9):1200-1208.
8. GAO K,YU P M,SU J H,et al. Cardiopulmonary exercise testing screening and pre-operative pulmonary rehabilitation reduce postoperative complications and improve fast-track recovery after lung cancer surgery:A study for 342 cases[J]. Thorac Cancer,2015,6(4):443-449.
9. 苏建华,周渝斌,蒲强,等.影响肺癌手术住院费用和快速康复的临床因素分析[J].中国肺癌杂志,2014,17(7):536-540.
10. LI S,WANG Z,HUANG J,et al. Systematic review of prognostic roles of body mass index for patients undergoing lung cancer surgery:does the 'obesity paradox' really exist?[J]. Eur J Cardiothorac Surg,2017,51(5):817-828.
11. 李鹏飞,赖玉田,周坤,等.应用 Clavien-Dindo 分级系统对肺癌患者术的并发症分级及危险因素分析[J].中国肺癌杂志,2017,20(4):264-271.
12. 鲍珊,苏建华,廖虎,等.合并慢性阻塞性肺病和手术方式对肺癌患者术后快速康复及治疗费用的影响[J].中国胸心血管外科临床杂志,2014,21(1):17-20.
13. LI S,ZHOU K,DU H,et al. Body surface area is a novel predictor for surgical complications following video-assisted thoracoscopic surgery for lung adenocarcinoma:a retrospective cohort study[J]. BMC Surg,2017,17(1):69.
14. 赖玉田,苏建华,杨梅,等.术前短期综合肺康复训练对肺癌合并轻中度 慢性阻塞性肺病患者的影响:一项前瞻性随机对照试验[J].中国肺癌杂志,2016,19(11):746-753.
15. 沈春辉,梅龙勇,喻鹏铭,等.术前肺康复对肺癌合并中 - 重度慢性阻塞性肺疾病患者运动耐力影响[J].中国胸心血管外科临床杂志,2011,18(6):514-517.
16. 车国卫,支修益.肺癌合并慢性阻塞性肺疾病患者围术期气道管理现状[J].中国肺癌杂志,2014,17(12):884-888.
17. LAI Y,HUANG J,YANG M,et al. Seven-day intensive preoperative rehabilitation for elderly patients with lung cancer:a randomized controlled trial[J]. J Surg Res,2017,209:30-36.
18. LAI Y,SU J,QIU P,et al. Systematic short-term pulmonary rehabilitation before lung cancer lobectomy:a randomized trial[J]. Interact Cardiovasc Thorac Surg,2017,25(3):476-483.
19. LICKER M,KARENOVICS W,DIAPER J,et al. Short-term preoperative high-intensity interval training in patients awaiting lung cancer surgery:A randomized controlled trial[J]. J Thorac Oncol,2017,12(2):323-333.
20. 高珂,赖玉田,黄健,等.非小细胞肺癌患者术前肺康复训练前后血清肺表面活性蛋白 D(SP-D)改变与术后肺部并发症相关性的随机对照试验[J].中国胸心血管外科临床杂志,2017,24(5):330-337.
21. HUANG J,LAI Y,GAO K,et al. Surfactant Protein-D:A sensitive predictor for efficiency of preoperative pulmonary rehabilitation[J]. Int J Surg,2017,41:136-142.
22. 车国卫.加速肺康复外科临床实践及证据[J].中国肺癌杂志,2017,20(6):371-375.
23. 车国卫,刘伦旭,周清华.加速康复外科从理论到实践,我们还需要做什么?[J].中国肺癌杂志,2017,20(4):219-225.
24. FURÁK J,SZABÓ Z,HORVÁTH T,et al. Non-intubated,uniportal,video assisted thoracic surgery[VATS]lobectomy,as a new procedure in our department[J]. Magy Seb,2017,70(2):113-117.
25. 赵金兰,邱姝婷,许宁惠,等.尿管留置对胸科手术患者全身麻醉苏醒期躁动影响的前瞻性队列研究[J].中国胸心血管外科临床杂志,2016,23(4):319-322.
26. 徐志华,杨梅,邱舫,等.肺癌患者围术期无痛性留置导尿管的前瞻性队列研究[J].中国胸心血管外科临床杂志,2016,23(4):323-327.

27. 周渝斌,刘伦旭,喻鹏铭,等.胸腔镜肺叶切除术后心肺功能的快速康复[J].中国胸心血管外科临床杂志,2013,20(2):168-171.

28. 车国卫,刘伦旭.肺康复训练有助于肺癌患者术后快速康复吗?[J].中国胸心血管外科临床杂志,2017,24(8):1-5.

29. 车国卫,喻鹏铭,苏建华,等.胸腔镜和开放肺叶切除术对肺癌患者心肺运动耐力的影响[J].四川大学学报(医学版),2013,44(1):122-125.

30. 蒲强,马林,梅建东,等.全胸腔镜与后外侧开胸肺癌患者免疫功能影响的对比研究[J].四川大学学报(医学版),2013,44(1):126-129.

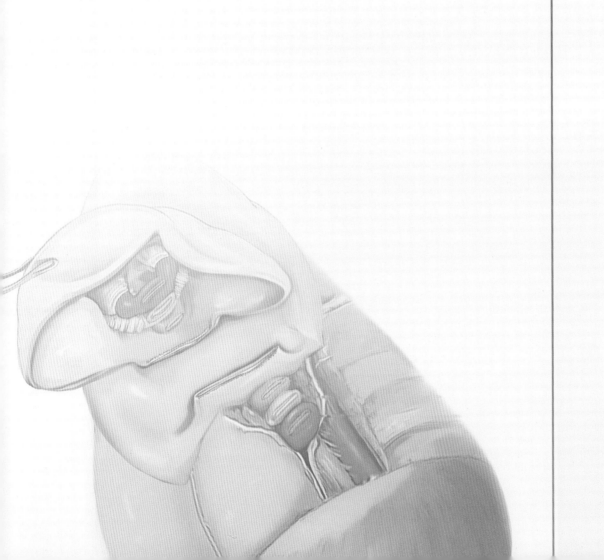

专家经验篇

早期肺癌胸腔镜手术的三个热点

中日友好医院　刘德若　张真榕

随着胸腔镜技术及器械的发展,以 VATS 为代表的胸部微创手术已逐渐成为早期肺癌主要的手术方式。广义上的微创是指能够减少手术创伤,使患者快速康复的治疗手段。狭义上的微创概念更多的是指腔镜手术,包括两大概念:一是体表切口的大小及多少;二是切除范围的大小,既保证完整切除病灶,又能最大限度地保留正常的肺组织。手术对机体的创伤主要分为两方面:一方面为胸廓的损伤,即手术路径带来的创伤;另一方面来自于胸廓内的损伤,即游离支气管、血管及清扫淋巴结等带来的损伤。

自 2006 年起,美国国立综合癌症网络(National Comprehensive Cancer Network,NCCN)肺癌临床实践指南把 VATS 肺切除术作为治疗早期肺癌的标准手术方式。与传统开胸手术相比,VATS 具有创伤小、围术期并发症发生率低、死亡率低、术后疼痛轻以及能更好地保护肺功能等优点,是肺癌外科治疗安全、可行的术式。由于早期肺癌发现的比例呈逐年增高的趋势,本文基于早期肺癌胸腔镜手术的三个热点问题进行探讨。

一、手术切口的选择

自从胸腔镜手术诞生以来,其在手术切口选择、手术切除范围两方面都存在明显的变化。胸腔镜手术切口由最初的四孔胸腔镜和三孔胸腔镜逐渐发展为四孔、三孔、单操作孔以及单孔胸腔镜并存的现状。切口的位置及数目与手术者的习惯有关,三孔及四孔胸腔镜包括观察孔、主操作孔以及 1~2 个副操作孔。手术主要操作经由主操作孔完成。单操作孔胸腔镜包括观察孔及 1 个操作孔,操作均经操作孔完成。

单孔胸腔镜是近年来胸腔镜发展的新动向,与多孔胸腔镜在手术思维、操作流程、操作手法等方面均存在较大不同。术者的视角类似于传统开胸手术的视角,但是单孔胸腔镜操作过程中所有器械都是通过一个切口进入,各个器械相互干扰明显,操作角度受限大。因此单孔胸腔镜手术需要术者与助手的配合十分熟练。随着对单孔胸腔镜认识的不断提高,单孔胸腔镜在肺部手术的适应证不断扩大,从最初的单孔胸腔镜下肺楔形切除、肺叶切除已经逐渐发展到可以完成肺段切除、全肺切除、支气管袖式切除、支气管肺动脉双袖式切除。

现在胸腔镜主流技术还是标准的三孔法,也有一些术者习惯于四孔法操作。

二、手术切除范围的探索

随着辅助检查技术的发展,越来越多的早期小肺癌被临床发现。对高危人群使用低剂量计算机断层扫描(low-dose computed tomography,LDCT)筛查和高分辨率 CT(high-resolution CT,HRCT)的应用有助于早期肺癌的发现。如何选择小肺癌的手术方式,既能满足肿瘤外科的切除原则,又能实现最大限度的微创治疗是当前的另一个热点。理论上亚肺叶切除在一定程度上可以减少手术切除的范围,从而可能减少手术对肺功能的影响。

1995 年,国际肺癌研究小组开展了一项随机对照试验。该试验对 T1N0 期非小细胞肺癌(non-small cell lung cancer,NSCLC)患者进行肺叶切除与亚肺叶切除进行比较,共 247 例患者入组,包括 122 例亚肺叶切除(肺段切除或者肺楔形切除)以及 125 例肺叶切除患者,平均随访时间为 4.5 年。研究结果显示,亚肺叶切除组总的复发率及局部复发率均要高于肺叶切除组。肺叶切除组总的死亡率及肿瘤特异性死亡率均较低。亚肺叶切除导致总的死亡率上升 30%。术后 6 个月时亚肺叶切除组患者的肺功能要明显优于肺叶切除组,但 12~18 个月后这个差异逐渐消失。

2016 年发表于 *Journal of Clinical Oncology* 上的一项研究,通过收集 2000—2012 年间共 15 760 例接受肺叶或亚肺叶切除的 T1aN0M0(≤2cm) NSCLC 患者资料,对不同肿瘤大小的肺癌患者接受肺叶切除、肺段切除和楔形切除术后的总生存期(overall survival,OS)和肺癌特异性生存期(lung cancer specific survival,LCSS)进行多因素分析。结果显示,无论是 ≤1cm 还是 1~2cm 的 NSCLC,肺叶切除的 OS 和 LCSS 均明显优于肺段切除和楔形切除。多因素分析表明,相比肺叶切除,肺段切除和楔形切除是 ≤1cm 和 1~2cm 的 NSCLC 预后较差的独立危险因素。对于亚肺叶切除,1~2cm 的 NSCLC 患者接受楔形切除的 OS 和 LCSS 较接受肺段切除的患者差,然而对于 ≤1cm 的 NSCLC,上述两种手术方式的预后相似。多因素分析表明,楔形切除是 1~2cm 的 NSCLC 患者预后较差的独立危险因素,而对于 ≤1cm 的 NSCLC 患者,亚肺叶切除是可行的。

最近,国际肺癌研究协会(International Association for the Study of Lung Cancer,IASLC)推出的第 8 版肺癌分期建议,将第 7 版分期中的 T1a(≤2cm) NSCLC 进一步分为 ≤1cm 和 1~2cm 两组,表明肿瘤大小显著影响早期肺癌患者的预后,细化这部分患者手术方式的选择就显得尤为重要。目前,外科手术的研究中常将 ≤2cm 的 NSCLC 归为同一组进行分析,所以对 NSCLC ≤1cm 或 1~2cm 时手术方案的选择是否相同目前仍需要进一步探索。

IASLC、美国胸科学会(American Thoracic Society,ATS)和欧洲呼吸学会(European Respiratory Society,ERS)联合工作组于 2011 年公布了肺腺癌的国际多学科新分类方案。新分类方案中纳入了两个新的概念:原位腺癌(adenocarcinoma in situ,AIS)和微浸润性腺癌(minimally invasive adenocarcinoma,MIA,直径 ≤3cm、局限性腺癌、肿瘤细胞以贴壁生长方式为主、无浸润或浸润最大径 ≤0.5cm)。对影像学和组织病理学的临床研究发现,很多磨玻璃影(ground-glass opacity,GGO)往往提示为肿瘤浸润前病变或微浸润,即 AIS 或 MIA。这一部分患者通常无复发和转移倾向,5 年生存率可达 100%。因此这一部分患者是否应该选择更小的手术切除范围是目前研究的热点。

2015 年第 6 版 NCCN 肺癌临床实践指南指出,亚肺叶切除需保证切除肺组织切缘距离病变边缘 ≥2cm 或切缘距离 ≥病变最大径,并推荐用于:①低肺功能或具有肺叶切除禁忌证;②最大径 ≤2cm 的外周型结节,且至少具备以下特征之一:病理类型为原位癌;CT 提示磨玻璃样成分 ≥50%;影像学随访证实肿瘤倍增时间 >400 天。

一项由日本临床肿瘤学组(Japan Clinical Oncology Group,JCOG)和西日本肿瘤学组(West Japan Oncology Group,WJOG)(JCOG0802/WJOG4607L)联合开展的 III 期多中心随机对照研究,入组 1 106 例患者,目的是对比肺段切除和肺叶切除治疗周围型 NSCLC 的生存期。其入组标准为:20~79 岁、心肺功能良好无合并症、周围型肺癌位于肺野的外 1/3、单发且肿瘤直径 ≤2cm、无淋巴结转移。主要研究终点是总生存期,次要终点是术后肺功能、无复发存活率、局部复发率等。术中要求切缘距肿瘤至少 2cm。另外一项是由美国国家癌症研究所(National Cancer Institute,NCI)联合加拿大 149 个研究组参与的 III 期多中心随机对照研究(CALGB 140503)。该研究入组 697 例患者,目的是对比亚肺叶切除和肺叶切除治疗 NSCLC 后无病生存期(disease-free survival,DFS)、OS、局部或全身复发转移率以及术后 6 个月的肺功能。上述两项大型随机对照试验围术期结果均已发布,远期结果尚在随访当中。

然而在术式选择时,除外肿瘤特性,其他很多因素如肺功能、年龄,都是我们选择术式的依据。术式选择时需要充分考虑患者的特点。如原发性肺癌切除后再次出现第二原发肺癌的患者肺功能一般较差,往往没有条件再次行解剖性肺叶切除术。Bae 等针对 40 例有第二原发肺癌的患者(曾进行过一次肺癌切除术)进行了评估。研究发现,接受亚肺叶切除术的患者 OS 和 DFS 与接受肺叶切除术的患者类似,但是亚肺叶切除术患者的围术期死亡率和并发症发生率较低。同时有研究显示,多原发性肺癌患者也可从亚肺叶切除术中获益。人口老龄化是我们所面临的社会问题。老年肺癌患者的绝对人数也在不断增加。老年人具有心肺功能储备较差的特点,因此对于老年患者如何选择手术方式是值得探讨的问题。除了肺功能的保护作用以外,亚肺叶切除术也可降低总死亡率。Kilic 等研究指出,对于年龄 >75 岁的患者,肺段切除术可使术后主要并发症的发生率从 25.5%(肺叶切除术的术后并发症发生率)降至 11.5%。Okami

等在另一个研究中评估了 79 例行标准肺叶切除术和 54 例行亚肺叶切除术患者的转归,所有这些患者均是年龄≥75 岁的ⅠA 期 NSCLC 患者。研究发现,两组患者的转归无显著差异。Dell'Amore 等评估了 319 例年龄≥75 岁、为治疗肺癌行肺切除术的患者。研究发现,行全肺切除术的患者术后转归明显较差。行亚肺叶切除术和肺叶切除术的患者,总死亡率之间无显著差异。

三、淋巴结清扫与淋巴结采样

淋巴结清扫范围及程度是大家讨论的热点,是肺癌根治性切除的重要组成部分。

支持纵隔淋巴结采样术的学者认为:①纵隔淋巴结采样可以减少对神经、血管、胸导管的损伤,降低术后喉返神经麻痹、乳糜胸、呼吸道分泌物潴留、漏气、术后出血及再次剖胸止血等手术风险;②对于原发病灶较小的患者,纵隔淋巴结清扫不能进一步提高分期;③纵隔淋巴结清扫并不能降低局部复发和远处转移率;④对于早期非小细胞肺癌患者,清扫不能提高生存率。

支持纵隔淋巴结清扫的学者认为:①纵隔淋巴结清扫并不增加手术风险;②纵隔淋巴结清扫可以提高患者术后生存率;③纵隔淋巴结清扫在一定程度上可以控制局部复发及远处转移;④纵隔淋巴结清扫能更准确地进行术后分期,指导术后辅助治疗。ESTS 推荐术中至少清扫 3 组 /3 个纵隔淋巴结才能准确地进行纵隔淋巴结分期;国际抗癌联盟(Union for International Cancer Control,UICC)推荐非小细胞肺癌术中至少清扫包括肺门和纵隔淋巴结在内的 6 组淋巴结才能获得准确的术后淋巴结分期。

有研究显示,肿瘤的大小、临床分期与淋巴结转移存在一定的关系,随着肿瘤体积增大,纵隔淋巴结发生转移的概率逐渐增加。2012 年日本的一项研究显示,275 例 cⅠA 期非小细胞肺癌患者中,有 15% 术前为 cN0 的非小细胞肺癌患者术后病理诊断为 pN1 或者 pN2。因此作者认为有必要对于直径≤3cm 的非小细胞肺癌进行淋巴结清扫。2006 年 Okada 的研究也得出了类似的结论,他们的研究显示 cT1aN0M0 期非小细胞肺癌患者中有 10%~15% 存在淋巴结转移,因此他们认为解剖性肺段切除也应该常规进行系统性淋巴结清扫。

随着早期肺癌的发现逐渐增多,一些研究显示早期肺癌侵袭程度低,淋巴结转移概率小,系统性纵隔淋巴结清扫能否给早期肺癌患者带来生存获益遇到了新的挑战。cⅠ期特别是直径≤3cm 的 NSCLC 是否行系统性淋巴结清扫,还是采用淋巴结采样或选择性淋巴结清扫方式存有争议。2011 年,美国外科医师学会肿瘤学组(American College of Surgery Oncology Group,ACOSOG)进行的前瞻性随机对照研究(ACOSOG Z0030)结果显示,与系统性淋巴结采样相比,系统性淋巴结清扫并不能改善患者无瘤生存率(68% *vs.* 69%,P=0.92)、局部复发率(P=0.52)及远处转移率(P=0.76),因此研究认为对于早期非小细胞肺癌行系统性淋巴结采样是可行的。

基于对淋巴结转移规律的认识,一部分外科医生开始探讨选择性淋巴结清扫或肺叶特异性淋巴结清扫的手术方式并获得了初步的结果。选择性淋巴结清扫是根据原发肺癌所在肺叶的位置不同而清扫不同特定区域内的淋巴结,其清扫的依据是肺癌淋巴结常转移至特定的淋巴引流区域。

四、展望

未来早期肺癌治疗是一个全面微创的时代,将会以胸腔镜技术为载体,由多学科共同参与,为患者选择合适的切口及合适的手术切除范围,最大限度保留正常肺组织和淋巴结,在保证患者肿瘤根治性的前提下,实现切口、器官和系统损伤的最小化,加快患者术后恢复速度,使患者最大限度获益,这将是我们胸外科医生未来前进的方向。

参考文献

1. ETTINGER D S,BEPLER G,BUENO R,et al. Non-small cell lung cancer clinical practice guidelines in oncology［J］. J Natl Compr Canc Netw,2006,4(6):548-582.

2. ROCCO G,MARTIN-UCAR A,PASSERA E. Uniportal VATS wedge pulmonary resections［J］. Ann Thorac Surg,2004,77(2):726-728.

3. GONZALEZ D,PARADELA M,GARCIA J,et al. Single-port video-assisted thoracoscopic lobectomy［J］. Interact Cardiovasc Thorac Surg,2011,12(3):514-515.

4. TAMURA M,SHIMIZU Y,HASHIZUME Y. Pain following thoracoscopic surgery:retrospective analysis between single-incision and three-port video-assisted thoracoscopic surgery［J］. J Cardiothorac Surg,2013,8(1):153.

5. NAKAMURA K,SAJI H,NAKAJIMA R,et al. A phase Ⅲ randomized trial of lobectomy versus limited resection for small-sized peripheral non-small cell lung cancer(JCOG0802/WJOG4607L)［J］. Jpn J Clin Oncol,2010,40(3):271-274.

6. GINSBERG R J,RUBINSTEIN L V. Randomized trial of lobectomy versus limited resection for T1 N0 non-small cell lung cancer. Lung Cancer Study Group［J］. Ann Thorac Surg,1995,60(3):615-622; discussion 622-613.

7. DAI C,SHEN J,REN Y,et al. Choice of surgical procedure for patients with non-small-cell lung cancer ≤1cm or >1 to 2cm among lobectomy,segmentectomy,and wedge resection:A population-based study［J］. J Clin Oncol,2016,34(26):3175-3182.

8. The National Lung Screening Trial Research Team. Reduced lung-cancer mortality with low-dose computed tomographic screening［J］. N Engl J Med,2011,365(5):395-409.

9. TRAVIS W D,BRAMBILLA E,NICHOLSON A G,et al. The 2015 World Health Organization classification of lung tumors:impact of genetic,clinical and radiologic advances since the 2004 classification［J］. J Thorac Oncol,2015,10(9):1243-1260.

10. MOON Y,SUNG S W,LEE K Y,et al. Clinicopathological characteristics and prognosis of non-lepidic invasive adenocarcinoma presenting as ground glass opacity nodule［J］. J Thorac Dis,2016,8(9):2562-2570.

11. BAE M K,BYUN C S,LEE C Y,et al. Clinical outcomes and prognostic factors for surgically resected second primary lung cancer［J］. Thorac Cardiovasc Surg,2012,60(8):525-532.

12. ALTORKI N K,WANG X,WIGLE D,et al. Perioperative mortality and morbidity after sublobar versus lobar resection for early-stage non-small-cell lung cancer:post-hoc analysis of an international,randomised,phase 3 trial(CALGB/Alliance 140503)［J］. The Lancet Respir Med,2018,6(12):915-924.

13. OKAMI J,ITO Y,HIGASHIYAMA M,et al. Sublobar resection provides an equivalent survival after lobectomy in elderly patients with early lung cancer［J］. Ann Thorac Surg,2010,90(5):1651-1656.

14. DELL'AMORE A,MONTEVERDE M,MARTUCCI N,et al. Early and long-term results of pulmonary resection for non-small-cell lung cancer in patients over 75 years of age:a multi-institutional study［J］. Interact Cardiovasc Thorac Surg,2013,16(3):250-256.

15. DHILLON S S,DHILLON J K,YENDAMURI S. Mediastinal staging of non-small-cell lung cancer［J］. Expert Rev Respir Med,2011,5(6):835-850.

16. HENSCHKE C I,INVESTIGATORS I E. CT screening for lung cancer:update 2005［J］. Surg Oncol Clin N Am,2005,14(4):761-776.

17. LARDINOIS D,DE LEYN P,VAN SCHIL P,et al. ESTS guidelines for intraoperative lymph node staging in non-small cell lung cancer［J］. Eur J Cardiothorac Surg,2006,30(5):787-792.

18. GOLDSTRAW P. Report on the international workshop on intrathoracic staging. London,October 1996［J］. Lung Cancer,1997,18(1):107-111.

19. NOMORI H,MORI T,IZUMI Y,et al. Is completion lobectomy merited for unanticipated nodal metastases after radical segmentectomy for cT1 N0 M0/pN1-2 non-small cell lung cancer?［J］. J Thorac Cardiovasc Surg,2012,143(4):820-824.

20. OKADA M,KOIKE T,HIGASHIYAMA M,et al. Radical sublobar resection for small-sized non-small cell lung cancer:a multicenter study［J］. J Thorac Cardiovasc Surg,2006,132(4):769-775.

21. WATANABE S,ODA M,GO T,et al. Should mediastinal nodal dissection be routinely undertaken in patients with peripheral small-sized(2cm or less)lung cancer? Retrospective analysis of 225 patients［J］. Eur J Cardiothorac Surg,2001,20(5):1007-1011.

22. DARLING G E,ALLEN M S,DECKER P A,et al. Randomized trial of mediastinal lymph node sampling versus complete lymphadenectomy during pulmonary resection in the patient with N0 or N1(less than hilar)non-small cell carcinoma:results of the American College of Surgery Oncology Group Z0030 Trial［J］. J Thorac Cardiovasc Surg,2011,141(3):662-670.

23. SHAPIRO M,KADAKIA S,LIM J,et al. Lobe-specific mediastinal nodal dissection is sufficient during lobectomy by video-assisted

thoracic surgery or thoracotomy for early-stage lung cancer [J]. Chest, 2013, 144(5):1615-1621.

24. LARDINOIS D, DE LEYN P, VAN SCHIL P, et al. ESTS guidelines for intraoperative lymph node staging in non-small cell lung cancer [J]. Eur J Cardiothorac Surg, 2006, 30(5):787-792.

25. NARUKE T, GOYA T, TSUCHIYA R, et al. The importance of surgery to non-small cell carcinoma of lung with mediastinal lymph node metastasis [J]. Ann Thorac Surg, 1988, 46(6):603-610.

26. MARTINI N, FLEHINGER B J. The role of surgery in N2 lung cancer [J]. Surg Clin North Am, 1987, 67(5):1037-1049.

27. SHAPIRO M, KADAKIA S, LIM J, et al. Lobe-specific mediastinal nodal dissection is sufficient during lobectomy by video-assisted thoracic surgery or thoracotomy for early-stage lung cancer [J]. Chest, 2013, 144(5):1615-1621.

28. MANIWA T, OKUMURA T, ISAKA M, et al. Recurrence of mediastinal node cancer after lobe-specific systematic nodal dissection for non-small-cell lung cancer [J]. Eur J Cardiothorac Surg, 2013, 44(1):e59-e64.

29. ICHINOSE J, MURAKAWA T, HINO H, et al. Prognostic impact of the current Japanese nodal classification on outcomes in resected non-small cell lung cancer [J]. Chest, 2014, 146(3):644-649.

胸腔镜肺癌根治手术与左侧 4 区(4L 组)淋巴结清扫

天津医科大学肿瘤医院　张真发　王长利

胸腔镜手术作为一项微创外科手术,已广泛应用于胸外科,被普遍认为是胸外科领域的重大技术革命。随着胸腔镜技术日趋成熟和规范,VATS 已成为肺癌常用的手术方法。

相对于开胸手术,胸腔镜手术有明显的优越性:①VATS 手术切口小,不用离断胸背部肌群,不用撑开肋骨,从而明显减少创伤,术后疼痛轻且持续时间短,更有利于患者术后有效咳嗽排痰,大大减少术后呼吸道并发症,缩短住院时间,使患者更快地恢复并回归正常的工作和生活;②VATS 患者术后的炎性反应水平更低,手术并发症的风险更小;③VATS 患者术后肺功能恢复快而且术后疼痛发生率显著低于开胸手术;④在老年患者中使用胸腔镜肺叶切除并发症更少。

肺癌根治术目前仍要求系统性淋巴结清扫,相对于开胸手术,胸腔镜手术并没有显示出劣势,相反,在一些特殊、具有隐蔽性、危险较大的区域,胸腔镜手术显示出一定的优势。例如,左侧肺癌 4L 组淋巴结清扫,胸腔镜手术显示出一定的优势。因为胸腔镜的放大作用,更能清晰地显示 4L 组区域的重要毗邻结构。天津肿瘤医院肺部肿瘤科的一项回顾性研究比较清扫 4L 组淋巴结的左侧肺癌患者与未清扫者的 DFS 和 OS,并进一步分析影响 4L 组淋巴结转移的相关因素。我们的研究发现,4L 组淋巴结的转移率为 20.9%,并且 4L 组淋巴结的转移和 10 组淋巴结的转移相关。4L 组切除组的预后明显优于未切除组(5 年 DFS:54.8% *vs.* 42.7%,$P=0.037\,6$;5 年 OS:58.9% *vs.* 47.2%,$P=0.020\,0$)。COX 回归分析显示,4L 组淋巴结切除是预后的独立危险因素(DFS:$HR=1.502$,95% CI:1.159~1.947,$P=0.002$;OS:$HR=1.585$,95% CI:1.222~2.057,$P=0.001$)。

我们认为,虽然 4L 组淋巴结清扫有一定的难度,但是对患者的预后有明显提高,尤其是随着微创技术的发展,对一些特殊部位的观察可能更清楚,从而更有利于进行合格的 4L 组淋巴结清扫。所以胸外科医生在微创手术下更应该重视左侧肺癌 4L 组淋巴结清扫工作。

胸腔镜手术经过 20 余年的发展,已经发展为单孔、单操作孔(双孔)、三孔及四孔等入路的手术。单孔胸腔镜手术在许多单位都获得广泛应用,但是在清扫 4L 组淋巴结方面,因为 4L 组位置较深,单孔胸腔镜由于镜头及操作器械都位于一个 3cm 左右的小孔内,不容易牵开食管及肺动脉干,所以很难暴露气管,从而也不容易切除 4L 组淋巴结,临床发现很多胸外科医生对于 4L 组淋巴结的清扫都不标准,并没有完全游离到气管,把 10L 组淋巴结误认为是 4L 组淋巴结。所以,如果不能获得 4L 组的彻底暴露,则不建议行单孔胸腔镜手术,因为手术的质量永远要比手术入路更重要,更何况单孔胸腔镜入路是否有优势,还需要进一步的检验。

参考文献

1. 中国临床肿瘤学会指南工作委员会.中国临床肿瘤学会(CSCO)原发性肺癌诊疗指南(2018年版)〔M〕.北京:人民卫生出版社,2018,33-34.
2. WANG Y N,YAO S,WANG C L,et al. Clinical significance of 4L lymph node dissection in left lung cancer〔J〕. J Clin Oncol,2018,36(29):2935-2942.

胸腔镜解剖性肺段切除中山经验

复旦大学附属中山医院　王群

　　目前肺叶切除术仍是治疗肺癌的首选,但亚肺叶切除在磨玻璃结节(ground glass nodule,GGN)治疗中的应用得到了越来越广泛的关注。多数回顾性研究表明,对于磨玻璃成分为主的结节,亚肺叶切除可以取得同肺叶切除相似的预后,而对于实性成分较多的GGN行亚肺叶切除仍存在争议。对比肺段切除和肺叶切除的前瞻性随机对照临床试验JCOG0802已经公布初步结果,除了失血量略多(50.0ml *vs.* 44.5 ml)、重置胸管率较高(3.8% *vs.* 1.4%)、肺泡胸膜瘘发生率略高(9% *vs.* 7%),肺段切除与肺叶切除的术后短期效果相似。我们期待JCOG0802的长期随访结果能带来更高级别的证据。近几年国内对于肺段切除的热情在不断增长,但是仍存在很多问题,比如手术指征的把握、肺段切除的并发症较肺叶切除高、肺段切除的手术质量控制等。这里我们介绍一下复旦大学附属中山医院的经验。

一、手术指征

　　NCCN指南中意向性亚肺叶切除的指征是外周型结节≤2cm,且满足以下三者其一:病理为原位腺癌、GGO成分≥50%、结节倍增时间≥400天。而美国胸科医师学会(American College of Chest Physicians,ACCP)指南对于意向性亚肺叶切除的指征则更加简洁明了:临床Ⅰ期且以GGO成分为主的≤2cm的结节。根据结节的影像学表现即可判断是否可行肺段切除,除非术中发现淋巴结转移,否则即使肺段标本的术中病理是浸润性腺癌,也不需要改行肺叶切除术。我院对于高龄患者、多发结节患者或既往有肺切除史的患者等无法耐受肺叶切除术的患者,采用妥协性肺段切除。对于意向性的肺段切除,我们遵循NCCN和ACCP的指南。

二、术前准备

　　术者必须对肺段的解剖和常见变异有一定理论基础,术前必须进行胸部薄层CT检查,仔细阅读CT以辨别结节所在的肺段,了解肺段支气管、动脉、静脉的走向和解剖变异。术前即依据CT检查结果做好手术方案的规划。如果先行楔形切除,再行肺段切除,直线切割缝合器的金属钉会影响肺段的解剖。如果行肺段切除后再行肺叶切除,会给患者增加不必要的费用。如果有条件进行三维重建,能更直观地了解各种解剖结构的走向。三维重建能在学习肺段切除的早期帮助外科医生在术前准确判断肿瘤部位,掌握解剖变异,节约了术中辨认结构的时间。但是应当注意,三维重建对CT的质量要求较高。肺动脉CTA能帮助更好地区分肺动、静脉。三维重建的制作和阅读也需要一定的学习曲线,并且仅仅是作为"地图",而非"实时导航",一些解剖结构的辨认仍需要依靠经验。随着解剖和手术经验的增长,术者对三维重建的依赖也会逐渐减小,通过薄层CT就能掌握支气管的变异,再通过术中辨认,不会出现误判。

三、术中操作

术中操作应注意精细化,各结构由表及里进行解剖。尽可能向远心端游离,能更好地看清血管、支气管所支配的区域。段支气管是肺段切除术的核心,绝对不能误断,必须精准判断需要离断的段支气管。肺段动脉如果多离断了,会导致应保留的肺组织无血供,采用膨胀萎陷法判断段间平面时界线不准确;肺段动脉如果少离断了,段间平面同样不准确,并且段门无法提起,部分肺段组织会被错误地遗留。如果强行提起段门,会导致术中出血。肺段静脉如果多离断了,会导致静脉回流障碍,术后发生咯血,严重时需要二次手术进行肺叶切除;肺段静脉如果少离断了,一般不会有严重并发症,但是根据段间静脉判断段间平面时可能会发生误判,从而导致遗留应该切除的肺组织。

四、段间平面的判断

段间平面的判断方法有多种,最常见的是膨胀萎陷法。肺段的动脉、支气管离断后,以纯氧膨肺,通过 Kohn 孔将要切除的肺段完全膨胀,随后单肺通气。保留肺动脉的肺组织中氧气能被吸收,肺组织萎陷,而肺动脉已经离断的肺组织中氧气无法吸收,肺组织无法萎陷。10~15 分钟后,会出现膨胀肺组织和萎陷肺组织的清晰界线,也就是需要切割的段间平面。但要注意的是,如果肺段动脉离断得不精准,膨胀萎陷界线会不准确或不清晰。除此之外,还有高频通气法和注射染料法。高频通气法需要在离断靶段支气管前由麻醉师将支气管镜伸入靶段支气管,进行高频通气,将靶段组织鼓起,对麻醉师的操作有一定要求。也可离断靶段支气管后由外科医生将细针穿刺进入远端支气管残端,连接高频通气后将靶段组织鼓起,操作过程切忌将细针穿入血管,故操作需要极其仔细。注射染料法可在离断靶段动脉后由外周静脉注射吲哚菁绿,一般 30 秒后在荧光胸腔镜下可看到需要保留的肺组织荧光染色,靶段组织无荧光。一般在注射后 6 分钟左右出现染色峰值,15 分钟后染色消退。需要注意的是,不管是哪种方法,段间平面的准确判断都应建立在准确辨认解剖结构的前提下。

五、段间平面的处理

段间平面的切割可以使用直线切割缝合器,也可以使用能量器械(电刀或超声刀)。使用直线切割缝合器方便快捷,并且不容易漏气,但是会造成部分肺组织复张受限。使用能量器械切割能使肺复张得更好,但是耗时较长,且术后漏气时间延长风险高,尤其不适于肺气肿的患者。对于上肺前段和下肺部分基底段,段间平面面积较大,使用直线切割缝合器非常困难,则需要使用能量器械分离全部或部分的段间平面。直线切割缝合器和能量器械的结合使用既能减少肺漏气,也能保证肺组织良好的复张。

六、手术的简化

肺段切除术的简化主要在于肺静脉的解剖和离断。支气管是肺段手术的核心,绝对不能多断或少断。肺动脉一般与支气管相伴行,少断则无法提起段门,多断则影响膨胀萎陷后段间平面判断。段间静脉的作用主要在于电灼分离段间平面时判断界线,即使离断也不会造成严重后果,不需要浪费过多时间解剖。将支气管、肺动脉离断后,通过膨胀萎陷法判断段间平面,再将进入靶段的静脉分支离断即可,而非事先将肺静脉分支骨骼化。

七、总结

通过肺段解剖的学习和术前三维重建,外科医生能较快地掌握解剖性肺段切除。通过深入体会和理解,能将手术简化,从而完成快捷、无并发症的解剖性肺段切除术。

参考文献

1. ASAMURA H,HISHIDA T,SUZUKI K,et al. Radiographically determined noninvasive adenocarcinoma of the lung:survival outcomes of Japan Clinical Oncology Group 0201［J］. J Thorac Cardiovasc Surg,2013,146(1):24-30.
2. CHO J H,CHOI Y S,KIM J,et al. Long-term outcomes of wedge resection for pulmonary ground-glass opacity nodules［J］. Ann Thorac Surg,2015,99(1):218-222.
3. SAGAWA M,OIZUMI H,SUZUKI H,et al. A prospective 5-year follow-up study after limited resection for lung cancer with ground-glass opacity［J］. Eur J Cardiothorac Surg,2018,53(4):849-856.
4. MOON Y,LEE K Y,PARK J K. The prognosis of invasive adenocarcinoma presenting as ground-glass opacity on chest computed tomography after sublobar resection［J］. J Thorac Dis,2017,9(10):3782-3792.
5. NISHIO W,YOSHIMURA M,MANIWA Y,et al. Re-assessment of intentional extended segmentectomy for clinical T1aN0 non-small cell lung cancer［J］. Ann Thorac Surg,2016,102(5):1702-1710.
6. HATTORI A,MATSUNAGA T,TAKAMOCHI K,et al. Neither maximum tumor size nor solid component size is prognostic in part-solid lung cancer:impact of tumor size should be applied exclusively to solid lung cancer［J］. Ann Thorac Surg,2016,102(2):407-415.
7. KAMIYOSHIHARA M,KAKEGAWA S,MORISHITA Y. Convenient and improved method to distinguish the intersegmental plane in pulmonary segmentectomy using a butterfly needle［J］. Ann Thorac Surg,2007,83(5):1913-1914.
8. TSUBOTA N. An improved method for distinguishing the intersegmental plane of the lung［J］. Surg Today,2000,30(10):963-964.
9. MATSUOKA H,Nishio W,Sakamoto T,et al. Selective segmental jet injection to distinguish the intersegmental plane using jet ventilation［J］. Jpn J Thorac Cardiovasc Surg,2003,51(8):400-401.
10. SEKINE Y,KO E,OISHI H,et al. A simple and effective technique for identification of intersegmental planes by infrared thoracoscopy after transbronchial injection of indocyanine green［J］. J Thorac Cardiovasc Surg,2012,143(6):1330-1335.
11. KERRIGAN D C,SPENCE P A,CRITTENDEN M D,et al. Methylene blue guidance for simplified resection of a lung lesion［J］. Ann Thorac Surg,1992,53(1):163-164.

腔镜下肺手术经验

中国人民解放军总医院第一医学中心　刘阳　李捷

一、初学腔镜手术不要急躁,要本着安全第一的原则,稳步推进

从开放视野到腔镜视野需要一个转换过程,这需要一段时间去适应。有些单位训练的条件不甚完备,或者有些医生没有接受规范的训练就想上手,这都使得腔镜手术在推广过程中时常会出现"边做边学"的现象。

操作不熟练无疑会降低手术的安全性,所以,建议直接上手的初学者把操作口开得略大些,操作时眼看屏幕,尽量不要经切口观察术野。这样做的好处有两个:①如果一旦操作出现失误比较容易补救;②在操作遇到困难的时候可以在腔镜监视和直视之间进行自由切换、相互印证,这对于快速提高腔镜的操作技术非常有好处。

二、建立一个稳定的、长期配合的团队

在以往的开放手术中,手术者的重要性是由主刀医生、一助、二助……依次递减的,但腔镜手术则大有不同,台上的几个人都是非常重要的:一助负责协助暴露,扶镜手其实就是术者的眼睛,其重要性远远大于传统的一助。所以练习腔镜手术尽量要有固定的人员搭配,这样水平提高会比较快。

另外要注意一点:由于微创手术时胸腔内只能放入 3~4 把器械以及 1 个镜头,操作的空间很狭小,稍有协调不好就容易"打架"。所以在学习腔镜手术的过程中术者的"素质"非常关键,它既决定了手术能否安全顺利地进行,也决定了团队是否能够和谐地发展。

三、电钩和超声刀是腔镜手术操作最主要的器械,均兼有分离和切开的功能

由于腔镜下操作相比开放手术更难处理紧急复杂的情况,所以在由开放手术转向腔镜手术的过程中要更加认真仔细,每一个分离和切开的动作都要看得非常清楚之后再进行,否则稍不小心就会陷入"小失误、大麻烦"的窘境。

如果有些关键部位实在拿不准,可以在做好各项安全保障措施(比如控制动脉主干)之后再往前推进,千万不要抱有"捅一捅试试"的侥幸心理。同时,困难的地方推进的步伐一定要小,这样即便出了问题损失也小,处理起来会相对简单些。记住:腔镜手术一定不要在具体操作上图快,方向比速度更重要。

四、肺切除的风险主要来自于血管的处理

与常规开放手术不同,在腔镜下处理血管时不要求过分裸化,这样的话使用钉合器会更加安全。同时,不要过分依赖切割缝合器,对于比较细的血管该结扎就结扎,然后再用超声刀或者血管夹处理,否则会出现钉合不严渗血的情况。如果楔形切除时组织较厚,或者切断的肺组织中含有较大的血管,建议连续缝合加固残端,以策安全。

在处理肺门时不必拘泥于动脉、静脉、支气管的切断顺序,应该视情况而定。观察孔和操作孔的功能也不是固定的,它们之间可以依情况互相转换,有时候会取得非常好的效果。

五、避免泛微创化的倾向

由于腔镜手术的观察孔和操作孔 / 口都是固定的,所以常常会存在"看不清"或者"够不着"的情况,同时由于都是深部器械操作,对于组织的厚度和质地缺乏准确的"手感"。如果遇到复杂情况,提前中转开胸常常是最安全的选择。任何人的手术水平都是逐步提高的,但对于患者来说,手术多半是他们唯一的机会。

与开放手术相比,腔镜手术有着本质上的飞跃,但是单孔、双孔、三孔,甚至四孔之间相比就没有本质上的区别。每一个术者都会有自己的操作习惯,一定要结合自身和患者的情况来选择手术切口,千万不要跟风,更不需要千篇一律。

做手术如同打仗,取得胜利是第一要务,具体的打法是机动灵活的。我们既要避免故步自封、不接受新鲜事物,也要避免为了微创而微创。

单向式全胸腔镜肺叶切除术在支气管扩张症手术治疗中的应用

空军军医大学唐都医院　李小飞

支气管扩张症是由于各种原因导致的以支气管树的异常扩张为特征的慢性肺疾病,是目前临床最常见的肺部良性疾病之一。长期以来,以抗生素应用为基础的内科治疗在支气管扩张症的治疗中占据重要地位。但是,对于病变局限、反复内科治疗无效,持续、反复、大量咳痰、咯血或肺炎发作但心肺功能良好的患者,外科手术切除病变是一种重要且有效的治疗手段。近年来,胸腔镜技术的不断成熟和发展,以刘伦旭教授的单向式肺叶切除术为代表的胸腔镜肺叶切除优化流程使得胸腔镜肺叶切除术进一步规范并在大量医院普及推广应用。鉴于胸腔镜肺叶切除术在早期肺癌治疗中的良好效果,胸腔镜手术被作为早期肺癌的标准治疗方法之一写入各种外科治疗指南。

作为一种慢性炎症性疾病,支气管扩张症的术中情况明显异于早期肺癌患者。尽管目前国内外均有胸腔镜下进行支气管扩张症治疗的报道,但均为单中心的且病例数较少。阻碍胸腔镜在支气管扩张症手术治疗中应用的原因包括:长期反复的慢性炎症导致支气管周围组织增厚、粘连;正常解剖层次辨认困难;胸膜腔粘连;支气管动脉异常增生等。不断优化全胸腔镜下肺叶切除流程对于推广胸腔镜手术在支气管扩张症治疗中的应用具有重要意义。在我们的实践中,我们将全胸腔镜下单向式肺叶切除术流程应用于支气管扩张症患者的胸腔镜下手术治疗,并积累了一定的经验。

一、唐都医院胸腔镜下单向式肺叶切除术治疗支气管扩张症的效果

2015 年 5 月至 2017 年 5 月空军军医大学唐都医院胸外科采用单向式全胸腔镜肺叶切除流程治疗支气管扩张症患者共 75 例,其中男 26 例,女 49 例,年龄 19~73 岁,平均年龄 (47.1 ± 12.6) 岁;右肺上叶 15 例、右肺中叶 8 例、右肺下叶 18 例、左肺上叶 17 例、、左肺下叶 10 例、左肺下叶合并左肺舌段 7 例,该 7 例患者接受了全胸腔镜下左肺下叶及左肺舌段解剖性切除。

对于接受单向式肺叶切除术的支气管扩张症患者,我们制定了一定的纳入排除标准。

纳入标准:①胸部 CT 证实为局限性支气管扩张症的患者;②充分的药物治疗失败;③有明显的反复咳嗽、咳痰症状或肺炎反复发作;④反复咯血;⑤心、肺、肝、肾功能及全身状况良好,能够耐受全身麻醉及手术。

排除标准:①符合上述标准但拒绝接受手术治疗的患者;②支气管扩张合并肺结核、霉菌感染等其他感染性疾病患者;③既往有脓胸病史,胸部 CT 显示胸膜明显增厚、钙化者;④肺门有明显钙化淋巴结患者;⑤病变广泛,外科手术无法完全切除或切除后预计剩余肺功能无法满足患者;⑥心、肝、肾功能不全或全身状况差,无法耐受麻醉及手术患者。

所有患者均采用全身麻醉,双腔气管插管,健侧卧位,患侧向上。切口选择由术者根据自身情况选择,包括三孔(一般选择腋中线第 7 肋间为观察孔,腋前线第 3 或第 4 肋间为主操作孔,肩胛下角线第 8 或第 9 肋间为辅助操作孔)、单操作孔(一般选择腋中线第 7 肋间为观察孔,腋前线第 4 或第 5 肋间为操作孔)和单孔(一般选择腋前线及腋中线之间第 4 或第 5 肋间作为操作孔)。操作孔均使用切口保护套保护切口,不使用撑开器撑开肋间。

无论采用何种手术入路,肺叶切除均遵循单向式全胸腔镜肺叶切除理念及流程,即解剖由表及里、由浅入深,始终朝着单一方向推进。对于上叶及中叶的切除,将肺叶向患者背部方向牵拉,暴露肺门后,依照其解剖顺序,由前向后,依次解剖并处理静脉、支气管及各动脉分支,最后采用直线切割缝合器处理肺裂。对于下叶病变,将肺叶向头端牵拉,松解下肺韧带后,依次解剖并处理静脉、下叶支气管、下叶动脉,最后处理肺裂。解剖过程中依据术中习惯,可以使用超声刀或者电凝钩,配合吸引器进行解剖、游离。对

于支气管及肺裂,均采用直线切割缝合器切断,对于血管,根据实际情况,可以选择直线切割缝合器、血管夹或者采用丝线结扎或缝扎处理;对于肺裂发育不全、肺动脉分离困难者,在确保无钙化淋巴结嵌顿的情况下,可以采用直线切割缝合器将肺裂及肺动脉一并切断。

本组患者手术时间为 50~280 分钟,平均(156±70)分钟。术中出血量 50~1 400ml,平均(216±238)ml,术后住院时间 6~19 天,平均(8.6±3.4)天,术后引流管留置时间 3~15 天,平均(4.3±2.6)天。其中,中转开胸 9 例;8 例为淋巴结与肺动脉支气管紧密粘连、融合、固定,并且淋巴结坚硬,镜下无法分离;1 例游离肺动脉与支气管及淋巴结粘连时出现血管破裂,腔镜下缝合失败,中转开胸。术后发生持续肺漏气 7 例(漏气时间超过 1 周)、肺部感染 1 例,经过保守治疗后均好转。所有患者均顺利出院,无围术期死亡。

二、单向式肺叶切除术在支气管扩张症外科治疗中的经验

(一) 单向式肺叶切除术在严格选择的支气管扩张症外科治疗中安全可行

单向式全胸腔镜肺叶切除流程是由刘伦旭教授理论化并在临床广泛推广的一种胸腔镜手术方式,其精华即单点、单向、由表及里,层次推进,先处理静脉,而后支气管,再则动脉,最后处理肺裂。单向式切除流程最大的优点是解剖层次明确,术中显露明显,病变翻动较少,随着层次的推进不断显露下一个目标,使得手术流程得到了最大限度的优化。单向式手术思路使得全胸腔镜肺叶切除流程简化,显露明确,易于掌握。

对于局限性支气管扩张症患者来说,外科手术是唯一能够根治的方法。随着胸腔镜技术的不断发展,胸腔镜下解剖性肺叶切除在国内外各大医学中心得到了广泛地临床应用,在支气管扩张症的外科治疗中,尽管国内外均有单中心全胸腔镜下手术治疗的经验报道,但是其研究及临床推广依然受到一定程度地限制。其中,最主要的原因是支气管扩张症患者中长期慢性炎症导致的胸膜腔及肺门局部淋巴结慢性炎症使得手术难度及风险增大。

我们的实践经验显示,单向式肺叶切除术在支气管扩张症手术治疗中安全可行。尽管缺乏严格的对照研究,但是我们有限的经验显示,采用单向式肺叶切除术治疗支气管扩张症,其手术时间、术中出血量、术后住院时间以及引流管留置时间均优于开放手术。尽管我们的 75 例患者中,存在 9 例中转开胸患者,但所有患者均为意向性开胸,即根据术中情况,为确保安全的前提下有计划地开胸,而非紧急情况开胸。这些均确保了患者术中的安全。

(二) 单向式肺叶切除术在支气管扩张症患者外科治疗中的血管处理方面存在优势

对于支气管扩张症患者来说,其胸腔镜手术治疗最大的一个问题是对于动静脉血管的处理。由于长期慢性炎症反应,导致该类患者的血管鞘与血管壁紧密粘连,这与肿瘤患者有显著区别。对于肿瘤患者来说,血管鞘受侵犯的患者仅仅见于局部晚期肺癌患者或者合并有肺结核等慢性炎症的病例,打开血管鞘进行血管游离保证了肿瘤患者腔镜治疗的安全性。对于慢性炎症导致血管鞘粘连而无法分离的患者,手术流程的优化尤为重要。我们的经验显示:单向式流程避开了叶间裂发育不全或慢性炎症导致的动脉解剖困难。对于良性疾病,采用单向式手术方式,在游离动脉困难的情况下,可以直接将动脉同肺裂采用直线切割缝合器切断,简化了手术。

(三) 对于实施单向式肺叶切除术治疗支气管扩张症的患者应当有所选择

对于支气管扩张症为代表的慢性炎症性疾病,炎症导致的淋巴结肿大或者粘连显著异于肿瘤导致的淋巴结肿大对血管及支气管造成的影响,其可能会给手术带来致命的危险,因此在选择方面应当尤其严格。我们在病例选择方面,尽量排除存在肺门钙化淋巴结及胸膜腔紧密粘连的病例,即从病例选择上尽可能减少致密粘连对血管及支气管解剖暴露的影响。尽管如此,本组患者依然有 8 例由于粘连紧密,无法解剖肺动脉及支气管,最终中转开胸。因此,进一步寻找预测肺门紧密粘连的确切影像学标记是进一步研究的重点。

三、小结

总之,对于局限性支气管扩张症的患者,进行胸腔镜肺叶切除术是安全、可行的,单向式肺切除流程一定程度上可以简化该类患者切除步骤,降低手术风险。同时,寻找更为确切的提示肺门及胸膜腔紧密粘连的影像学标志是需要进一步研究的问题。

参考文献

1. SCHNEITER D,MEYER N,LARDINOIS D,et al. Surgery for non-localized bronchiectasis［J］. Br J Surg,2005,92(7):836-839.
2. GIOVANNETTI R,ALIFANO M,STEFANI A,et al. Surgical treatment of bronchiectasis:early and long-term results［J］. Interact Cardiovasc Thorac Surg,2008,7(4):609-612.
3. 蒲强,刘伦旭,车国卫,等. 单向式全胸腔镜肺叶切除术治疗肺良性疾病的临床研究[J]. 四川大学学报(医学版),2010,41(3):548-550.
4. 蒲强,马林,车国卫,等. 单向式胸腔镜肺叶切除安全性及技术可行性研究[J]. 四川大学学报(医学版),2013,44(1):109-113.
5. Goldstraw P,Ball D,Jett J R,et al. Non-small-cell lung cancer［J］. Lancet,2011,378(9804):1727-1740.
6. LIN T S,LAI CY,HO M L,et al. Video-assisted thoracoscopic lobectomy for right middle lobe bronchiectasis［J］. Int Surg,2004,89(3):136-139.
7. 周足力,赵辉,李运,等. 支气管扩张症的开胸和全胸腔镜肺叶切除术比较[J]. 中华胸心血管外科杂志,2011,27(12):735-737.
8. ZHANG P,ZHANG F,JIANG S,et al. Video-assisted thoracic surgery for bronchiectasis［J］. Ann Thorac Surg,2011,91(1):239-243.
9. 苗劲柏,孙凤华,张谦,等. 全胸腔镜肺叶切除术治疗支气管扩张症的临床研究[J]. 中国胸心血管外科临床杂志,2012,19(4):395-398.
10. ZHOU Z L,ZHAO H,LI Y,et al. Completely thoracoscopic lobectomy for the surgical management of bronchiectasis［J］. Chin Med J (Engl),2013,126(5):875-878.
11. BAYSUNGUR V,DOGRUYOL T,OCAKCIOGLU I,et al. The Feasibility of Thoracoscopic Resection in Bronchiectasis［J］. Surg Laparosc Endosc Percutan Tech,2017,27(3):194-196.
12. 刘伦旭,车国卫,王允,等. 电视胸腔镜手术治疗肺良性疾病128例[J]. 中国胸心血管外科临床杂志,2008,15(1):29-31.

胸腔镜肺手术体会

浙江大学医学院附属第一医院　胡坚　倪彭智

近年来,随着胸腔镜手术技术日趋成熟,手术适应证不断拓宽,手术术式不断发展,腔镜器械及辅助设备不断更新,胸外科微创技术在国内快速发展。胸腔镜技术相对于传统开放手术,体现出手术创伤更小、操作更精细、术后疼痛轻、恢复快等优点,特别适合老年患者、肺功能不佳等不能耐受开放手术的患者。其手术适应证不断扩大,由最初适用于周围型肺癌,只能行肺叶切除术发展到可行肺段切除术,甚至全胸腔镜下支气管肺动脉双袖式肺叶切除等。3D胸腔镜肺切除术、机器人辅助下胸腔镜肺切除术等胸腔镜辅助设备的不断发展,使手术操作更加便捷和精细化。同时,包括电磁导航技术、三维重建技术等的发展,对胸外科腔镜手术,尤其是肺小结节术前辅助定位等提供了较大的帮助。胸腔镜肺癌根治术已逐渐成为肺癌手术治疗的主流方式。

胸外科微创技术的蓬勃发展,其手术方式更是不断发展与改善。从手术路径上有继承于传统开放手术的经肺裂操作模式和不经肺裂操作模式。其中不经肺裂的操作模式以单向式胸腔镜路径为代表。单向式胸腔镜肺切除术是四川大学华西医院刘伦旭教授团队总结并广泛推广的一种胸腔镜肺切除术式,有别于传统的经肺裂操作的肺切除术模式,其核心思路为按一个方向层次推进。其操作过程始终在一个方向上推进,避免了为处理深部结构而绕过浅部结构所带来的手术难度;其次,该术式始终在肺根部解剖,不进入肺实质,规避了经肺裂操作肺叶切除中在肺实质内解剖肺血管、支气管的难度。这一点尤其是对肺部解剖不够典型、肺裂发育较差和存在肺门淋巴结致密粘连的情况下,有着更易操作的优势。同时,该术式术中避免了肺叶的翻动,缩短了手术时间,优化了手术流程。在单向式胸腔镜技术的探索过程中,我们更看到刘伦旭教授团队开创了腔镜下粘连分离、无血化游离、侧压止血、肺动脉预阻断、"镂空"法等一系列技术创新与优化,降低了中转开胸比例,为腔镜下止血提供了解决方式,拓宽了胸腔镜手术适应证。单向式胸腔镜肺切除术因其思路清晰,在胸腔镜手术中较传统经肺裂胸腔镜手术方式有着操作更简单、手术时间更短、操作更流畅的优势,在世界范围内有着广泛地推广,大大推动了国内外胸外科微创技术的发展,在胸外科微创技术的发展历史中有着重要的地位。

当然,传统的经肺裂操作的胸腔镜肺切除手术也有其重要的地位,因其操作路径与传统的开胸手术方式类似,为大多数胸外科医生所熟知,而且在工作中接受的相关外科训练也更多,是胸外科医生必须掌握的基本功。我们认为,对于初学者来说,掌握经典的手术操作流程是必要的,有助于初学者更好的熟悉、掌握手术中的相关解剖。在掌握经典手术流程基础上,再开展单向式胸腔镜手术,能更好地体现出单向式操作的简便性和流畅性,发挥其优势。

淋巴结清扫是肺癌根治术中的重要步骤,系统性淋巴结清扫有益于肺癌患者的总体生存并可减少术后肿瘤复发。胸腔镜下淋巴结清扫较传统开放手术难度更高,是胸腔镜肺癌根治术的难点所在。而对于肺叶切除术,叶间淋巴结作为 N1 站淋巴结,其清扫的彻底与否与手术能否成功密切相关。传统胸腔镜肺叶切除操作过程中由叶间裂开始,叶间淋巴结清扫得相对彻底。单向式胸腔镜尽管不单独处理叶间裂,但同样可很好地完成叶间淋巴结的清扫,术中离断肺门血管及支气管结构后可紧贴血管表面向远端游离,从而将叶间淋巴结游离并推向待切肺叶,在处理叶间裂的同时一并清扫叶间淋巴结。

胸腔镜肺段切除术与肺叶切除比较,面临着操作更复杂、解剖变异更多的问题,因此在做肺段切除时,术者需要深刻认识并掌握肺血管解剖,有时需借助于一定的辅助检查手段,如术前胸部 CT 三维重建,但在实际操作过程中,仍存在误判的可能。行单向式胸腔镜肺段切除,更需要手术医生对相关肺段血管解剖非常熟悉。同时也需对淋巴清扫予以关注,尤其是对 13 组、14 组淋巴结的清扫和术中采样等。因此,临床实践中对于精准肺段切除或叶间裂不全可能存在血管支气管畸形的病例,我们常推荐采用前瞻性的术前规划(肺血管支气管三维成像、3D 打印、病灶所在段/叶结构重建),对血管、支气管和淋巴结在术前有更清晰、深刻的认识和规划,术中做到心中有数。

经过近年来的经验积累,单向式胸腔镜手术向我们展示出其手术流程简单、手术时间短、操作简便的优点,已成为临床常用的主流术式之一,值得临床推广使用。

胸腔镜技术经验分享

上海交通大学附属胸科医院　罗清泉

自 20 世纪 90 年代腔镜技术被胸外科应用以来,微创概念已经深入人心。特别是过去的 10 年,随着 CT 筛查技术的普及,早期肺癌发现率不断提高,为胸腔镜技术的发展与普及带来重大机遇。目前,国内外已有大量证据表明在早期肺癌的外科治疗中,胸腔镜技术在不降低肿瘤学预后的前提下,可以大大减少患者术后并发症的发生率,减少术后疼痛,缩短住院时间,促进功能恢复,使患者对手术的恐惧感大大降低。因此,胸腔镜手术已逐渐成为肺外科的主流术式。根据最新数据显示,国内大中心的胸腔镜肺手术比例已经占到 80%~90%,甚至更多。除了数量的增多,胸腔镜手术方式也愈加丰富,手术切口从四孔到单孔,切除范围从肺叶切除到肺亚段切除,肺结节定位技术的创新,胸腔镜下止血技术的改进,以及胸腔镜下复杂手术如袖式切除、隆突重建等的实施,这些创新和改进使胸腔镜技术日趋成熟。

在胸腔镜手术的创新及推广方面,四川大学华西医院刘伦旭教授及其团队做出了不可磨灭的贡献,特别是单向式肺叶切除技术的推广及胸腔镜下止血技术的创立,是近年来胸腔镜技术最重要的几项进步之一。从外科角度来说,肿瘤手术治疗的开展讲究"安全彻底,精准快速"的原则。在手术过程中,应尽量追求创伤小、手术时间短、出血量少。我们团队自 2007 年开始在当时的上海市胸科医院率先引进并推广胸腔镜技术,经过早期磨合,借鉴前期开放手术的经验于 2009 年开始逐步推进胸腔镜下单向式肺叶切除术。通过在实践中不断改进,目前单向式肺叶切除术已成为胸腔镜下肺叶切除的标准术式,该术式单人例数超过 5 000 余例。我们的体会是,在术中由于不需要分离肺裂,单向式技术可以显著缩短手术时间,减少出血风险,减少分离肺裂过程中对肺的损伤,从而缩短术后胸管置管时间,减少引流;在术中不需要反复翻动肺,简化了手术流程;先处理静脉,可以减少手术过程中肿瘤入血风险,这些都有利于改善肺癌术后的康复及远期预后。单向式技术的安全实施有赖于对解剖的深度理解和对血管的充分游离,同时,合理选择手术切口也非常关键。这些要点需要外科医生在实践中不断摸索、体会。

除了传统胸腔镜技术外,近年来,机器人辅助胸腔镜手术(robot-assisted thoracoscopic surgery,RATS)的发展也为胸外科微创手术带来了新的希望。与传统腔镜相比,机器人手臂操作更加灵活、稳定,角度更加丰富,3D 视野更加清晰,有助于手术精细游离及复杂操作,手术过程更加流畅,因此具有广阔的前景。自 2009 年上海胸科医院开展第一例 RATS 以来,我们已进行了超过 1 000 例 RATS 肺切除术,术中中转开胸率 <0.6%,围术期死亡率 <0.2%。相信在不远的将来,机器人辅助胸腔镜手术将和传统胸腔镜手术一起进一步降低肺切除手术的创伤,为广大患者提供更微创、更优质的治疗。

胸腔镜肺手术经验分享

福建医科大学附属协和医院　　陈椿

胸腔镜肺手术技术深入发展。手术适应证随着外科医生技术的逐步提升而相应扩大。当前胸腔镜肺手术入路不尽相同。目前胸腔镜手术入路有单孔、单操作孔(双孔)、三孔及四孔等,各种不同的入路都为胸外科医生所接受,手术入路的选择根据主刀医生的操作习惯而定。我们中心以单孔胸腔镜技术为特色,因此在这里重点介绍本中心单孔胸腔镜手术的相关经验。

一、切口选择

一般情况下切口取患侧腋中线第 4 肋间,长度 4cm 左右(图 1,手术切口长度目前无明确规定,主要根据术中需要决定),此部位肋间隙较宽,胸壁肌肉层次少,对机体造成损伤较小,术后疼痛较轻,对患者远期感觉和运动影响也较小。该切口可用于大多数肺手术,可兼顾各叶肺结节探查、各种缝合、肺切除以及不同部位纵隔淋巴结清扫等操作的需要。具体适用术式如下:常规肺叶切除及纵隔淋巴结清扫术,各种袖式肺叶切除术,全肺切除术,除各基底段切除以外的肺段切除术。切口向下移动一个肋间即第 5 肋间,适用于各基底段切除。

二、主刀医生及扶镜医生站位

目前主流的站位有两种:双侧型及单侧型。两种站位各有优缺点,各中心根据自己的习惯选择。

双侧型:主刀医生立于患者腹侧,扶镜医生立于患者背侧。优点:采用该站位时两位医生身体干扰少,可为主刀医生充分释放操作空间,同时提高操作舒适度。扶镜医生离手术切口近,可适时变换扶镜姿势缓解疲劳,在术中的自由度及主动性强,可协助暴露等操作。缺点:在下半胸腔操作时,扶镜医生为反向操作,需要较长的适应时间。本中心选择该站位方式(图 2),在长期配合中有较大

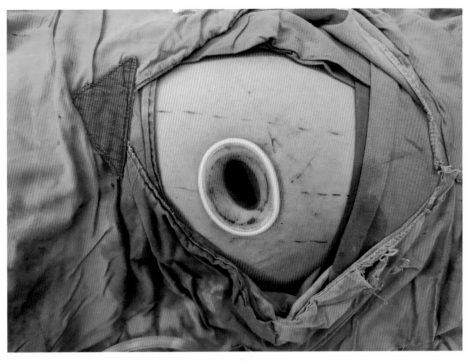

图 1　切口照片(示例:右侧 90° 卧位,长约 4cm)

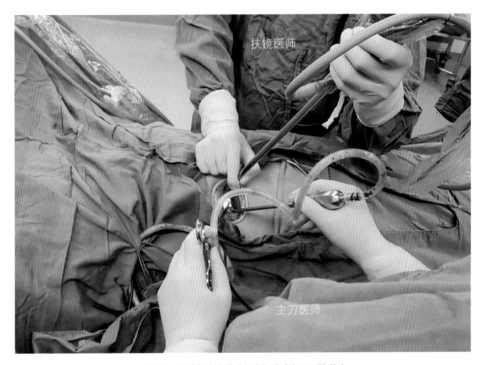

图 2　双侧型站位(示例:右侧 90° 卧位)

的优势。

单侧型:主刀医生及扶镜医生均立于患者腹侧。优点:扶镜医生的扶镜方向为正向操作,方向感强,容易适应;患者取半俯卧位,对于年轻医生来说容易掌握扶镜方法缺点:两位医生在身体上存在一些干扰,对手术操作存在一定的影响;扶镜医生悬空扶镜,容易疲劳。

三、手术器械的选择

手术器械建议采用中等长度器械,根据"一弯一直,一长一短"的原则选用手术器械,器械前端自然形成的夹角有利于暴露视野及手术操作。有条件的情况下选择较细的器械有助于增加器械在切口处的操作角度以及灵活度(图3)。

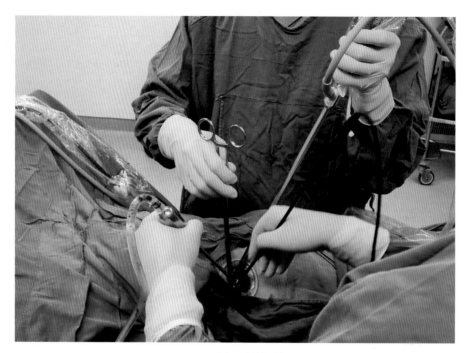

图3 手术器械的选择

四、主刀医生与扶镜医生的术中配合

术中如何有效、充分暴露术野在单孔腔镜手术中尤为关键,除了手术器械配合外,如何巧妙分配有限切口也显得特别重要。为了便于理解,我们将手术切口分为两个区(图4):①切口腹侧部分称为手术操作功能区(以下称为操作区);②切口背侧部分称为扶镜及术野暴露功能区(以下称为扶镜区)。手术过程中应尽量将镜身及协助暴露器械靠近背侧,缩小扶镜区,增加操作区范围,以减少对主刀医生操作的干扰,提高手术舒适性及流畅性,也有利于维持镜像稳定。但是,在一些特殊情况下,比较常见的如胸腔粘连分离等,可将镜身等置于操作区,以满足各种视野观察的需要。

五、肺部结构处理经验

本书已详细介绍了各种不同术式肺切除术,这里主要介绍单孔与多孔胸腔镜下处理肺门结构的不同之处。

1. 肺血管的处理 多孔胸腔镜处理肺血管时有较多的角度选择,可根据不同角度的需要选择置入直线切割器的切口,灵活度较高。而单孔胸腔镜处理肺血管时的角度有限,灵活应用手术器械可以克服这一缺陷。选择可转弯头直线切割器或者带"喙嘴"结构的钉子,有助于降低难度。由于肺动脉比较脆,单孔腔镜下处理肺动脉需注意保持肺动脉低张力,避免肺动脉撕裂导致出血。建议将肺动脉游离至足够的长度,方便直线切割器置入的同时降低肺动脉张力。对于直线切割器置入角度较大、张

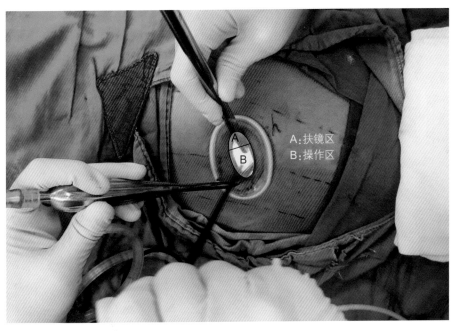

A:扶镜区
B:操作区

图4 手术切口分区

力较高或者处理细小的动脉分支时,切忌强行操作,采用结扎或者血管夹夹闭可大大降低血管损伤引起大出血等风险。而肺静脉柔韧性较好,可以耐受一定力量的牵拉,但是处理肺静脉时应特别注意保护邻近的肺动脉。比如左肺动脉干位于左肺上静脉的上后方,右肺动脉干位于右肺上静脉的后方,应注意保护以避免损伤引起大出血,此时可将上肺静脉悬吊后置入直线切割器,可以增大动静脉之间的间隙,提高安全性;对于经验丰富的医生可以不用悬吊,直接采用直线切割器将上肺静脉挑起以远离肺动脉。

2. 支气管的处理 在单孔胸腔镜下可以根据具体的解剖结构决定处理支气管的先后顺序。右上肺叶切除时,可以先从后肺门解剖并离断上叶支气管,使肺门相对松弛,有利于降低处理肺门血管的难度。由于左肺动脉干走行于左上肺支气管后方,置入直线切割器时需注意适当向远侧挑起支气管,避开左肺动脉;或者将左上肺拨向前纵隔,从后向前置入直线切割器,也可以较安全地避开肺动脉。

3. 肺段切除术 肺段切除或者亚肺段切除是一种难度较大的手术方式。对于较浅在的肺部小结节较易触及,可采用楔形方式切除;而深在的结节不需要定位,可以行肺叶切除或类肺叶切除(固有段、舌段、全基底段切除等);对于较深的肺结节,特别是早期肺癌、良性或者转移性肺结节,肺段切除是一种可靠的手术方式。但是,受段门解剖结构的影响,不同的肺段手术流程不尽相同。特别是解剖结构存在变异时,段门结构的处理流程变化不定,肺段手术难度明显增加。因此,建议对复杂的肺段,如S^7、S^8、S^9、S^{10}及段 + 段、亚段 + 亚段、段 + 亚段等切除,在术前行肺段三大结构(动脉、静脉及支气管)三维影像重建,可对手术操作起到重要的引导作用。

利用三维影像重建系统进行肺段切除术前规划具有以下优势:①三维图像使手术医生较轻松地分析解剖结构,有效降低辨别解剖结构的难度;②术前可以充分了解解剖的变异,指导术中解剖辨识,减少对非靶肺段结构的不必要探查,减少创伤,同时避免对周围重要结构的损伤;③模拟手术切除范围,判断手术切缘,确定合理的肺段切除方案,为个体化手术方案的制订提供重要依据;④缩短手术时间,有可能减少并发症的发生率;⑤帮助年轻医生熟悉解剖结构,缩短学习曲线。

单孔胸腔镜下采用单向式处理肺门结构是个很好的选择,但是对解剖结构的熟悉程度及操作技巧要求高,掌握本书介绍的单向式肺切除技巧有利于单孔胸腔镜手术更加顺利地开展。

六、胸腔引流管的术中放置与术后管理

单孔胸腔镜手术后常规胸腔引流管留置方法:经手术切口放置一根胸腔引流管至胸顶(22~32#,根据术中情况决定),经腋后线第 7 肋间穿刺置入 12~14F "猪尾巴"引流管。我们对两根引流管进行分工:胸腔引流管位于胸顶负责排气,术后无漏气及肺膨胀良好即可尽早拔除以缓解患者疼痛,同时使患者尽早恢复正常活动;穿刺引流管位于胸腔低位负责排液,术后胸腔引流量在 100ml/d 左右时拔除。

对于简单的肺楔形切除、叶间裂发育良好的肺叶切除等病例,如水无漏气,可考虑单纯在腋后线第 7 肋间放置一根"猪尾巴"引流管,有助于减轻术后疼痛,促进术后快速康复(图5)。

近年来,胸腔镜技术取得了长足进步,理念也在不断更新,在安全且保证手术质量的前提下尽量开展更加微创的治疗,推动微创技术的进一步发展,将使越来越多的患者受益。

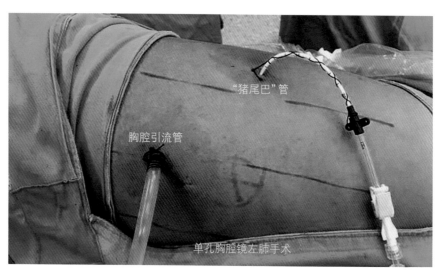

图5 引流管的术中放置

单孔胸腔镜肺切除手术的经验体会

哈尔滨医科大学附属肿瘤医院 徐世东

随着加速康复外科(enhanced recovery after surgery,ERAS)和微创化理念的提出,胸腔镜手术在胸外科手术中的应用越来越广泛,从最初的 Roviaro 等报道的首例完全腔镜下解剖性肺叶切除,再到现在的胸腔镜应用于解剖性肺段切除、支气管肺动脉双袖式肺叶切除、全肺切除等复杂手术。胸腔镜技术的不断创新和发展使其成为当前胸外科手术的主要术式,与传统开胸手术相比,胸腔镜手术具有能够减少住院时间、减轻患者术后疼痛、更好保护肺功能、提高患者生活质量等诸多优势。

手术器械的改进、手术医生的熟练程度增加很大程度上促进了胸腔镜手术的演化,胸腔镜的切口选择也从多孔发展到双孔、单孔等不同入路。自从 Gonzalez-Rivas 等最早报道了单孔 VATS 肺癌根治术,"单孔"与"多孔"之争便从未停息,我们中心从 2011 年开始开展单操作孔(双孔)的胸腔镜手术,2015 年又开展了单孔胸腔镜手术,我们认为各种方法都有各自的优点和弊端。与传统多孔 VATS 相比,单孔胸腔镜手术具有类似开胸手术视角,因此单孔入路可以提供更符合术者直视操作的视野。另外,器械的改进、切口位置的选择、术中一些小技巧的应用也可成功避免腔镜和器械"打架"的现象。而且,单孔胸腔镜在

手术时间上与多孔胸腔镜手术比较并无统计学差异,加之因切口的减少,单一切口更加美观,更受患者欢迎。当然单孔胸腔镜手术技术只是一种手段,不同的医生可以根据自己的经验及习惯,甚至患者的要求选择不同的肺叶切除术式和切口方式,不管多孔与单孔,胸腔镜微创手术最终目的都在于安全有效地为患者解除病痛。

在长期开展单孔胸腔镜手术过程中,我们也积累了一定的心得。在切口位置的选择上,我们通常都选在第 5 肋间腋中线与腋前线之间,切开 3cm 左右长度的切口,因为这样上下都可兼顾,既方便下肺韧带、肺门结构的解剖,又有利于叶间裂及血管的处理,也有利于纵隔淋巴结的清扫。进行左肺上叶切除时,为了方便切断左肺上叶支气管,切口选在腋中线与腋后线之间。在切口保护套一侧我们常环状缝合 1 针双七号线(图 1),将腔镜的活动局限于此区域,这也可有效避免腔镜总与器械"打架"的现象。一般都采用

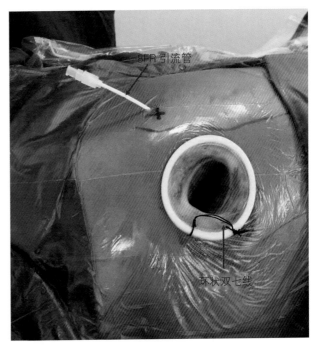

图 1　8Fr 胸腔引流管

弯吸引器和电凝钩组合来完成手术的大部分操作,因为单孔切口在置入胸腔镜后,往往就只允许再放置 2~3 把器械,再多的器械就会让操作很难进行。吸引器的运用在我们的手术中发挥了很大的作用,它除了吸烟、吸血外还可用于固定、挤压肺组织保持张力,可通过"吸、挤、压、拨、挑"等动作显露术野,同时也可借助其头端或侧壁侧孔的吸力实现对淋巴结的吸附牵引。对于引流管的选择我们推荐 8Fr 的细穿刺胸腔引流管(图 1),它的引流效果不劣于传统粗大的引流管,在很大程度上减轻了患者因置管而造成的疼痛。

对于胸腔镜肺叶切除术式的选择,我们常根据肺裂发育的情况而决定,对于肺裂发育较好的,我们仍建议按"肺裂 - 血管 - 支气管"的顺序切除肺叶。肺裂的处理往往是手术的关键步骤之一,我们常于肺裂间分离寻找血管的标志,在打开前后纵隔胸膜的同时,支气管钳(大直角钳)尽量贴向肺血管间隙或鞘膜,穿透肺间构建出的隧道,这样闭合器便可很容易地分离肺裂;游离时尽量往深部组织游离,有时候不需要大直角钳的穿透,两侧便可顺利会师。而且在用闭合器分离肺裂时,可将闭合器尽量靠向需保留的肺组织一侧,这样可同时将游离肺裂时破损的肺组织一并切除,避免了肺裂漏气的现象。肺裂的打开往往能使手术豁然开朗,突显化繁为简的效果,此时的肺门解剖结构清晰可见,肺叶切除便变得更加容易和安全。而且这时候我们还可以先闭合切断支气管,然后将剩余血管骨骼化,采用组合式血管处理法用单一钉仓同时处理多支的血管(图 2)。在切除右肺上叶或右肺中叶时,切断叶支气管后,将 11、12 组淋巴结清除或游离至远端,可用单一钉仓将肺动、静脉一并组合处理。

黑色箭头:右上肺前干动脉和上叶静脉但有时患者的叶间裂往往发育不良,甚至没有肺裂,尤其是在北方患者人群中,如果强行进行肺裂的分离,往往很容易导致叶间血管的损伤和肺裂间肺组织大面积漏气。这时候采用刘伦旭教授提出的单向式肺叶切除法便存在一定的优势。单向式肺叶切除流程是从肺门表层结构开始向里依次解剖,按先后遇到的解剖结构顺序一一处理,上叶由前至后、下叶由下向上,操作在一个方向上前进。先避开叶间裂的操作,准确处理肺血管,对叶间裂不全的患者较为适用,避免了为打开叶间裂而造成的术后肺漏气。但是该术式也存在一定的难点,因为单向式手术操作过程中的解剖顺序和显示与习惯的开放术式存在较大差异,初学者应多加注意。如左肺下叶切除时容易误伤舌段动脉等。此外,我们建议在行单向式手术操作时先清扫肺门及肺内各组淋巴结,对肺门区结构进行"镂空"处理,这样可有效避免错误的发生。

单孔微创手术时,一旦出现术中出血,应立即进行判断。对较易控制的出血,可以采用按压、丝线结

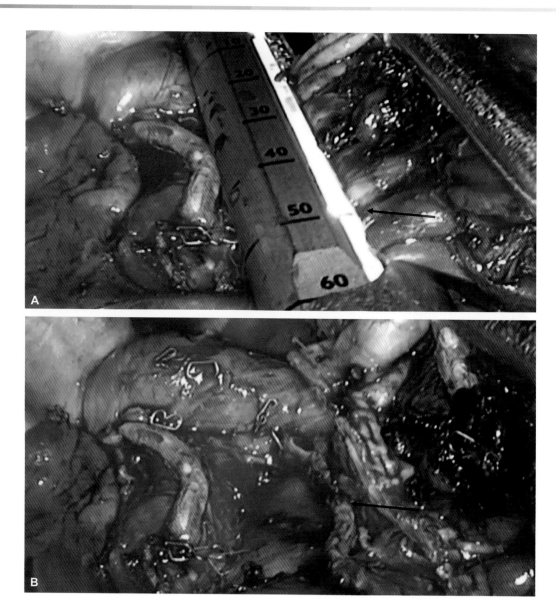

图 2　单一钉仓同时处理多支血管
A.将右上肺前干动脉和上叶静脉用切割缝合器一并处理(箭头);B.处理后血管残端示意(箭头)

扎或缝合、血管夹夹闭、直线切割缝合器闭合等方法进行处置。对于较严重的出血,可在第 7 肋间腋中线再切开一个 1.5cm 的切口,放入相应器械帮助止血操作,必要时及时延长操作切口改为开放手术进行止血。

　　总之,对于胸腔镜肺叶切除术,不同的医生有不同的经验和心得,应该因人而异选择适宜自己的最优方法。术式和切口的选择只是手段并不是目的,不能一味去追求一种术式而忽视其适应证和安全性。手术应该在以患者为中心的前提下,去追求符合规范要求的安全性和艺术性。

参考文献

1. ROVIARO G,REBUFFAT C,VAROLI F,et al. Videoendoscopic pulmonary lobectomy for cancer［J］. Surg Laparosc Endosc,
　　1992,2(3):244-247.
2. MCKENNA R J JR,HOUCK W,FULLER C B. Video-assisted thoracic surgery lobectomy:experience with 1 100 cases［J］. Ann Thorac
　　Surg,2006,81(2):421-426.

3. GONZALEZ-RIVAS D,PARADELA M,FERNANDEZ R,et al. Uniportal video-assisted thoracoscopic lobectomy:two years of experience［J］. Ann Thorac Surg,2013,95（2）:426-432.

4. 杨懿,刘伦旭.单孔胸腔镜与传统多孔胸腔镜手术治疗肺癌有效性及安全性的系统评价与 Meta 分析［J］.中国胸心血管外科临床杂志,2018,25（3）:222-232.

5. 刘伦旭,车国卫,蒲强,等.单向式全胸腔镜肺叶切除术［J］.中华胸心血管外科杂志,2008,24（3）:156-158.

浅谈胸腔镜应用之个人体会

中国人民解放军北部战区总医院　　王述民

电视胸腔镜技术起源于 20 世纪 90 年代初,并迅速进入国内胸外科领域,此技术在应用初期,无论在医生治疗观念和患者接受度上,还是在手术技术成熟方面均经历了一段痛苦的时期。随着电视胸腔镜手术技术的日渐成熟,医生与患者对这一微创手术的接受度均大大提高！电视胸腔镜技术在经历了萌芽期(1992—1994 年,开始开展如肺大疱切除、肺良性病变楔形切除等简单手术)、发展期(1995—1999 年,国内少数单位尝试行肺叶切除术)、平台期(2000—2005 年,主要以胸腔镜辅助小切口行肺叶切除术为主)、快速发展期(2006—2012 年,全腔镜肺癌根治术及机器人手术系统下 RATS 肺癌根治术等快速发展)、成熟期(2012 年至今,电视胸腔镜微创胸外科手术技术已能够完成包括气管、支气管及血管双袖式切除在内的几乎所有胸外科复杂手术,并能够完成术中大血管损伤处理及困难情况处理等,此技术已发展成为被普遍应用的基本技术)。目前,在国内已被绝大多数医院的医生所采用,微创手术的比例也逐年提高,可达到 80%~90%。

刘伦旭教授率领的四川大学华西医院胸外科团队于 2006 年 5 月率先提出了单向式胸腔镜肺切除的概念并不断创新了一系列腔镜下技术,如无抓持整块淋巴结清扫、胸腔镜支气管袖式成形、支气管／肺动脉双袖式成形肺叶切除(镂空法及连续吻合)、胸腔镜下吸引器吸引／侧压止血法等,并广泛推广、应用,使得电视胸腔镜肺切除手术达到了前所未有的高度,引领着国内电视胸腔镜技术的发展。

1. 肺叶手术适应证的把握　随着电视胸腔镜技术的普及应用,现在胸外科医生更多的是利用各种机会展示自己的手术技术、手术技巧,却在一定程度上忽略了对于肺叶切除手术适应证的掌握。笔者个人认为:作为一个好的外科医生,首先一定要注重手术适应证的把握,只有正确地把握了手术适应证,才能使患者获得最大化的利益。

2. 完全电视胸腔镜肺叶切除术中,切口多少及切口长短的问题　随着电视胸腔镜技术的发展,从最初的电视胸腔镜辅助小切口到完全电视胸腔镜肺癌肺叶切除、淋巴结清扫术,手术切口从四孔、三孔、双孔(单操作孔)到单孔手术。笔者个人认为:我们实施手术不应只是为了追求孔少,而应该是在保证手术安全的前提下,最大限度地减少对患者的手术伤害(损伤),从而达到快速康复的目的。只要掌握了这个原则,孔多孔少就不应是我们追求的目标,当然技术总是熟能生巧,在达到一定技术熟练程度后,还是应该以减少手术操作孔为佳。关于切口长短的问题,只要是切口不加肋骨撑开器,操作时完全看显示器操作(俗称完全电视胸腔镜手术),以自己最娴熟的技术手法、最快的速度完成手术操作,就可以使患者获益,而没有必要一味追求切口长度。

3. 肺段切除还是肺叶切除的思考　近年来,随着临床上肺小结节及 GGO 病变的急剧增多,肺段切除手术迅速发展,甚至从肺段切除做到了肺亚段切除,充分地展示了我们胸外科医生娴熟的手术技巧,值得称赞。笔者个人认为:这其实还是一个对手术适应证的把握问题,我们只有严格把握好肺叶切除与肺段切除各自的手术适应证,才能使得患者利益最大化。

4. 如何在顺利通过学习曲线期的同时有效保证患者的手术效果？　每一个外科医生的成长都需要经历一个学习过程,俗称学习曲线,之后才能够成为一名合格的外科医生。就此问题,曾与国内个别胸外科同道进行过沟通、交流,笔者认为可以尝试的做法为:在年轻医生的学习曲线期内,年轻医生在实施每一台手术的同时,一定同台(台上或台下)有一名有着丰富手术经验的上级医生参与此手术,同台的上级医生应该评估年轻医生是否已经有效、合格地完成了肺癌根治术的标准操作,如果认为哪里有不足或手术操作不到位等情况,上级医生应及时上台亲自操作,给予补充完成,这样做的好处:既有效地使患者获得了肺癌根治术的标准治疗,还直观地对年轻医生进行了教学,可谓事半功倍。

5. 机器人手术与胸腔镜手术孰优孰劣？何去何从？ 电视胸腔镜微创外科技术经过了近30年的发展、普及,无论医生还是广大患者都已经完全接受了微创手术的观念,而且目前的电视胸腔镜微创技术已经可以完成包括气管支气管、血管双袖式切除成形等复杂手术在内的绝大多数胸外科疾病的手术治疗。从2006年国内引进了第一台达芬奇机器人手术系统至今,仅有70余台机器人手术系统应用于临床。由于达芬奇机器人手术系统特有的真实三维(3D)手术视野、专用的具有7个自由度活动关节的手术器械以及具有滤除人手微抖动功能等特点,已经初步展示了其作为精准微创手术代表的优势,但同时也有一个不可回避的问题:机器人手术系统本身价格昂贵、手术器械耗材价格昂贵,这些都增加了患者的医疗费用。目前见到的大多数回顾性结论均显示:机器人手术系统与电视胸腔镜比较尚不具有明显的手术优势！那么我们是否应该更大规模地开展机器人手术？机器人手术系统的明天将何去何从？这些都是值得我们深思的问题。笔者个人的观点:由于机器人手术系统具有电视胸腔镜所无法比拟的诸多优势,比如在狭小空间区域内的手术、重要脏器血管旁的精准操作、精细的重建手术操作等,在手术的安全性和手术的彻底性方面都显示出了其优势,将来一定会越来越多地在临床上被应用。随着机器人手术技术的不断成熟、设备耗材的不断进步,不久的将来也一定会用临床证据(数据)来证明其具有电视胸腔镜所无法比拟的临床治疗优势,机器人的明天一定会更加美好！当然,机器人手术系统也永远不会取代传统开胸手术以及电视胸腔镜手术,它们各有其手术适应证,只有合理地选择各自的手术适应证,才能最大限度地发挥各种术式的优势,使得患者获得最佳的、有效的外科手术治疗。

锥式肺段切除术及技术流程

江苏省人民医院　陈亮

肺段切除术是将肺段作为解剖单位的切除方式。1939年,Churchill和Belsey首次报道应用舌段切除术治疗肺结核和肺不张,初衷即为最大限度切除病灶和最大限度保留肺组织,这也是肺部疾病的手术原则。目前,胸腔镜微创途径已经成为主流,肺段切除手术方式也日趋丰富,涉及每一个肺段、亚段,甚至次亚段,手术适应证由开展之初的感染性疾病逐渐扩展为肺癌的妥协性切除,随着早期肺癌检出率的增高,意向性肺段切除的比例明显提高。肺功能保护和肿瘤学疗效是肺段切除术治疗早期肺癌合理性的前提,肺段切除术的具体实施方法是影响术后肺功能和肿瘤学疗效的重要因素,理想的肺段切除术为:确保肿瘤切缘的前期提下最小化切除靶段,并且保留的肺段完全发挥功能,这就需要实施完全解剖性的肺段切除术。

完全解剖性肺段切除术要求将靶段肺组织自肺叶中完整游离出来,包括靶段支气管、血管、淋巴组织和肺实质,并且尽量减少对保留肺段解剖和生理的干扰,实施这种完全解剖性的肺段切除术难度较大。目前已经开展的解剖性肺段切除术包括:单肺段切除术、单亚段切除术、次亚段切除术、联合肺段切除术、联合亚段切除术、双亚段切除术、亚段肺段联合切除术、次亚段亚段联合切除术等,种类繁多,技术难度差异较大。面对如此复杂多样的肺段切除术,初学者望而却步,所以有必要在思想层面简化对肺段切除术的理解。为此,我们在大量实践中根据肺段解剖学原理总结出"锥式肺段切除术",指导实施解剖性肺段切除术。

1948年,Ramsay提出肺叶由锥式的肺段构成,肺部解剖学研究也揭示肺叶和肺段的锥式组成关系,这为肺段解剖和手术提供了直观的认识。每一个肺叶由若干个肺段组成,每一个肺段的形态略似圆锥形,尖部朝向肺门,底部朝向肺表面。同理,每一个肺段由若干个肺亚段组成,每一个肺亚段的形态略似圆锥形,尖部朝向段门,底部朝向肺表面,每一个肺亚段又由若干个肺次亚段组成,如此分解直至最小的功能单位:肺小叶。

肺段的构成是以段支气管为中心,有相应的肺动脉段支、肺静脉段支以及淋巴管和神经纤维等共同组成。各个肺段形态各异,是近似圆锥体,实际是不规则形锥体。肺段的锥尖部分即段门,包括段门处的肺组织和所有进出段门的血管、支气管。锥面分为非游离锥面和游离锥面,非游离锥面为与相邻肺段之间段间交界面,无胸膜覆盖,游离锥面位于肺叶表面,相邻肺段的游离锥面互相融合,正常生理状态无明显分界线。锥底与锥尖相对,为游离部,有完整胸膜覆盖。游离锥面和锥底有时难以分辨,两者游离于肺表面,与肺段切除操作无密切相关。肺段依靠锥尖和非游离锥面固定于肺叶内,如将锥尖和非游离锥面自肺叶内分离出,肺段即可以完整解剖性切除。

"锥式肺段切除术"即按照锥形结构原理将靶段自肺叶中完整游离出,将手术分解为两大部分:锥尖的分离和非游离锥面的分离,锥尖为段门,非游离锥面为肺段间交界面,由以下三个序贯的技术流程组成:三维计算机断层扫描支气管血管成像(three-dimensional computed tomography bronchography and angiography,3D-CTBA)手术路径规划、肺段间交界的精准界定和肺段间交界的解剖性分离。

一、三维计算机断层扫描支气管血管成像手术路径规划

3D-CTBA 导航肺段切除术手术路径规划,根据患者肺段解剖和肺结节位置的个体化特征,而实施个体化的手术方案,这是精准手术的基础。该部分具体解决精准的手术设计和锥尖解剖结构的分离,包括术前规划和术中导航。目前有多种软件可三维重建肺血管支气管,江苏省人民医院和东北大学合作开发的"DeepInsight"重建软件,是国内率先专业用于肺部重建的软件,可实现肺血管、支气管和肺结节的同期重建,工作效率高,重建准确率高。高质量的胸部 CT 原始数据采集是重建准确的前提。

(一) 术前规划

1. 肺结节的肺段归属定位 由于优势型肺段的存在和肺段解剖变异多见,在二维 CT 图像上有时难以判断结节位于哪个肺段、亚段。根据结节与重建血管、支气管的关系,追根溯源,直观、准确地判断结节的肺段、亚段归属。有些肺结节跨越一个肺段,并非位于肺段的中央,而是位于肺段的边缘,或是位于相邻肺段之间,我们称之为"肺段间结节"。按照肺段切除术治疗早期肺癌的切缘宽度要求,我们设定了肺段间结节的定义标准:在三维图像上肺结节与相关的段间静脉的最小距离≤结节最大径,符合这个标准的肺结节,解剖性单肺段切除术无法保证安全切缘。

2. 设计手术方式 根据病灶部位、大小、影像学特征,按照切缘≥肿瘤直径或切缘≥2cm 的肿瘤学要求,在结节周围虚拟出安全切缘,设计最小化切除靶段的肺段切除方式。结节位于肺段中央区域,可行单肺段切除术;肺段间结节,至少须行扩大肺段切除术,最好行解剖性联合亚段切除术。我们提出更为精准的手术设计,是以亚段为单位的个体化手术,确定结节的亚段归属,如结节位于亚段中央,虚拟切缘未突破亚段边缘者,可行单亚段切除术,如结节位于亚段边缘,可行扩大亚段切除术,最好行解剖性相邻双亚段切除术。

3. 靶段血管、支气管的辨认 根据手术设计拟行的肺段切除方式,在 3D 图像上仔细观察靶段的动脉、支气管和静脉。一个肺段可有一支或数支动脉供血,变异较多,肺段支气管变异较少,是较为可靠的参照依据。段门部动脉和支气管伴行关系往往不是很密切,很多解剖变异导致两者在段一级分支处并不伴行。在亚段级分支处,动脉和支气管伴行较为紧密,可以相互作为参照进行辨认,支气管成像不佳时,可以根据动脉走行判断支气管走行。肺段静脉的辨认需要注意区分段间静脉和段内静脉,肺段切除时需要保留段间静脉,切断段内静脉。段内静脉的主要分支是亚段间静脉,肺亚段切除时需要保留。

4. 手术入路选择和顺序安排 在没有 3D 导航的肺段和亚段切除术中,为仔细辨认靶段血管、支气管,需要对肺门部进行广泛地游离,将靶段和保留段的血管、支气管骨骼化,以利于辨认。3D-CTBA 重建后,在 3D 图像上寻找与靶段相关的浅表解剖结构作为标志,该解剖标志位于胸膜下,不必过多解剖分离就可发现,该解剖标志就可作为手术入路的参照点。按照由浅入深的原则设计手术切除的先后顺

序,或静脉→动脉→支气管,或动脉→支气管→静脉等顺序。选择合适的手术入路,设计操作顺序,可减少对保留肺段的解剖分离,避免肺门和段门支气管动脉、神经不必要地损伤,提高手术的精确性和手术效率。

(二)术中导航段门结构分离

1. 3D 图像实时参考 术中将载有 3D 图像的显示屏置于术者易于观察的位置,最好与腔镜显示屏并列,或将 3D 图像置入腔镜显示屏"画中画"模式。手术时及时将 3D 图像旋转调整至与实际操作相应的角度,两者反复对比,进行虚拟和现实解剖结构的一一对应,实现精准切除。目前虚拟现实(virtual reality,VR)和混合现实(mixed reality,MR)技术已经进入医疗领域,正在探索应用,将更好地进行精准手术导航。

2. 虚拟和现实解剖结构的匹配辨认 根据 3D 图像上解剖标志的走行特点以及与毗邻浅表解剖结构的位置关系,在实际的解剖中辨认出该标志。将该标志作为手术入路的起始点仔细分离出,然后逐渐扩大分离范围。该标志作为参照,将分离出的解剖结构与 3D 图像进行对比匹配,前后左右空间位置是否一致,走行方向是否一致,确定是否为需要切除的靶段,还是需要保留的相邻段。由于 CT 原始数据不佳和重建软件的局限性,会出现"重建缺失"和"动静脉混淆"的现象,实际操作中会出现无法匹配的解剖结构,此时需要重新分析 3D 图像,根据肺段动脉与支气管伴行的解剖学原理,在实际解剖中仔细观察,重新匹配。通常情况下,良好的重建图像中,虚拟解剖结构和实际的解剖结构是完全对应的,如发现实际分离的解剖结构与 3D 图像上的有明显偏差,应警惕手术入路选择有误。

3. 段门分离精准程度评估 按照术前设计的切除顺序,由浅入深依次分离切断相应的段门解剖结构。段门分离后,观察靶段解剖结构残端和保留段结构,与 3D 图像进行比较,是否和模拟手术一致,观察有无误断或漏断的解剖结构。血管的误断和漏断将影响肺段间交界面的精准界定,发现漏断的需要切断,误断相邻段主要的血管或支气管要更改手术方案。

二、肺段间交界的精准界定

锥尖分离后,靶段仍固定在肺叶内,要将靶段完全解剖性切除,必先精准界定靶段与相邻肺段间交界面,即界定非游离锥面。通过多种方法使靶段和相邻肺段出现差异性的改变,如几何形状、颜色等,在靶段和相邻段之间呈现明显的交界线,客观准确地反映肺段间交界。现有的各种界定方法均具有优缺点,术者根据操作习惯和医疗条件来选择合适的方法,原则是在精准界定的前提下,使用简单安全的方法。

(一)差异性染色法

通过气道或血流,利用染色剂使靶段和相邻段差异性染色,出现明显的色差边界,由此界定肺段间交界。吲哚菁绿(indocyanine green,ICG)是目前较为常用的染色剂,有正染法和反染法。

1. 正染法 在远侧靶段动脉或支气管残端注入 ICG,将靶段染成绿色,胸腔镜微创途径下操作较为复杂,多亚段联合切除时更为繁琐。正染法也可选用其他染色剂,如美兰。

2. 反染法 术中切断靶段动脉、支气管,在外周静脉注入 ICG,由于靶段没有动脉灌注,ICG 不能进入靶段,利用荧光或红外胸腔镜观察,除靶段外,胸腔内其他组织器官均染成绿色。此法优点:不用膨肺,色差交界即时出现,外周静脉注射 ICG 较为简单。不足:必须在荧光或红外胸腔镜下观察,该设备价格昂贵,尚未普及;染色时间较短,数分钟之内必须而且只能在肺表面做标记,在分离肺实质的段间交界时无任何保证。

(二)差异性通气法

1. 传统的膨胀萎陷法 "膨胀萎陷法"是较为经典的肺段间交界界定方法。具体使用流程为:切断靶段支气管后,正压通气膨胀余肺,靶段保持萎陷,靶段与保留肺段之间出现萎陷和膨胀的交界线。但该传统方法在膨胀余肺时,由于肺段间侧支通气的存在,相邻肺段的气体会弥散至靶段,靶段也会随之膨胀,有时甚至靶段比保留段膨胀得更快,此时就很难精确判断肺段间交界。

2. 支气管镜喷射通气法 2003年,Matsuoka报道支气管镜喷射通气法精准界定肺段间交界。术中双腔气管插管,应用纤维支气管镜插入靶段支气管,喷射通气膨胀靶段,相邻段保持萎陷,出现清晰的膨胀萎陷交界线。应用得当的前提是控制好喷射通气的压力和频率,否则可能出现靶段膨胀不全,或者膨胀过度。操作者必须有熟练的支气管镜操作技术,遇到支气管变异,准确找到靶段支气管有难度,在施行亚段和多亚段联合切除术时,该方法有明显的不足。

3. 改良膨胀萎陷法 在切断靶段动脉和支气管后,麻醉师手控双肺通气,气道压20cmH$_2$O(1cmH$_2$O=0.098kPa),至术侧肺完全膨胀后,恢复健侧单肺通气。待保留肺段完全萎陷呈暗红色,靶段保持部分膨胀呈粉红色,在胸膜上出现清晰可辨的膨胀萎陷交界线,即为靶段和相邻肺段在胸膜上的段间交界线,而在肺实质内则是膨胀萎陷交界面。出现清晰可辨的膨胀萎陷交界线的时间为(12.5±6.4)分钟。

改良膨胀萎陷法的原理是:膨肺时,保留肺段的气体在正压下由肺段间的侧支通气向靶段弥散,使靶段在支气管切断后仍可全部膨胀,在肺部血液循环和弹性回缩力的作用下,保留段气体被排除,逐渐萎陷。而靶段因为没有完整的血液循环,支气管被切断,气体无法被完全排出,始终保持部分膨胀。应用该方法精准界定肺段间交界的前提是,要准确切断靶段动脉、支气管,尤其是动脉,需要保留段间静脉,以免影响相邻肺段的萎陷。

该方法不限于单肺段切除术,可应用于所有种类的肺段切除术,包括亚段、次亚段、联合亚段切除术等,只要精准切断靶段动脉、支气管,呈现的交界线即可客观反映靶段与相邻段之间的交界。不仅在胸膜上具有交界线,在分离肺实质段间交界时,还可呈现膨胀萎陷交界面,对于指导交界面的分离有重要作用。因为靶段气体无法排除,所以形成的交界线和交界面可持续存在,不会因为手术操作的干扰而出现明显移位。由于在膨肺之前就完成段门结构的分离,所以膨肺并不影响手术操作。该方法也有其不足,术中需要等待一定时间才能出现清晰的交界线,受某些因素影响,如严重肺气肿、肺纤维化等,有时等待时间较长,肺萎陷不佳,所呈现交界线不甚清晰。

三、肺段间交界的解剖性分离

在精准界定肺段间交界的基础上,随后进行肺段间交界的解剖性分离,即非游离锥面的分离,关系到术后并发症和肺功能等问题。目前有多种肺段间交界的分离方法,术者根据自己的习惯和肺段切除术的方式采用合适的分离方法。完全、彻底地肺段间交界面的解剖性分离是精准肺段切除术追求的目标,原则是控制并发症、确保肿瘤切缘、有利于保护肺功能。

(一) 钝性剥离

1946年Clagett等首次报道在左上肺舌段切除术中钝性分离肺段间交界的方法,1947年Overholt等完善了这一方法并将其应用于所有肺段切除术和一些亚段切除术。方法如下:切断靶段动脉和支气管后,用组织钳夹紧支气管远侧残端,一手用力握住,另一手以干纱布抵住肺门区域,两手配合相反用力,沿段间静脉将靶段向外翻转剥离,或用手指在交界面钝性剥离。钝性剥离属解剖性分离,常见的并发症为创面渗血和漏气,持久漏气的发生率在10%左右,术后大量漏气有时需要二次手术切除余肺。由于并发症较多和胸腔镜微创手术的普及,用双手钝性剥离肺段间交界面的方法也逐渐弃用。

(二) 全缝合器分离

自从出现直线切割缝合器,开放途径的肺段切除术就应用缝合器切割分离肺段间交界。切断靶段动脉和支气管后,沿肺段间交界用缝合器切割分离靶段。该方法充分显示缝合器的优越性,提高手术效率,术后漏气、出血等并发症发生率很低,但其最大的缺陷为切缘肺组织的过度压榨。全缝合器分离为非解剖性分离方法,将宽广的肺段间交界面压缩成线形,相邻肺段切缘肺组织很难复张,术后早期CT复查可见肺门部大片实变肺组织。位于交界面的段间静脉或被切断,或被压迫,相邻肺段的静脉回流受影响。这些均将妨碍相邻肺段的功能,虽然术后余肺的代偿性复张可弥补这部分肺容量的缺失,但未实现肺段切除术的初衷,即让保留肺段最大限度发挥功能。对于肺实质深部的肺癌结节,类似于楔形切除术的全缝合器分离法可能会导致切缘不足。

（三）全能量设备分离

切断靶段动脉和支气管后，在肺段间交界沿段间静脉，用电刀、超声刀全程锐性分离肺段间交界面，可实现完全解剖性分离肺段间交界面，保留段间静脉，相邻肺段复张良好，是较为理想的手术方式，但和钝性剥离类似，漏气并发症较多。术中对于少量漏气，可在分离的肺段间交界创面覆盖聚乙醇酸网（eoveil），并喷洒生物蛋白胶，而大量漏气可能为末梢的细支气管破裂，必须仔细缝合。但即使对创面进行覆盖处理，漏气还是在所难免。Saito 报道持久漏气（漏气持续 1 周以上）发生率为 8.7%（4/46），迟发性气胸发生率为 10.9%（5/46），将创面边缘的脏层胸膜连续缝合，避免创面裸露可极大地减少漏气并发症。全能量设备分离还可引起迟发性肺泡胸膜瘘，原因为能量设备致使创面凝固性坏死，延迟创面的愈合。

（四）锐性分离结合缝合器分离

为实现解剖性分离肺段间交界，同时解决漏气并发症、相邻肺段过度皱缩的问题，江苏省人民医院探索性应用锐性分离结合缝合器分离肺段间交界面，命名为"stapler tailoring"法，即缝合器裁剪法，其中"开门技术"是该方法的关键步骤，具体方法如下。

1. 准确切断靶段动脉、支气管（锥尖）后，改良膨胀萎陷法精准界定肺段间交界，待清晰的胸膜交界线出现后，将段间静脉和膨胀萎陷交界面确定为肺段间交界面的标志，进行分离。

2. 提起靶段远侧支气管断端，沿段间静脉由段门向远端解剖分离膨胀萎陷交界面（非游离锥面），采用电钩、超声刀或剪刀锐性分离。无段间静脉标志时，单纯按照膨胀萎陷交界平面分离。沿途切断进入膨胀肺组织内的段内静脉。

3. 当肺段间交界锐性分离至肺实质的外 1/3、所剩段间肺组织厚度在 1~2cm（半膨胀状态）时，沿肺表面膨胀萎陷交界线，使用腔镜切割缝合器分离剩余的段间肺组织。

4. 对于靶段比较游离、较为平直的段间交界面，上述步骤即可顺利分离靶段（如 LS^{4+5}、S^6 切除术），对于靶段被相邻肺段包绕（如 RS^1、RS^{2}b+S^{3}a 切除术），段间交界面形状复杂、曲度较大、胸膜交界线弧度较大的病例，则采用"开门技术"。

5. "开门技术"（gate opening technique）充分分离肺实质中央区域的肺段间交界面，不过多分离段门两侧的外周肺段间交界面，此时形成一个外口小、中央宽广的工作面，然后使用缝合器分别切开段门两侧的交界肺实质，此步骤可缓解剩余交界线的弧度。

6. 段门两侧的段间交界面被"开门"后，如剩余的段间肺组织依然很厚，可继续向远端分离，如剩余交界线的弧度依然很大，可继续开门，一直分离至肺实质的外 1/3，使用缝合器分离剩余的段间肺组织。

7. 胸腔注入温灭菌水，双肺通气测漏，气道压 15~20cmH$_2$O，少量漏气时创面覆盖聚乙醇酸网，喷洒生物蛋白胶。较大的漏气处先予仔细缝合，再进行创面覆盖处理。

缝合器裁剪法采用锐性分离结合缝合器切割分离肺段间交界，术中以段间静脉和膨胀萎陷交界为指导，并且保留段间静脉，接近完全解剖性分离肺段间交界。该方法充分发挥锐性分离和缝合器分离的优点，而又避免两者的缺点，肺段间交界面的肺实质中央区域采用锐性分离，外周 1/3 肺实质段间气道交通丰富，不强行锐性分离，使用缝合器切割有效减少了术后漏气并发症，本中心使用该方法施行肺段切除术400 余例，术后平均拔除胸管时间为 2.5 天，>7 天的漏气发生率为 2%。

"开门技术"对靶段被相邻肺段包绕的肺段、亚段切除术有优势，包绕的范围越广泛，开门的价值越大。这类肺段间交界面形状复杂、曲度大，靶段深陷于相邻段之间，段门狭小，如果不开门，直接用缝合器切割，很难将靶段完整分离下来，而且不可避免会导致相邻肺段大面积被压榨。开门后所形成的缝合器切割线呈豁口对向段门的 U 字形或 π 形，成形后的肺段间交界面较为舒展，余肺膨胀后基本恢复原始几何形态，对保留肺段的通气和血流影响较小。

四、总结

锥式肺段切除术源于单肺段切除术，同样适用于单亚段切除术，也适用于组合的肺段切除术，将靶段视作一个解剖单位，均具有锥尖和非游离锥面的共性。锥式肺段切除术不仅是一种手术技术，更是一种全新的手术理念,涵盖所有种类的肺段切除术,适合各种组合的切除方式,在思想上帮助术者从纷繁复杂的各种段切中解放出来,由繁入简,切中要点。锥式肺段切除术是精准手术的代表,通过一系列规范的技术流程和严格的质量控制,可实施完全解剖性的肺段切除术,实现最大限度切除病灶,最大限度保留肺组织,使保留的肺段保持正常的通气和血流,具备发挥功能的组织学基础,并且减少并发症和确保肿瘤学疗效。现有技术能否达到理想的目的需要通过科学的方法来验证,如开发更为精准的肺功能检测方法,设计更为合理的肿瘤学疗效研究方法等。

参考文献

1. CHURCHILL E D,BELSEY R. Segmental pneumonectomy in bronchiectasis:the lingula segment of the left upper lobe［J］. Ann Surg,1939,109(4):481-499.

2. WU W B,XU X F,CHEN L,et al. Thoracoscopic Pulmonary Sub-Subsegmentectomy under the Guidance of 3D Images［J］. Ann Thorac Surg,2016,102:e389-391.

3. TSUTANI Y,MIYATA Y,NAKAYAMA H,et al. Oncologic outcomes of segmentectomy compared with lobectomy for clinical stage ⅠA lung adenocarcinoma:Propensity score－matched analysis in a multicenter study［J］. J Thorac Cardiovasc Surg,2013,146(2):358-364.

4. LANDRENEAU R J,NORMOLLE D P,CHRISTIE N A,et al. Recurrence and survival outcomes after anatomic segmentectomy versus lobectomy for clinical stage I non-small-cell lung cancer:a propensity-matched analysis［J］. J Clin Oncol,2014,32(23):2449-2455.

5. BRAY F,FERLAY J,SOERJOMATARAM I,et al. Global cancer statistics 2018:GLOBOCAN estimates of incidence and mortality worldwide for 36 cancers in 185 countries［J］. CA Cancer J Clin,2018,68(6):394-424.

6. 吴卫兵,陈亮,朱全,等. IA期周围型非小细胞肺癌的全胸腔镜解剖性肺段切除术[J]. 中华胸心血管外科杂志,2013,29(7):399-401.

7. 吴卫兵,朱全,闻伟,等. 应用改良膨胀萎陷法行锥式肺段切除术 146 例[J]. 中华胸心血管外科杂志,2017,33(9):517-521.

8. REMSAY B H. The anatomic guide to the intersegmental plane［J］. Surgery,1949,25(4):533-538.

9. YAMASHITA H. Roentgenologic anatomy of the lung［J］. Tokyo:Igaku-Shoin,1978.

10. 刘正津,姜宗来,殷玉芹. 胸心外科临床解剖学[M]. 济南:山东科学技术出版社,2000.

11. 陈亮,朱全. 全胸腔镜解剖性肺段切除术图谱[M]. 南京:东南大学出版社,2015.

12. 陈亮,吴卫兵. 胸腔镜解剖性肺段切除术技术要点[M]. 中国肺癌杂志,2016,19(6):377-381.

13. 吴卫兵,唐立钧,朱全,等. 3D-CTA 重建肺血管、支气管在胸腔镜复杂肺段切除中应用[J]. 中华胸心血管外科杂志,2015,31(11):649-652.

14. XU X F,CHEN L,WU W B,et al. Thoracoscopic right posterior segmentectomy of a patient with anomalous bronchus and pulmonary vein［J］. Ann Thorac Surg,2014,98(6):e127-e129.

15. WU W B,XU X F,WEN W,et al. Three-dimensional computed tomography bronchography and angiography in the preoperative evaluation of thoracoscopic segmentectomy and subsegmentectomy［J］. J Thorac Dis,2016,8(Suppl 9):S710-S715.

16. SEKINE Y,KO E,OISHI H,et al. A simple and effective technique for identification of intersegmental planes by infrared thoracoscopy after transbronchial injection of indocyanine green［J］. J Thorac Cardiovasc Surg,2012,143(6):1330-1335.

17. ZHANG Z,LIAO Y,AI B,et al. Methylene blue staining:a new technique for identifying intersegmental planes in anatomic segmentectomy. Ann Thorac Surg,2015,99(1):238-242.

18. TARUMI S,YOKOMISE H. Video-assisted thoracoscopic segmentectomy using infrared thoracoscopy with indocyanine green［J］. Kyobu Geka,2016,69(8):671-675.

19. MISAKI N,CHANG S S,IGAI H,et al. New clinically applicable method for visualizing adjacent lung segments using an infrared thoracoscopy system［J］. J Thorac Cardiovasc Surg,2010,140(4):752-756.

20. MATSUOKA H,NISHIO W,SAKAMOTO T,et al. Selective segmental jet injection to distinguish the intersegmental plane using jet ventilation［J］. Jpn J Thorac Cardiovasc Surg,2003,51(8):400-401.

21. WANG J,XU X,WEN W,et al. Modified method for distinguishing the intersegmental border for lung segmentectomy［J］. Thorac Cancer,2018,9(2):330-333.

22. 翟荣,徐心峰,王俊,等. 肺段切除术中改良膨胀萎陷法影响因素研究[J]. 南京医科大学学报(自然科学版),2018,38(8):1136-1139.

23. CLAGETT O T,DETERLING R A. A technique for segmental pulmonary resection with particular reference to lingulectomy［J］. J Thorac Surg,1946,15(15):227.

24. OVERHOLT R H,LANGER L. A new technique for pulmonary segmental resection; its application in the treatment of bronchiectasis[J]. Surg Gynecol Obstet,1947,84(3):257.

25. PEARSON,GRIFFITH F.Pearson's thoracic & esophageal surgery,3rd ed [M]. Philadelphia:Churchill Livingstone/Elsevier,2008:887-893.

26. DENG B,CASSIVI S D,ANDRADE M D,et al. Clinical outcomes and changes in lung function after segmentectomy versus lobectomy for lung cancer cases [J]. J Thorac Cardiovasc Surg,2014,148(4):1186-1192.e3.

27. ASAKURA K,IZUMI Y,KOHNO M,et al. Effect of cutting technique at the intersegmental plane during segmentectomy on expansion of the preserved segment:comparison between staplers and scissors in ex vivo pig lung [J]. Eur J Cardiothorac Surg,2011,40(1):e34-e48.

28. OHTSUKA T,GOTO T,ANRAKU M,et al. Dissection of lung parenchyma using electrocautery is a safe and acceptable method for anatomical sublobar resection [J]. J Cardiothorac Surg,2012,7(1):42.

29. MIYASAKA Y,OH S,TAKAHASHI N,et al. Postoperative complications and respiratory function following segmentectomy of the lung-comparison of the methods of making an inter-segmental plane [J]. Interact Cardiovasc Thorac Surg,2011,12(3):426-429.

30. TAO H,TANAKA T,HAYASHI T,et al. Influence of stapling the intersegmental planes on lung volume and function after segmentectomy [J]. Interact Cardiovasc Thorac Surg,2016,23(4):548-552.

31. SAITO H,KONNO H,ATARI M,et al. Management of intersegmental plane on pulmonary segmentectomy concerning postoperative complications [J]. Ann Thorac Surg,2017,103(6):1773-1780.

32. TAKAGI K,HATA Y,SASAMOTO S,et al. Late onset postoperative pulmonary fistula following a pulmonary segmentectomy using electrocautery or a harmonic scalpel [J]. Ann Thorac Cardiovasc Surg,2010,16(1):21-25.

33. WANG J,XU X,WEN W,et al. Technique for tailoring complex demarcation in lung segmentectomy [J]. Thorac Cancer,2018,9(11):1562-1564.

浅谈单向式胸腔镜肺切除术在临床中的应用体会

中南大学湘雅医院　　张春芳

随着微创技术的发展,目前胸腔镜肺叶切除技术在胸外科领域已经非常普遍、成熟并规范。外科操作技术的灵活性在于操作者本人,因此临床上胸腔镜肺叶切除的流程也不尽相同。2006年刘伦旭教授根据临床经验总结了单向式胸腔镜肺叶切除的方法,该方法提出后,受到胸外科医生的推崇和学习。

本人在临床中也经常应用此法,稍有体会如下。

1. 单向式胸腔镜肺叶切除的方法操作相对比较简便　根据正常的肺门解剖,下肺由下向上,中、上肺由前向后依次处理肺静脉、支气管、肺动脉和肺裂的顺序,是一个由浅入深逐层递进的过程,不需要来回变换视野和操作部位,节省了时间,同时减少了对肺组织的牵拉,避免了对肿瘤的挤压。

2. 单向式胸腔镜肺叶切除术后肺泡漏气较少　因该法不用解剖肺裂,处理完肺动脉后,肺裂可以用切割缝合器完整切缝,所以单向式肺叶切除术避免了因为解剖肺裂而出现术后漏气的现象。对于肺裂发育不良的患者,具有独特的优势。

3. 单向式胸腔镜肺叶切除的方法在单孔中的应用　目前单孔胸腔镜肺叶切除术应用增多,因单孔操作对切割缝合器的使用有一定的限制,对于上肺和中肺切除,单向式的肺叶切除方法应调整推进的方向。不过传统肺叶切除和单向式综合的方法也是一个不错的选择。

4. 单向式胸腔镜肺叶切除中肺动脉损伤的处理经验　肺动脉和支气管之间常常因为肿大或钙化的淋巴结而导致其间隙较致密,在处理支气管时,有损伤肺动脉的风险。个人的体会是,如果术中发生动脉损伤,经过牵拉患肺和压迫对应支气管的方法能够很好地起到止血的作用,因为动脉和支气管的间隙尚未完全分离,支气管对肺动脉的损伤有一定的压迫和止血作用。此外,单向式胸腔镜行左下肺叶切除时,应特别注意舌段动脉的识别和分离,右下肺切除时,应注意右中肺动脉外侧段分支的识别。

5. 单向式胸腔镜肺叶切除的难点分析　单向式胸腔镜肺叶切除的难点在于支气管的处理。首先是支气管的识别，尤其是在切除下肺时，如果游离支气管时太靠近肺门，有可能会解剖到主支气管而非靶叶支气管，为了避免误切支气管，夹闭支气管时，需要常规膨肺进一步明确。其次是支气管的分离解剖，支气管周围常伴有淋巴结，钙化的淋巴结会增加手术难度，在分离支气管时，一般需要充分游离支气管和肺动脉的间隙。分离钳需要紧贴支气管进行钝性分离，避免暴力游离而导致肺动脉的损伤。

单向式胸腔镜肺叶切除在早期是个狭义的概念，即沿着肺门解剖层面的顺序，依次处理肺静脉、支气管、肺动脉和肺裂，但随着微创腔镜技术的提高，单向式广义上更像是个手术理念，它体现了手术者追求的一种手术方式，即简便和实用。因此，对于微创胸外科医生来说，尤其是年轻的胸外科医生，单向式胸腔镜肺叶切除是实用性较强的一项胸腔镜技术，应该要学习、掌握和灵活运用。

"大暴露"技术理念在胸腔镜肺手术中的实践经验

云南省肿瘤医院　黄云超

目前，以 VATS 为代表的微创手术已成为肺癌切除的主流与共识。四川大学华西医院胸外科所提出创立的"单向式胸腔镜肺叶切除术"因其流程、思路清晰，简单易学而快速在全国范围内广泛得以应用。经典单向式胸腔镜肺叶切除术经过长期实践，已形成一整套微创肺癌切除标准流程：单向式肺叶切除术、无抓持整块纵隔淋巴结清扫法、吸引 - 侧压止血法以及困难肺门的综合处理策略等，使得手术操作简便、流畅，遇到困难和意外情况也能从容处理。

如何使肺癌手术的创口更少而小，全世界的胸外科医生都在不断摸索，自 2011 年 Gonzalez 等首次报道单孔 VATS 用于肺叶切除以来，越来越多的胸外科医生采用这种手术方式用于肺癌根治术。单孔 VATS 有其固有的操作难点，由于切口限制所导致的器械打架、操作角度受限、箭头效应以及基层医院专用器械的缺乏等因素，导致纵隔淋巴结清扫困难。因此，这对在狭小空间操作下的单孔胸腔镜手术提出了更高要求，这也成为其在基层医院进行推广的最大障碍，其最大原因在于对助手的依赖及缺乏规范化的操作流程。对此，云南省肿瘤医院胸外科团队经过长期的实践，单孔 VATS 纵隔淋巴结清扫中提出"大暴露"技术理念，使整个手术过程变得程序化、条理化，且减少了对助手的依赖，缩短单孔胸腔镜下肺癌根治术的学习周期，利于其在基层医院的推广。

"大暴露"技术理念是对手术经验的总结。"大"一方面指范围的大，术者需先松解下肺韧带，然后充分打开前后纵隔胸膜，上至奇静脉水平（右侧）/ 主动脉弓下缘（左侧），下至下肺静脉水平，同时需助手将肺叶推挤至术野外而不直接钳夹肺叶；另一方面指适用范围的大，在行淋巴结清扫或游离肺门血管等结构之前，都需先行"大暴露"操作。将结缔组织及筋膜大范围的松解，可使肺组织、血管、神经等这些重要结构的移动度更大，这样助手只需用较少器械将这些结构迁移至操作区外，减少对助手的依赖。

在清扫纵隔淋巴结时，助手需按一定的方向推压肺组织，同时利用肺组织自身的重力作用原理调节手术床角度，有利于暴露。在清扫隆突下淋巴结时可将床位向腹侧倾斜 15°~30°，助手用夹持有纱布的卵圆钳将下叶肺组织向腹侧方向推挤；在清扫气管旁淋巴结时可将上叶肺向下向背侧推压，而清扫左侧下段气管旁淋巴结时需向下向腹侧推压；在游离前纵隔胸膜时可将床位向背侧倾斜 15°~30°，将上叶肺向背侧推压。完成"大暴露"之后，局部的淋巴结清扫运用无抓持手术技术完成，同时结合模块化淋巴结清扫路径，使整个手术过程更有条理性、程序性。

"大暴露"不仅仅要求充分地暴露，更强调对重要结构的保护。在显露隆突下淋巴结时应避免对迷走神经的钳夹，而应该用器械将迷走神经向后隔挡或提拉其附近的筋膜将之迁离至操作区外。另外，对肺组织的局部钳夹变为用纱布大面积的推压，可使肺组织的受力部位由点变为面，这对减少肺组织损伤及术后恢复有较大帮助。

肺癌根治术经历了从常规开胸方式到多孔、单孔胸腔镜方式，越来越多的胸外科医生追求着更加微创的手术方式,自单孔胸腔镜用于肺叶切除已有近10年时间,国内各个医院也陆续学习开展该术式,但单孔胸腔镜手术的操作理念与传统多孔胸腔镜手术存在一定差异,狭小的空间使操作便捷性降低,使术者学习周期更长,这也成了该术式在基层医院进行发展的最大阻碍。经过这些年的实践探索,已有不少该术式用于肺癌根治术的报道。诸如"无抓持整块纵隔淋巴结切除""纵隔淋巴结模块化清扫"等手术操作技巧被总结与利用,越来越多的数据证实单孔胸腔镜术式已能达到与三孔胸腔镜术式相似的治疗效果。在临床工作中,我们发现结合"大暴露"技术理念,能够更加条理化地完成单孔胸腔镜肺癌根治术,让初学者学习周期更短。为评估在单孔胸腔镜下运用该理念进行肺癌根治术的效果,我们与三孔胸腔镜相比较,选择了云南省肿瘤医院非小细胞肺癌患者的临床资料进行回顾性分析。结果发现,在单孔胸腔镜下运用"大暴露"技术理念,能够很好地完成肺癌根治术,达到与三孔胸腔镜相同的淋巴结清扫效果,且在术后快速康复及减轻术后疼痛方面更有优势。

"大暴露"技术理念的应用有诸多优势:①"大暴露"操作能使肺组织、血管、神经等重要结构更易显露且移动度更大,也就更容易让这些结构迁离至操作区外,从而提高手术安全性并对后续吻合器的使用有较大帮助,同时减少了对助手的依赖。②"大暴露"技术理念区别于充分暴露最重要的一点就是它更强调对重要结构的保护。"大暴露"中对肺组织的局部钳夹变为大面积推压可减少术后并发症的发生。③"大暴露"技术理念将过去的手术经验理论化,使手术操作更有条理性、程序性,让整个手术过程做到了有证可循,缩短了单孔胸腔镜下肺癌根治术的学习周期,有利于其在基层医院的推广。

胸腔镜肺手术全流程管理及术中关注点

北京大学肿瘤医院　吴楠

从1992年国际上多个中心报道了胸腔镜肺叶切除术后,电视胸腔镜肺手术逐渐成为胸外科工作的主流手术方式。国内一批胸腔镜技术的先驱也不断革新改进胸腔镜手术方法,无论从术式、肺切除范围(肺段或者袖式切除)或者切口选择方面都在进行不断地更新。笔者结合本单位临床实际分享胸腔镜肺手术的内涵。

一、胸腔镜肺手术全流程管理

外科手术的流程管理是手术质量控制的关键环节。我们可以向同行展示自己非常绚丽的手术演示过程,但是更为重要的是对于整体服务人群如何监测质量指标,如何做到减少医疗资源消耗,降低医疗成本,合理管控并发症,改善近期和远期手术疗效。每一个中心或者每一个外科手术组应根据具体的工作环境和工作习惯设定符合自身条件的手术全流程,并进行定期审核、更新,最终目的是保证手术质量和患者安全。同时由于全流程管理需要前瞻性收集临床数据,这样对于外科患者的数据管理也具有重要意义,也是开展临床研究的基础。

一般来说,质量管理重要的指标包括术前分期及评估项目、手术实施的项目、病理报告内容和术后结局事件等。各个中心根据国际数据库公布的标准结合自己中心进行质量监督,这样才能达到质量管理的目标。笔者所在的外科组也是根据国际标准指标,设定符合自己组的质量指标,其中术后住院时间和并发症管控是最核心的指标,定期进行组内数据分析,根据前一个时间周期的结果讨论需要改进的目标值和方法,并深入分析每个时间周期内出现的主要并发症和改进目标,在下一个时间周期结束时进行讨论和修订。这样有利于根据自己的实际情况确定合适的质量管理指标,并向国际标准看齐。

二、术中关注点

1. 麻醉管理和切口设计　术前的评估工作非常重要。一方面肿瘤患者需要按照术前分期的基本原则进行检查,必要时还需要进行淋巴结穿刺活检,以确定是否具有手术指征。另外需要考虑到患者的具体情况,是否具有胸腔镜手术的适应证,患者的心、肺功能是否能够耐受胸外科手术或者微创胸腔镜手术。虽然严重的胸膜粘连、二次手术等既往疾患已经不是手术禁忌,但是这种情况会增加手术难度和时间,需要谨慎对待。另外肺气肿是一种常见的合并状态,对于影像学显示受累范围广泛,不管是小叶中央型、间隔旁型还是全腺泡型都可能产生严重的术后并发症,例如持续漏气等,虽然有时肺功能指标处在临界状态,也都需要在术前进行仔细评估,并告知患者。罹患冠心病的患者也需要重视,必要情况下需要进行冠状动脉的评估,以避免手术创伤带来的心脏负性事件。

切口选择在胸腔镜开展早期是大家关注的热点,随着胸腔镜技术的深入开展,目前切口的选择更为个体化。医生往往根据自己最熟悉的方式来选择手术切口。目前也没有文献显示各种微创切口可能对手术结局事件产生不同的影响。早期三切口和四切口使用比较多,近年来单操作孔和单孔胸腔镜手术使用增多。一般来说,主操作孔仍然选择第4肋间腋前线和腋中线之间,只有个别瘦长体型的左肺下叶肿瘤患者选择第5肋间切口。这些切口能够满足大部分操作,还有个别情况角度特别异常时才需要另加辅助孔以便操作。

2. 游离血管和支气管　肺组织游离的顺序方面有多种模式,可以肺门处进行单向式游离,也可以从肺裂处进行。根据术者习惯和患者条件综合考虑,并没有固定顺序。主要目标是保证安全的前提下尽可能缩短手术时间。例如右肺上叶切除术,笔者习惯将右肺上叶静脉,右上肺尖前支动脉用器械一并切断,然后将肺叶向尾侧牵引,直接游离上叶支气管并切断。最后,根据具体情况决定肺裂和后升支动脉分别切断或者一并切断。左肺上叶切除时,个人的习惯是将左肺上叶静脉单独处理,然后从主干第一支(往往是多支、共干或者分别从主干发出)和舌支分别向后方游离,这样可以让视野逐渐开阔,最后留下支气管处理。也有时肺裂不全,舌支不好分离,就先处理支气管,然后显示后方的舌支和1~2支后段动脉,并分别切断。两侧下叶如果血管条件好,笔者习惯游离动脉和静脉后先切断肺静脉,再处理动脉,最后处理支气管,这种方法更容易避免视觉死角。单向式处理在例如肺裂发育不全、血管旁有较多粘连或者钙化淋巴结等复杂情况下有非常好的操作优势。但是无论何种情况,如果在腔镜下遇到肺门粘连严重或血管游离极其困难时,最好先阻断肺动脉主干,无论继续微创手术还是中转开胸,都可以减少术中意外的发生概率。还有一种情况,就是术前CT显示肺门区,尤其是血管周围有一片灰色的、边界模糊的软组织影,这种情况要特别慎重。术中常常发现肺门区被纤维瘢痕包绕,肺门游离非常困难,肺动脉无法显示。这种情况在腔镜下操作风险极高。

近年来随着肺段切除术的兴起,越来越多的早期病例可以采用这种手术方式。肺段切除术常常需要术前针对病变进行定位,并配合血管重建的三维影像确定进入肺段的动脉和引流静脉。技术操作层面需要更为精细,小血管采用丝线结扎或者血管夹夹闭为多。另外,切断引流静脉时更需慎重,以免错切以后出现术后并发症。切断段支气管仍然以器械操作为主,膨胀萎陷法对于确定段边界很有帮助,另外一些办法包括在导航气管镜下进行段内染料染色,对于段缘确认也有帮助。

3. 器械选择　常用的胸腔镜器械有很多种,各个中心都有自己习惯的器械,无论是哪种手法操作,术者的个人感受最重要。能够得心应手的器械就是最好的器械,并不一定需要最贵的或进口的器械。笔者常用的就是一个30°弯头吸引器,最好侧孔集中在头部。以往使用过直头吸引器,侧壁有很多孔,有时候侧孔会挂住钉合面的缝钉或者小的Hem-o-lock,如果不注意就会造成血管撕裂。另外,具有一定向左和向右弧度的电钩在操作中很有优势,可以覆盖所有需要的角度。还有一件合适的分离钳,头部不要过大,能钝性分离血管和支气管就足够了;做肺段切除时,分离钳的头部还需要更圆钝,更精细一些。对于切割缝合器,笔者更倾向于目前的一些电动设备,在激发时更平稳,组织钉合面更均匀。钉高的选择尤其重要,有时候肺组织过厚过韧,用不适宜的钉仓可能出现钉合不良,甚至无法钉合的窘境。还有一些小血管的处理,器械钉合以后断面会出现渗血。

4. 淋巴结处理　肺癌手术时很重要的一部分是淋巴结清扫。按照淋巴结引流区域图谱,肺癌的淋巴结分为两部分:第一站肺门、叶间和肺内淋巴结;第二站纵隔淋巴结。目前有关肺癌淋巴结清扫的研究非常多,多家指南建议系统性淋巴结清扫,至少 6 站,第一站和第二站至少各清扫 3 组,其中隆突下淋巴结必须清扫。在胸腔镜手术中,右侧淋巴结清扫较左侧更为容易。一方面,右侧隆突下淋巴结比较表浅,解剖学标志非常清晰,将左主支气管和右主支气管之间的淋巴脂肪组织整块切除比较容易。需要注意的问题是,有些术者喜欢使用超声刀,在清扫时需要谨防超声刀金属头的损伤。还有个别患者,可以在术前CT 上明确看到有一支异常静脉从中间干支气管后方引流下肺的血液进入左心房,这时清扫隆突下淋巴结就需要非常小心,以免损伤出血。右侧上纵隔淋巴结的处理在腔镜上优势很明显。从奇静脉弓下方开始,沿着肺动脉主干和心包向上方推进,两侧沿着上腔静脉侧壁和气管侧壁向头侧推进,只要间隙正确,有时候就靠简单地钝性分离就可以把整团的淋巴脂肪组织完整清扫掉。右侧上纵隔淋巴结清扫的上极应该越过左无名静脉,直到气管和右侧头臂动脉交叉处。对于Ⅲa/N2 的患者是否采用胸腔镜进行清扫还存在一定争议。在有经验的中心,微创方法也可以达到和开放手术一样的质量。左侧的淋巴结清扫在腔镜下较为困难,尤其是左侧隆突下淋巴结和 4L 组淋巴结。5 组和 6 组比较表浅,此处一定要注意左侧喉返神经刚刚从迷走神经分出,容易损伤,最好在腔镜下找到分支处,确定神经的位置走行,再行清扫。另外,4L 组位于喉返神经向上反折处的气管侧方,也是容易损伤的位置,尤其在腔镜下不好显露。笔者的习惯是将该处钝性分离,镂空式的清除该组淋巴结。对于左侧隆突下淋巴结,有两个入路。传统上可以从后方打开纵隔胸膜,向下沿着左主支气管向头侧推进,对侧见到右侧中间干支气管为其下界。但是此处清扫一定要小心左主支气管膜部的损伤,特别是使用超声刀进行操作。还有一种方法可以从前方进入,这样减少对肺组织的翻动。从下肺静脉上缘向后下方钝性分离,显露左主支气管下壁,在这两个界限之间向后下方推进,清扫隆突下的淋巴脂肪组织。目前,由于很多患者都是体检发现的早期肺癌,特别是实性成分很低的磨玻璃结节,笔者建议根据 ACOSOG Z0030 研究的结果,可以采用范围更小的系统性淋巴结采样处理,减少创伤。

5. 镇痛方法　胸腔镜手术虽然属于微创手术,但是依然会出现疼痛的问题。特别是腔镜孔处对于肋间神经的压迫依然会产生疼痛,有时甚至比较严重。为了让患者有更好的术后体验,有很多种方法进行术中的镇痛处理,无论是冷冻法,还是多节段神经阻滞,都可以带来相对满意的镇痛效果。当然,镇痛方法的应用应该是"组合拳",术前麻醉医生的指导、术中轻柔操作、术后整体疼痛管理才能改善患者术后疼痛的满意度。胸科手术除了治疗疾病以外,还有快速康复的需求。整体疼痛管理的好坏,直接关系到患者是否能够早期进入康复状态,减少因为疼痛对运动的干扰,从而更好地实现快速康复。

6. 培训模式　胸腔镜操作的一个很重要的环节是培训。如何让更多的青年医生掌握这门技术为患者服务应该是每一个胸外科资深医生需要考虑的问题。除了体外常规的技术训练以外,在实际病例患者的手术操作过程中,笔者的经验是进行模块化训练。例如,将肺部操作分为若干区块,先从探查、肺门纵隔胸膜的游离开始,过渡到下肺静脉游离、上肺静脉游离、肺动脉干及分支游离。上级医生可以先在扶镜手位置进行指导,待条件成熟后再过渡到对侧的助手位置,最终经考核评价达到独立手术能力。在教学过程中,应该首先注意手术安全问题,一方面培养训练青年医生,另一方面,保证手术质量和安全,还要尽可能利用各种现代化模拟教学设备和动物实验进行培训提高。

参考文献

1. LEWIS RJ,CACCAVALE RJ,SISLER GE,et al. One hundred consecutive patients undergoing video-assisted thoracic operations. Ann Thorac Surg,1992,54(3):421-426.
2. BLASBERG JD,SEDER CW,LEVERSON G,et al. Video-assisted thoracoscopic lobectomy for lung cancer:current practice patterns and

predictors of adoption. Ann Thorac Surg,2016,102(6):1854-1862.

3. PU Q,LIU C,LIU L. Good method and standardization is much needed in VATS mediastinal lymphadenectomy for lung cancer. Ann Thorac Surg,2016,102(2):673.

4. LEE PC. Reply. Ann Thorac Surg,2016,102(2):673-674.

5. CHEN K,WANG X,YANG F,et al. Propensity-matched comparison of video-assisted thoracoscopic with thoracotomy lobectomy for locally advanced non-small cell lung cancer. J Thorac Cardiovasc Surg,2017,153(4):967-976.e2.

6. LIANG H,LIANG W,ZHAO L,et al. Robotic versus video-assisted lobectomy/segmentectomy for lung cancer:A meta-analysis. Ann Surg,2018,268(2):254-259.

7. WANG BY,TU CC,LIU CY,et al. Single-incision thoracoscopic lobectomy and segmentectomy with radical lymph node dissection . Ann Thorac Surg,2013,96(3):977-982.

8. ZHOU S,PEI G,HAN Y,et al. Sleeve lobectomy by video-assisted thoracic surgery versus thoracotomy for non-small cell lung cancer. J Cardiothorac Surg,2015,10:116.

9. SIHOE ADL. Uniportal lung cancer surgery:The state of the evidence. Ann Thorac Surg,2018.

10. XIE D,WANG H,FEI K,et al. Single-port video-assisted thoracic surgery in 1 063 cases:a single-institution experiencedagger. Eur J Cardiothorac Surg,2016,49 Suppl 1:i31-36.

11. DARLING G,MALTHANER R,DICKIE J,et al. Quality indicators for non-small cell lung cancer operations with use of a modified Delphi consensus process. Ann Thorac Surg,2014,98(1):183-190.

12. SIHOE AD. Clinical pathway for video-assisted thoracic surgery:the Hong Kong story. J Thorac Dis,2016,8(Suppl 1):S12-22.

13. REFAI M,SALATI M,TIBERI M,et al. Clinical pathway for thoracic surgery in an Italian centre. J Thorac Dis,2016,8(Suppl 1):S23-28.

14. 王兴,阎石,王亚旗,等. 基于临床路径进行的肺癌外科质量监测与持续改进:单一手术组经验总结. 中国肺癌杂志,2017,20(4):253-258.

15. NARUKE T,SUEMASU K,ISHIKAWA S. Lymph node mapping and curability at various levels of metastasis in resected lung cancer. J Thorac Cardiovasc Surg,1978,76(6):832-829.

16. MOUNTAIN CF,DRESLER CM. Regional lymph node classification for lung cancer staging. Chest,1997,111(6):1718-1723.

17. DARLING GE,ALLEN MS,DECKER PA,et al. Randomized trial of mediastinal lymph node sampling versus complete lymphadenectomy during pulmonary resection in the patient with N0 or N1 (less than hilar) non-small cell carcinoma:results of the American College of Surgery Oncology Group Z0030 Trial. J Thorac Cardiovasc Surg,2011,141(3):662-670.

胸腔镜肺癌手术淋巴结清扫

中山大学肿瘤防治中心　张兰军　余向洋

　　肺癌的淋巴结清扫是一个亘古常新的命题,其相关的研究成果虽层出不穷,但淋巴结清扫的数量、范围及方式依旧莫衷一是。而且近年来,随着新颖手术入路和手术方式的开展,以及数以万计的早期肺癌被 LDCT 所筛检出,更加为肺癌淋巴结清扫的求同存异平添了一层"迷雾"。但是,肺癌手术的淋巴结清扫不仅仅关乎准确的病理分期、预后判断和肿瘤相关的生存,还被视为多学科综合治疗(multidisciplinary treatment,MDT)的基石。因此,基于现阶段临床研究达成的共识和存在的争议,我们既要积极开展精准化的试验设计,又要制定阶段性的指南标准以指导临床实践。

　　本部分内容将结合循证医学证据(evidence-based medicine,EBM)和国内外中心的肺癌淋巴结清扫实践经验,对胸腔镜肺癌手术淋巴结清扫的研究结果进行系统性罗列和阐述,以便胸部肿瘤医生在临床实践中为肺癌患者提供更加个体化、精准化和科学化的诊疗方案。

一、术前淋巴结状态评估(图 1)

　　计算机断层扫描(computed tomography scanning,CT)是目前临床较为常用,亦是国内外指南推荐的术前非侵入性淋巴结状态评估手段之一。但是,由于单纯的胸部 CT 平扫存在着对肺血管、支气管和淋巴结边界界定不清的局限,临床上现多采用静脉注射造影剂的增强 CT 扫描来评估淋巴结转移状况。据

1993 年澳大利亚学者 Cole PH 的报道，其认为单纯的胸部 CT 平扫对于病理学 N2 期肺癌患者的纵隔淋巴结评估效能太低（敏感度：26.0%；特异度：81.0%；准确度：69.0%）。且随后的 CT 扫描用于肺癌淋巴结评估的研究中，几乎都是在静脉注射造影剂后进行的。此外，对于 CT 扫描图像上淋巴结转移与否的判定，同样存在较多推荐标准，包括：最短径≥1cm，最长径≥1cm，最短径≥1.5cm，最短径≥1cm 且伴淋巴结中心区域坏死或边界连续性中段，以及最短径≥2cm 而无论淋巴结的形态如何（所有的直径测量均在横断面 CT 扫描图像上进行）。在美国胸科医师学会 American College of Chest Physicians，2013 年发布的非小细胞肺癌（non-small cell lung cancer, NSCLC）诊疗指南中，其中 3 位执笔人对已发表的相关文献进行了系统性回顾，发现绝大多数的临床研究采用最短径≥1cm 作为可疑转移淋巴结的判定标准，来评价增强 CT 扫描对于淋巴结状态判断的效能；且汇总的统计结果显示，增强 CT 扫描对于转移纵隔淋巴结评估的中位敏感度、特异度和准确度分别为：55.0%（20.0%~79.0%）、78.0%（20.0%~81.0%）和 25.0%（12.0%~70.0%）。足以见得，单一的 CT 扫描对于术前淋巴结状态的准确评估存在一定的局限性。

正电子发射断层成像（positron emission tomography, PET）是一种基于细胞生物学活性的显像技术。临床上，采用放射性核素氟 -18（^{18}F）标记的葡萄糖类似物"脱氧葡萄糖"（F-fluoro-2-deoxy-d-glucose, FDG）由静脉注射入人体内，其可像正常葡萄糖一样被细胞摄入，随后在细胞质内由己糖激酶磷酸化（不可逆反应）而形成 6- 磷酸氟脱氧葡萄糖（6-P-FDG），但该物质无法继续参与到糖无氧氧化通路中，从而在细胞内积聚。同时，^{18}F 在细胞内衰减发出的正电子与人体内负电子相遇而湮灭转化的一对光子可被外部探测器捕捉到，经计算机转换后产生清晰的图像，该图像可反映局部组织、器官的代谢活性。因为肿瘤细胞对于葡萄糖的摄取量增加且无氧氧化速率加快，所以恶性肿瘤局部在成像上呈现出高代谢；标准摄取值（standard uptake value, SUV）≥2.5 常常被界定为影像学诊断恶性肿瘤的阈值，但其是否同样适用于判定纵隔淋巴结亦存在争议。通过回顾近年来的文献数据，单纯 PET 用于纵隔淋巴结状态评估的中位敏感度为 80.0%（33.0%~100.0%），中位特异度为 88.0%（43.0%~100.0%），中位准确度为 31.0%（5.0%~64.0%）。但是，通过上述描述可以知晓，单纯的 PET 是一种代谢性而非解剖性的成像技术，缺乏清晰化的解剖结构判断，故临床实践中所呈现的图像，多为 PET 与 CT 或 MRI 的融合显像——正电子发射型计算机断层显像（PET/CT 或 PET/MRI）；文献证据表明 PET/CT 融合显像对于纵隔淋巴结状态评估的特异度较单纯 PET 有所提高（中位：90.0% *vs.*88.0%），但敏感度却显著降低（中位：62.0% *vs.*80.0%）。2010 年第一台 PET/MRI 在美国装机并投入临床使用，该技术存在增加软组织对比度和缺乏电离辐射暴露的先天优势，故在纵隔软组织的性质判断中具有较好的运用前景；2018 年，德国学者 Julian Kirchner 对 84 例 NSCLC 患者在静脉注射 ^{18}F-FDG 后依次进行 CT 和 MRI 扫描，结果显示两者在 N 分期的准确度上无显著统计学差异（92.9% *vs.*91.7%, *P*=0.77），因此，其认为 PET/CT 和 PET/MRI 对于肺癌淋巴结的评估存在等效的（非劣性）诊断价值。

基于影像学检查发现的可疑淋巴结，最终仍需要由侵入性操作来明确其病理学性质。此外，侵入性检查还可以发现正常直径大小（≤10mm）且标准摄取值未异常增高的潜在转移性淋巴结。因此，术前的侵入性淋巴结状态评估技术对于指导以手术为主的综合治疗策略，时常起到举足轻重的作用。经纤维支气管镜针吸活检术（transbronchial needle aspiration, TBNA）由美国霍普斯金大学华裔学者 Ko-pen Wang 发明，故又被称为王氏穿刺活检术。常常用于隆突下淋巴结和气管旁淋巴结的穿刺活检，可帮助 80.0%~90.0% 的病例获得足够病理诊断所需的组织量，且具有较高的敏感度（中位：78.0%；范围：14.0%~100.0%）和特异度（中位：100.0%；范围：96.0%~100.0%）。但是，非可视下或非引导下穿刺时，准确判断穿刺针的深度及与周围重要血管的关系是较为困难的，容易造成淋巴结周围组织、血管和脏器的损伤。日本东京大学 Hiraishi Y 医生，对国家住院患者数据库的 77 755 例接受了诊断性支气管镜操作的患者资料进行回顾性分析，通过结果对比，其结论认为诊断性支气管镜操作的风险是不容忽视的，但经支气管超声引导下针吸活检术（endobroncheal ultrasonography transbronchial needle aspiration, EBUS-TBNA）能够帮助显著降低针吸活检术相关的并发症发生率和死亡率（*P*<0.001）。EBUS-TBNA 于 2002 年 3 月由日本千叶大学学者与奥林巴斯公司合作研发，并成功开始临床使用的新技术。因其具有实时可视化图像引导、较低的并发症发生率（<1.0%）、门诊局部麻醉下可操作等优点，2007 年即被《NCCN 非小细胞肺癌诊

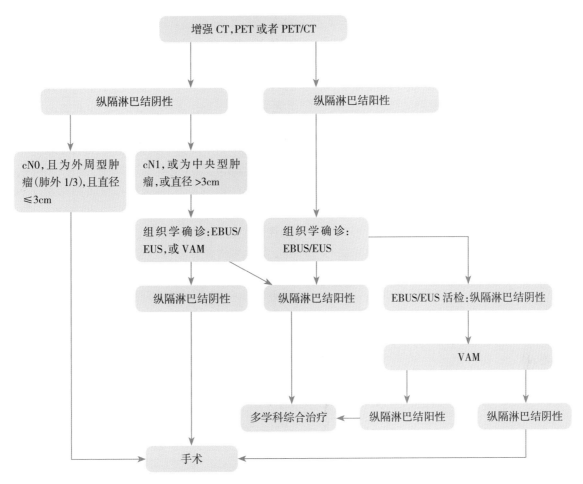

图 1　非小细胞肺癌术前纵隔淋巴结评估路线图
EBUS:超声支气管镜;EUS:超声内镜检查;VAM:电视辅助纵隔镜手术

疗指南》和《ACCP 非小细胞肺癌淋巴结分期指南》推荐作为肺癌术前淋巴结状态评估的重要手段,其穿刺针可到达 2R/2L 组,4R/4L 组,7 组,10R/10L 组淋巴结进行穿刺活检。目前,该技术已经成为临床实践中常用的侵入性淋巴结活检技术。据统计,其占术前纵隔淋巴结评估方式的 25.9%(占侵入性术前纵隔淋巴结评估方式的 67.6%)。经汇总 26 篇文献报道中的 2 756 例接受术前 EBUS-TBNA 的患者,统计结果显示该技术用于术前纵隔淋巴结状态评估的中位敏感度为 89.0%(46.0%~97.0%),中位特异度为 100.0%(96.0%~100.0%),中位准确度为 58.0%(10.0%~87.0%)。

食管超声内镜引导下的穿刺活检术(esophageal ultrasound fine needle aspiration,EUS-FNA)可对左下气管旁淋巴结(4L 组)、主肺动脉窗淋巴结(5 组)、隆突下淋巴结(7 组)、食管旁淋巴结(8 组)以及肺韧带内淋巴结(9 组)进行术前状态评估;而且,其具有较低的并发症发生率(0~1.2%),目前尚无相关死亡个案报道。该技术可与 EBUS-TBNA 构成互补,对全纵隔各站淋巴结进行综合评估。来自 7 项临床研究的 811 例肺癌患者,均接受了上述两项技术联合的术前淋巴结状态评估,其中位敏感度和特异度分别为:91.0%(72.0%~100%) 和 100%(98.0%~100%),且中位阴性预测值高达 96.0%(91.0%~100%)。此外,理论上,EUS-FNA 还可根据食管和胃的解剖毗邻关系,对上腹部的组织、器官内可疑转移病灶进行组织学确诊,如左肾上腺、腹腔淋巴结以及肝脏。但是,基于文献的荟萃分析发现,共 834 例临床可疑腹腔脏器转移的肺癌患者借助 EUS-FNA 进行组织学确诊,仅 37 例患者被明确诊断为 M2 期(诊断率为 4.0%)。目前认为该技术对于Ⅳ期肺癌的诊断率难以准确计算,因为临床可疑转移的肺癌患者并不推荐行手术治疗,从而无法获得术后石蜡病理学的验证。

1959 年,来自瑞典的 Carlens E 教授首次将经颈纵隔镜技术(cervical mediastinoscopy,CM,亦被称为

传统纵隔镜术)运用于上纵隔淋巴结活检,其可仅在基础诱导麻醉下安全地进行单侧和双侧上纵隔淋巴结穿刺或者完整切除活检。该术式很快在欧洲各国及中国(1964 年傅尧箕教授在我国首次开展颈部纵隔镜技术)推广使用,并由美国学者 Pearson 引入北美后深入开展,随后进一步革新到扩大的颈部纵隔镜术和胸骨旁纵隔镜术,最终促成了纵隔镜术成为潜在可切除肺癌患者侵入性淋巴结状态评估的"金标准"。1995 年,视频显像与纵隔镜联合的技术,使得电视辅助纵隔镜手术(video assisted mediastinoscopy,VAM)的术野更加清晰可视,安全性进一步提高,从而更加便于教学和推广。德国 Martin Hurtgen 教授于1999 年首次开展电视辅助的经颈纵隔镜淋巴结清扫术(video-assisted mediastinoscopic lymphadenectomy,VAMLA),其证实该技术可安全到达并进行气管旁(2R/2L 和 4R/4L 组)及隆突下(7 组)淋巴结的完整切除活检术。随后的 2004 年,波兰学者 Jarosław Kuzdzał(2016—2017 年任欧洲胸外科医师学会主席)首次借助辅助拉钩抬高胸骨,行经颈纵隔镜扩大的纵隔淋巴结清扫术(transcervical extended mediastinal lymphadenectomy,TEMLA),推动该项技术几乎可进行双侧全纵隔的淋巴结状态评估(1 组,2R/2L 组,3a组,4R/4L 组,5 组,6 组,7 组,及大部分病例的 8 组淋巴结)。与传统纵隔镜(CM)相比,电视辅助纵隔镜手术(VAM)能够清扫或活检到更多数目的淋巴结(6~8.5 个 *vs.* 5~7.13 个),以及淋巴结站数(1.9~3.6 *vs.* 2.6~2.98);此外,在一些回顾性研究中,还发现清晰化的术野能够帮助降低相关并发症的发生率(0.83%~2.9% *vs.* 0~5.3%,主要并发症是喉返神经损伤)。但是,CM 和 VAM 对于术前纵隔淋巴结状态评估的准确度(中位:0.93 *vs.* 0.95)、敏感度(中位:0.78 *vs.* 0.86)以及阴性预测值(中位:0.90 *vs.* 0.90)并无显著差异。

二、可手术肺癌患者的淋巴结清扫方式

根据欧洲胸外科医师学会(European Society of Thoracic Surgeons,ESTS)的《术中非小细胞肺癌分期指南》定义,系统性淋巴结清扫术(systematic lymph nodes dessection,SLND)即切除解剖边界中包含淋巴结在内的所有纵隔脂肪组织,其重要意义集中体现在准确分期和生存获益两个方面。根据上文阐述,术前增强 CT 扫描对于纵隔淋巴结转移状态的评估中位敏感度(20.0%~79.0%)和中位特异度(20.0%~81.0%)均不足 80%;单纯依靠术前的影像学检查,来指导选择性的淋巴结清扫,是很难准确发现潜在的 N1 或者 N2 淋巴结转移。日本学者 Oda M 等人回顾性分析(retrospective analysis)了 524 例临床 I 期 NSCLC 患者的资料发现,有 14% 的患者术后病理证实是 N2 期或者 N3 期。近年来,随着 PET技术在肿瘤诊断领域的运用,使得术前纵隔淋巴结受侵状态的评估能力得以显著提升;但是,其依然很难在术前明确诊断淋巴结微转移(micrometastasis)或微小淋巴结转移(microscopic nodal metastasis)。基于此,有学者提议,SLND 应包括肺门以上水平的所有纵隔淋巴结,且不能根据肿瘤类型、大小,或者肿瘤所在肺叶来缩小清扫范围。此外,即使是直径≤2cm 的肺癌,也会有 20% 左右的患者发生肺门和纵隔淋巴结转移。

系统性淋巴结采样术(systematic lymph nodes sampling,SLNS),即根据术前影像学检查或者术中肉眼发现,切除一到多站可疑的纵隔淋巴结。支持该观点的学者认为,与 SLND 相比,其创伤较小及术后的并发症发生率少;此外,最使其笃定的是 SLND 并不一定能提高生存率和减少局部及远处复发率。

2000 年,Keller 等人对比分析 SLND 和 SLNS 在可手术 II~IIIA 期肺癌患者中的生存结果,该非随机对照研究显示,SLND 可以显著改善 II~IIIA 期肺癌患者的预后生存,这与更早之前日本学者 Naruke T、Nakahara K 和 Watanabe Y 等人所报道的回顾性研究结果相一致。然而,上述非随机对照的回顾性研究结果的证据等级较低,且尚存在较大争议,因此,不足以改写现行的肺癌淋巴结切除方式指南。1998 年,德国学者 Izbicki JR 发表了最早的前瞻性随机对照研究(randomized controlled trial,RCT)以探究两种淋巴结切除方式对于 I~IIIA 期肺癌患者的生存影响,且最终的统计学分析表明两种切除方式的术后生存结果无显著差异(*P*=0.273)。但是,该研究存在着入组病例数过少的明显缺陷(清扫组:76 例;采样组:93例),而且超过一半的入组病例经术后病理学评估为 N0 期肺癌;随后的亚组分析还发现,在 pN1 或者 pN2

期肺癌患者中,SLND 或许可以带来生存上的获益(P 值为显著统计学差异的边界值:0.058)。同年,Sugi 等人报道的随机对照研究结果同样显示:对于直径≤2cm 的外周型肺癌,行 SLND 并不能提高患者的五年生存率(81.4% *vs.* 83.9%,*P*>0.05);但是,该研究比上述 Izbicki JR 研究入组的病例数还要少(清扫组:59 例;采样组:56 例)。随后,国内学者吴一龙教授牵头的前瞻性随机对照研究纳入了 504 例Ⅰ~ⅢA 期肺癌患者,其结果首次证实,SLND(n=268 例)可显著改善患者的五年生存率(48.4% *vs.* 37.0%,*P*<0.001),且该淋巴结切除方式的手术创伤在可接受的范围。紧随其后,澳大利亚学者 Wright 等人对上述三项前瞻性随机对照研究进行汇总分析,其结论认为,接受 SLND 可降低肺癌患者约 22% 的死亡风险(95% 置信区间:0.65~0.93,*P*=0.005)。另一项美国外科学院肿瘤协作组进行的前瞻性随机对照研究(ACOSOG Z0030),是迄今入组样本量最大宗的同类临床研究,共纳入了 1 023 例 T1 期或者 T2 期,N0 期或者 N1 期的肺癌患者。结果表明,SLND 组与 SLNS 组患者的术后总体生存率间并无显著差异。此外,虽然 SLNS 组患者的手术并发症发生率与 SLND 组患者间亦无差异,但 SLND 能提高术后病理分期的准确性且可以发现更多的隐匿性 N2 期肺癌患者,故该研究最后仍然推荐对于可手术的肺癌患者行 SLND。ACOSOG Z0030 研究在线发表的同年,上海市胸科医院方文涛教授启动了另一项单中心的前瞻性随机对照研究,其结果表明 SLND 不仅能够切除更多数目的淋巴结(8.9 *vs.* 6.2,*P*<0.001),而且能够显著改善可手术肺癌患者的五年生存率(55.7% *vs.* 37.7%,*P*=0.005);随后的多因素生存分析中,淋巴结清扫方式依然证实是生存独立的影响因素。2017 年,荷兰学者 Sahar Mokhles 对上述已发表的五项前瞻性随机对照研究进行荟萃分析(表1),共纳入了 1989—2007 年的 1 980 例患者,其结论认为:虽然 SLND 组具有更长的总生存时间(风险指数:0.78,95% 置信区间:0.69~0.89),但是由于上述研究中存在较高的偏倚风险,尚不足以做出倾向性淋巴结清扫方式的结论。

表 1　对比系统性淋巴结清扫术和采样术的前瞻性随机对照临床研究

作者	入组时间	发表年限	病例数		分期	总生存时间		P 值
			系统性淋巴结清扫组	系统性淋巴结采样组		系统性淋巴结清扫组	系统性淋巴结采样组	
Izbicki	1989.7—1991.11	1998	76	93	c Ⅰ~Ⅲa	68%	70%	>0.05
Sugi	1985—1992	1998	59	56	c Ⅰ (<2cm)	81%	84%	>0.05
吴一龙	1989—1995	2002	268	264	c Ⅰ~Ⅲa	48.4%	37.0%	<0.001
ACOSOG Z0030	1999.7—2004.2	2006	525	498	c Ⅰ~Ⅲ	68%	69%	0.92
方文涛	2006.1—2007.12	2013	95	107	c Ⅰ~Ⅲa	55.7%	37.7%	0.005

三、早期肺癌患者的淋巴结清扫方式

美国国家肺癌筛查试验组(national lung screening trial research team,NLST)于 2004 年发布了其肺癌筛查的随机对照临床试验结果,认为运用 LDCT 进行肺癌筛查可提高 2 倍的Ⅰ期肺癌诊断率,且可使肺癌相关死亡率下降 20%;因此,基于上述结果,该筛查方法已被多个国际权威指南和专家共识推荐用于肺癌早筛。随着 LDCT 筛查在全国各级医院的推行,越来越多的早期肺癌患者被诊出;但是,对于早期肺癌患者,会发生肺内淋巴结转移或者纵隔淋巴结转移的概率较低,是否继续强调所有该类患者均接受系统性淋巴结清扫术,又是一个新的命题。

如上文中所提及的由 Izbicki JR 和 Sugi 牵头的随机对照研究,以及 ACOSOG Z0030 研究,其入组的患者均以早期肺癌为主,最终结论也认可系统性淋巴结清扫术并未改善患者的总体生存率;且 ACOSOG Z0030 研究中,对 N0 或者 N1 期肺癌患者进行亚组分析,两种淋巴结切除方式间的局部复发率(5.7% 和 4.8%)和远处复发率(21.7% 和 22.3%)亦均无显著的统计学差异。2014 年,国内学者 Jiang JL 对已发表的六项前瞻性随机对照临床研究进行荟萃分析,共纳入 1 778 例早期肺癌患者资料,其结果表明:与系统性淋巴结采样组(n=900 例)相比,系统性淋巴结清扫组(n=878 例)的总体生存率并无显著改善(风险比:0.77,95% 置信区间:0.68~1.28;P=0.67);此外,两组间的局部复发率、远处复发率,以及术后并发症发生率均相似。在 2018 年的一篇文献综述中,作者纳入了 2011—2017 年间发表的 12 篇高质量的文献证据(7 篇回顾性队列研究,3 篇荟萃分析和 2 篇随机对照临床研究);回顾性队列研究结果均表明,系统性淋巴结清扫组切除的淋巴结数目和站数更多,从而影响早期 NSCLC 分期的准确性,使得最终体现在总体生存率和无复发生存率的改善;然而,绝大多数荟萃分析(2 篇/3 篇)和随机对照临床研究(2 篇/2 篇)中均未显示出这种差异。因此,作者认为:无论接受系统性淋巴结清扫术还是采样术,对于Ⅰ期 NSCLC 患者的预后并未产生影响。但是,系统性淋巴结清扫术组的 N2 期肺癌患者比例较高,其认为这或许是另一层面的潜在获益。

对于临床Ⅰ期的肺癌患者,隐匿性纵隔淋巴结转移的真实状况如何呢? 美国的 David R. Jones 教授于 2016 年,回顾性收集了 1 667 例在斯隆凯特林癌症中心(Memorial Sloan Kettering Cancer Center, MSKCC)接收解剖性肺叶切除联合淋巴结清扫术的早期(T1~2 期)肺癌患者资料和生存随访信息;总体而言,146 例(9%)患者经术后病理证实为隐匿性 pN2 期,且腺癌病理学类型和脉管受侵经多因素分析被证实为隐匿性 pN2 期的独立危险因素。这与复旦大学附属中山医院王群教授于 2015 年发表的研究结果完全一致[临床ⅠA 期周围型肺癌的隐匿性淋巴结转移率为 9.6%(28/292)]。此外,王群教授的研究中同样对发生隐匿性转移的危险因素进行了探究,发现增强 CT 扫描所测量的肿瘤直径、微乳头病理学亚型和肿瘤实性成分构成比与是否发生淋巴结转移密切相关(P<0.05)。

既往多项大宗病例的临床研究结果均提示:不同肺叶的原发性肺癌在发生纵隔淋巴结转移时,有其一般规律,即遵循区域性引流的解剖学基础,主要转移至其相应高发的区域淋巴结。如 1999 年 Asamura 等报道:上叶肺癌容易出现上纵隔淋巴结的转移而单站的隆突下淋巴结转移少见;下肺叶肺癌容易出现下纵隔淋巴结转移,且一般先从隆突下淋巴结转移至上纵隔淋巴结。近日,中山大学肿瘤防治中心胸外科团队回顾性收集了 2001—2014 年间在其中心接受手术治疗的、直径≤3cm 的 NSCLC 患者的纵隔淋巴结转移及转移淋巴结的分区情况,同样证实,在早期 NSCLC 中,不同肺叶原发肿瘤有其最常见的转移区域[右肺上叶:4R 组 17.7%(87/492);右肺中叶:7 组 14.9%(28/188);右肺下叶:7 组 19.8%(82/414);左肺上叶:5 组 18.2%(96/528);左肺下叶:7 组 16.6%(42/253)]。此外,对于直径≤1cm 的肺上叶癌或许可不进行下纵隔淋巴结清扫,同样肺下叶癌或许可不进行上纵隔淋巴结清扫。与之相似,在广东省人民医院 2015 年发表的一项回顾性研究中,同样证实孤立行肺结节(solitary pulmonary nodules,SPNs)具有肺叶特异性淋巴结转移的规律,且对于直径 >2cm,≤3cm 的 SPNs 如不存在常见区域淋巴结的转移,则极少发生远隔区域的淋巴结转移。因此,其结论认为:如果术中冰冻病理学检查(intraoperative frozen sections)可对淋巴结转移状况进行准确评估,肺叶特异性淋巴结清扫术(lobe-specific lymph node dissection,L-SND)对于早期 NSCLC 患者是可行的。

结合早期肺癌隐匿性淋巴结转移发生率较低(<10%)且具有肺叶特异性淋巴结转移的规律,早期肺癌行 L-SND 是否足够呢? 2006 年,日本学者 Okada 开展了对比 L-SLND 和 SLND 治疗临床Ⅰ期 NSCLC 的回顾性研究,其结果表明,无论无疾病生存率、总体生存率、手术相关死亡率,还是局部和远处复发率在两种淋巴结清扫方式间均无明显差异;但 L-SLND 组的围术期并发症发生率却显著降低(10.1% vs.17.3%,P=0.005)。10 年后,另一位日本学者 Hiroyuki Adachi 再次探究 L-SLND 作为标准术式治疗临床早期 NSCLC(cT1a-2bN0-1M0)的国内多中心真实世界数据研究,经倾向性匹配分析(propensity score matching, PSM)后,两种淋巴结清扫术式间的五年总体生存率(73.5% vs.75.3%,P=0.977)和发现的隐匿性 pN2 期患者(8.2% vs.8.2%,P=0.779)同样不具有显著统计学差异。

综上所述,随着越来越多的早期肺癌被 LDCT 所发现,经严格术前、术中冰冻病理学检查评估后的患者,可为其制定个体化的 L-SLND,以期降低其围术期并发症的发生(表 2)。

表2　基于肺叶特异性淋巴结转移规律制定选择性淋巴结清扫方案

淋巴结清扫区域	原发肿瘤所在肺叶		
	右肺上叶 右肺上叶-上段	右肺中叶 右肺上叶-舌段	右肺下叶 左肺下叶
上纵隔淋巴结区域	建议清扫	建议清扫	选择性[1]
下纵隔淋巴结区域			
隆突下淋巴结	选择性[2]	建议清扫	建议清扫
食管旁淋巴结和肺韧带内淋巴结	可不清扫	可不清扫	建议清扫

注:1. 如果隆突下淋巴结行术中冰冻病理学检查未发生转移,该区域可不清扫;2. 如果肺门和上纵隔淋巴结区域行术中冰冻病理学检查未发生转移,该区域可不清扫

　　此外,如今临床实践中,被诊断为 AIS 或者 MIA 的极早期肺癌患者比比皆是,且越来越多的呼声主张调整如此早期肺癌患者的淋巴结切除方式。2016 年,上海市胸科医院陆舜教授对其中心的 2 268 例肺腺癌患者病理学亚型进行回顾分析,在 AIS 和 MIA 病理学亚型患者中,均未发生淋巴结转移现象。此外,广州医科大学附属第一医院何建行教授团队,对 203 例临床研究中的 821 例 AIS/MIA 患者的淋巴结状态进行汇总分析,其结果证实该类病理学亚型发生区域淋巴结转移是极为罕见的(仅 1 例 MIA 患者出现 N1 组淋巴结转移,无 N2 组淋巴结转移),且该 821 例患者的五年无疾病生存率为 100%。那么,对于 AIS/MIA 患者不进行纵隔淋巴结评估是否可行呢? 韩国学者 Youngkyu Moon 对 129 例直径≤3cm 且 GGO 为主型的肺癌患者的淋巴结清扫方式进行评价,其中 48.8%(63/129)的病例经术后石蜡病理学检查证实为 AIS 或 MIA;随后的生存分析结果显示,与 SLNS 组和 SLND 组相比,不进行纵隔淋巴结评估并未降低该类磨玻璃样成分为主型肺癌人群的五年无复发生存率(P=0.889)。足以见得,两种淋巴结切除方式在 AIS/MIA 患者中均是可行,甚至不进行淋巴结切除或许也是可以的。

四、行亚肺叶切除肺癌患者的淋巴结清扫方式

　　解剖性肺叶切除(anatomic pulmonary resection)仍然是国内外指南推荐的可手术肺癌患者的标准治疗方式,但是对于那些术前心肺功能较差,或者伴随其他严重基础疾病而行解剖性肺叶切除禁忌的患者,妥协性亚肺叶切除(sublobar resection)不失为更好的选择。此外,如上文所述,越来越多的外周型孤立性肺结节患者被 LDCT 所筛检出,而该类人群大多处于肺癌早期(AIS/MIA/IA)阶段,区域淋巴结转移少见,局部浸润程度较轻,意向性的亚肺叶切除(结节直径≤2cm)足以带来与解剖性肺叶切除同样的生存获益;如果未来出现第二原发型肺癌,还能够为再次行肺切除手术储备足够的肺功能。目前,NCCN 和美国胸科医师学会(American College of Chest Physician,ACCP)的非小细胞肺癌诊疗指南,以及《中国原发性肺癌诊疗规范(2015 版)》对于亚肺叶切除术的推荐指征均遵循上述原则。

　　既往的多项前瞻性随机对照研究、回顾性队列研究以及荟萃分析均已证实亚肺叶切除术在治疗直径≤2cm 的临床ⅠA 期 NSCLC 中,可达到与肺叶切除术相似的生存结果;但在临床实践中,淋巴结切除是否影响亚肺叶切除术的生存获益呢? 杜克大学医学中心的 Paul J Speicher 学者,回顾性收集了美国国立癌症数据库(NCDB)中 2003—2011 年间的 9 667 例接受亚肺叶切除术的临床ⅠA 期 NSCLC 患者资料,其中有 2 788(28.8%)例患者未进行淋巴结切除评估;总体人群分析时,与亚肺叶切除组相比,肺叶切除组患者具有更好的五年生存率(66.2% vs.51.2%,P<0.001);但是,在亚组分析时,如亚肺切除组患者同时行淋巴结采样,其局部复发率、总体生存率以及无复发生存率与肺叶切除组患者相比,并无明显差异(P>0.05),这一结果与 Sai Yendamuri 基于 Surveillance,Epidemiology and End Results(SEER)数据库的分析结果,以及 Nasser K. Altorki 基于其单中心回顾性数据分析结果均相一致。同年,美国学者 Brendon M. Stiles 亦对其单中心 196 例接受楔形切除术治疗外周型临床ⅠA 期 NSCLC 患者的近、远期疗效进行倾向性匹配分析;

该研究结果显示：进行淋巴结采样并未增加围手术并发症发生率和延长住院时间，但却显著降低了五年局部复发率（92.2% *vs*.74%，*P*=0.024）。2018 年，浙江大学附属第一医院胡坚教授团队对美国 SEER 数据库中 2004—2014 年间的 3 269 例直径≤2cm 的ⅠA 期 NSCLC 患者资料进行分析，其中 44.6% 的患者在接受亚肺叶切除时并未进行淋巴结切除评估；同样借助于倾向性匹配分析后证实，只要接受淋巴结切除评估的患者，其肺癌相关生存率和总体生存率都得以显著改善。

此外，接受亚肺叶切除术患者的淋巴结清扫范围问题同样悬而未决。美国学者 Sai Yendamuri 借助于美国 SEER 数据库中 2004—2013 年间的 3 916 例直径 <2cm 的ⅠA 期 NSCLC 患者资料进行预后分析，其中 18.3%（715 例）的患者接受了肺段切除术、55.2%（2 162 例）的患者接受了淋巴结切除评估。经单因素和多因素生存分析后发现，只要接受淋巴结切除评估的患者，其总体生存率和肺癌特异性生存率均得以提高；且总体生存率和肺癌特异性生存率随淋巴结切除评估数目的增加而增加，当切除评估淋巴结数目超过 9 枚时，这种生存获益更加显著。同一时期，胡坚教授团队纳入美国 SEER 数据库中 2004—2014 年间的 3 269 例直径≤2cm 的ⅠA 期 NSCLC 患者资料进行分析，其倾向性匹配分析结果同样证实，接受淋巴结切除评估不仅可以带来生存获益，而且当切除评估淋巴结数目超过 4 枚时，还可进一步提高生存获益。

足以见得，即使是在接受亚肺叶切除术的直径≤2cm 临床ⅠA 期 NSCLC 患者中，淋巴结切除评估同样是准确分期和多学科综合治疗的基石。因此，国内外现行指南和诊疗规范共同推荐：在外科技术可行，且不增加手术风险的情况下，所有接受亚肺叶切除术的患者均应进行适当的 N1 和 N2 区域淋巴结切除评估。

五、局部晚期肺癌患者的淋巴结清扫方式

对于局部晚期（ⅢA 期 N2）的 NSCLC 患者，美国 NCCN 诊疗指南并没有建议行淋巴结扩大切除，只是对手术切缘（阴性）及手术是否完整切除（R0 切除）做了要求；而且，对于ⅢA 期肺癌患者的手术治疗地位仍未得到巩固。显而易见，对于手术中是否行扩大性淋巴结清扫仍存有较大争议。以往扩大性淋巴结清扫因其手术创伤大，切除范围广，很少被外科医生所接受。但是，随着颈纵隔镜及电视纵隔镜技术的发展，术野更加清晰可视，安全性进一步提高，更加便于教学和推广，使得双侧纵隔淋巴结清扫成为一种创伤较小的手术方式。

基于已发表的研究结果，我们可以发现不同肺叶原发性肺癌的纵隔淋巴结转移有其一般规律，即遵循区域性引流的解剖学基础，主要转移至其相应高发的区域淋巴结。但是，既往一些研究还发现肺、纵隔间的淋巴管还存在广泛的交通支，使部分淋巴液的回流并不一定遵循上述的一般规律；而且，在某些病理条件下，如肿瘤压迫、癌栓阻塞淋巴管等，又会造成肺癌的纵隔淋巴结引流具有跨区域性、跳跃性及多发性的特点。近来，在欧洲胸外科医师学会的一项单侧系统性淋巴结清扫术对比双侧纵隔淋巴结清扫术（bilateral mediastinal lymphadenectomy，BML）治疗 NSCLC 的前瞻性随机对照研究中，共纳入 89 例患者进行随机分组，其中 40 例接受了 BML。其生存分析结果显示：接受 BML 组患者的 4 年生存率显著优于单侧系统性淋巴结清扫组（72.5% *vs*.51.0%，*P*=0.039）；而在亚组分析时，仅原发灶位于左肺下叶的患者，接受 BML 后的 4 年生存率得以显著提高（90.9% *vs*.25.0%，*P*=0.003）。2016 年，中山大学肿瘤防治中心叶文峰教授回顾性收集了 2000—2008 年间，在该中心接受手术治疗的 627 例肺癌患者资料，经多因素生存分析发现，左肺下叶癌是影响总生存的独立因素，其认为这与左肺下叶癌更为广泛的淋巴结转移有关。

综上所述，肺癌存在着跨肺叶、跨区域淋巴结转移的可能，较为广泛的淋巴结清扫，或许可为局部晚期肺癌患者带来更加准确的病理分期（同侧 N2 或者对侧 N3），从而指导新辅助治疗，并同时为患者尽量达到完整切除的治疗目的，使得局部晚期患者得到生存上的获益。但扩大性淋巴结清扫因仍缺乏大量的研究数据的支持，现未被各项指南推荐；此外，欧洲关于经颈双侧纵隔淋巴结扩大清扫的临床研究（BML-2）仍正在进行中。

参考文献

1. POSTMUS P E,KERR K M,OUDKERK M,et al. Early and locally advanced non-small-cell lung cancer(NSCLC):ESMO Clinical Practice Guidelines for diagnosis,treatment and follow-up〔J〕. Ann Oncol,2017,28(suppl_4):iv1-iv21.

2. 中国临床肿瘤学会指南工作委员会. 中国临床肿瘤学会(CSCO)(2018年版)〔M〕. 北京:人民卫生出版社,2018,33-34.

3. SILVESTRI G A,GONZALEZ A V,JANTZ M A,et al. Methods for staging non-small cell lung cancer:Diagnosis and management of lung cancer,3rd ed:American College of Chest Physicians evidence-based clinical practice guidelines〔J〕. Chest,2013,143(5 Suppl): e211S-e250S.

4. DE LEYN P,DOOMS C,KUZDZAL J,et al. Revised ESTS guidelines for preoperative mediastinal lymph node staging for non-small-cell lung cancer〔J〕. Eur J Cardiothorac Surg,2014,45(5):787-798.

5. Izbicki J R,Thetter O,Habekost M,et al. Radical systematic mediastinal lymphadenectomy in non-small cell lung cancer:a randomized controlled trial〔J〕. Br J Surg,1994,81(2):229-235.

6. SUGI K,KANEDA Y,ESATO K. Video-assisted thoracoscopic lobectomy achieves a satisfactory long-term prognosis in patients with clinical stage IA lung cancer〔J〕. World J Surg,2000,24(1):27-30;discussion 30-31.

7. WU Y,HUANG Z F,WANG S Y,et al. A randomized trial of systematic nodal dissection in resectable non-small cell lung cancer〔J〕. Lung Cancer,2002,36(1):1-6.

8. DARLING G E,ALLEN M S,DECKER P A,et al. Randomized trial of mediastinal lymph node sampling versus complete lymphadenectomy during pulmonary resection in the patient with N0 or N1(less than hilar)non-small cell carcinoma:results of the American College of Surgery Oncology Group Z0030 Trial〔J〕. J Thorac Cardiovasc Surg,2011,141(3):662-670.

9. ZHANG J,MAO T,GU Z,et al. Comparison of complete and minimal mediastinal lymph node dissection for non-small cell lung cancer: Results of a prospective randomized trial〔J〕. Thorac Cancer,2013,4(4):416-421.

10. WEN Y S,XI K X,XI K X,et al. The number of resected lymph nodes is associated with the long-term survival outcome in patients with T_2 N0 non-small cell lung cancer〔J〕. Cancer Manag Res,2018,10:6869-6877.

11. LIANG R B,YANG J,ZENG T S,et al. Incidence and Distribution of Lobe-Specific Mediastinal Lymph Node Metastasis in Non-small Cell Lung Cancer:Data from 4 511 Resected Cases〔J〕. Ann Surg Oncol,2018,25(11):3300-3307.

12. YENDAMURI S,DHILLON S S,GROMAN A,et al. Effect of the number of lymph nodes examined on the survival of patients with stage I non-small cell lung cancer who undergo sublobar resection〔J〕. J Thorac Cardiovasc Surg,2018,156(1):394-402.

13. CAO J,XU J,HE Z,et al. Prognostic impact of lymphadenectomy on outcomes of sublobar resection for stage IA non-small cell lung cancer ≤2cm〔J〕. J Thorac Cardiovasc Surg,2018,156(2):796-805.

14. MOON Y,SUNG S W,NAMKOONG M,et al. The effectiveness of mediastinal lymph node evaluation in a patient with ground glass opacity tumor〔J〕. J Thorac Dis,2016,8(9):2617-2625.

15. HOEIJMAKERS F,HEINEMAN D J,BECK N,et al. Mediastinoscopy for staging of Non-Small Cell Lung Cancer:surgical performance in the Netherlands〔J〕. Ann Thorac Surg,2018,14. pii:S0003-4975(18)31827-7.

16. HURTGEN M,FRIEDEL G,TOOMES H,et al. Radical video-assisted mediastinoscopic lymphadenectomy(VAMLA)—technique and first results〔J〕. Eur J Cardiothorac Surg,2002,21(2):348-351.

17. KUZDZAL J,ZIELINSKI M,PAPLA B,et al. Transcervical extended mediastinal lymphadenectomy—the new operative technique and early results in lung cancer staging〔J〕. Eur J Cardiothorac Surg,2005,27(3):384-390;discussion 390.

附录1 中英文名词对照表

^{18}F	氟-18
2R & 4R LN bloc	2R、4R 组淋巴结组织团块
2R LN	2R 组淋巴结
3rd intercostal space,3rd ICS	第 3 肋间隙
4L LN	4L 组淋巴结
4R LN	4R 组淋巴结
4th intercostal space,4th ICS	第 4 肋间隙
5 LN	5 组淋巴结
5 LN bloc	5 组淋巴结组织团块
6 LN	6 组淋巴结
6 LN bloc	6 组淋巴结组织团块
6 minute walk distance,6-MVD	6 分钟步行距离
6-P-FDG	6-磷酸氟脱氧葡萄糖
6th intercostal space,6th ICS	第 6 肋间隙
7 LN	7 组淋巴结
7 LN bloc	7 组淋巴结组织团块
8th intercostal space,8th ICS	第 8 肋间隙
9 LN bloc	9 组淋巴结组织团块
11 LN	11 组淋巴结
activities of daily living,ADL	日常活动能力评分
adaptive tissue technology,ATT	组织感应技术
adenocarcinoma in situ,AIS	原位腺癌
anatomic pulmonary resection	解剖性肺叶切除
aorta,Ao	主动脉
aortic arch,AA	主动脉弓
apicoanterior artery,AAA	尖前支动脉
apicoanterior artery stump,AAA stump	尖前支动脉残端
arterial anastomosis	动脉吻合
artery,A	动脉
azygos Vein,AV	奇静脉
azygos Vein Arch,AVA	奇静脉弓
bilateral mediastinal lymphadenectomy,BML	双侧纵隔淋巴结清扫术
blocking angiorrhaphy	阻断缝合
bronchus,B	支气管
bronchial anastomosis	支气管吻合
bronchial artery,BA	支气管动脉
bronchus intermedius,BI	中间支气管

bronchus intermedius stump, BI stump	中间支气管残端
carbonized LNs	碳化淋巴结
carina, Ca	隆突
central vein	中央静脉
central venous oxygen saturation, $ScvO_2$	中心静脉血氧饱和度
central venous pressure, CVP	中心静脉压
cervical mediastinoscopy, CM	颈部纵隔镜检查
chronic obstructive pulmonary disease, COPD	慢性阻塞性肺疾病
clamping angiorrhaphy	钳夹缝合
common basal artery, CBA	基底干动脉
common basal bronchus, CBB	基底干支气管
computed tomography scanning, CT	计算机断层扫描
C-reactive protein, CRP	C反应蛋白
cyclooxygenase-2, COX-2	环氧化酶-2
descending aorta, DA	降主动脉
diaphragm, Dia	膈肌
disease-free survival, DFS	无病生存期
endobroncheal ultrasonography transbronchial needle aspiration, EBUS-TBNA	经支气管超声引导下针吸活检术
enhanced recovery after surgery, ERAS	加速康复外科
esophageal ultrasound fine needle aspiration, EUS-FNA	食管超声内镜引导下的穿刺活检术
esophagus, Eso	食管
evidence-based medicine, EBM	循证医学
F-fluoro-2-deoxy-d-glucose, FDG	脱氧葡萄糖
fissure, F	肺裂
forced expiratory volume in one second, FEV1	1秒用力呼气容积
forced vital capacity, FVC	用力肺活量
goal-directed fluid therapy, GDFT	目标导向性补液治疗
ground glass nodule, GGN	磨玻璃结节
ground glass opacity, GGO	磨玻璃样病变
high-resolution CT, HRCT	高分辨率CT
horizontal fissure, HF	水平裂
indocyanine green, ICG	吲哚菁绿
inferior pulmonary ligament, IPL	下肺韧带
inferior pulmonary vein, IPV	肺下静脉
inferior pulmonary vein stump, IPV stump	肺下静脉残端
inferior vena cava, IVC	下腔静脉
innominate artery, IA	无名动脉
interleukin 2 receptor, IL-2R	白介素-2受体
interleukin 6, IL-6	白介素-6
interlobar pulmonary artery, IPA	叶间动脉
interlobar pulmonary artery stump, IPA stump	叶间动脉残端
intermittent pneumatic compression, IPC	间歇性空气加压
intersegmental plane, ISP	段间平面
intraoperative frozen sections	术中冰冻病理学检查
left lower lobe, LLL	左肺下叶
left lower lobe artery stump, LLLA stump	左肺下叶动脉残端
left lower lobe bronchus, LLLB	左肺下叶支气管
left lower lobe bronchus stump, LLLB stump	左肺下叶支气管残端

left main bronchus, LMB	左主支气管
left main bronchus stump, LMB stump	左主支气管残端
left pulmonary artery, LPA	左肺动脉
left pulmonary artery stump, LPA stump	左肺动脉残端
left recurrent laryngeal nerve, LRLN	左喉返神经
left subclavian vein, LSV	左锁骨下静脉
left superior pulmonary vein stump, LSPV stump	左肺上静脉残端
left upper lobe bronchus, LULB	左肺上叶支气管
left upper lobe bronchus stump, LULB stump	左肺上叶支气管残端
left upper lobe, LUL	左肺上叶
ligamentum arteriosum, LA	动脉韧带
Ligasure	结扎速血管闭合系统
lingula segmental artery, LSA	舌段动脉
lobe-specific lymph node dissection, L-SND	肺叶特异性淋巴结清扫术
low dose computed tomography, LDCT	低剂量计算机断层扫描
low molecular weight heparin, LMWH	低分子肝素
lung cancer specific survival, LCSS	肺癌特异性生存期
lymph node, LN	淋巴结
magnetic resonance imaging, MRI	磁共振
mediastinal lymph node sampling, MLNS	纵隔淋巴结采样
micrometastasis	淋巴结微转移
microscopic nodal metastasis	微小淋巴结转移
minimally invasive adenocarcinoma, MIA	微浸润性腺癌
mixed reality, MR	混合现实
multidisciplinary treatment, MDT	多学科综合治疗
non-small cell lung cancer, NSCLC	非小细胞肺癌
non steroidal anti-inflammatory drugs, NSAIDs	非甾体抗炎药
oblique fissure, OF	斜裂
overall survival, OS	总生存期
patient control analgesia, PCA	自控镇痛泵
peak expiratory flow, PEF	呼气峰流速
pericardium, PeriC	心包
phrenic nerve, PN	膈神经
positron emission tomography, PET	正电子发射断层成像
posterior ascending artery, PAA	后升支动脉
posterior ascending artery stump, PAA stump	后升支动脉残端
propensity score matching, PSM	倾向性匹配分析
pulmonary function test, PFT	静态肺功能检测
randomized controlled trial, RCT	随机对照研究
right lower lobe artery, RLLA	右肺下叶动脉
right lower lobe artery stump, RLLA stump	右肺下叶动脉残端
right lower lobe, RLL	右肺下叶
right lower lobe bronchus, RLLB	右肺下叶支气管
right lower lobe bronchus stump, RLLB stump	右肺下叶支气管残端
right main bronchus, RMB	右主支气管
right middle lobe artery, RMLA	右肺中叶动脉
right middle lobe artery stump, RMLA stump	右肺中叶动脉残端
right middle lobe bronchus, RMLB	右肺中叶支气管
right middle lobe bronchus stump, RMLB stump	右肺中叶支气管残端

right middle lobe,RML	右肺中叶
right middle lobe vein,RMLV	右肺中叶静脉
right middle lobe vein stump,RMLV stump	右肺中叶静脉残端
right pulmonary artery,RPA	右肺动脉
right upper lobe bronchus,RULB	右肺上叶支气管
right upper lobe bronchus stump,RULB stump	右肺上叶支气管残端
right upper lobe,RUL	右肺上叶
right upper lobe vein,RULV	右肺上叶静脉
right upper lobe vein stump,RULV stump	右肺上叶静脉残端
robot-assisted thoracoscopic surgery,RATS	机器人辅助胸腔镜手术
rotating-suture angiorrhaphy	直接滚动缝合
serum amyloid A protein,SAA	血清淀粉样蛋白 A
single-direction thoracoscopic lobectomy	单向式胸腔镜肺叶切除术
solitary pulmonary nodules,SPNs	孤立行肺结节
spine	脊柱
spray	喷洒模式
standard uptake value,SUV	标准摄取值
subclavicular artery,SCA	锁骨下动脉
superior pulmonary vein,SPV	肺上静脉
superior pulmonary vein stump,SPV stump	肺上静脉残端
superior segmental artery,SSA	背段动脉
superior segmental bronchus,SSB	背段支气管
superior vena cava,SVC	上腔静脉
sympathetic nerve,SN	交感神经
systematic lymph nodes dissection,SLND	系统性淋巴结清扫术
systematic lymph nodes sampling,SLNS	系统性淋巴结采样术
systemic mediastinal lymph node dissection,SMLND	系统纵隔淋巴结清扫
three-dimensional computed tomography bronchography and angiography,3D-CTBA	三维计算机断层扫描支气管血管成像
thymus	胸腺
trachea,Tra	气管
transbronchial needle aspiration,TBNA	纤维支气管镜针吸活检术
transcervical extended mediastinal lymphadenectomy,TEMLA	经颈纵隔镜扩大的纵隔淋巴结清扫术
trunchous anterior artery,TAA	前干动脉
trunchous anterior artery stump,TAA stump	前干动脉残端
tumor	肿瘤
vagus nerve,VN	迷走神经
vein,V	静脉
video assisted mediastinoscopy,VAM	电视辅助纵隔镜手术
video-assisted mediastinoscopic lymphadenectomy,VAMLA	经颈纵隔镜淋巴结清扫术
video-assisted thoracic surgery,VATS	电视辅助胸腔镜手术
virtual reality,VR	虚拟现实
visual analogue scale/score,VAS	疼痛视觉模拟评分

A^1	尖段动脉	A^{7+8+9}	内前外基底段动脉
$A^{1+2}c$ stump	外亚段动脉残端	A^{10}	后基底段动脉
A^{1+2}	尖后段动脉	A^{9+10}	外后基底段动脉
$A^{1+2}a$	尖亚段动脉	$A^{7+8+9+10}$	基底段动脉
$A^{1+2}a+b$	尖亚段和后亚段动脉	B^1	尖段支气管
$A^{1+2}a+b$ stump	尖亚段及后亚段动脉残端	B^{1+2}	尖后段支气管
$A^{1+2}b$	后亚段动脉	B^{1+2} stump	尖后段支气管残端
$A^{1+2}b$ stump	后亚段动脉残端	B^{1+2+3}	固有段支气管
$A^{1+2}b+c$	后亚段和外亚段动脉	B^2	后段支气管
$A^{1+2}b+c$ stump	后亚段和外亚段动脉残端	B^3	前段支气管
$A^{1+2}c$	外亚段动脉	B^3 stump	前段支气管残端
$A^{1+2}c$ stump	外亚段动脉残端	B^{4+5}	舌段支气管
A^{1-5} stump	左肺上叶动脉各分支	B^6	背段支气管
A^1a	尖亚段动脉	B^6 stump	背段支气管残端
A^1b	前亚段动脉	B^7	内基底段支气管
A^2	后段动脉	B^8	前基底段支气管
Rec.A^2	后段动脉返支	B^8 stump	前基底段支气管残端
A^3	前段动脉	B^{7+8}	前内基底段支气管
A^3 stump	前段动脉残端	$B^{7+8}a$	前内基底段外亚段支气管
A^4	上舌段动脉(左)/中叶外侧段动脉(右)	$B^{7+8}b$	前内基底段内亚段支气管
A^4 stump	中叶外侧段动脉残端/上舌段动脉(左)残端	B^{7+8+9}	前内和外基底段支气管
		B^{9+10}	外后基底段支气管
A^{4+5}	舌段动脉	B^{10}	后基底段支气管
A^{4+5} stump	舌段动脉残端	$B^{7+8+9+10}$	基底段支气管
A^5	下舌段动脉(左)/中叶内侧段动脉(右)	V^1	尖段静脉
A^5 stump	中叶内侧段动脉残端(右)/下舌段动脉残端(右)	V^{1+2} stump	尖后段静脉残端
		$V^{1+2}a-c$	尖后段静脉属支 a-c
A^6	背段动脉	V^1a	尖段静脉属支 a
A^6 stump	背段动脉残端	V^2	后段静脉
A^7	内基底段动脉	V^2a+b+c	后段静脉属支 a-c
A^8	前基底段动脉	V^2t	后段静脉属支 t
A^8 stump	前基底段动脉残端	$V^3+V^{1+2}d$	前段静脉和尖后段静脉属支 d
A^{7+8}	前内基底段动脉	V^3a	前段静脉属支 a

V^3a+b	前段静脉属支 a+b	V^{9+10}	外后基底段静脉
V^3a+b stump	前段静脉属支 a+b 残端	$V^{7+8+9+10}$	基底段静脉
V^3a+V^{1+2}d	前段静脉属支 a 和尖后段静脉属支 d	S^1	尖段
V^3b	前段静脉属支 b	S^2	后段
V^3b+c	前段静脉属支 b+c	S^3	前段
V^3c	前段静脉属支 c	S^{1+2}	尖后段
V^{1+2+3}	固有段静脉	S^{1+2+3}	固有段
V^{4+5}	舌段静脉(左)/ 中叶静脉(右)	S^4	上舌段(左)/ 外侧段(右)
V^6	背段静脉	S^{4+5}	舌段
V^6a	背段静脉属支 a	S^5	下舌段(左)/ 内侧段(右)
V^6a stump	背段静脉属支 a 残端	S^6	背段
V^6a+b	背段静脉属支 a+b	S^7	内基底段
V^{7+8}	前内基底段静脉	S^8	前基底段
V^8a	前基底段静脉属支 a	S^{7+8}	前内基底段
V^8b	前基底段静脉属支 b	S^9	外基底段
V^8b stump	前基底段静脉属支 b 残端	S^{9+10}	外后基底段
V^9	外基底段静脉	S^{10}	后基底段
V^{10}	后基底段静脉	$S^{7+8+9+10}$	基底段
V^{7+8+9}	前内和外基底段静脉